Eunike Grahofer

Wildnisapotheke

HAUSMITTEL AUS 400 JAHREN

FREYA APPT!

INTERAKTIVES LESEVERGNÜGEN MIT DER **FREYA-BÜCHER-APP**!

Ab sofort können Sie unsere Bücher mit der *kostenlosen* App interaktiv entdecken. Videos, Zusatzinhalte und mehr Informationen aus den Freya Büchern steigern Ihr Lesevergnügen und bieten Ihnen faszinierende Einblicke.

So einfach geht's:

1. Laden Sie die *kostenlose* Freya-Bücher-App im Google Play Store oder im Apple App Store auf Ihr Smartphone oder Ihr Tablet. Dieser QR-Code bringt Sie direkt zum Download!
2. Wählen Sie Ihr Buch aus der Liste in der Freya-Bücher-App aus und drücken Sie auf „Bild scannen". Automatisch wird Ihre Kamera aktiviert.
3. Halten Sie Ihr Smartphone oder Ihr Tablet jeweils über die Bilder in Ihrem Buch, die mit einem kleinen Handysymbol versehen sind.
4. Dann öffnen sich die zusätzlichen interaktiven Elemente von selbst. Schon haben Sie Zugang zu weiteren Informationen und Videos aus dem Buch.

Bilder mit diesem Symbol scannen

Hinweise:

Sollten die Bilder von der App nicht erkannt werden, stellen Sie bitte sicher, dass das Buch ausreichend beleuchtet ist, und verringern Sie gegebenenfalls den Abstand zur Kamera. Ihr elektronisches Gerät muss mit dem Internet verbunden sein.

ISBN 978-3-99025-332-8

5. Auflage

printed by GPS Group

Layout: freya_art, Christina Diwold
Lektorat: Dorothea Forster
Fotos: Eunike Grahofer,
Wolf Ruzicka, Christina Diwold
weitere siehe Seite 264

Hinweis:
Die Angaben in diesem Buch sind von der Autorin sorgfältig geprüft worden, dennoch sind sie ohne Gewähr. Die beschriebenen Heilwirkungen und medizinischen Anwendungen von Pflanzen haben lediglich informativen Charakter, eine Durchführung der Heilanwendungen findet vom Leser eigenverantwortlich statt. Dies gilt insbesondere bei ernsthaften gesundheitlichen Problemen. Eine Haftung der Autorin, des Verlags oder seiner Beauftragten ist ausgeschlossen.

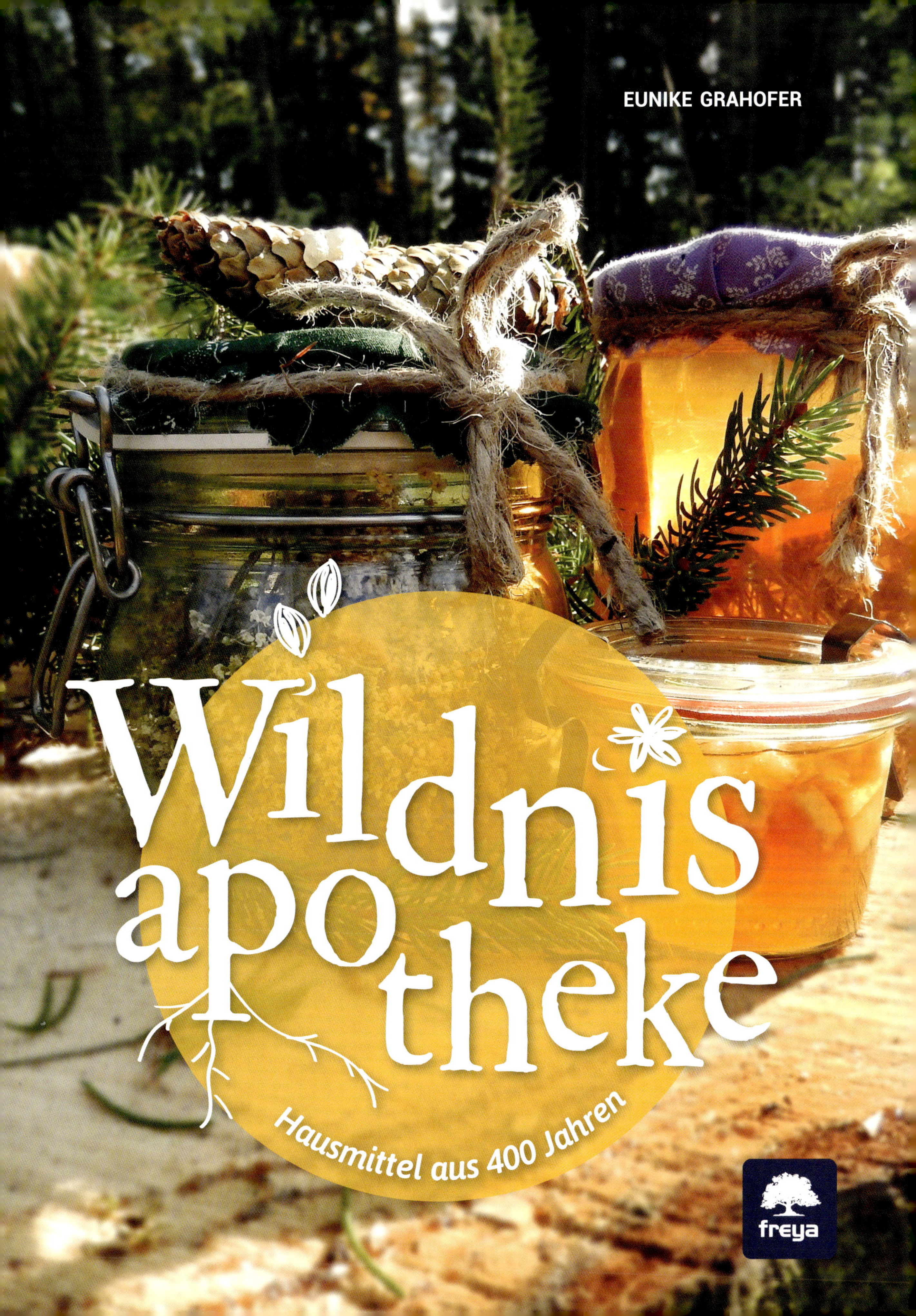
EUNIKE GRAHOFER
Wildnis apotheke
Hausmittel aus 400 Jahren
freya

INHALT

Juni 109

Juli 135

VIDEOS

Seite 199

Seite 210

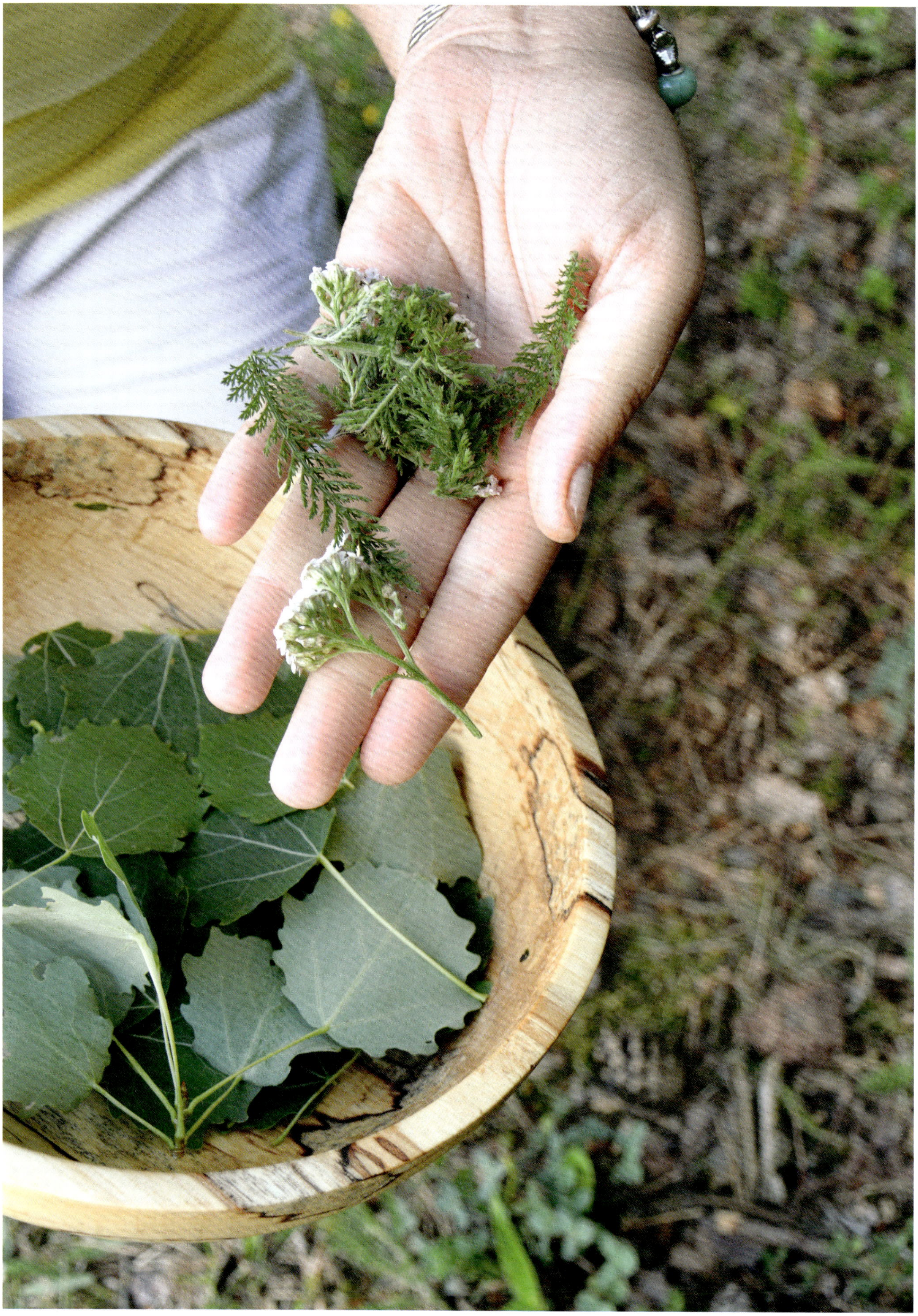

Die Wildnisapotheke – eine Welt voller Entdeckungen

Die Wildnisapotheke früherer Zeiten bestand aus leicht verfügbaren Zutaten, welche uns Wälder und Wiesen der Umgebung zur Verfügung stellten. Die bestehenden Ressourcen wurden auch in der Vergangenheit schon klug genutzt.

Gehen wir heute im August oder September nach einem windigen Tag im Wald spazieren und blicken auf den Waldboden, entdecken wir grüne Tannenzapfen, an deren Äußerem das herrlich duftende Zapfenharz, von einzelnen, durchbrechenden Sonnenstrahlen beschienen, wie reines Gold glitzert. Von diesen harzigen Zapfen können wir ein paar mit nach Hause nehmen. Bei Gelenksproblemen werden sie in Öl gelegt und danach zu einer Salbe verarbeitet, sie können aber auch mit Zucker bedeckt in die Sonne gestellt werden – daraus entsteht ein köstlicher Hustensirup. Ein verdauungsfördernder Schnaps oder eine Einreibung für Muskel und Gelenke kann ebenso aus ihnen gemacht werden.

Es ist die Einfachheit der alten Hausmittel, die es uns Menschen seit vielen Hunderten von Jahren erleichtert hat, sie herzustellen und anzuwenden. Genauso alt sind viele der in diesem Buch angeführten Rezepte. Es sind jene Hausmittel, welche von Generation zu Generation wie ein kostbarer Schatz weitergegeben und stets verbessert oder ausgesiebt wurden. Nur diejenigen Rezepte, die sich in der Praxis bewährt haben, überlebten. Und auch an ihnen feilten die nachfolgenden Generationen herum, passten sie an die jeweilige Zeit, die jeweiligen Bedürfnisse und die jeweiligen Möglichkeiten an. Auch wir dürfen sie heute weiterentwickeln – sie sind ein lebendiges volkskundliches Erbe. Die Wildnisapotheke ist ein unendliches Buch, dem jede Generation ihre Kapitel hinzufügt …

Es ist die Einfachheit der alten Hausmittel, die es uns Menschen seit vielen Hunderten von Jahren erleichtert hat, sie herzustellen und anzuwenden.

Die letztlich ausgewählten Anwendungen ergeben sich unter anderem aus unserem Umfeld. Haben wir Verdauungsprobleme, dann finden wir in Büchern viele verschiedene Pflanzen, die uns gerade helfen könnten. Beschränken wir diese große Pflanzenauswahl dann jedoch auf jene Exemplare, die in unserer Umgebung wachsen, dann werden nur mehr wenige Pflanzen übrig bleiben. Erkunden wir nun noch, welche von diesen Kräutern gerade jetzt, wo wir sie brauchen, verfügbar sind, haben wir schnell unsere Pflanze gefunden.

Die Natur ist etwas Lebendiges – sie zeigt jedes Jahr ihren eigenen Rhythmus, ihr eigenes Tempo!

Vom Johanniskraut erzählt der Volksmund, dass es um den Johannistag, um die Sommersonnenwende, geerntet werden soll.

Gerade der Erntezeitpunkt wurde in der Volksheilkunde an den Pflanzen selbst abgelesen und nicht am Kalender, der sagt, wann die optimalen Erntezeiten der Pflanzen und Früchte wären. Es ist die Natur, es sind die Pflanzen selbst, die uns ihren Reifezustand anzeigen. Die Natur ist etwas Lebendiges – sie zeigt jedes Jahr ihren eigenen Rhythmus, ihr eigenes Tempo! So ist es ganz natürlich, dass in manchen Jahren Pflanzen früher reifen und in anderen wieder später. Vom Johanniskraut erzählt der Volksmund zum Beispiel, dass es um den Johannistag, um die Sommersonnenwende, geerntet werden soll. Damit ist kein starres Datum gemeint. Wir Menschen haben über die Jahrhunderte hinweg beobachtet, dass das Johanniskraut stets so um die Sommersonnenwende in voller Blüte stand und geerntet werden konnte, haben dies aber nicht als fixes Datum betrachtet. Es war ein Anhaltspunkt, wann die Pflanze begutachtet werden soll, ob sie schon ihre Erntezeit erreicht hat. Im Johanniskraut ist es der rote Farbstoff, das Hypericin, den wir für unsere Gesundheit nutzen. Die Pflanze bildet an sonnigen, trockenen Tagen mehr davon als an regnerischen. Durchleben wir gerade ein regnerisches Jahr und die Tage zur Sommersonnenwende sind kühl und nass, dann wäre das Johanniskraut einerseits viel zu wasserhaltig, wenn wir es zu dieser Zeit ernten würden, es würde beim Trocknen leichter zum Schimmeln neigen und hätte andererseits viel zu wenig Hypericingehalt. Erfreut uns die Sommersonnenwende mit Wärme und viel Sonne, dann wird auch das Johanniskraut ausgereift sein. Die Pflanze selbst zeigt uns Jahr für Jahr an, wann ihre optimale Erntezeit ist. Verreibt man ein Blatt zwischen zwei Fingern und es färbt diese schön rot, dann hat sie genug Farbstoff ausgebildet und kann verwendet werden. Färbt das Blatt allerdings die Finger nur leicht rötlich, dann hat sie noch zu wenig Hypericingehalt und wir lassen sie noch etwas reifen, bis wir sie ernten.

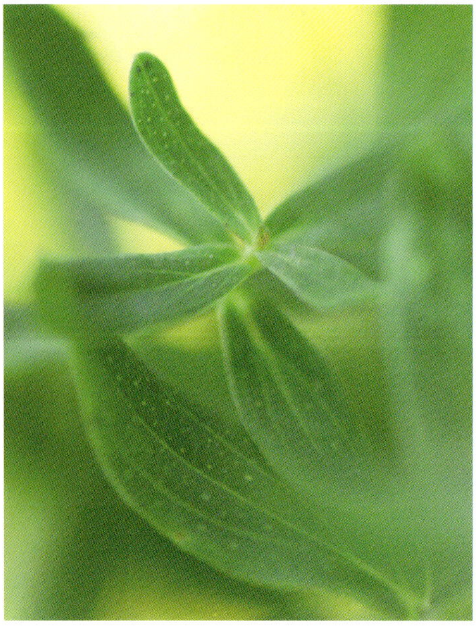

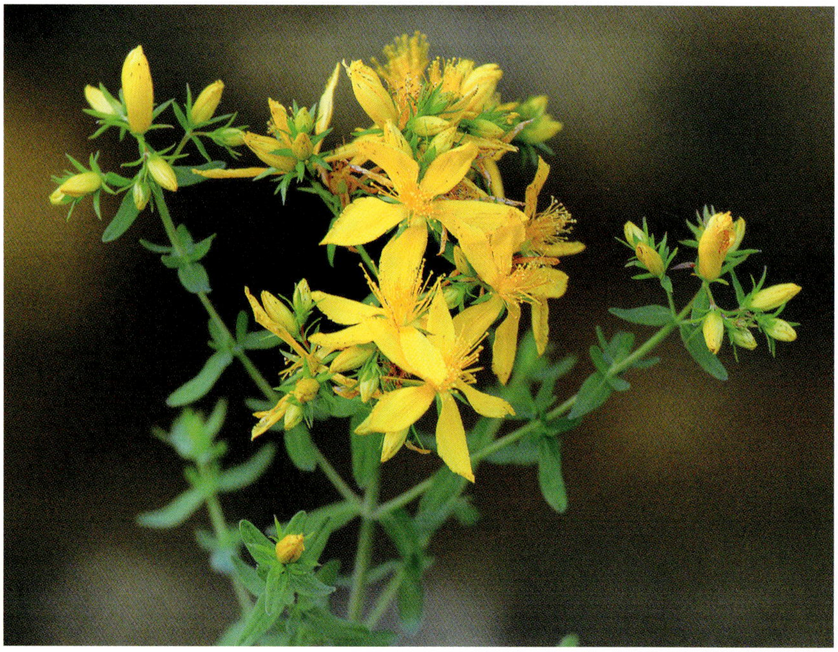

Zusammenhänge zwischen Anbau und Ernte wurden schon lange vom Menschen hergestellt. Wenn die ersten Obstbäume blühten, so die Überlieferung aus dem Ackerbau, sei der Boden auch warm genug, dass der Lein angebaut werden könne. In früherer Zeit, als das Saatgut noch nicht gekauft werden konnte, war das Überleben der Familie vom eigenen Saatgut abhängig. Wie ein kostbarer Schatz wurde stets etwas davon für Notzeiten aufbewahrt. War der Boden beim Anbau noch zu kalt, konnte das Saatgut nicht keimen und die Familie hatte im Herbst und Winter nichts zu essen und auch kein weiteres Saatgut mehr.

Schwalbenkraut nannte man das Warzenkraut im Volksmund. Denn wenn die Schwalben im Frühling wieder zu sehen waren, dann war auch das Schöllkraut gegen die Warzen nach dem langen Winter wieder zu finden. Es wurde auch stets die Eigenart der Pflanzen beobachtet, wie und wo sie wuchsen, ob die Kräuteröle oder Tinkturen am sonnigen Fensterbrett reiften oder in einem dunklen Raum. Handelte es sich um eine Pflanze wie das Johanniskraut oder die Königskerze, die liebend gern in der prallen Sonne wachsen, dann stellte man auch die Ansätze, in denen diese Pflanzen verarbeitet wurden, zum Reifen in die Sonne. Waren es Wurzeln, die in ihrer unterirdischen Welt kein Tageslicht zu sehen bekamen, oder Pflanzen, die im Schatten wuchsen, dann platzierte man auch die Ansätze aus jenen Pflanzen dunkel und kühl.

„Die Natur ist ein Brief Gottes, den wir nur zu lesen brauchen“,

meinte einst Platon

Unsere Vorfahren verstanden, dass alles im Leben seine Zeit brauchen darf. Dass die wertvollste *Geheimzutat* der Kräuteransätze und Pflanzenrezepturen die Zeit ist. Dass sich ein Geschmack entwickeln darf, Inhaltsstoffe sich entfalten dürfen und wenn verschiedene Pflanzen in einem Rezept aufeinandertreffen, sich diese aufeinander einstimmen und harmonisieren dürfen! Sie wussten um den einzigartigen Geschmack und die erstaunliche Wirkung, die Hausmittel in sich tragen, wenn sie in Ruhe reifen können. Gerade in unserer heutigen schnelllebigen Zeit ist es umso wertvoller wieder zu erkennen, dass auch aus der Ruhe Stärke und Kraft entstehen!

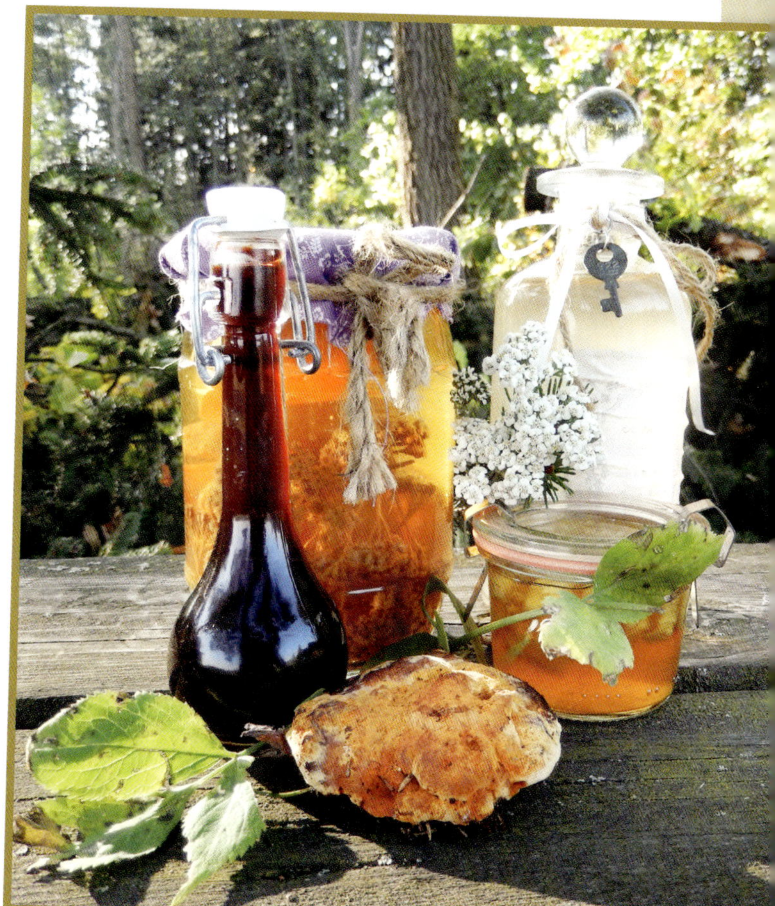

Als ich einmal einige Zeit bei einer resoluten Kräuterfrau in der burgenländischen Steppe verbringen durfte, meinte sie eines Tages:

„Ich weiß nicht, welche Zeiten einmal kommen werden. Vielleicht ist es irgendwann wieder wichtig, in Notsituationen die richtigen Pflanzenmittel zu kennen. Deshalb erzähle ich meine Geschichte weiter, weil ich möchte, dass außergewöhnliche Anwendungsmöglichkeiten erhalten bleiben und nicht vergessen werden!"

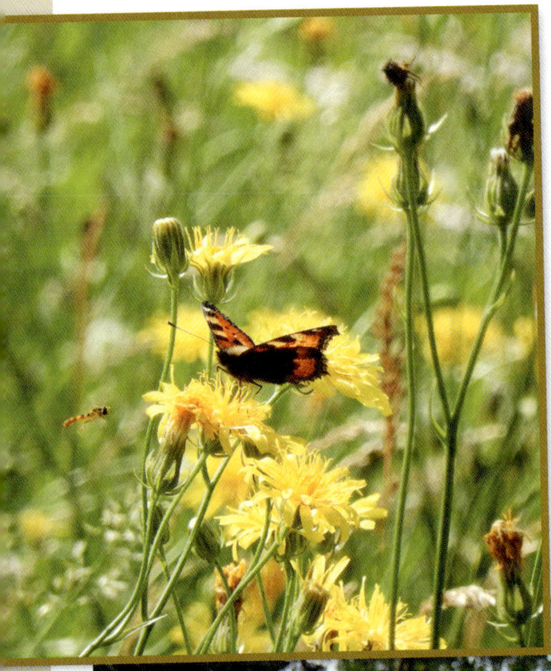

Ich durfte diese Faszination der Wildnis und ihrer Geschichten in meiner Kindheit durch meine Eltern und Großeltern und später durch viele ganz besondere Menschen erleben, eine Faszination, die mich nach dem postpubertären Ausflug in die „Fastfood-und-Pulverschluck-und-Symptomweg-Welt" wieder voll und ganz in seinen Bann gezogen hat! Am eigenen Körper konnte ich etliche Male erfahren, welch unscheinbare, aber starke Kräfte in den alten Hausmitteln stecken. Es ist immer wieder faszinierend, die Geschenke der Natur zu nutzen.

Mit diesem Buch, einer Sammlung aus jahrhundertealten, zigfach erprobten Hausmitteln aus der Wildnis, die im Rhythmus des Jahres nach Jahreszeit und Monaten gegliedert ist, treten Sie eine Reise in eine Welt voller altüberlieferter Lösungen an …

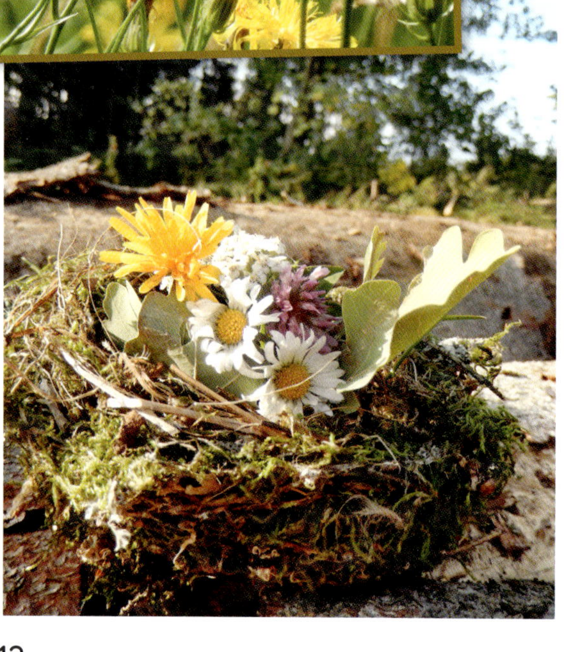

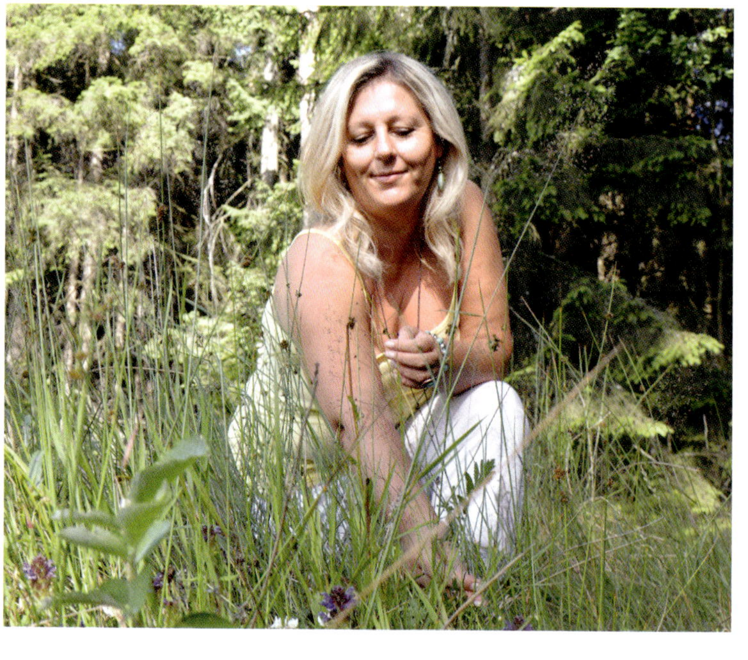

Dankesworte

Meine liebe Tochter Denise, ein liebevolles, großes Danke für deine Geduld, dein Einfühlungsvermögen, deine herzliche Wesensart und deine laufende Unterstützung!

Ein großes DANKE an euch, liebe Eltern, dass ihr die Natur so selbstverständlich in unser Leben integriert habt, dass ihr uns Kindern das Urvertrauen ins Leben, die positive Weltsicht und die Bedeutung der Hausmittel vorgelebt habt!

Liebe Silvia Schmalzbauer, du bist die gute Seele meines Naturladens, ich danke dir für deine liebevolle und verlässliche Unterstützung, die es mir in den letzten Jahren ermöglichte, mich zum Schreiben und Recherchieren zurückzuziehen.

Diese meine letzten Jahre waren geprägt von vielen wunderschönen, herzlichen, lehrreichen, manchmal auf sehr tiefen Begegnungen und Gesprächen. Jede einzelne war etwas ganz Besonderes für mich, einzigartig und wertvoll, und alle trugen dazu bei, dass dieses Buch entstehen konnte! Ein herzliches Danke an alle Menschen, von denen ich die letzten Jahre lernen durfte, die mir ihre Geschichten anvertrauten, mir ihre teilweise handgeschriebenen Rezepte und ihr seit Generationen aufgebautes Wissen übergeben haben – danke für euer Vertrauen, danke, dass ihr mir euer Wissen zur Verfügung gestellt habt!

Stellvertretend möchte ich hierfür Uschi Nehrer, Eva Hell-Wetzl sowie den Familien Pitlik, Leissinger, Litschauer-Altmann, Litschauer, Ditz, Frühwald danken! Für die vielen wertvollen Momente des Austauschs möchte ich Georg Schramayr, Siegrid Hirsch sowie Herta Schlosser ein herzliches Danke aussprechen!

Lieber Alf Krauliz, Leiter der Sommerakademie Motten, der Titel dieses Buches entstand, als wir an einem Abend nach zwei wunderschönen Seminartagen, an denen ich mit den interessierten Seminarteilnehmern aus der *wilden* Natur rund um dein schönes Seminarhaus Kräuter, Zapfen, Harze und Rinden sammeln und verarbeiten durfte, zusammensaßen und beim Verkosten des selbst kreierten *Mottner-Sommerakademie-Kräuterschnapses* beide feststellten, dass die Wildnis doch die beste, wundervollste und einzigartigste Apotheke ist. Damit war auch der Titel dieses Buches – Wildnisapotheke – geboren.

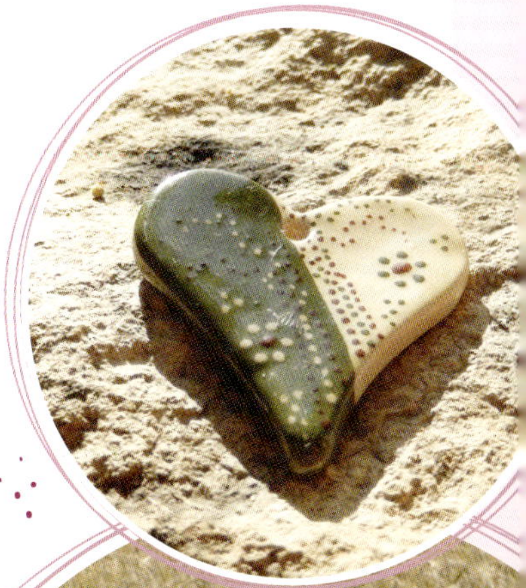

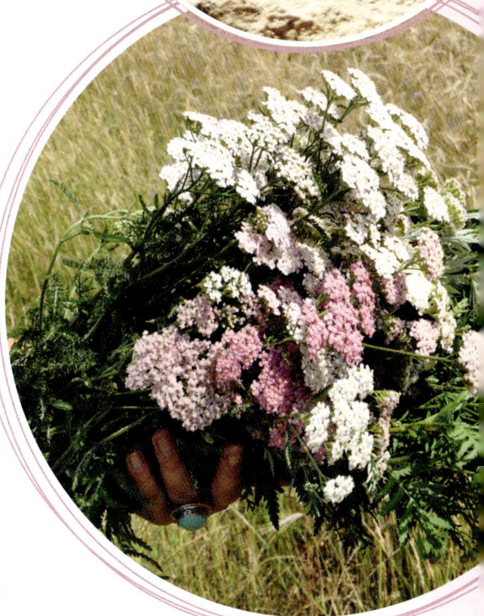

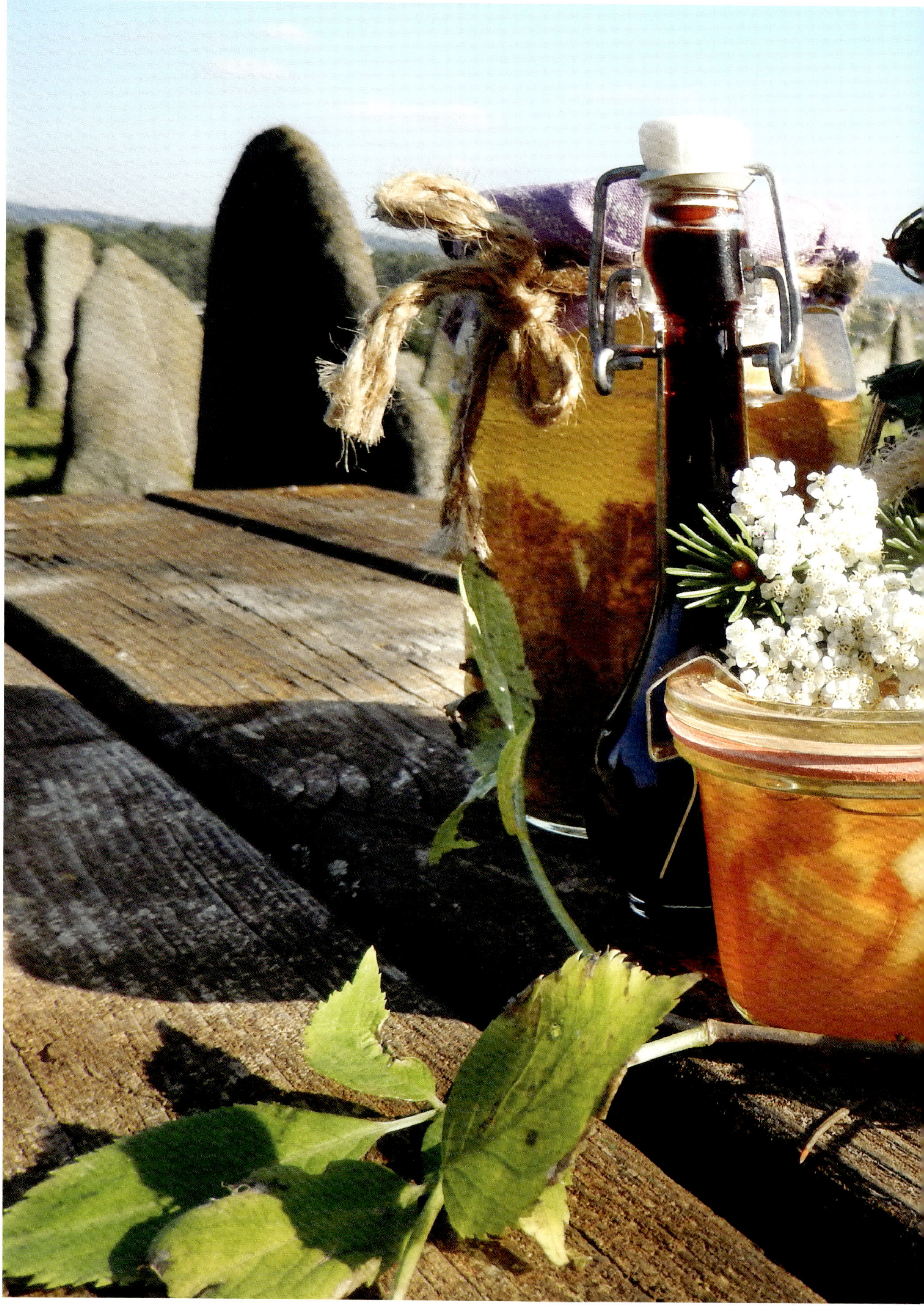

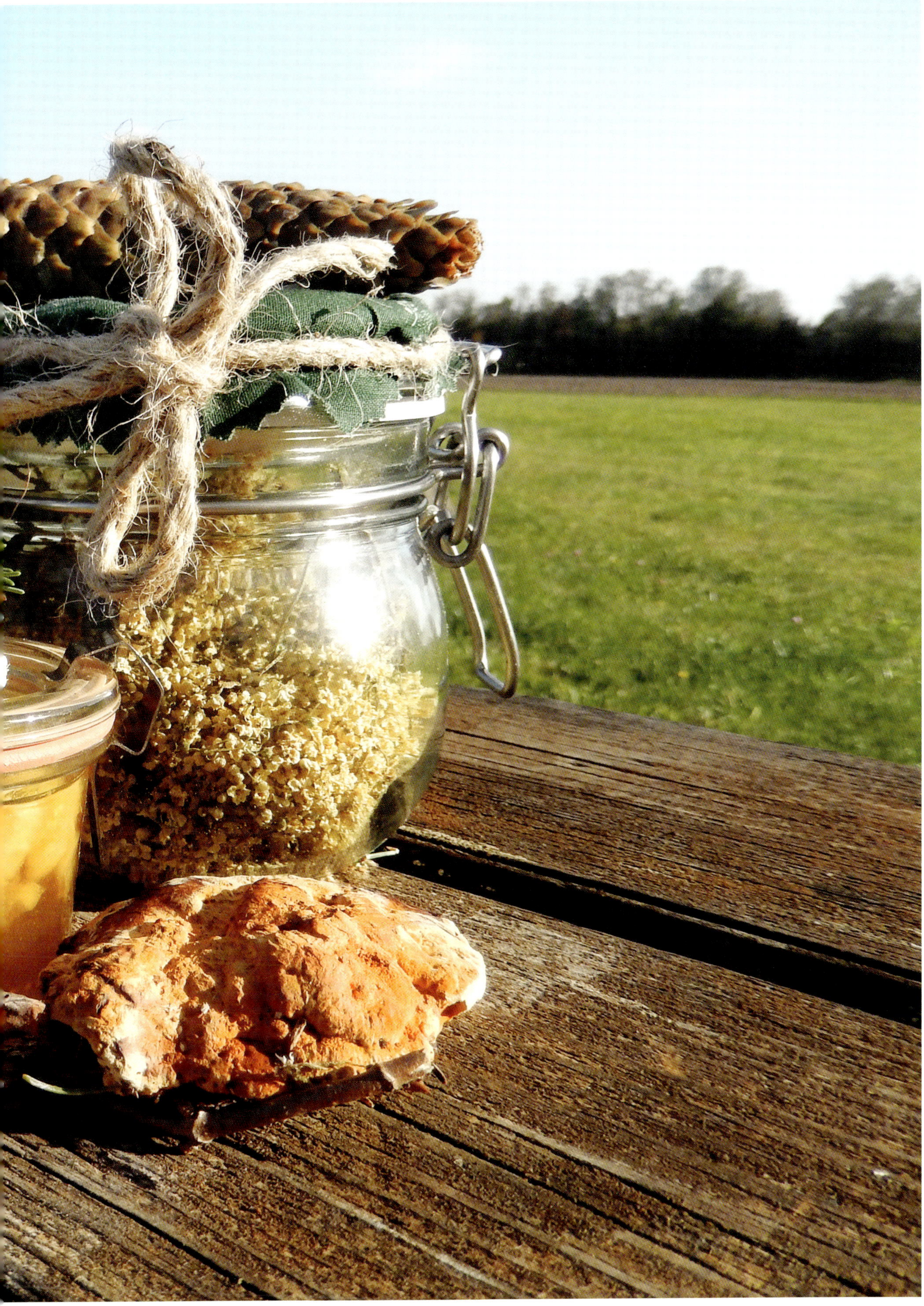

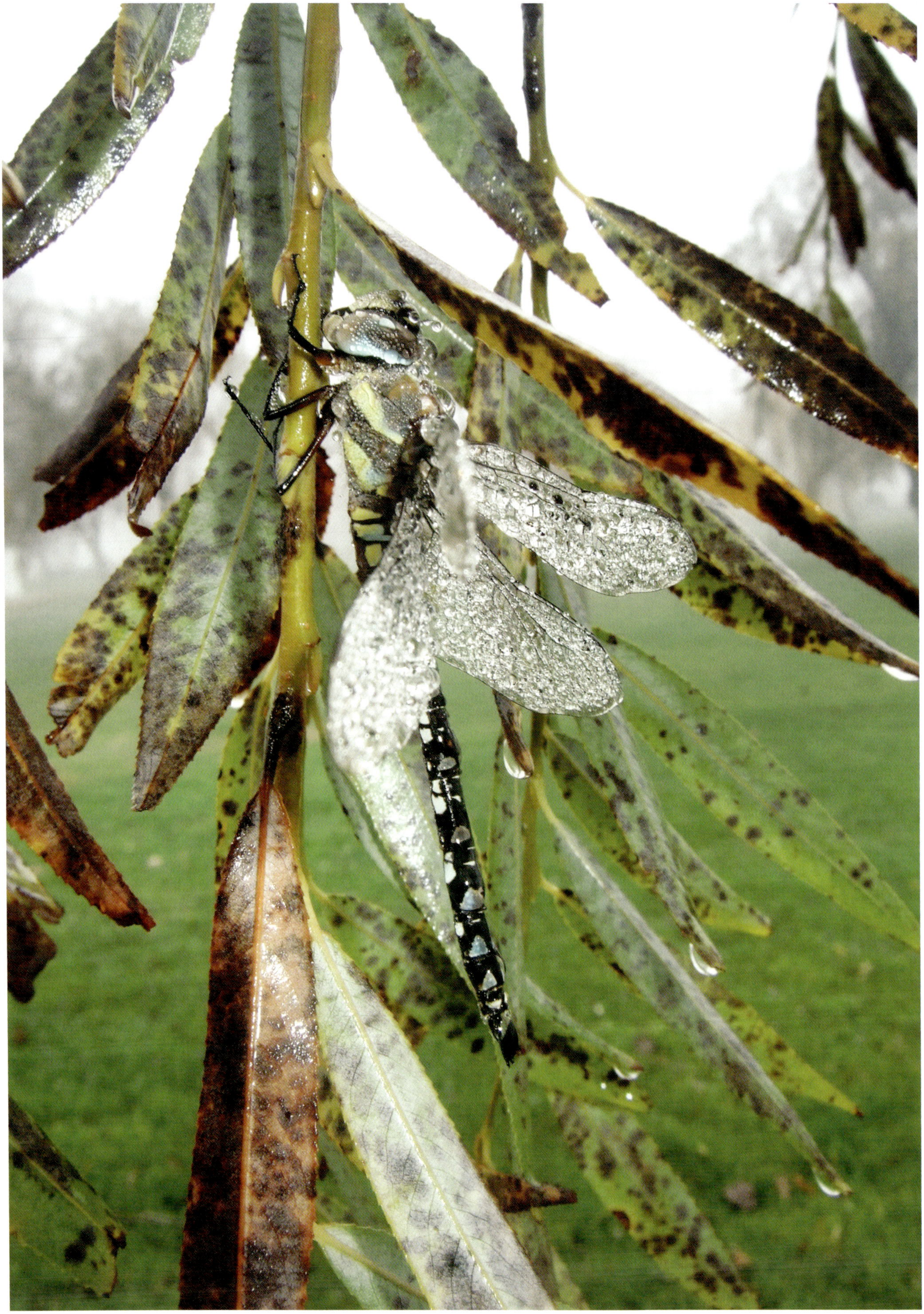

Jänner

Honig – der goldene Saft

Der **Honig** allein ist bereits ein wertvolles Hausmittel für alle Fälle. Er wurde einst über Fieberblasen gegeben, hatte sich jemand in der Familie bei der heißen Suppe die Zunge verbrannt, strich die Mutter schnell Honig darüber, bei Halsschmerzen, Husten, gegen Sodbrennen, für die Verdauung oder zur Stärkung des Immunsystems gab es einen Löffel Honig. Er war ein wichtiges Wundheilmittel bei Verletzungen und wurde vor allem auf schlecht heilende, offene Körperstellen aufgetragen. Heute geben wir Honig als wichtige Zutat zu Wund- und Heilsalben oder Salben gegen Hautausschläge sowie Akne hinein.

Heute geben wir Honig als wichtige Zutat zu Wund- und Heilsalben.

Honig, ein altes Heilmittel!

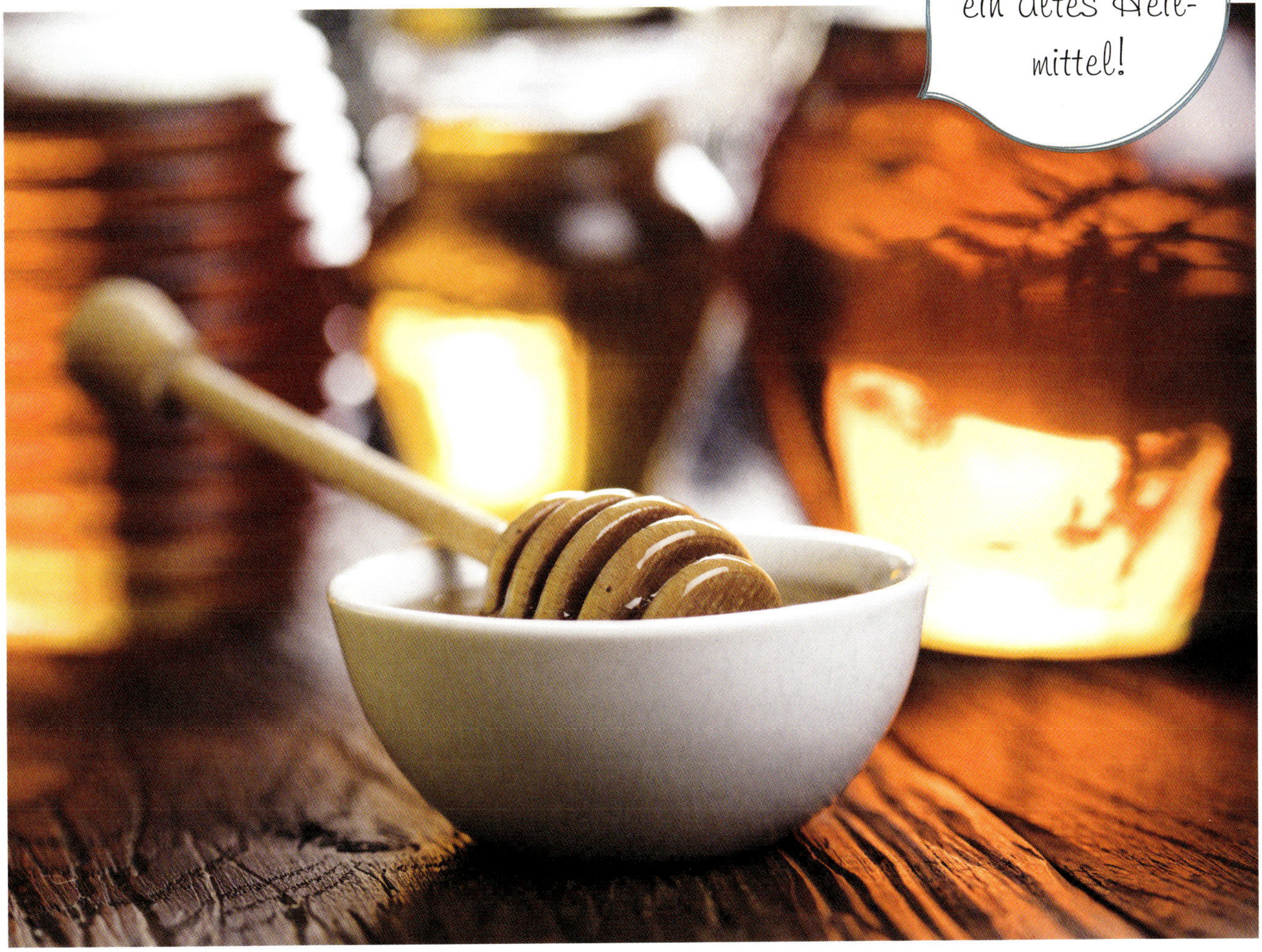

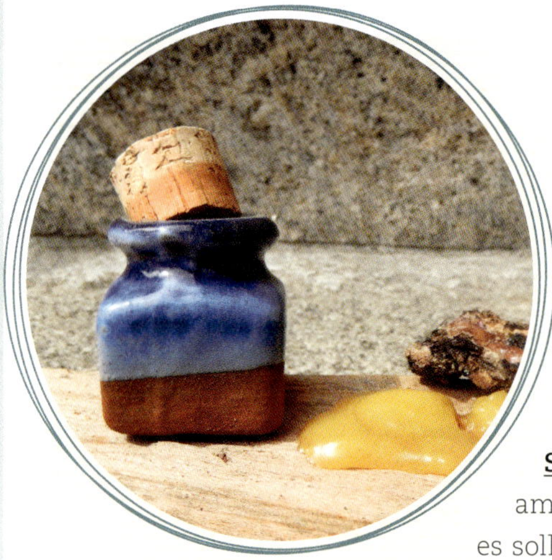

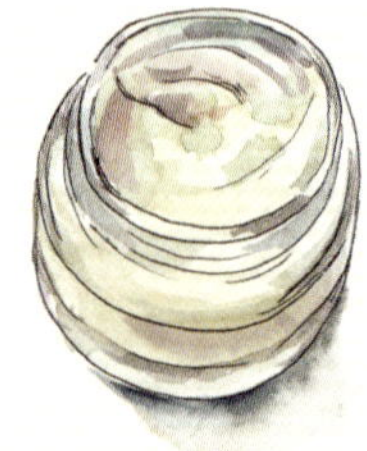

Honig-Salbe

Zutaten: *50 g Honig, 50 g kalt gepresstes Speiseöl (Olivenöl, Sonnenblumenöl), 5 g Bienenwachs*

So wird's gemacht: Das Speiseöl mit dem Bienenwachs am Herd auf niedriger Stufe erwärmen, nicht kochen, es soll nur das Wachs schmelzen. Sobald es flüssig ist, füllt man das Öl-Wachs-Gemisch in einen Tiegel, erst dann gibt man den Honig hinzu und rührt, bis er sich mit dem Ölgemisch verbunden hat. Die wertvollen Inhaltsstoffe des Honigs sind sehr hitzeempfindlich, daher rührt man diesen erst im Nachhinein in die Salbe.

Anwendung: Die Honig-Salbe ist eine einzigartige Hautpflege und sorgt speziell für eine geschmeidige, samtige Gesichtshaut. Man nimmt sie auch zur Unterstützung der Heilung von Wunden und kleineren Verletzungen sowie zum Hautschutz vor Aufenthalten in der Winterkälte.

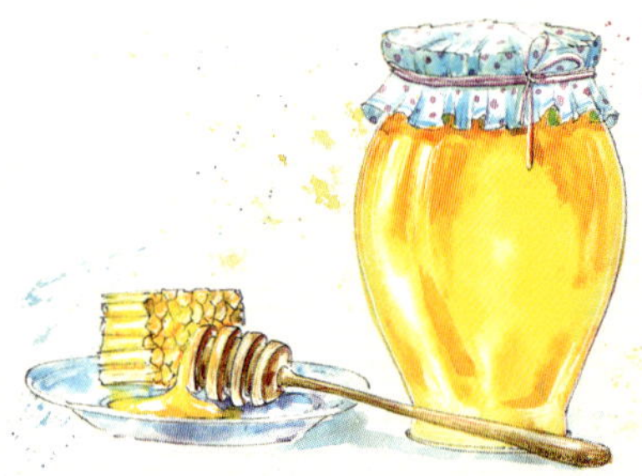

Eingekochter Essighonig

das Hausmittel für alle Fälle

Zutaten: *1 kg Honig, ½ l Wasser, ½ l Essig*

Und so wird's gemacht: Den Honig mit dem Wasser aufkochen. Den Schaum, der hierbei entsteht, entfernen. Dann gibt man den Essig hinzu und reduziert die Hitze auf mittlere Temperatur. Ist daraus eine dünne, breiartige Masse entstanden, dann ist der Essighonig fertig und wird noch heiß in Gläser gefüllt.

Anwendung: Dieses Getränk wird bei Verstopfung, Verschleimung der Lungen, Halsproblemen, Husten, Engegefühl in der Brust, warmem, feuchtem Atmen, Nervenproblemen, Leberproblemen, Darmproblemen, Verdauungsproblemen, Gicht, Koliken, Blasen-Nierenleiden, Mutterbeschwerden (Unterleibsbeschwerden) und Fieberzuständen verwendet.

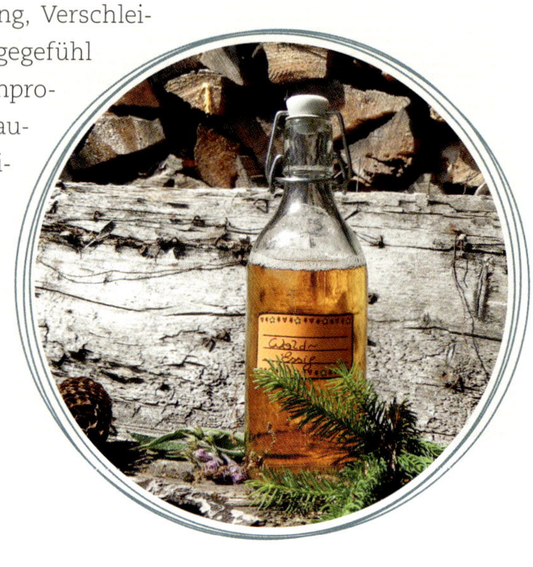

Heublumen – Helfer bei Blutvergiftung

„Ich weiß nicht, welche Zeiten kommen werden. Vielleicht ist es einmal wieder wichtig, in Notsituationen die richtigen Pflanzenmittel zu kennen. Deshalb erzähle ich diese bewegende Geschichte weiter, weil ich möchte, dass außergewöhnliche Anwendungen erhalten bleiben und nicht vergessen werden“, meinte die betagte Frau, die einst in ihrer Kindheit am Rand der heutigen Großstadt lebte. Sie wuchs in einem Mehrparteien-Haus auf. Im unteren Stock lebte damals eine Familie mit zwei kleinen Mädchen. Eines Tages war ein ziemlich lautstarker Tumult im Haus zu hören. Die Frau, damals ein Kind von zwölf Jahren, ging hinunter, um zu sehen, was geschehen war. Der Vater jener Familie blickte sie verzweifelt an und erzählte mit leiser Stimme, seine Frau habe eine schlimme Blutvergiftung und der Arzt meine, ihr könne leider niemand mehr helfen. Vier Wochen später wusch die todgesagte Frau Nachbarin das Stiegenhaus auf – eine kräuterkundige Nonne hatte ihr das Leben gerettet …

Als der Arzt meinte, er könne nicht mehr helfen, lief die älteste Tochter der Familie vor Verzweiflung einfach aus dem Haus. Ziellos durch die Straßen rennend, stieß sie zufällig gegen eine korpulentere Nonne, welcher die tränenüberströmten Augen und der verstörte Gesichtsausdruck des Mädchens auffielen. Das Kind vertraute sich der Nonne an, die umgehend einen Papierbeutel holte und mit dem Mädchen nach Hause zu ihrer im Sterben liegenden Mutter eilte. Die Nonne blickte kurz auf den stark geschwollenen und geröteten Arm der Frau, an dem die Blutvergiftung gerade ihren Lauf nahm, eilte zum Herd, kochte einen Topf Wasser mit einer Menge **Heublumen** drinnen auf, wickelte die dampfenden Heublumen in ein Tuch und dieses in vollster Hitze um den Arm der bereits von Krämpfen gebeutelten Frau. Das Wasser, in dem die Heublumen kochten, goss die Nonnen in eine Wanne und tauchte sogleich den ganzen Arm der Mutter samt dem darauf befindlichen Heublumen-Umschlag in das dampfende Wasser ein. Mit seelenruhiger Stimme erklärte die Nonne der schwachen Frau, dass das Heublumen-Wasser leider so heiß sein müsse, doch es würde die Giftstoffe aus ihrem Körper ziehen. Den restlichen Tag und die ganze Nacht erneuerte die Nonne Stunde für Stunde den Heublumen-Wickel und tauchte den wunden Arm in frisches Heublumen-Wasser. In dem alten wären die Giftstoffe, das müsse entfernt werden, meinte sie. Anfang des nächsten Tages hörten die Krämpfe der Mutter auf, das Erbrechen wurde weniger. Auch an diesem Tag wechselte die Nonne stündlich den Heublumen-Wickel und das Heublumenwasser, am nächsten Tag erneuerte sie es nur mehr alle drei Stunden. Durch die notwendigen heißen Bäder zeigte der Arm Verbrennungserscheinungen, es dauerte einige Zeit, bis diese verheilt waren. Die kräuterkundige Nonne hatte der Mutter durch ihr Wissen und ihren selbstlosen Einsatz das Leben gerettet. Die Frau wurde wieder ganz gesund.

Heute kocht man bei Erkältungen oder Gelenkserkrankungen einen Tee aus Heublumen und gießt das Teewasser dazu in die Badewanne.

Heublumen sind der feine Abfall, die Kostbarkeit, die während der Heueinlagerung von den Scheunenböden rieselt.

bei Verkühlung und Husten

Heublumen dünsten

Zutaten: *1 Handvoll Heublumen (Flores graminis), 3 l Wasser*

So wird's gemacht: Die Heublumen mit dem Wasser aufkochen, den Herd danach auf mittlere Hitze zurückschalten und alles für 30–40 Minuten zugedeckt ziehen lassen. Dann den Deckel entfernen, den Herd abschalten.

Anwendung: Den Heublumenwasser-Topf nun auf den Küchentisch stellen. Soweit es von der Temperatur erträglich ist, den Dampf langsam einatmen – bei Lungenproblemen, Erkältung, Husten, Nebenhöhlenentzündungen, wenn man durch die Nase keine Luft bekommt sowie zur Belebung der Gesichtshaut. Das Inhalieren wiederholt man zwei Mal am Tag, danach legt man sich für mindestens 10 Minuten ins Bett, damit der Körper die Bakterien in Ruhe herausschwitzen kann.

von Stoffwechselanregung bis zu Unterleibskrämpfen

Heublumen-Umschläge

Zutaten: *2 Hände voll Heublumen (Flores graminis), 2 l Wasser*

So wird's gemacht: Die Heublumen mit dem Wasser aufkochen, die Herdplatte zurückschalten und das Kraut auf mittlerer Hitze weitere 15 Minuten ziehen lassen, dabei den Deckel auf den Topf geben. Danach die Heublumen herausnehmen, in ein Leinentuch geben.

Anwendung: Bei Rheuma, Gicht, Nervenleiden, Hautproblemen, Erkältungen, Blähungen, Krämpfen, Leberproblemen, Gelenksschmerzen sowie zur Entgiftung als auch zur Durchblutungs- und Stoffwechselanregung legt man diesen Heublumen-Umschlag möglichst heiß auf die gewünschten Körperstellen auf. Das verbleibende Heublumenwasser wird dem Badewasser zugegeben. Bei Schweißfüßen nimmt man Fußbäder mit dem Heublumenwasser.

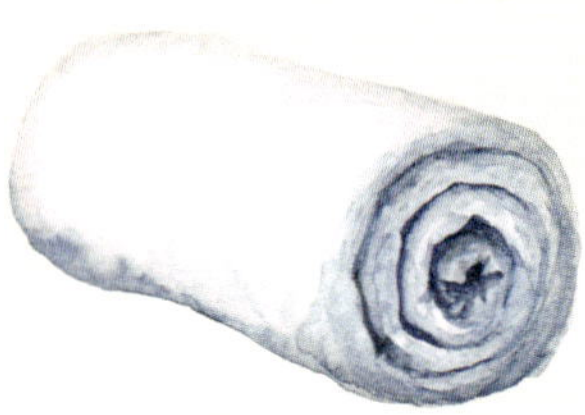

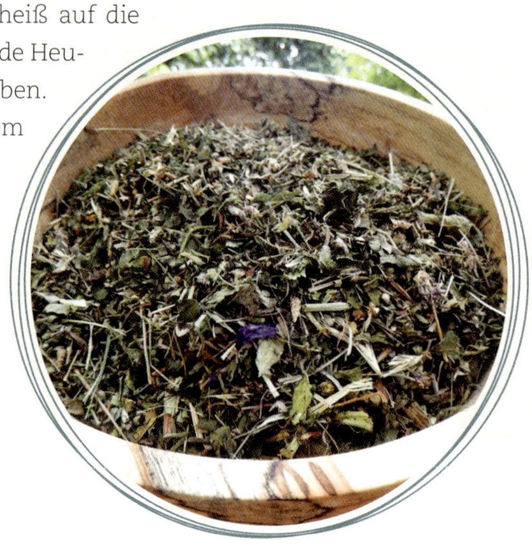

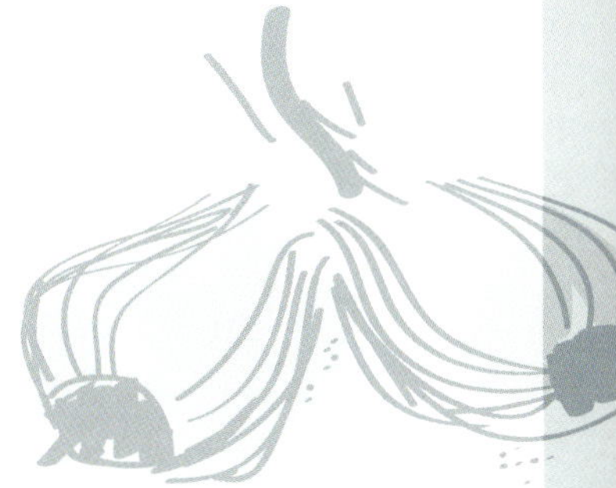

Großmutters nachwachsende Zwiebelknolle

Seine Großmutter hatte eine **Zwiebel**, eine Knolle einer ganz eigenartigen Pflanze, aus der sie für die Familie eine Wund- und Gelenkssalbe zubereitete, erzählt der alte Schneidermeister. Diese Pflanze hatte damals jeder im Dorf. Im Aussehen glich sie einer Amaryllis, allerdings mit einem schleimigen, gallertartigen Saft, als wäre sie eine Art Aloe. Über der Erde wölbte sich eine Zwiebelknolle, aus der die Blätter wuchsen. Ein Mal im Jahr bildete sie zwischen den Blättern lange Stiele, an denen sich viele kleine weiße sternförmige Blüten zeigten. War die Mutterzwiebel groß genug, dann bildeten sich unter ihrer weißlichen Haut kleine Brutzwiebeln, aus denen sich wiederum eigenständige Pflanzen entwickelten. „Die Salbe hat zwar mehr als übel gerochen, doch nichts hat bei Verletzungen besser geholfen", lacht der Schneidermeister. Die Großmutter ist einfach hergegangen, hat von der Zwiebel ein Stück herausgeschnitten und daraus die Salbe gemacht. Das fehlende Stück der Zwiebel ist einfach wieder nachgewachsen.

Die Pflanze wurde umgangssprachlich Meerzwiebel genannt, doch richtigerweise handelte es sich um den Heilmilchstern. Die wirkliche Meerzwiebel ist giftig. Manchmal stimmen die Benennungen des Volkes nicht mit denen der Botaniker überein. So sagte man Meerzwiebel und meinte eigentlich den Heilmilchstern.

Die Pflanze wurde umgangssprachlich Meerzwiebel genannt, doch richtigerweise handelte es sich um den Heilmilchstern.

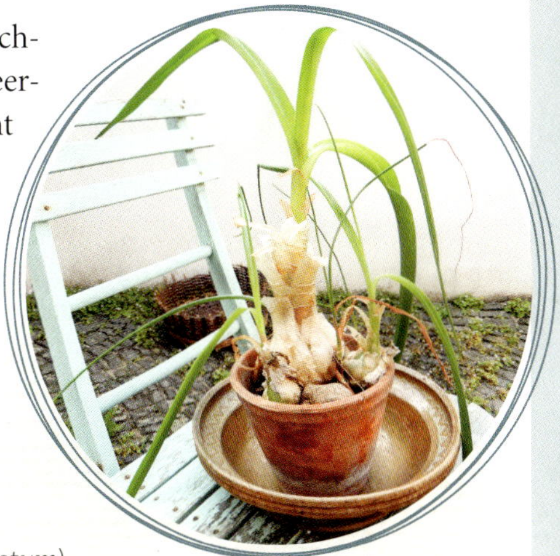

für Gelenke, bei Verbrennungen und Verletzungen

Heilmilchstern-Salbe
(Meerzwiebel-Salbe)

Zutaten: *¼ Stk. Heilmilchstern (Ornithogalum longibracteatum), 1 Messerspitze Kampfer, ¼ kg Schweineschmalz*

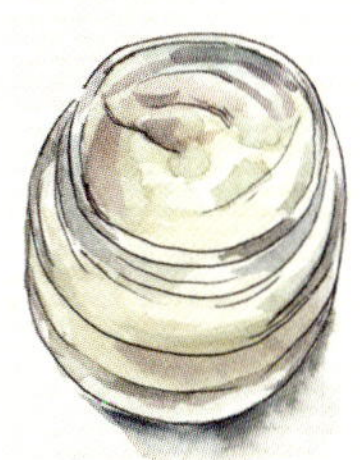

So wird's gemacht: Man schneidet aus der Wurzelknolle des Heilmilchsterns eine Scheibe heraus und zerkleinert sie. Das Schmalz erwärmt man in einem Topf und gibt die Zwiebelstücke sowie eine Messerspitze Kampfer hinzu. Nachdem die Masse am Herd 15 Minuten ziehen konnte, seiht man sie durch ein Sieb oder Leinentuch ab und füllt die Salbe in Gläser.

Anwendung: Im bäuerlichen Bereich war dies die Notfallsalbe schlechthin! Ob bei Verbrennungen, Verletzungen, Brüchen, Schürfwunden, Gelenksproblemen – diese Heilmilchstern-Salbe wurde schön dick aufgetragen, mit einem Tuch umwickelt und einwirken gelassen, bis sie eingezogen war. Manchmal ließ man sie auch über Nacht oben.

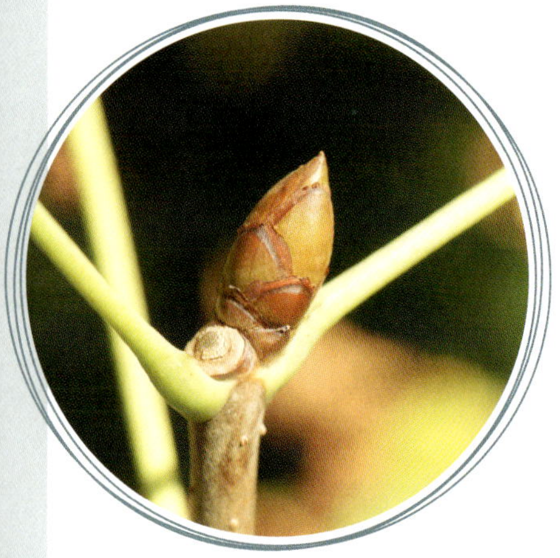

Geballte Kraft zur Körperstärkung

Das Baumjahr beginnt bereits im August des Vorjahres. Zu diesem Zeitpunkt bilden sich die **Knospen**, das embryonale Stadium des Blattwerks. Wird es Winter, zieht der Baum seine Säfte in die Wurzeln zurück und es verbleibt eine geballte Ladung an Hormonen und Inhaltsstoffen des zukünftigen Blattes in einer kleinen Knospe. Eine Knospe enthält die volle Lebenskraft und die kostbarsten, für den Menschen leicht verwertbaren Nährstoffe der Pflanze, die wir für unsere Gesundheit nutzen können. Erst nach dem Winter, wenn es wieder wärmer wird, beginnt der Baum langsam sein Wasser von den Wurzeln hochzupumpen, es gelangt bis in die Knospen, die sich in der Folge öffnen, und wir sehen ein vollkommenes Blatt. Leidet jemand z. B. an Birkenallergie, dann gibt es die Möglichkeit, den Körper über die Knospen mit der Birke zu *harmonisieren*, ihn über die Knospen zu lehren, mit den Inhaltstoffen der Birke umzugehen. Hierzu beginnt diese Person am besten bereits im November in der ersten Woche eine Knospe zu essen, in der zweiten Woche zwei Knospen – jede Woche kommt eine Knospe dazu, solange sie in der Natur zu finden sind.

Eine Knospe enthält die volle Lebenskraft und die kostbarsten, für den Menschen leicht verwertbaren Nährstoffe der Pflanze, die wir für unsere Gesundheit nutzen können.

Knospen naschen

Knospen von Birke bis Johannisbeere

Zutaten: *Knospen von Obstbäumen, Sträuchern und Bäumen*

So wird's gemacht: Die Knospen der essbaren Bäume und Sträucher wie Birke, Linde, Apfelbaum, Birnbaum, Wildrose, Johannisbeere, Brombeere, Hasel, Walnuss, Weide, Ahorn, Himbeere, Kornelkirsche, Weißdorn, Schlehe werden geerntet.

Anwendung: Die Knospen enthalten die ganze Lebenskraft des jeweiligen Baumes! Die Knospe einer Schwarzen Johannisbeere schmeckt der späteren Frucht ähnlich, die Knospe eines Apfelbaumes wie später das Kerngehäuse, die Knospe der Linde wird beim Kauen im Mund schleimig wie später die Blüte. In den nährstoffarmen Wintermonaten können wir uns die Kraft der Natur über die Knospen in unseren Körper holen, dazu bedarf es keiner großen Menge. Gerade nach längeren Krankheiten, zur Körperstärkung, bei Frühjahrsmüdigkeit, bei Erkältungskrankheiten, bei Wintergemütsverstimmungen oder zur Entgiftung reicht es, 4–5 verschiedene Knospen täglich zu essen.

Das eingezogene Schmalz im Kochlöffel

Für das **Schmalz** hatte früher jeder Haushalt seinen sogenannten *Schmalztopf*, in den jahraus, jahrein das neue Schmalz nachgefüllt wurde. Ebenso verwendete man immer den gleichen handgeschnitzten Kochlöffel aus echtem Holz. Vom Schmalz verblieb dabei stets etwas auf dem Holzlöffel und zog über die Zeit hinweg tief in das echte Holz ein. Es nahm so die wertvollen wundheilenden, beruhigenden, desinfizierenden Wirk- und Inhaltsstoffe des Holzes auf. Genau diese tief im Innersten des Kochlöffels schlummernde Kostbarkeit verstanden unsere Ahnen für die Gesundheit zu nutzen.

Das Schmalz nahm die wertvollen wundheilenden, beruhigenden, desinfizierenden Wirk- und Inhaltsstoffe des Holzes auf.

Kochlöffel-Schmalz

bei Ausschlägen

Zutaten: *Kochlöffel aus dem Schmalztopf*

So wird's gemacht: Den hölzernen Kochlöffel, der traditionell immer im Schmalztopf steckt oder für das Schmalz verwendet wird, nimmt man, stellt eine Pfanne auf den Herd und legt den Kochlöffel mit der gewölbten Seite nach unten in diese, sodass sich das Schmalz aus dem Holz herauslöst.

Anwendung: Dieses Schmalz gibt man bei Hautausschlägen, Hautflecken oder Ekzemen noch möglichst warm auf die betroffenen Hautstellen.

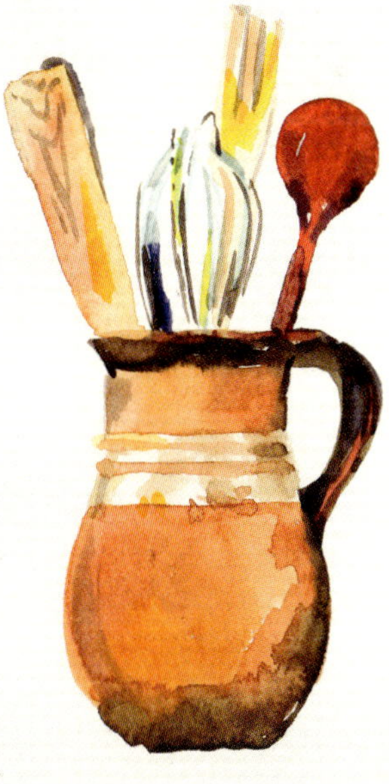

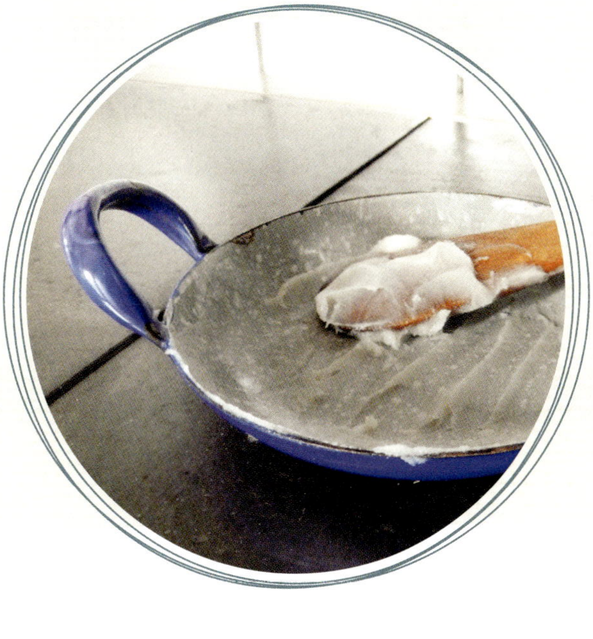

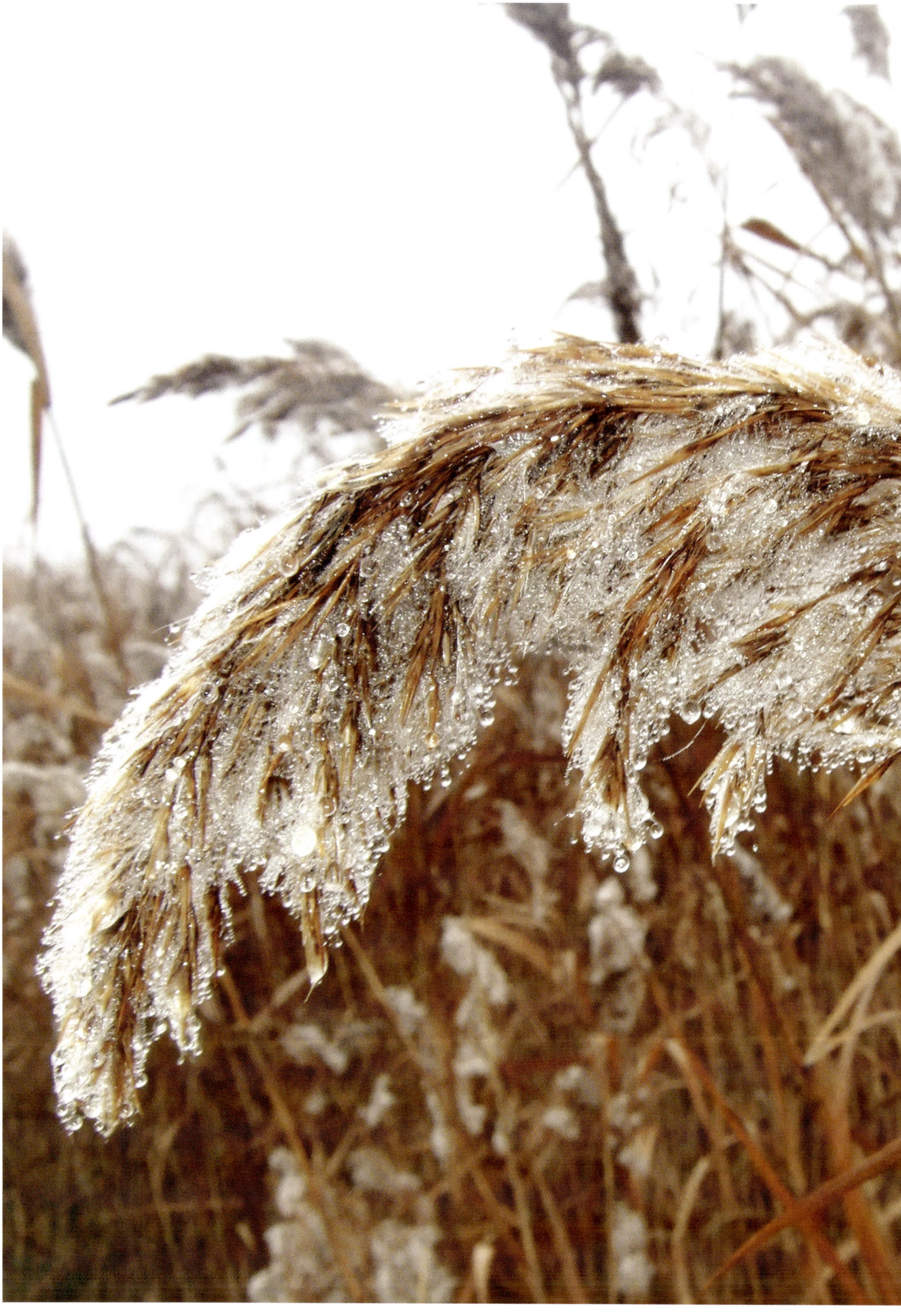

Februar

Die alte Tradition des Entschlackungstee-Trinkens vor dem Baden

Die heute gegebene Möglichkeit, täglich baden zu können, lässt alte Heilanwendungen wie das unterstützende Teetrinken vor dem Bad an Attraktivität verlieren.

Das Baden war in früherer Zeit eine sehr aufwendige Sache – das Wasser musste eigens am Ofen aufgeheizt und von den heißen Töpfen in jene Behältnisse geschüttet werden, wo sich in der Folge alle im Haushalt lebenden Personen nacheinander reinigten. Die Wärme des Wassers verflog in den kühlen Räumen rasch wieder, der Badevorgang hatte im Eiltempo vor sich zu gehen. Aus jener Zeit stammt die Tradition, eine bis eine halbe Stunde vor dem Baden einen Brennnessel-Tee zu trinken. Dieser wirkt blutreinigend und entschlackend, unterstützt den Abtransport der Giftstoffe im Körper und öffnet die Hautporen. So war der Körper bereits vor dem Bad auf „Entgiften" eingestellt und das Bad bewirkte eine Innen- und Außenreinigung. Im Anschluss gut in eine Decke einwickeln und den Körper schwitzen lassen.

Eine halbe Stunde vor dem Baden einen Brennnessel-Tee trinken hilft beim Entgiften.

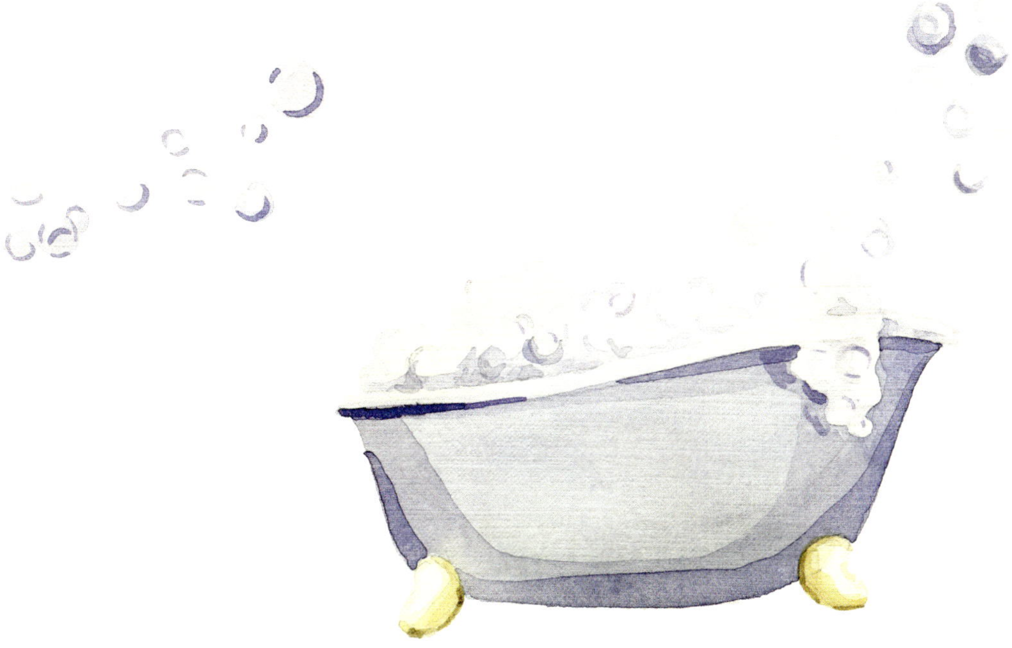

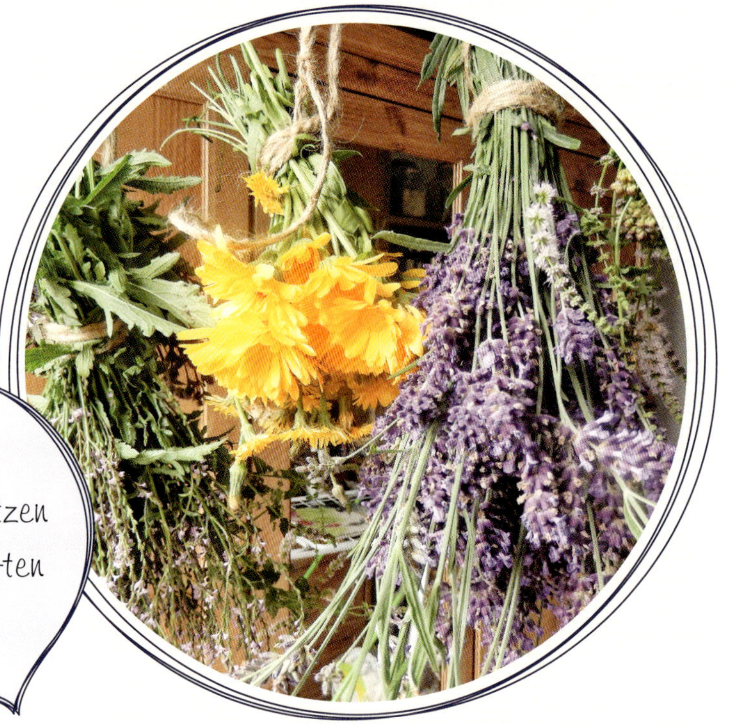

zum Schwitzen
und Entgiften

Kräuterreste-Bad

Zutaten: *1–2 Handvoll Kräuterreste, 3–4 l Wasser*

So wird's gemacht: Gegen Ende des Winters, ehe die frischen Pflanzen kommen, verwendet man die alten vom letzten Jahr. Die noch übrigen Kräuterbüschel, Tee- und Gewürzkräuter werden so noch verarbeitet. Man kann ein Kräutersalz daraus machen, indem man die Kräuter in der Küchenmaschine zerkleinert und mit Salz vermischt. Oder man kann daraus Bäder zubereiten. Hierzu gibt man 1–2 Handvoll Kräuter bunt durchgemischt in einen großen Topf mit 3–4 Liter Wasser, kocht beides am Herd auf, schaltet die Herdplatte auf niedrige Temperatur, gibt den Deckel auf den Topf und lässt die Kräuter für 15 Minuten ziehen, ehe sie abgeseiht werden.

Anwendung: Diesen Kräuter-Absud dem heißen Badewasser beigegeben, regt die Körperentgiftung und das Schwitzen an. So wird der ganze Körper inklusive Blut gereinigt. Trinkt man vor dem Baden noch eine Tasse blutreinigenden Tee wie etwas Brennnessel-Tee, dann wird die entgiftende Wirkung im Körper noch gesteigert.

Maria Lichtmess steigt der Saft hoch!

Obwohl die Natur im Februar mit der klirrenden Kälte und der Schneedecke an der Erdoberfläche nach einem friedlichen Winterschlaf aussieht, ist unterirdisch bereits das volle Aufwachprogramm im Gang. Die Bäume beginnen um Maria Lichtmess bereits wieder ihr über den Winter in den Wurzeln eingelagertes Zuckerwasser hochzupumpen. Sie gehen bereits in Startposition, um dann, wenn die kalte Zeit vorbei ist, sofort ihre Blätter zu öffnen und Blüten zu bilden. Das Abzapfen des Birkensaftes, den die **Birke** aus den Wurzeln hochpumpt, ist zur Entschlackung des Körpers auch heute noch sehr beliebt.

Die Bäume beginnen um Maria Lichtmess bereits wieder ihr über den Winter in den Wurzeln eingelagertes Zuckerwasser hochzupumpen.

zur Entschlackung

Birkensaft

Zutaten: *Saft einer Birke (Betula), eine Flasche, 1 Nelkenwurz (Geum urbanum) oder 4–5 Gewürznelken, 1 Messerspitze Zimtpulver*

So wird's gemacht: Nach Maria Lichtmess, wenn die Bäume das Wasser aus den Wurzeln *hochpumpen*, bohrt man ein kleines Loch in die Birke, gibt ein Röhrchen hinein und hängt eine Flasche mit einer Nelkenwurz (oder Gewürznelken) sowie etwas Zimtpulver darunter. Diese beiden Gewürze verlängern die Haltbarkeit, da sich das Birkenwasser nur wenige Stunden hält. Die Birke gibt für ca. 8–10 Tage ihr kostbares Wasser ab, danach stoppelt man das Loch mit dem herausgebohrten Holzstück wieder zu. Pro Baum nimmt man nicht mehr als 5 Liter, den Rest braucht er selbst. Diese Birke lässt man dann für 3 Jahre in Ruhe!

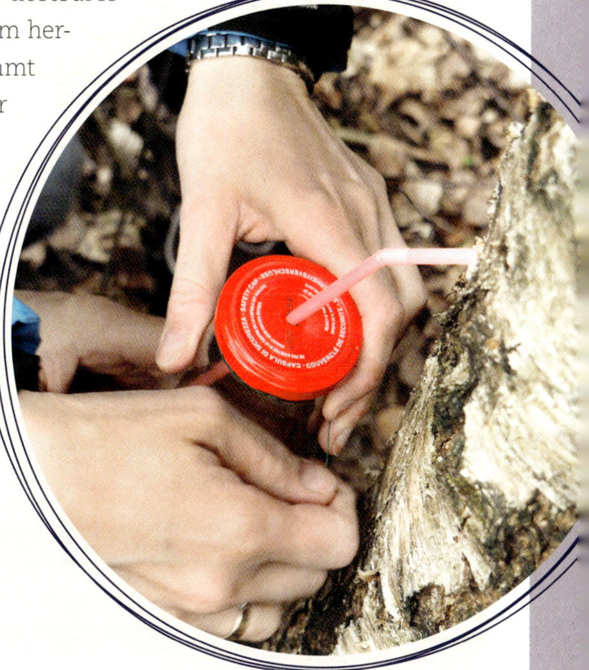

Anwendung: Das Birkenwasser ist ein wahres Frühlingstonikum. Ob bei Frühjahrsmüdigkeit, zur Entwässerung bei Rheuma oder Gicht oder zur Leberanregung – man trinkt 1 Liter pro Tag. Bei Haarverlust, zur Wachstumsanregung der Haare oder gegen Schuppen massiert man mit diesem Wasser die Kopfhaut ein.

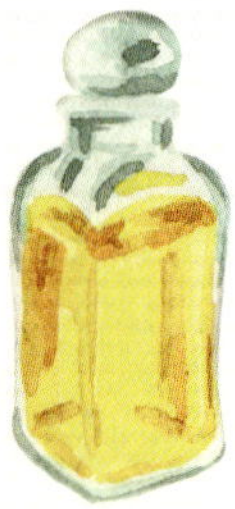

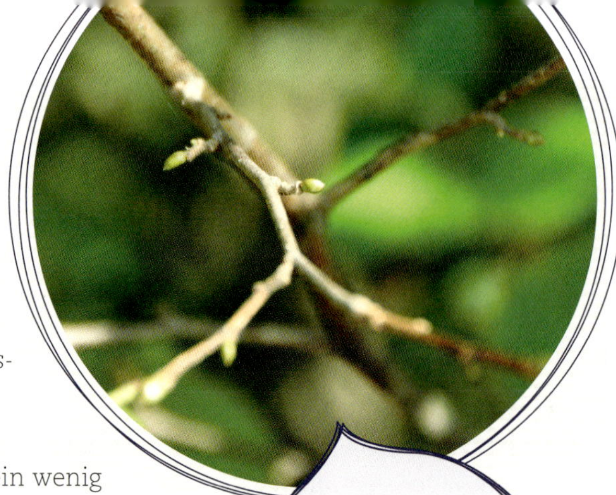

Birkenknospen-Öl

Zutaten: *1 EL Birkenknospen, 100 ml kalt gepresstes Speiseöl (Leinöl, Olivenöl, Sonnenblumenöl)*

So wird's gemacht: Die Birkenknospen mit ein wenig Öl im Mörser quetschen, danach in ein verschließbares Glas geben, das restliche Öl dazu und für 4 Wochen an einem warmen Ort stehen lassen. Danach abseihen und in eine Flasche füllen.

schmerzlindernd, abschwellend

Anwendung: Bei Glieder-, Gelenks-, Rückenschmerzen oder Prellungen das Öl in die betroffenen Körperstellen liebevoll einmassieren. Bei Ohrenschmerzen und beginnenden Entzündungen etwas von diesem Öl in der Handinnenfläche auf Körpertemperatur anwärmen, einen Wattebausch darin eintauchen und diesen in den Ohreingang geben. Alle 4–5 Stunden erneuern.

Birkenrinden-Waschung

Zutaten: *2 EL Birkenrinde (Betula), 3 l Wasser*

gut bei Neurodermitis

So wird's gemacht: Man wartet den Vollmond zu Maria Lichtmess ab, nimmt dann von jungen Birkentrieben etwas Rinde herunter und stellt sie mit dem Wasser auf den Herd. Nach dem Aufkochen lässt man die Rinde bei mittlerer Hitze für 15–20 Minuten ziehen und nimmt danach die Stücke heraus. Diese können 1–2 weitere Male ausgekocht werden.

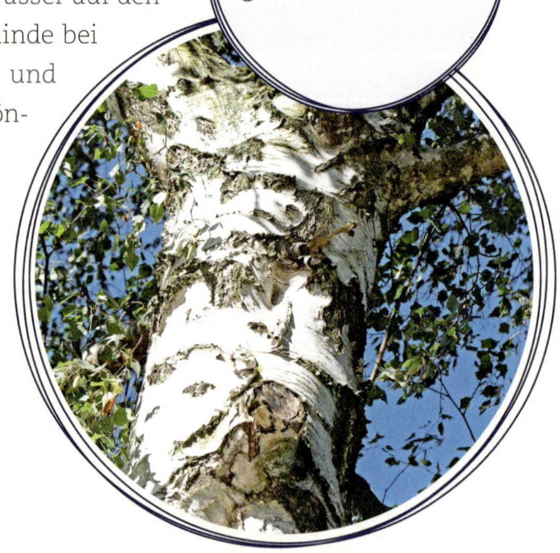

Anwendung: Bei Hautausschlägen, Hautjucken, Rötungen oder Neurodermitis gibt man diesen Birkenrinden-Auszug 2 Mal wöchentlich dem Badewasser zu oder wäscht die Haut damit.

Der Rettich für den Sirup

Für den Rettichsirup kann jeder **Rettich** genommen werden. Doch da die Grippezeiten, die intensivsten Erkältungs- und Hustenzeiten in die Wintermonate fallen, braucht es auch einen Rettich, der in dieser Zeit verfügbar ist. Hier hat sich eindeutig der schwarze Rettich (*Raphanus sativus L. var. niger*), der auch Winterrettich genannt wird, durchgesetzt. Er kann eine kugelige wie auch längliche Form haben und ist durch seine robuste Außenhaut und sein festes Fruchtfleisch sehr gut über die Wintermonate lagerfähig.

Schwarzer Rettich in der Grippezeit.

bei Erkältung

Rettich-Sirup

Zutaten: *1 Stk. Rettich (Raphanus sativus L. var. Niger), Kandiszucker, ein Glas zum Abfüllen*

Und so wird's gemacht: Den Rettich in der Mitte aushöhlen und mit dem Messer ein kleines Loch durchstechen. Die Frucht in die Öffnung des Glases stellen und den Hohlraum mit Kandiszucker auffüllen. Nun lässt man den Rettich für 3–4 Stunden stehen, bis sich der Zucker verflüssigt hat. Er tropft dabei durch das Loch im Rettich direkt in das Glas hinunter. Ist der ganze Zucker zergangen, hebt man den Rettich vom Glas, in dem man nun den fertigen Hustensaft hat.

Anwendung: Bei Husten, Bronchitis, Gallensteinen, Keuchhusten, Grippe, Rheuma, Gicht nimmt man diesen Rettich-Sirup esslöffelweise pur ein. Er enthält Vitamin C, Selen, Magnesium, B-Vitamine und wirkt antibakteriell.

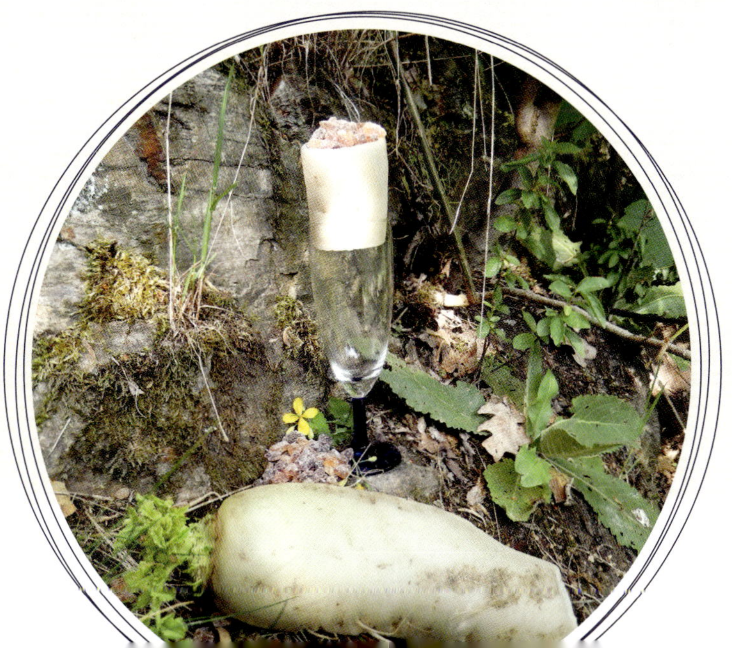

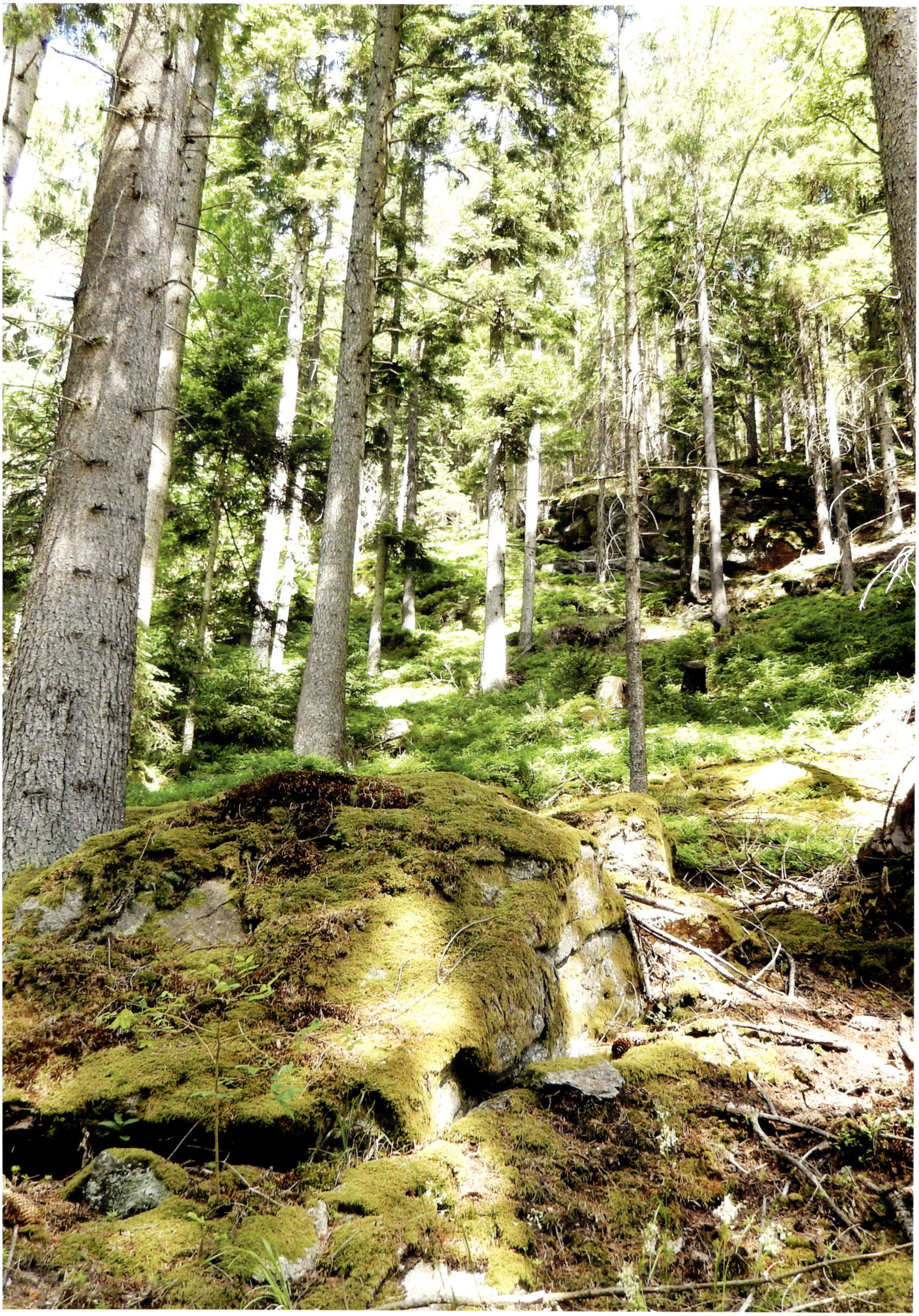

März

Rinden-Absud als letzte Hoffnung

An einem heißen Sommertag half der 17-jährige Sohn des am Berg gelegenen Hofes fleißig bei der Getreideernte. Als die letzte Fuhr mit dem Ochsengespann eingebracht war, sprang der Bursche vom mittlerweile leeren Wagen. Ein fürchterlicher Schmerz, der ihm bei der Landung am Boden durch Knochen und Mark fuhr, zwang ihn in die Knie. Sich krümmend, musste er von den anderen Männern in die Stube getragen werden. Sofort schickte der Vater einen Knecht ins Tal, um den Arzt zu holen. Inzwischen verlor der Bursche ob seiner unerträglichen Schmerzen immer wieder das Bewusstsein. Als der Arzt endlich am Hof eintraf, stellte er eine akute Gelenksentzündung fest, die mittlerweile den gesamten Körper erfasst hatte. Er meinte, es tue ihm sehr leid, aber man müsste mit dem Schlimmsten rechnen … Dennoch empfahl er, den Körper des jungen Mannes mindestens drei Mal am Tag ordentlich mit Vorlauf einzumassieren – Vorlauf nennt man den ersten Schnaps, der beim Brennen herunterkommt und einen sehr starken Alkoholgehalt aufweist. Dies solle die Blutzirkulation verbessern. Nach dem Einmassieren solle der Junge in warme Leintücher gewickelt werden.

In seiner Verzweiflung machte sich der Vater auf den Weg zu einem alten Kräuterweiblein, um ihr das Leid seines Sohnes zu schildern. Nach einem kurzen Schweigen holte sie einen zerknitterten Zettel und schrieb darauf in schwer leserlicher Form die Zutaten für einen Absud. Alle drei Stunden müsse der junge Mann in diesem Absud gebadet werden. Nach dem Bad solle er sofort in warme Leintücher gewickelt und um seinen Körper herum ordentlich aufgeheizte Ziegel gelegt werden.

Noch am Heimweg ging der Vater in den Wald, um die benötigten Zutaten wie Eichenrinde, Birkenrinde, Weißdornrinde, Weidenrinde, Birnenbaumrinde und Apfelbaumrinde zu holen. Die Wirtschafterin des Hofes bereitete sogleich den **Rinden-Absud** zu, goss ihn in den großen Waschtrog und gab, wie die Kräuterfrau empfohlen hatte, noch einem Schuss Arnika-Tinktur dazu, ehe der mittlerweile stark abgemagerte Junge hineingesetzt wurde.

Nach der ersten Woche stellten sich kleine Erfolge ein. Der Augenausdruck des Burschen wurde wieder lebendiger, seine Schmerzen erträglicher, mit jedem Bad schien er sich mehr zu erholen.

Nach sechs Wochen waren die Schmerzen fast verschwunden und der Junge konnte seine Glieder wieder bewegen. Nur das linke Hüftgelenk wurde nicht mehr ganz, es sollte sein Leben lang steif bleiben. Trotz des bleibenden Gehproblems blieb er ein fröhlicher, naturbezogener Mensch, der aus Dankbarkeit für seine Heilung stets anderen Menschen selbstlos half.

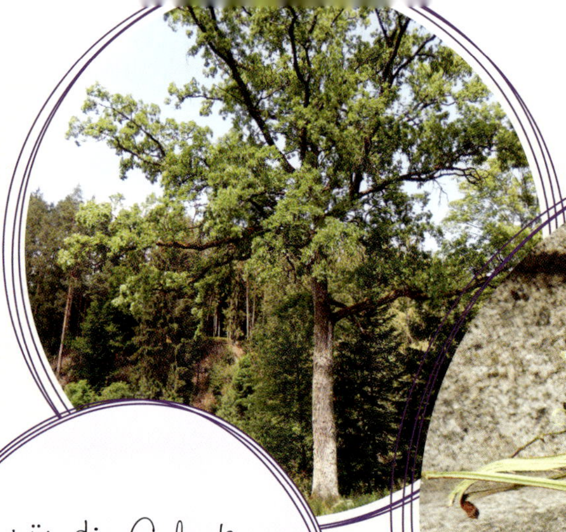

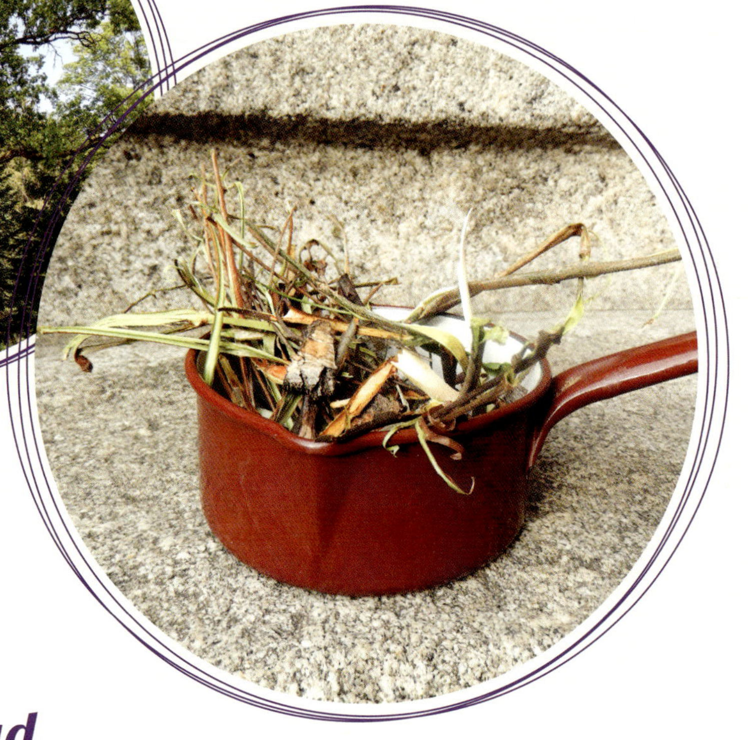

für die Gelenke,
bei Flechten,
Venenentzündungen,
Brandwunden

Rinden-Absud

Zutaten: *je eine kleine Kaffeetasse von Weidenrinde (Salicis), Weißdornrinde (Crataegus), Birkenrinde (Betula), Eichenrinde (Quercus), Rinde vom Apfelbaum (Malum cortex), Rinde vom Birnenbaum (Pyrus), 3 l Wasser*

So wird's gemacht: Wer im Frühling die Stauden zurückschneidet, kann von dem Schnitt gleich die Rinde der jungen, saftigen Äste verwenden. Die frischen oder auch getrockneten Rindenteile in daumenlange Stücke zerkleinern und in einen großen Kochtopf geben. Das Wasser darübergießen, ein Mal aufkochen lassen, den Herd auf kleine Hitze zurückdrehen und 3–4 Stunden ziehen lassen. Danach die Rindenbrühe durch ein feines Sieb oder durch ein Leinentuch seihen und fertig ist der Absud für die Badewanne. Die Rinden können noch 3–4 Mal für weiteren Absud verwendet werden.

Anwendung: Bei Gelenksproblemen diesen Rinden-Absud möglichst heiß dem Badewasser zugeben. Bei Flechten oder Brandwunden ein Leinentuch in den lauwarmen Absud tauchen und damit auf der betroffenen Körperstelle Umschläge machen. Bei Venenproblemen und Venenentzündungen Sitzbäder oder Umschläge mit dem Rinden-Absud machen, wobei hier die Temperatur nur handwarm sein sollte. Dieser Rinden-Absud wirkt zusammenziehend, stärkend und kräftigend auf die Gefäße. In akuten Fällen diesem Absud noch eine Arnika-Tinktur beigeben.

Eichenrinden-Bitter

Zutaten: *4 EL Eichenrinde (Quercus), 1 l Obstbrand, 1 EL Honig*

So wird's gemacht: Die frische oder getrocknete Rinde von jungen Ästen in 1 cm lange Stücke schneiden, in ein verschließbares Glas geben, den Honig darüberleeren und mit dem Alkohol übergießen. Für 2 bis max. 3 Wochen am Fensterbrett rasten lassen (Nicht länger als 3 Wochen, da er sonst sehr bitter wird). In manchen Gegenden wurde statt dem Obstbrand Essig (Apfel- oder Weinessig) verwendet.

Anwendung: Bei nervösen Zuständen 1 Teelöffel vom Eichenrinden-Bitter in ¼ Liter lauwarmes Wasser geben und schluckweise trinken. Bei Magen-Darmverstimmungen oder Übelkeit einen Esslöffel davon pur trinken. Früher wurde dieser Eichenrindenbitter vor allem dann getrunken, wenn die Menschen dachten, dass sie sich vergiftet hätten.

Eichenrinden-Trunk

Zutaten: *1 Messerspitze Eichenrindenpulver (Quercus), ¼ l Milch*

So wird's gemacht: Von einem schwächeren Stämmchen der Eiche oder einem jungen Ast etwas Rinde herunternehmen. Diese mit einem Messer in möglichst kleine Stücke schneiden und trocknen lassen. Mit der Küchenmaschine fein vermahlen und in Gläsern verschlossen aufbewahren. In einen Kochtopf die Milch geben, das Eichenrindenpulver einstreuen und am Herd kurz aufkochen.

Anwendung: Bei Erkältung, Halsentzündungen und zur Knochenstärkung abends den Trunk warm zu sich nehmen. Das Eichenrindenpulver kann auch dem Müsli, Aufstrichen oder anderen Speisen zugegeben werden.

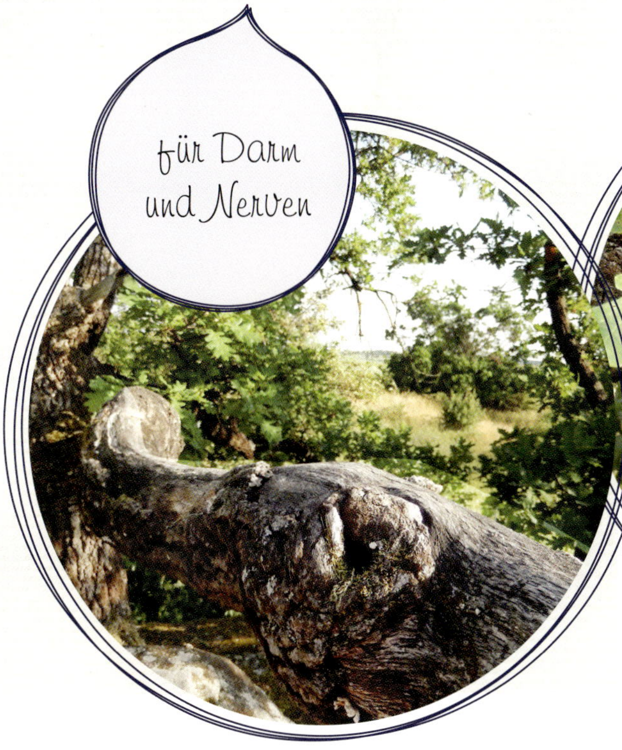

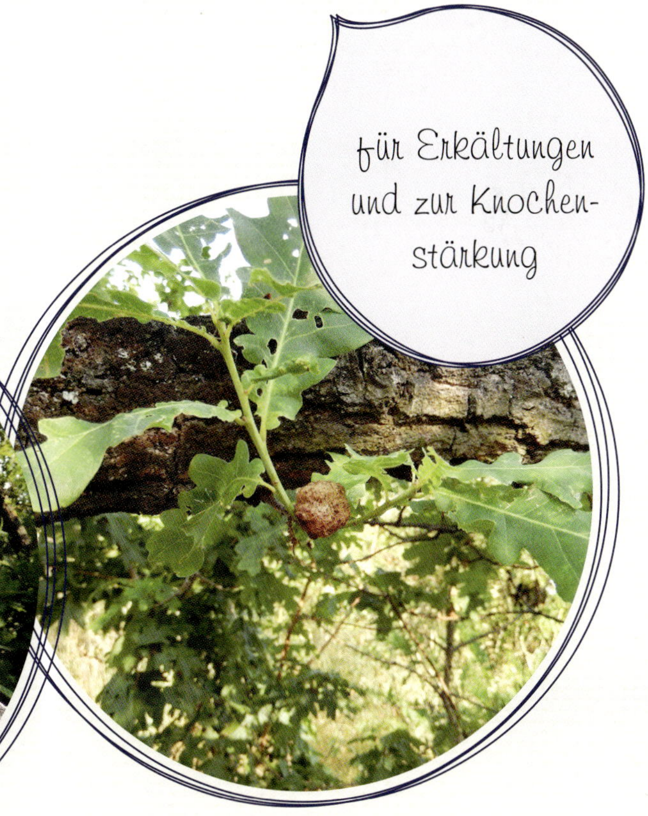

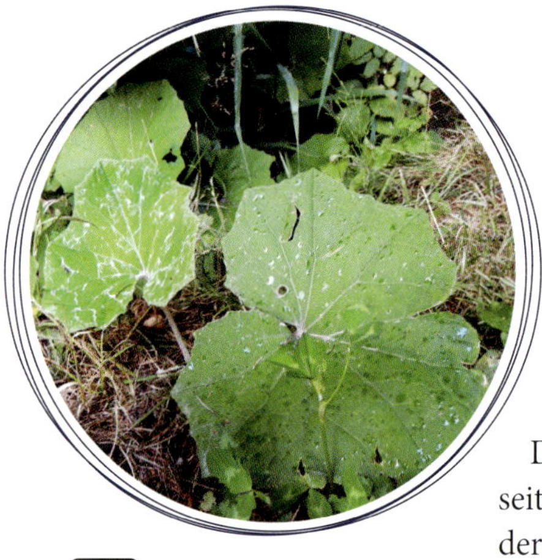

„Vom Huflattich nimmst die Blüten und Blätter, dann bleibst' gesund bei jedem Wetter!"

Video:
Der Huflattich

Diese schöne Bauernweisheit erzählt einerseits, dass beim **Huflattich** seit Generationen sowohl Blüten als auch Blätter verwendet wurden, andererseits von seinem hohen Stellenwert als früheres Hausmittel der einfachen Leute. Die gelben, sonnenstrahlförmigen Huflattichblüten findet man an den Wegrändern, sobald sich die Schneedecke zurückzieht. Die Blätter folgen erst später. Kamen die ersten frischen, kleinen Blätter des Huflattichs aus der Erde, wurde aus diesen ein Tee gegen Frühjahrsmüdigkeit zubereitet, von welchem 2 Wochen lang täglich 2 Tassen getrunken wurden.

Huflattich-Tee

Zutaten: *3 TL Huflattichblätter (Tussilago farfara), ½ l Wasser*

So wird's gemacht: Die Huflattichblätter mit dem abgekochten, aber nur mehr heißen Wasser übergießen, zugedeckt 5–6 Minuten ziehen lassen und abseihen. Die Blätter können ein weiteres Mal für einen Teeauszug verwendet werden.

Anwendung: Den Tee noch warm schluckweise trinken. Die Blätter enthalten Schleimstoffe, welche unsere Hustenreize beruhigen, und wirken zudem desinfizierend und schweißtreibend.

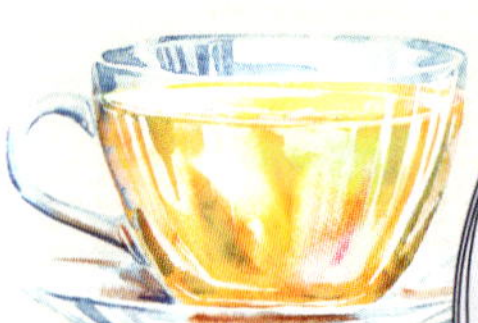

bei schwerem Husten, stärkt die Lunge

Huflattich-Honig

Zutaten: *1 Handvoll Huflattichblüten (Tussilago farfara), ¼ l Waldhonig*

So wird's gemacht: Die Huflattichblüten werden ein wenig zerkleinert. Man nimmt ein leeres Honigglas, füllt ein Drittel davon locker mit Huflattichblüten an, gießt mit heimischem Waldhonig auf und verschließt das Glas. Der Huflattichhonig wird nun für 4 Wochen zum Reifen auf das Fensterbrett gestellt.

Anwendung: Dieser Honig hat einen sehr lieblichen Geschmack. Er wirkt schleimlösend bei Erkältungen und Husten und regt die Verdauung an. Er kann pur genossen oder in den Tee gegeben werden und schmeckt auch köstlich über Süßspeisen.

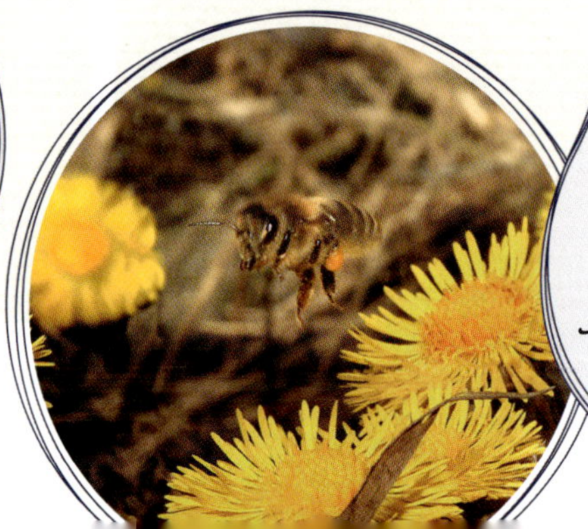

reinigt die Atmungsorgane

Lungenkraut – das Hänsel und Gretel

Das **Lungenkraut** (*Pulmonaria officinalis*) wird im Volksmund liebevoll *Hänsel und Gretel* genannt, da es zeitgleich eine rosa und eine bläuliche Blüte trägt. Beobachtet man die fleißigen Bienen, kann man sehen, dass sie lieber die rosa Blüten aufsuchen. Darin zeigt sich auch der Unterschied zwischen den beiden Blüten: Die rosa Blüte ist die junge, frische, nektarreiche, nahrhafte und die blaue ist die verblühende, alternde Blüte.

Video: Das Lungenkraut

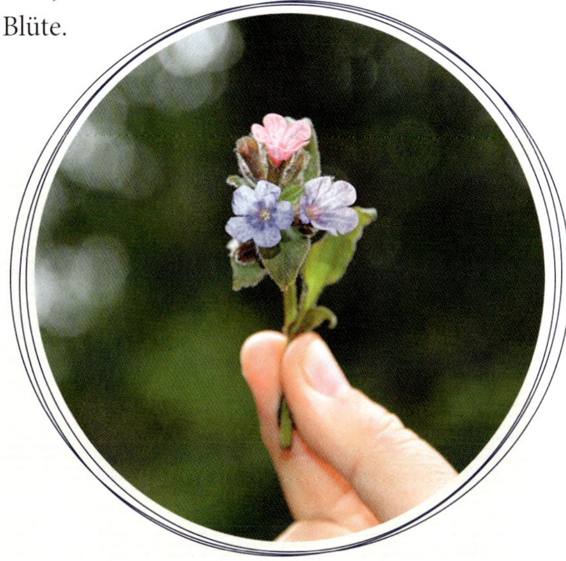

Lungenkraut-Pulver

Zutaten: *junge Blätter des Lungenkrauts (Pulmonaria officinalis)*

Und so wird's gemacht: Die jungen Blätter des Lungenkrauts werden getrocknet, danach mit den Händen fein zu Pulver zerrieben und in Gläser gefüllt. Fertig ist der alte Wundpuder! Füllt man etwas davon in einen kleinen Tiegel ab und gibt diesen in die Handtasche, hat man den Wundpuder im Fall der Fälle rasch zur Hand.

Anwendung: Dieses Pulver gibt man wie Wundpuder über kleinere Verletzungen oder Wunden. Es wirkt äußerlich wundheilend und blutstillend.

pflanzlicher Wundpuder

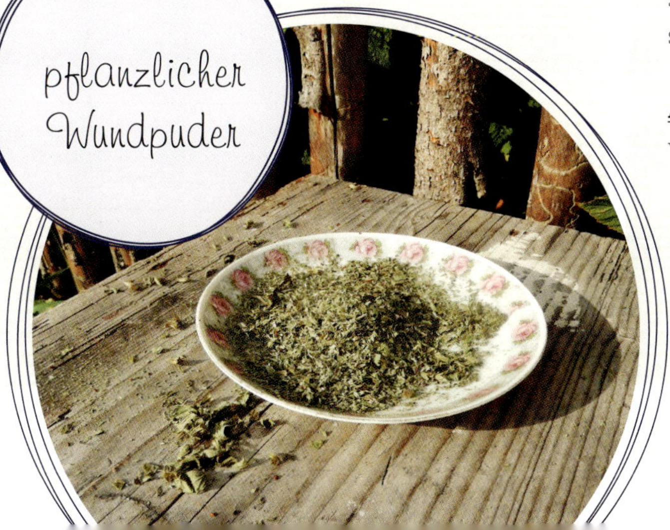

Lungenkraut-Tee

Zutaten: *1 EL Blätter und Blüten des Lungenkrauts (Pulmonaria officinalis), 1 l Wasser*

So wird's gemacht: Das Wasser erwärmen – es braucht nicht zu kochen –, damit das Lungenkraut übergießen und 5 Minuten ziehen lassen. Noch warm trinken. 1 Esslöffel Pflanzenteile auf einen Liter Wasser geben, 5 Minuten ziehen lassen und trinken. Das tut, gerade wenn die Luft sehr staubig ist, gut!

Anwendung: Über den Tag verteilt trinken.

stärkt die Lunge

Zwetschkenrinde holst', wenn der Saft hochsteigt

Zwetschkenbaumrinde soll im Frühling geerntet werden.

Bei der **Zwetschkenbaumrinde** ist es wichtig, sie im Frühling zu ernten, wenn der Baumsaft hochsteigt und noch ehe sich Blätter öffnen und Blüten bilden! Bei den Erzählungen über die Zubereitungen aus Zwetschkenbaumrinde wurde immer besonders betont, dass diese unbedingt in einem Tongefäß aufbewahrt werden soll, damit sie gut atmen kann.

Zwetschkenrinden-Saft

Zutaten: *1 Handvoll Frühlingsrinde des Zwetschkenbaumes (Prunus domestica), 1 EL Honig, ⅛ l Apfelessig, ⅛ l Wasser*

Und so wird's gemacht: Die Rinde in möglichst kleine Stücke brechen, in den Mörser geben und etwas zerstoßen, das Wasser zugeben und erneut zerstoßen. So fest es geht, durch ein Tuch oder mit den Händen ausdrücken. Dieser Saft kann frisch verwendet oder mit dem Honig und dem Essig zwecks längerer Haltbarkeit vermengt werden. Danach in ein Tongefäß füllen und bei Bedarf verwenden.

Anwendung: Diesen Saft täglich auf die betroffenen Hautstellen auftragen und einmassieren. Die Rinde enthält entzündungshemmende Tannine.

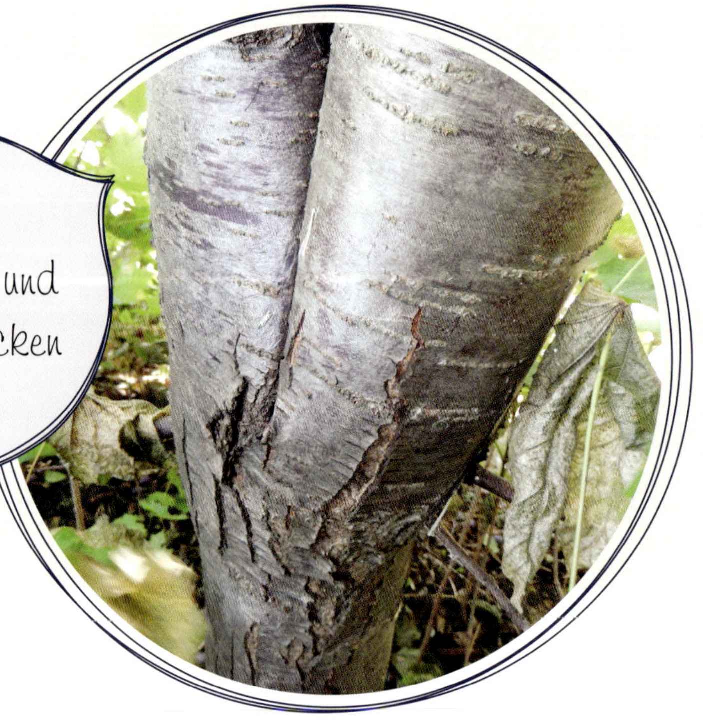

bei Haut- und Sonnenflecken

„Den Gundermann, das ist klar, den nimm frisch das ganze Jahr!"

Wie dieser schöne Spruch aussagt, findet man die **Gundelrebe**, auch Gundermann genannt, das ganze Jahr über frisch. Selbst im Winter können wir, wenn wir den Platz kennen, an dem die Gundelrebe wächst, einfach die Schneedecke zu Seite geben und darunter frische Gundelrebe ernten. Sie war früher nicht nur wichtige Zutat für die Hausapotheke, sondern auch eine wertvolle Gewürzpflanze. Ihre Blätter gab man der Suppe und den Fleischspeisen bei, damit diese geschmacklich etwas attraktiver wurden. Heute stehen uns die verschiedensten Gewürze aus aller Welt zur Verfügung, noch vor nicht allzu langer Zeit erfreuten sich die Esser an den Geschmacksnuancen einfachster Wiesenpflanzen.

Die Gundelrebe findet man das ganze Jahr über.

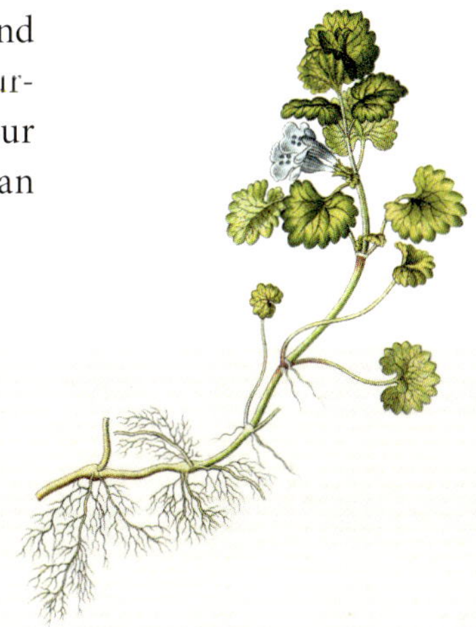

Gundelrebenblätter kauen

Zutaten: *Gundelrebenblätter (Glechoma hederacea)*

So wird's gemacht: Zur Verdauungsanregung kaut man frische Gundelrebenblätter langsam im Mund.

Anwendung: Die Gundelrebe enthält Bitterstoffe, welche die Verdauung und den Stoffwechsel anregen. Hierzu kaut man täglich ein Gundelrebenblatt entweder nach Bedarf oder kurmäßig über drei Wochen.

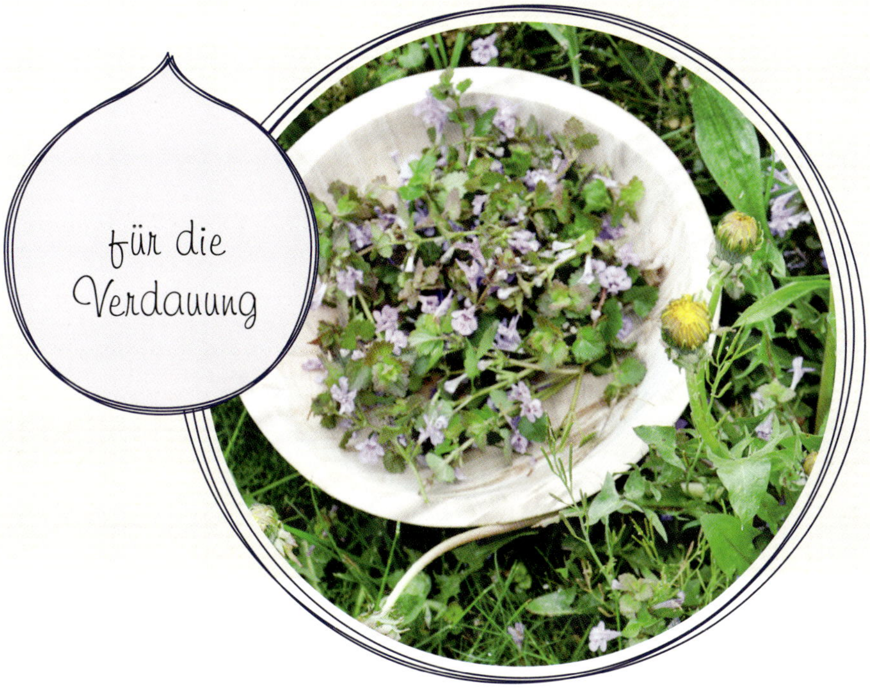

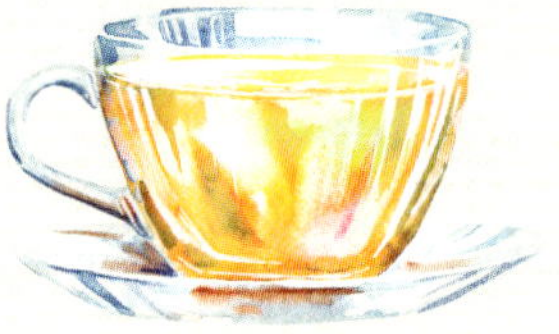

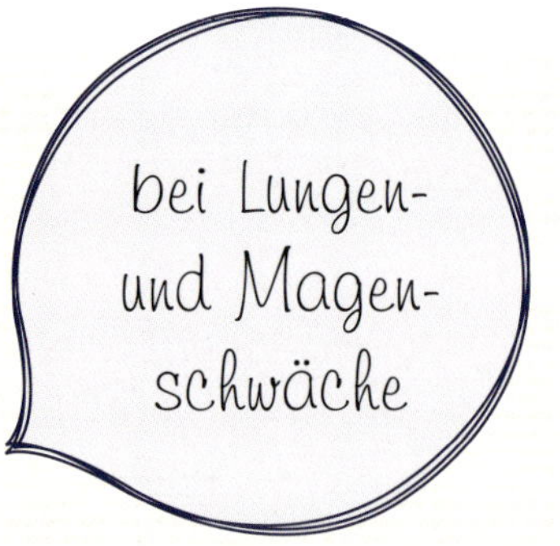
bei Lungen- und Magen- schwäche

Gundelreben-Kalmus-Tee

Zutaten: *1 EL Gundelrebenblätter und -blüten (Glechoma hederacea), 1 Stk. 1 cm dicke Scheibe Kalmuswurzel, 1 l Wasser*

So wird's gemacht: Das Wasser mit der Kalmuswurzel aufkochen, vom Herd nehmen, etwas abkühlen lassen und über die Gundelrebenteile gießen. 5 Minuten ziehen lassen, danach abseihen.

Anwendung: Bei Schwächezuständen der Lunge und des Magens sowie nach längeren Erkrankungen zur Kräftigung des Körpers morgens und abends je 1 Tasse von diesem Gundelreben-Kalmus-Tee trinken.

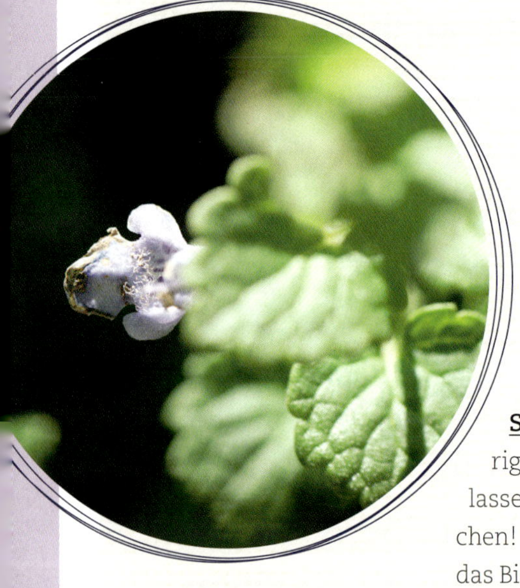

Gundelreben-Salbe

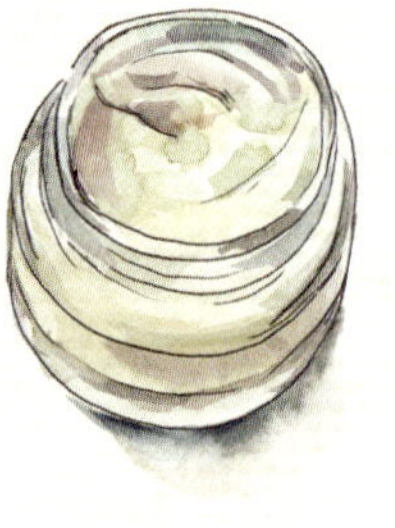

Zutaten: *2 EL Gundelrebe (Glechoma hederacea), 100 ml Öl, 5 g Bienenwachs*

So wird's gemacht: Das Öl mit der Gundelrebe bei niedriger Hitze am Herd erwärmen und für 15 Minuten ziehen lassen. Die Herdplatte soll warm sein, aber das Öl nicht kochen! Danach das Öl abseihen und erneut auf den Herd stellen, das Bienenwachs zugeben. Sobald es geschmolzen ist, die Salbe vom Herd nehmen und in ein Glas füllen. Beschriften und fertig ist die Gundelreben-Salbe!

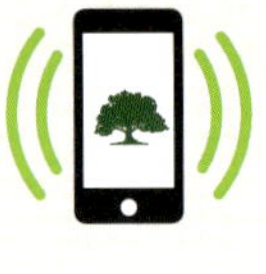

Video: Die Gundelrebe

Anwendung: Diese Salbe unterstützt speziell die Behandlung von eitrigen Körperstellen, eitrigen eingewachsenen Zehennägeln, wenn Schiefer oder Dornen eitern, von Wunden.

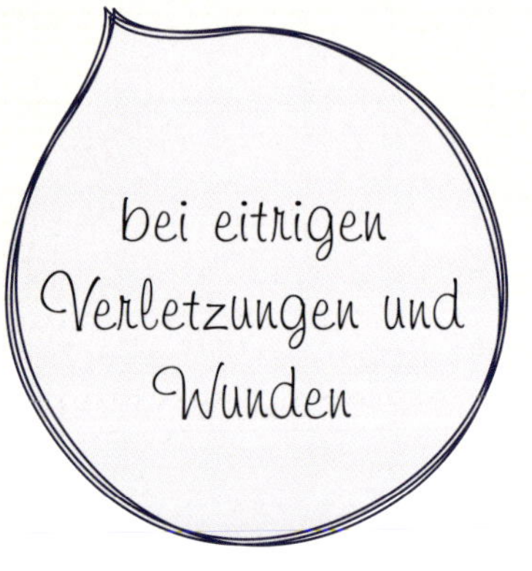
bei eitrigen Verletzungen und Wunden

Gundelreben-Tee zur Entgiftung

Zutaten: *2 EL Gundelrebe (Glechoma hederacea) – es können sowohl Blätter als auch Blüten verwendet werden, 1 l Wasser*

So wird's gemacht: Die Gundelrebenteile mit abgekochtem, aber nur mehr warmem Wasser übergießen. Sie hat einen mentholig-erdigen Geschmack. Zur Entgiftung lässt man den Tee 5–8 Minuten ziehen. Zur Beruhigung oder bei hysterischen, nervösen Menschen nur 3–4 Minuten ziehen lassen, danach abseihen. Die Gundelrebenteile können für einen weiteren Tee verwendet werden.

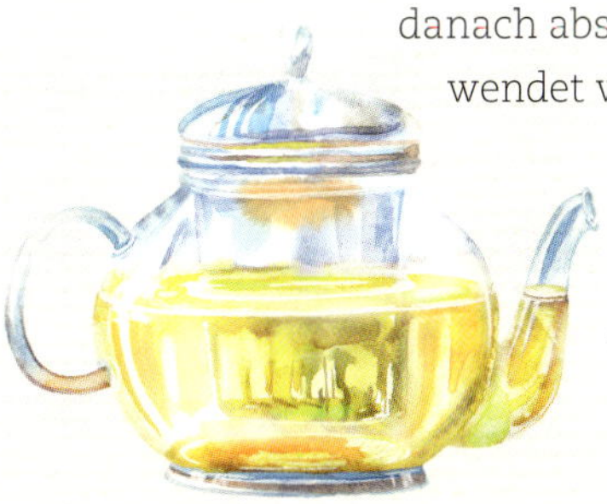

Anwendung: Sowohl zur Entgiftung als auch zur Beruhigung trinkt man 1 Liter Gundelreben-Tee schluckweise über den Tag verteilt.

beruhigt hysterische Menschen

Gundelreben-Bad

Zutaten: *2 Handvoll Gundelrebenkraut (Glechoma hederacea), 2 l Wasser*

So wird's gemacht: Das Wasser am Herd aufkochen lassen, die Gundelrebe zugeben, die Herdplatte abschalten, den Topf zudecken und 10–15 Minuten stehen lassen. Danach abseihen.

Anwendung: Diese 2 Liter Gundelrebenwasser werden noch heiß dem ebenfalls möglichst warmen Badewasser zugegeben. In diesem Bad für 20 Minuten verweilen. Bei Bedarf täglich, ansonsten 2 Mal in der Woche baden.

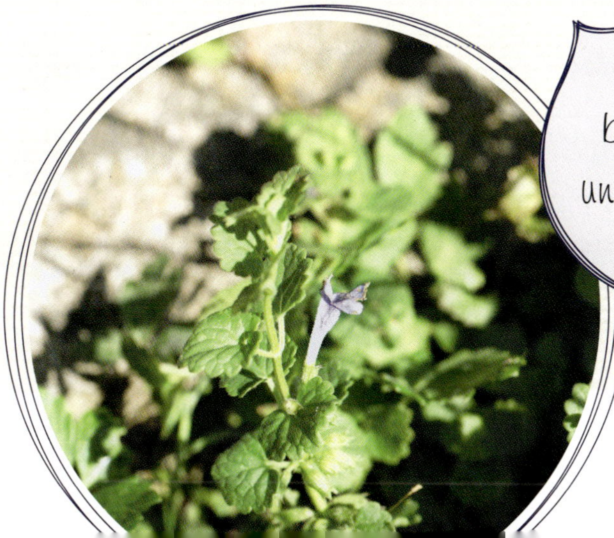

bei Gicht und Rheuma

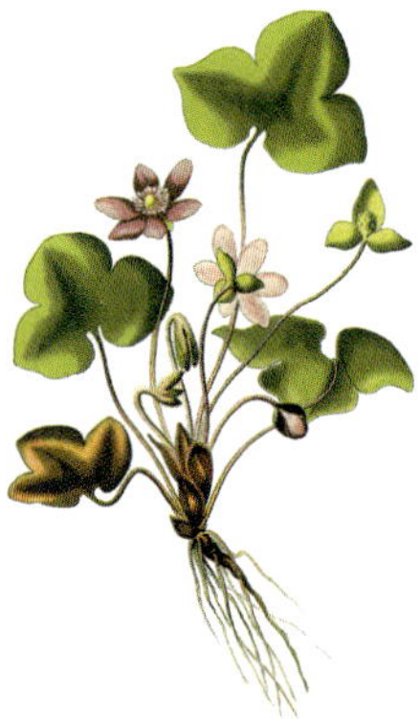

Das Leberblümchen steht unter Naturschutz.

„Beim Leberblümchen merk' dir fest, nimm's nicht frisch, sondern gepresst."

Diese Volksweisheit meint, dass das **Leberblümchen** frisch genossen einen Stoff in sich trägt, bei dem man ein bisschen vorsichtig sein sollte, doch in getrocknetem Zustand wird dieser Stoff in einen unbedenklichen umgewandelt und das Leberblümchen wird zu einem wahren Segen für Leber, Galle und Blase. Es ist einer der ersten Frühlingsboten, der sich nach dem Schnee zeigt. Aufgrund seiner – mittlerweile – *Seltenheit* im freien Gelände steht es unter Naturschutz. Tragen wir doch zur Erhaltung dieser wertvollen Pflanze bei, indem wir sie im Rahmen von Arterhaltungsprojekten ankaufen und in unseren Gärten ansiedeln. Machen dies viele Menschen, kann sich die Pflanze wieder verbreiten und wir können für unsere Gesundheit ihre wertvollen Inhaltsstoffe nutzen!

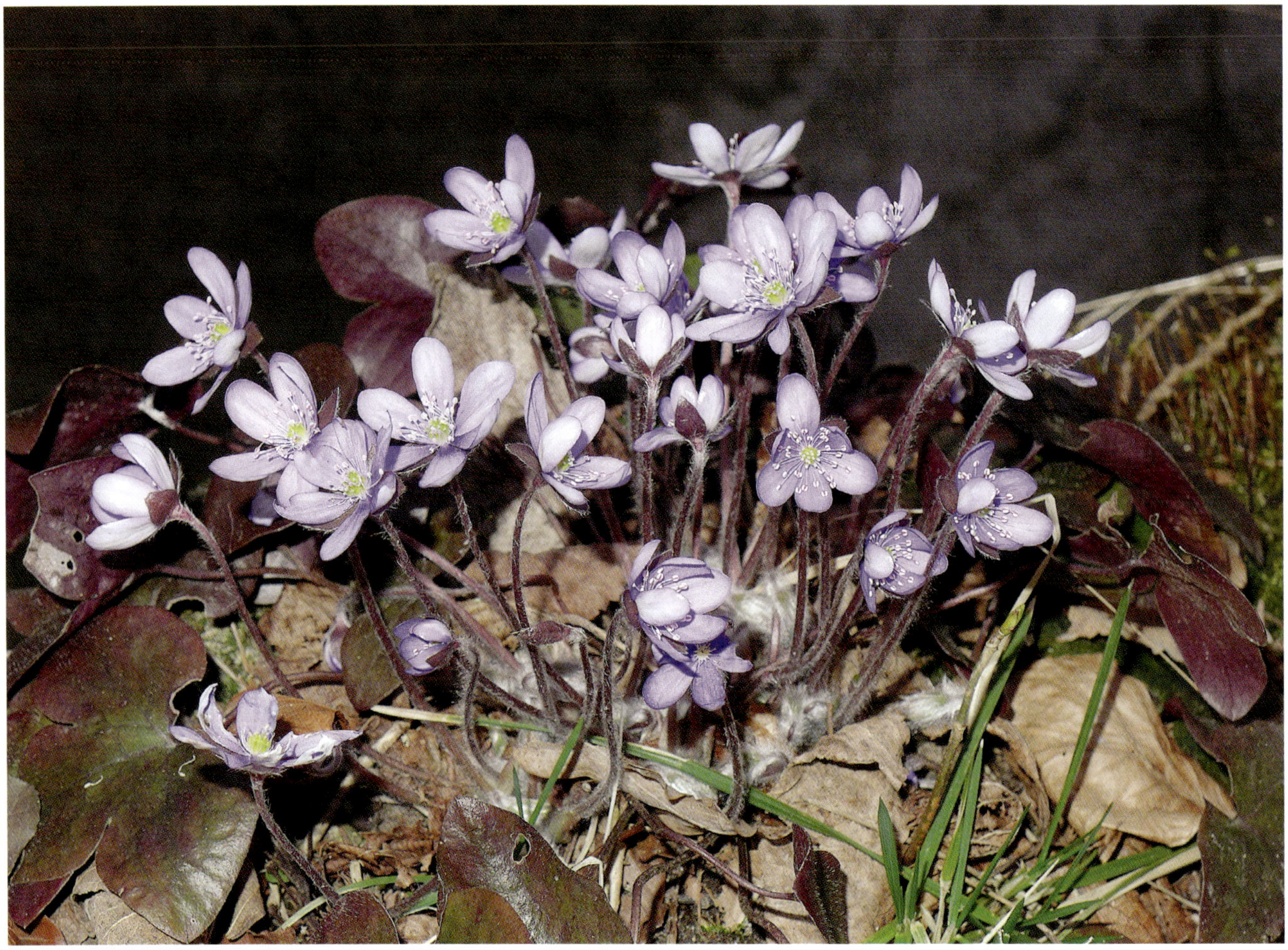

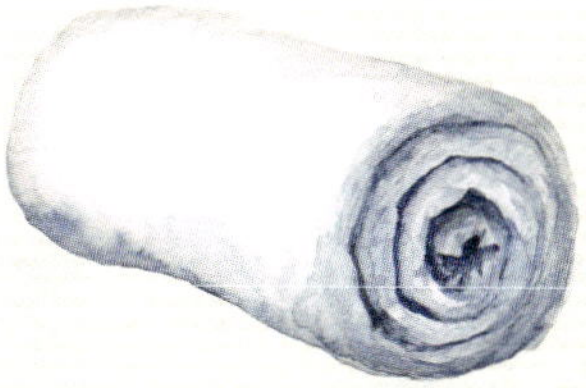

Leberblümchen-Wickel

Zutaten: *1 Handvoll Leberblümchen (Hepatica nobilis), 1 l Wasser*

So wird's gemacht: Die Leberblümchen mit dem heißen Wasser übergießen und zugedeckt 15 Minuten rasten lassen, danach abseihen.

Anwendung: Ein Leinentuch in den noch möglichst warmen Tee eintauchen, auspressen und auf dem Körper über Leber und Galle legen. Ein Handtuch darübergeben und für 15–20 Minuten wirken lassen. Dies 2 Wochen lang jeden dritten Abend vor dem Schlafengehen wiederholen.

Frühlingsputz für Leber und Galle

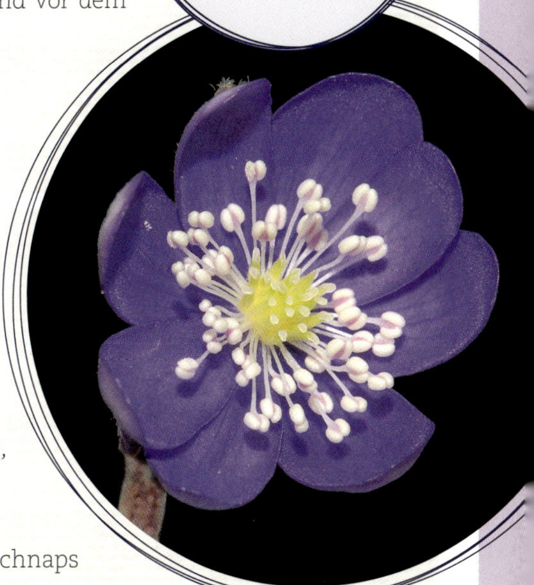

Leberblümchen-Tinktur

Zutaten: *4 EL getrocknete Leberblümchen (Hepatica nobilis), ½ l Schnaps*

Und so wird's gemacht: Die Leberblümchen mit dem Schnaps übergießen und 4 Wochen im Zimmer zugedeckt ziehen lassen. Nicht in die Sonne stellen, die Tinktur sollte eher schattig stehen. Danach den Leberblümchenansatz abseihen und in Flaschen füllen. Die Pflanzenteile sind sehr kostbar, die abgeseihten Blüten können noch als Tee ausgekocht und dieser entweder getrunken oder dem Badewasser zugegeben werden.

Anwendung: Bei Leber-, Gallen- und Blasenproblemen täglich morgens oder abends 10 Tropfen in ¼ Liter lauwarmes Wasser geben und trinken.

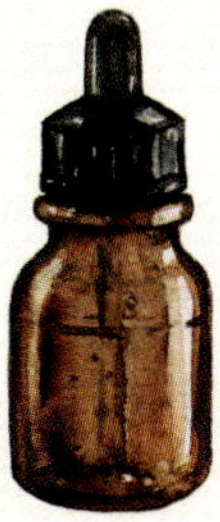

für Leber und Galle

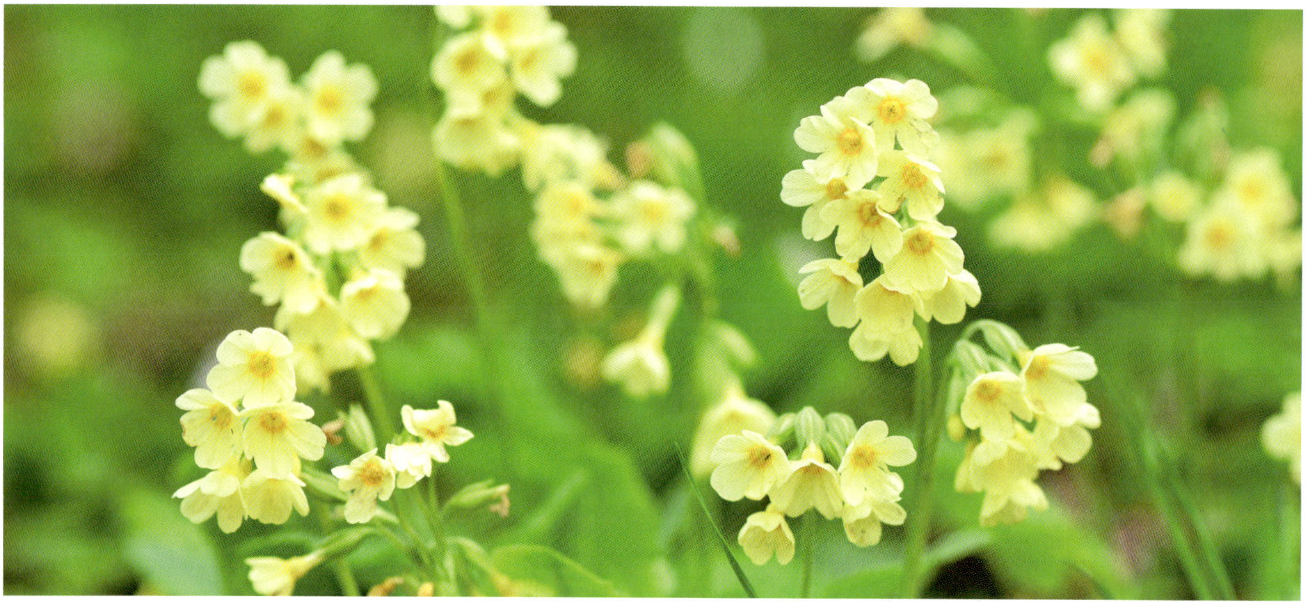

Die wertvollen ersten drei Schlüsselblumenblüten

„Die ersten drei **Schlüsselblumenblüten**, die du findest, sollst du essen, dann verstehst du die Weisheit der Pflanzen über das ganze Jahr", bekam ich als Kind immer wieder zu hören. Irgendwie prägte sich dieser Spruch bei mir ein, ließ mich nicht los, doch erst als Erwachsener begann ich ihn annähernd zu verstehen. Manche alten Volkssprüche lassen uns aufgrund ihrer Weisheit und Tiefsinnigkeit vor unseren Ahnen den *Hut ziehen*, so wie auch dieser Spruch. Zusammenhänge, die wir heute mit modernen Techniken erkennen können, finden wir in so manchen Volksweisheiten schon seit Generationen. Über die Wintermonate haben wir kaum frische, magnesiumhaltige Lebensmittel, die wir zu uns nehmen können. Im Frühling ist die Schlüsselblume eine der ersten Blumen, die wir in den Wiesen finden. Sie unterstützt unseren Körper bei der Magnesiumaufnahme und gilt auch als wichtiger Magnesiumlieferant. Essen wir zeitig im Frühjahr von ihr, dann können wir das Magnesium der anderen Pflanzen besser in uns aufnehmen. Mit der symbolischen Zahl 3 im Spruch ist die Wichtigkeit angedeutet. In Mitteleuropa war die 3 immer eine heilige Zahl. Wenn sich zwei Menschen treffen, dann entsteht daraus eine Freundschaft oder eine Abneigung, eine Idee oder vielleicht auch mehr. Wenn allerdings drei Personen aufeinandertreffen, entwickelt sich automatisch etwas Neues. Dies verlieh der Zahl 3 eine besondere, schöpferische Bedeutung. Die Wertigkeit einer Rezeptur erkennt man an der Mengenangabe oder der Menge der Zutaten 3, 9, 33, 99 ...

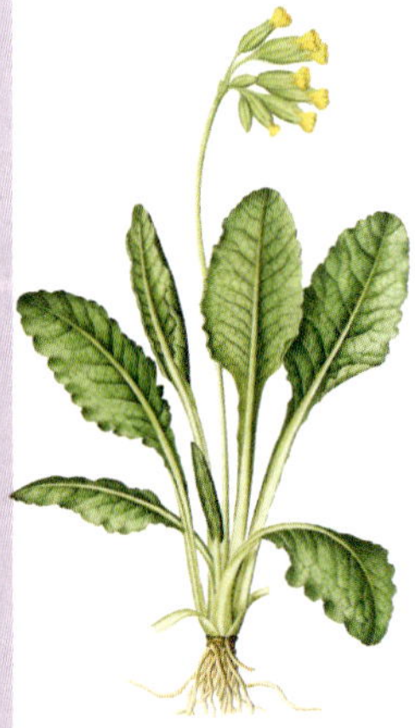

Wie das Leberblümchen, steht mittlerweile auch die Echte Schlüsselblume unter Naturschutz. Sie braucht Standorte, die nicht überdüngt oder übersäuert sind, daher ist ihr Vorkommen sehr rückläufig. In Erzählungen und Berichten finden wir zahlreiche Hausmittelrezepte mit der Schlüsselblume, hierzu verwenden wir heute die Schlüsselblumen aus unserem Garten. Entdecke ich im Frühling bei Pflanzentauschmärkten Exemplare der Schlüsselblume, nehme ich sie mit und setzte sie an geschützten Stellen in der freien Natur aus – als meinen kleinen Beitrag, mein kleines Danke.

bei Nieren- und Blasenleiden, Verschleimung

Schlüsselblumenwurzel-Tee

Zutaten: *1 TL klein geschnittene Schlüsselblumenwurzelstücke (Primula officinalis), ¼ l Wasser*

So wird's gemacht: Die Schlüsselblumenwurzeln säubern, in kleine Stücke schneiden, mit dem kalten Wasser übergießen, beides am Herd ein Mal aufkochen lassen, den Topf vom Herd nehmen und zugedeckt weitere 15 Minuten ziehen lassen, danach abseihen. Die kostbaren Wurzeln können weitere 2 Male für einen Tee verwendet werden.

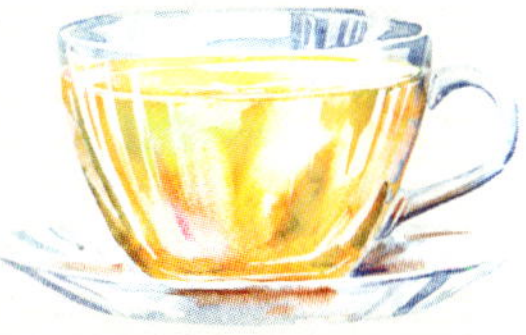

Anwendung: Diesen Schlüsselblumenwurzel-Tee bei Verschleimung mit Honig gesüßt möglichst warm trinken. Bei Nieren- und Blasenleiden den Tee schluckweise über den Tag verteilt zu sich nehmen. In den Erzählungen älterer Leute finden sich Umschläge aus Schlüsselblumenwurzel-Tee, die bei Nieren- und Blasenleiden direkt auf die Haut aufgelegt wurden. Diese Schilderungen stammen aus einer Zeit, in welcher in der Natur noch genügend Schlüsselblumen zu finden waren. Heute ist sie leider nicht mehr so verbreitet, daher verwenden wir heute z. B. Beifußblätter-Tee für Nieren- und Blasen-Wickel, um die Population der Schlüsselblume zu schonen.

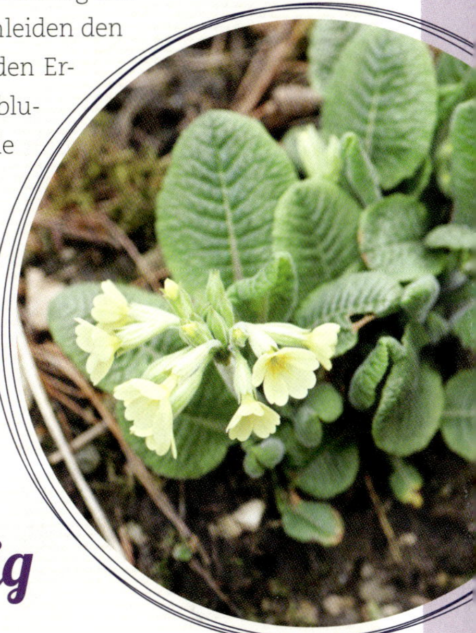

Schlüsselblumenblüten-Honig

Zutaten: *1 EL Schlüsselblumenblüten (Primula officinalis), 250 g Honig*

So wird's gemacht: Die Schlüsselblumenblüten klein schneiden, mit dem Honig übergießen und 2 Wochen rasten lassen. Die Blüten bleiben im Honig.

Anwendung: Der zarte, liebliche Duft der Blüten entzückt bereits beim Öffnen des Honigs. Sowohl bei Erkältungen, Halsschmerzen als auch bei Verdauungsproblemen nimmt man 1 Teelöffel dieses köstlichen Hausmittels. Bei Bedarf kann die Einnahme stündlich wiederholt werden.

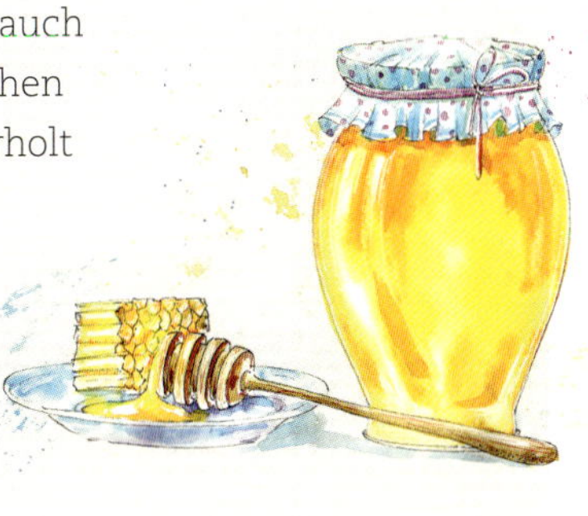

für die Verdauung

Schlüsselblumen-Tee

Zutaten: *1 EL Schlüsselblumenblüten (Primula officinalis), 0,5 l Wasser*

bei Husten, Verschleimung, Gicht, Gliederschmerzen, Rheuma

So wird's gemacht: Die Schlüsselblumenblüten mit dem abgekochten, aber nur mehr heißen Wasser übergießen, 10 Minuten ziehen lassen, danach abseihen.

Anwendung: Die Schlüsselblume wurde aufgrund ihrer krampflösenden, entzündungshemmenden, fiebersenkenden, schmerzstillenden, wassertreibenden Wirkung stets geschätzt. Von diesem Tee trinkt man bei Gicht, Rheuma, Gliederschmerzen für 2 Wochen täglich einen halben Liter. Bei Husten und Verschleimung den warmen Tee je nach Bedarf trinken.

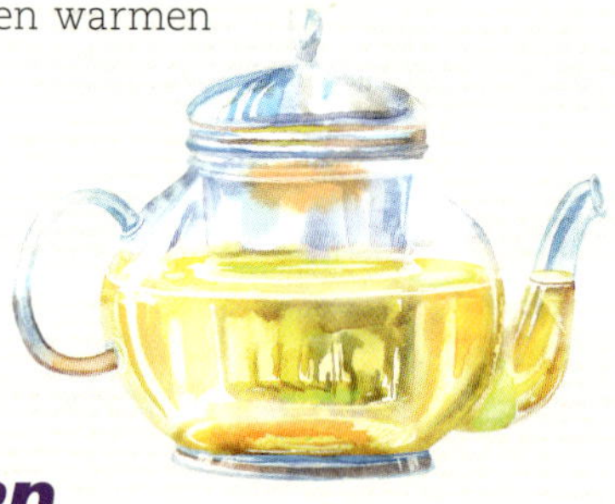

Schlüsselblumen-Waschungen

Zutaten: *2 EL Schlüsselblumenblüten (Primula officinalis), 0,5 l Wasser*

So wird's gemacht: Die Schlüsselblumenblüten mit dem heißen Wasser übergießen, 10 Minuten ziehen lassen, danach abseihen. Für diese Waschung können aus den Blüten weitere 2–3 Male Teeauszüge gemacht werden.

Anwendung: Ein Leinentuch in den möglichst heißen Tee tauchen, auspressen und auf die betroffenen Körperstellen auflegen. Ein Handtuch darübergeben und Substanz 15 Minuten einziehen lassen. Die Schlüsselblume wirkt schmerzstillend, entzündungshemmend und krampflösend.

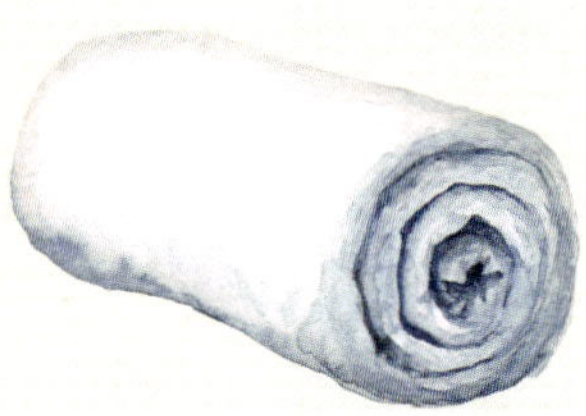

bei Gicht, Gliederschmerzen und Rheuma

Beinwell – die ersten Blätter sind wichtig

Die **Beinwellwurzel** (*Symphytum officinale*) gräbt man im Frühling oder im Herbst. Für das Öl gegen Prellungen und blaue Flecken braucht man neben der Wurzel auch die kräftigen, frischen, jungen Blätter. Daher wird dieses alte Hausmittel zeitig im Frühling hergestellt, sobald die Blätter aus der Erde kommen.

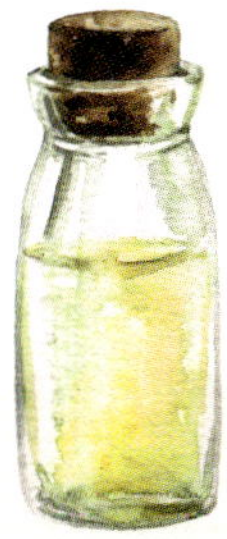

Anti-blaue-Flecken-Öl

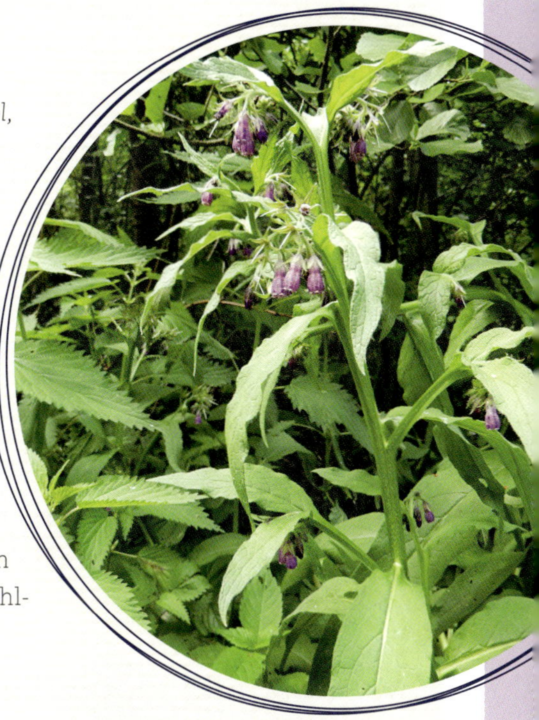

Zutaten: *1 Stk. Beinwellwurzeln (Symphytum officinale), 4 Stk. Beinwellblätter, ¼ l gutes, kalt gepresstes Öl (Olivenöl, Sonnenblumenöl, Distelöl)*

Und so wird's gemacht: Die Beinwellwurzeln werden mit einer Bürste gesäubert und anschließend mit den Blättern in 1 cm dicke Stücke geschnitten. Die Wurzel- und Blattstücke gibt man in ein verschließbares Gefäß und gießt mit dem kalt gepressten Öl auf, verschließt und lässt das Öl für 4 Wochen im Halbschatten reifen.

Anwendung: Dieses Öl bei blauen Flecken und Blutergüssen, bei Muskel-, Gelenks- und Sehnenproblemen einfach auf die betroffene Körperstelle geben und gefühlvoll einmassieren.

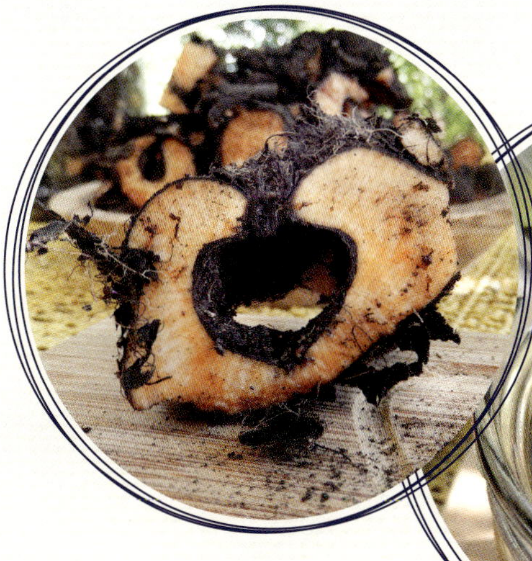

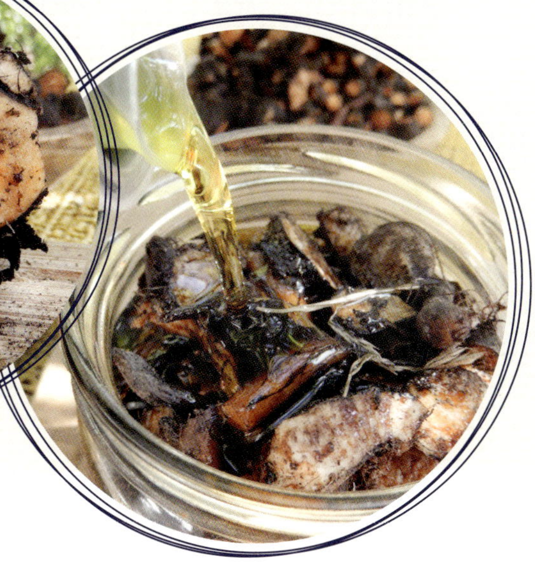

Video: Der Beinwell

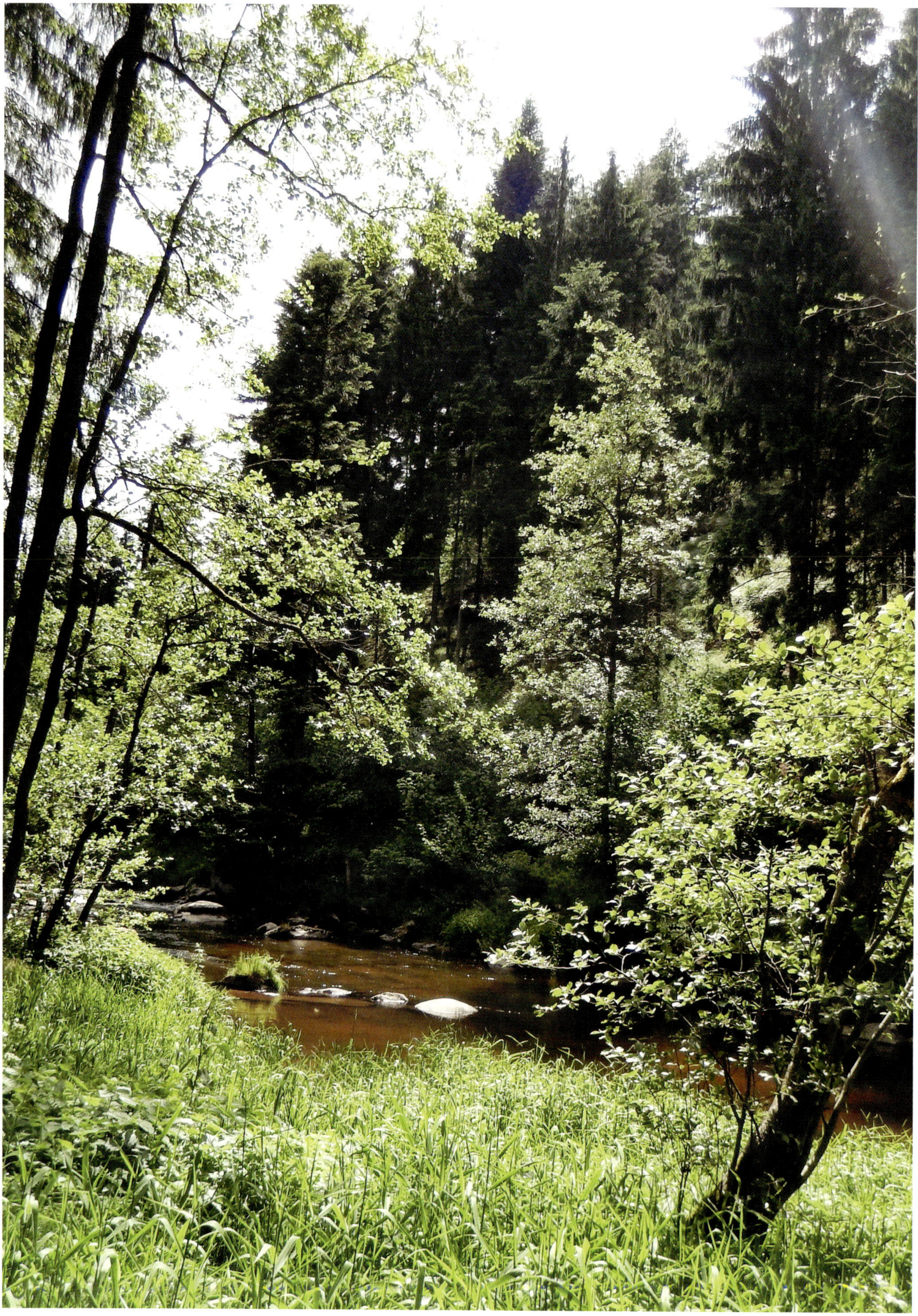

April

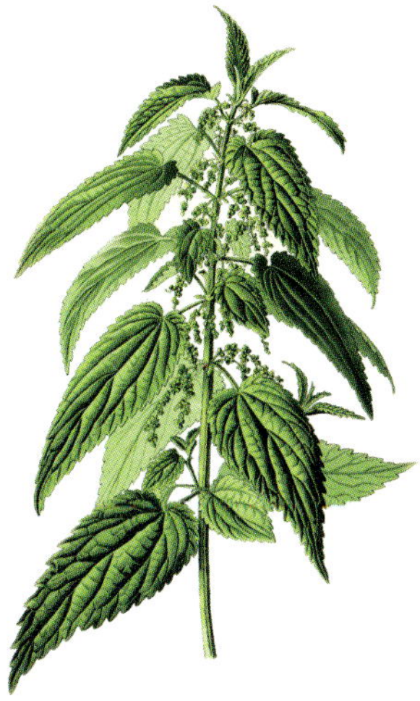

„Halte kurz den Atem an, damit die Brennnessel dich nicht hecken kann!“

Diese Volksweisheit lehrt uns, die **Brennnesselblätter** schmerzfrei zu ernten. Die Pflanze hat ja ganz feine Brennhärchen, die unter der Lupe wie Stecknadeln aussehen. Wenn wir sie angreifen, bricht zu Beginn nur das Köpfchen der Stecknadel ab, durch unsere Atmung führt unser Körper kleine Mikrozuckungen, Mirkobewegungen aus, was beim Brennnesselpflücken bedeutet, dass mit dieser Bewegung nun die kopflose Nadel des Brennhärchens durch unsere Haut düst. Wenn wir beim Pflücken des Blattes ganz kurz die Luft anhalten, bekommen wir das Härchen nicht in die Haut. Wenn wir das Blatt in der Hand haben, halten wir es am besten bewegungslos fest, bis wir es in den Korb oder Topf weitergegeben haben. Das Ernten der Brennnesselblätter ist ein gutes Konzentrations- und Körperbewusstseinstraining!

Wenn wir beim Pflücken des Blattes ganz kurz die Luft anhalten, bekommen wir das Härchen nicht in die Haut.

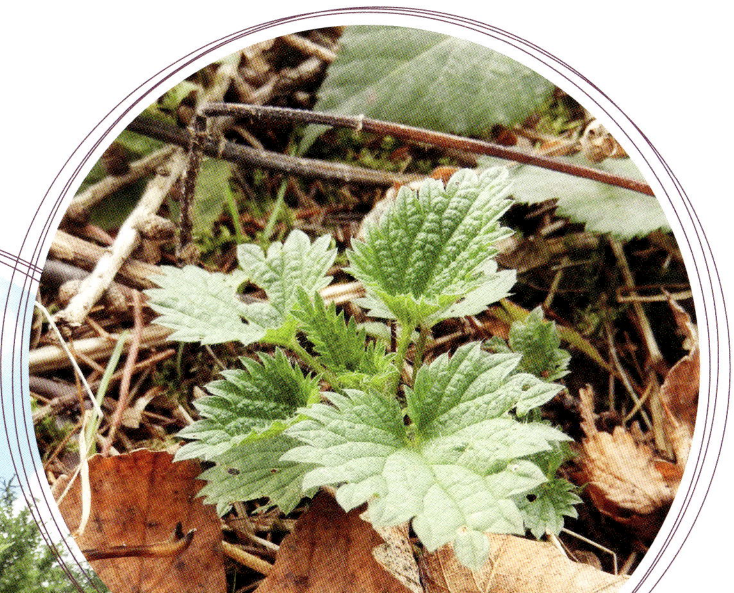

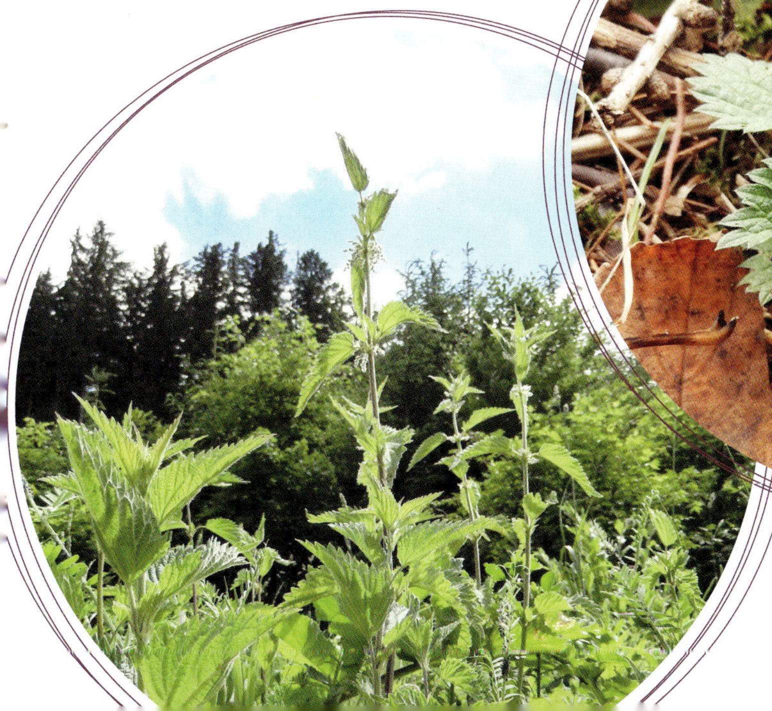

Brennnessel-Pflaster

bei Wunden

Zutaten: *1 Handvoll Brennnesselblätter (Urtica)*

So wird's gemacht: Man erntet eine Handvoll frische, möglichst junge Brennnesselblätter. Diese werden in einen Mörser gegeben und ein paar Minuten zerstoßen, bis daraus eine breiartige Masse wird.

Anwendung: Dieses Brennnessel-Pflaster wird direkt auf Verstauchungen, Prellungen, Verbrennungen oder kleinen Wunden aufgetragen. Sobald es eingetrocknet ist, wird es erneuert.

Brennnessel-Aufguss

Zutaten: *So viel Brennnesselblätter (Urtica), wie man zwischen Daumen und Zeigefinger bekommt, ¼ l Wasser*

So wird's gemacht: Die möglichst kleinen Brennnesselblätter an einem trockenen Tag ernten und mit dem heißen Wasser übergießen. Dies nun 3–4 Minuten rasten lassen und danach abseihen.

Anwendung: Bei Verschleimung der Atemwege und der Lunge, zur Leberanregung sowie bei inneren Hämorrhoiden von diesem Brennnessel-Aufguss als Erwachsener täglich 3–4 Tassen, Kinder täglich 1–2 Tassen trinken. Bei äußeren Hämorrhoiden einen Wattebausch in den Brennnessel-Aufguss tauchen und damit die betroffene Körperstelle immer wieder abtupfen.

bei Husten mit Schleim und gegen Hämorrhoiden

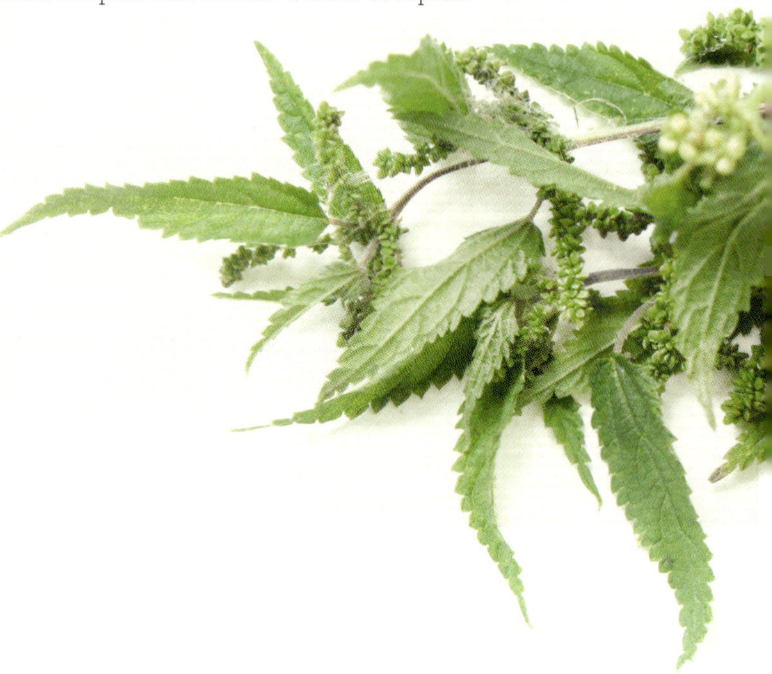

Video:
Das Veilchen

„Das echte Veilchen erkennst an seinem herrlichen Duft!“

Wenn es nicht duftet, ist es nicht das ECHTE!! Nur das echte **Veilchen** besitzt die für uns so wertvollen Inhaltsstoffe, die nicht nur gut schmecken, sondern gerade bei Erkältungskrankheiten bis Keuchhusten stets eine große Hilfe waren.

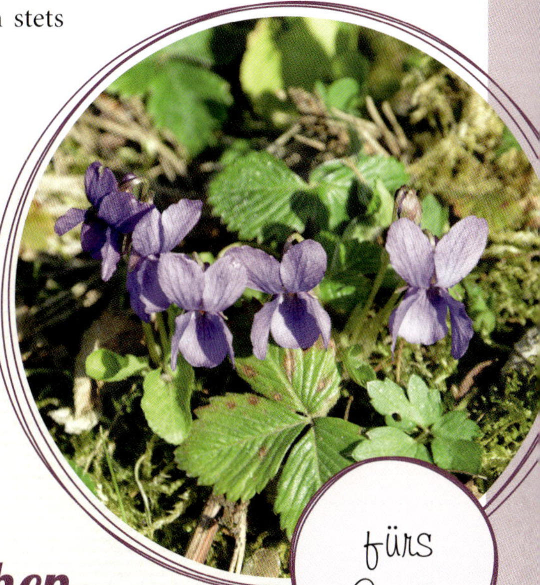

fürs Gemüt

Veilchen-Honig

Zutaten: *2 EL Veilchenblüten (Viola), 1 EL Naturzucker*

So wird's gemacht: Von den an einem trockenen Tag gesammelten Veilchenblüten die Blütenblätter herunterzupfen. Im Mörser die Blüten mit dem Zucker verreiben, damit das Aroma der Veilchen vom Zucker aufgefangen wird. Alternativ könnte man diese auch gleich mit dem Honig im Mörser verreiben, hier klebt dann nur alles, daher nimmt man zuerst etwas Zucker. Sobald der Veilchenzucker im Mörser verrieben ist, wird er in ein Glas gegeben und der Honig darübergegossen. Gut umrühren, der Zucker löst sich dann im Honig langsam auf.

Anwendung: Erwachsene nehmen hiervon bei Husten alle 2 Stunden einen Esslöffel und Kinder einen Teelöffel. Der Veilchen-Honig wurde früher speziell bei Keuchhusten verabreicht.

bei Keuchhusten und Husten

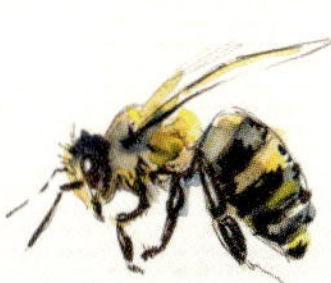

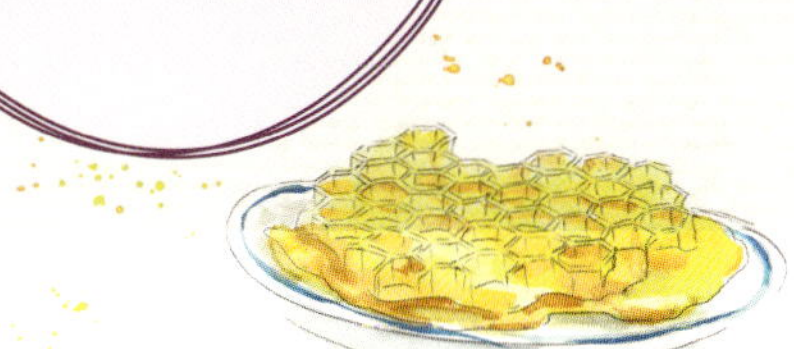

Veilchen-Zucker

Zutaten: *1 Handvoll Veilchenblüten (Viola), ½ kg Naturzucker*

So wird's gemacht: Die Veilchenblüten an einem trockenen Tag sammeln und nicht waschen, sonst geht das Aroma verloren. Die Blütenblätter voneinander trennen und mit dem Zucker im Mörser vermahlen. In verschließbare Gläser füllen und 10 Tage rasten lassen. Danach ist der Veilchenzucker fertig.

Anwendung: Mit diesem lieblichen Veilchen-Zucker den Tee verfeinern, der Marinade des grünen Salats eine herzliche Note verleihen, ein wenig davon pur genießen oder einfach davon riechen wirkt entspannend und hebt die Stimmung.

bei langwierigen Erkältungen und Husten

Veilchen-Lungenkraut-Huflattich-Tee

Zutaten: *1 TL Veilchenblüten (Viola), 1 EL Lungenkraut (Pulmonaria officinalis) – Blätter und Blüten, und 1 EL Huflattichblätter (Tussilago farfara), 1 l Wasser*

So wird's gemacht: Die Veilchenblüten, die an einem trockenen Tag gesammelt wurden, das Lungenkraut und die Huflattichblätter mit dem abgekochten, aber nur mehr heißen Wasser übergießen und 5 Minuten ziehen lassen. Abseihen und der herrlich duftende Tee ist fertig.

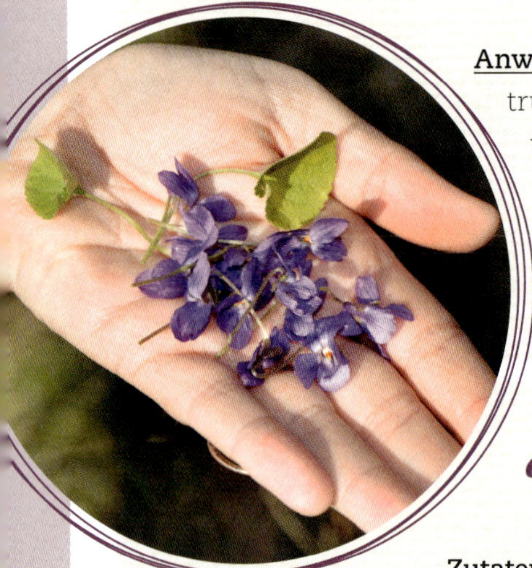

Anwendung: Mit etwas Honig gesüßt und möglichst warm getrunken, wirkt der Tee schweißtreibend und entgiftend. Er unterstützt uns bei langwierigen Erkältungskrankheiten, bei lange anhaltendem Husten und wird im Frühling kurmäßig über 3 Wochen zur Kräftigung der Lunge getrunken.

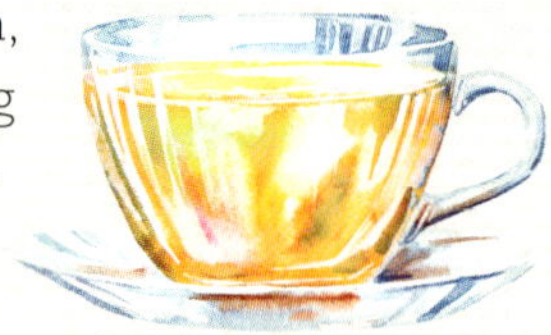

Veilchen-Salbe

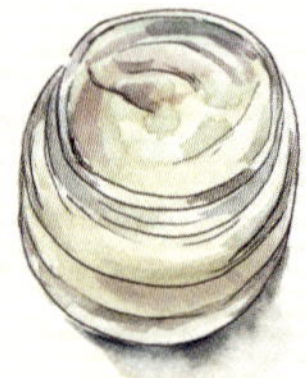

Zutaten: *5 EL Veilchenblüten (Viola), 100 ml kalt gepresstes Öl (Olivenöl, Sonnenblumenöl), 5 g Bienenwachs*

So wird's gemacht: Die Veilchenblüten in ein verschließbares Glas geben, mit dem Öl übergießen und das Ganze geschlossen mindestens 28 Tage – einen Mondzyklus – reifen lassen. Danach abseihen und das Veilchenöl am Herd erwärmen, das Bienenwachs hinzugeben und sobald dieses geschmolzen ist, rasch die fertige Salbe in Tiegel füllen.

Anwendung: Diese Salbe bei Wunden, Narben, Hautrissen am Unterleib 3–4 Mal täglich auf die Hautstellen auftragen und einmassieren. Die Wirkung des Öls kann noch verstärkt werden, indem Johanniskrautöl verwendet wird.

für den Unterleib und schlecht heilend Wunden/Narben

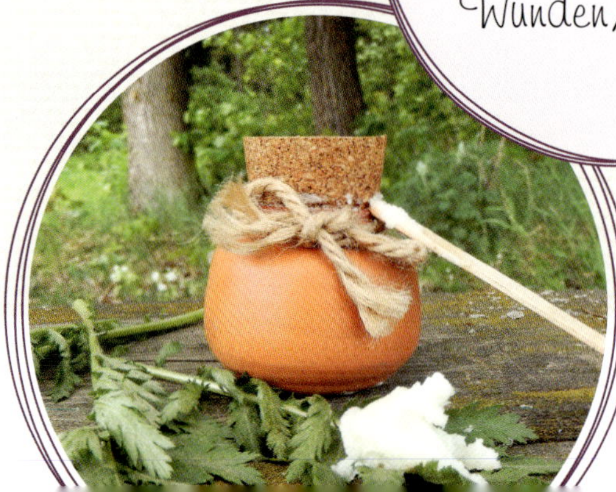

Die Schlehe und der Georgitag

An der **Schlehe**, die auch Schwarzdorn genannt wird, versuchte man mancherorts Rückschlüsse über die Sommerernte zu ziehen. Man zählte die Tage zwischen der Schlehenblüte und dem Tag des heiligen Georg, dem 23. April. Waren dies nur wenige Tage, dann bedeutete dies einen kühlen Sommer und eine spärliche Sommerernte. Lagen viele Tage dazwischen, dann schloss man auf einen warmen Sommer mit einer ertragreichen Fruchtmenge. Beim Ernten der Schlehenblüten sollte man auf die spitzen Sprossdornen achten, die sehr unangenehm auf der Haut sind.

Beim Ernten der Schlehenblüten sollte man auf die spitzen Sprossdornen achten.

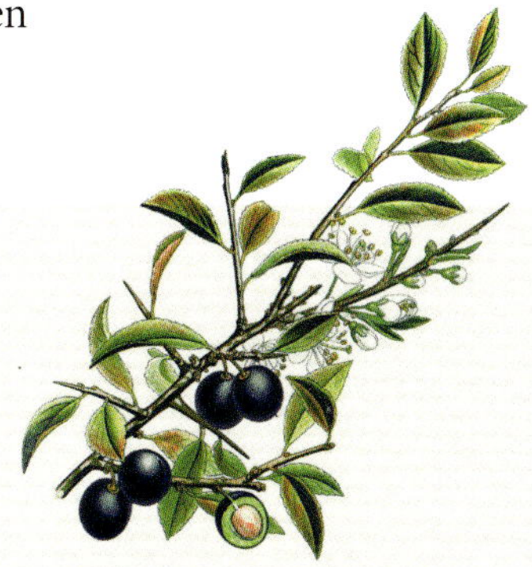

Schlehenblüten-Bad

Zutaten: *1 Handvoll Schlehenblüten (Prunus spinosa), 5 l Wasser, 1 EL grobes Salz*

So wird's gemacht: Die Schlehenblüten mit dem Salz in eine Schüssel geben, in welche die Füße gestellt werden können. Das möglichst heiße Wasser darübergießen.

Anwendung: Ein Handtuch einstweilen auf den warmen Heizkörper legen. In das Fußbad nun beide Füße für 10 Minuten hineinstellen, danach abtrocknen und in das vorgewärmte Handtuch wickeln. Zugedeckt 30 Minuten ruhend entspannen.

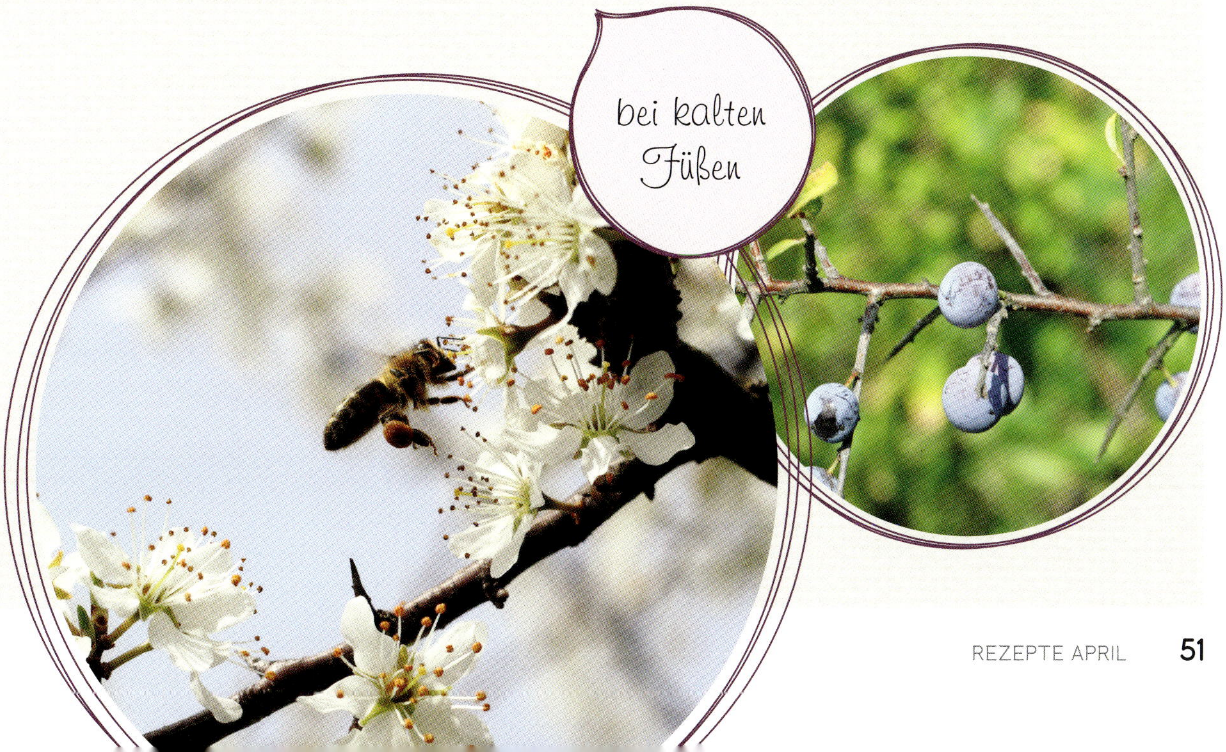

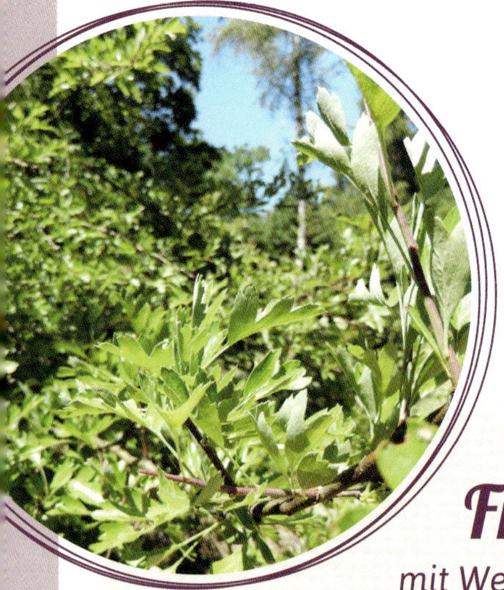

Weißdorn ist gut für den Blutdruck, den Kreislauf, für die Nerven.

Der Weißdorn für den Eber

Diese ideengebende Geschichte entstammt einer Zeit, wo der Eber selbst noch die Schweine beglücken und für Nachwuchs sorgen durfte. Auf einem abgelegenen Hof lebte ein Eber, der weithin für seine außergewöhnliche Manneskraft bekannt war. Dass ihm diese jedoch nicht von Geburt an in die Lenden gelegt worden war, wusste nur der Bauer des Hofes! Ein Stück hinter dem Hof war nämlich ein Wald, an dessen Rand zahlreiche **Weißdornsträucher** standen. Sobald sich im Frühling die frischen Blätter zeigten, ging der Bauer zu den Weißdornsträuchern und pflückte einen ergiebigen Vorrat davon. Damals brachte man die Schweine auf den Hof des Deckebers, um dessen Kräfte für die Fortpflanzung zu schonen und nicht für den Transport zu vergeuden. So gab der schlaue Bauer seinem Eber 2–3 Wochen, bevor die nächsten Schweine zum Beglücken auf den Hof gebracht wurden, täglich eine gute Portion Weißdornblätter unter sein Futter. Weißdorn ist gut für den Blutdruck, den Kreislauf, für die Nerven. So erledigte der Eber seine Arbeit mit Hilfe der leistungsstärkenden Futterzugabe mit beneidenswerter Ausdauer. Auch die Ferkel, die daraus entstanden, waren von auffallend gesunder und kräftiger Natur.

Frühlingsstärkungs-Tee

mit Weißdornblüten, Erdbeerblättern und Waldmeister

Zutaten: *1 EL Weißdornblüten (Crataegus), 2 EL Erdbeerblätter, 1 Stamm Waldmeister, 1 l Wasser*

So wird's gemacht: Die Weißdornblüten und die Erdbeerblätter bei trockenem, möglichst sonnigem Wetter sammeln, für den Tee können diese frisch oder getrocknet verwendet werden. 1 Stamm Waldmeister ernten und mindestens 15 Minuten antrocknen lassen, ehe er verwendet wird. Die Weißdornblüten, die Erdbeerblätter und den angetrockneten Waldmeister mit dem abgekochten, aber nur mehr heißen Wasser übergießen, 10 Minuten ziehen lassen und abseihen.

Anwendung: Dieser stärkende Frühlingstee unterstützt die Nerven, den Kreislauf und die Durchblutung, wirkt blutreinigend, entspannend sowie entwässernd.

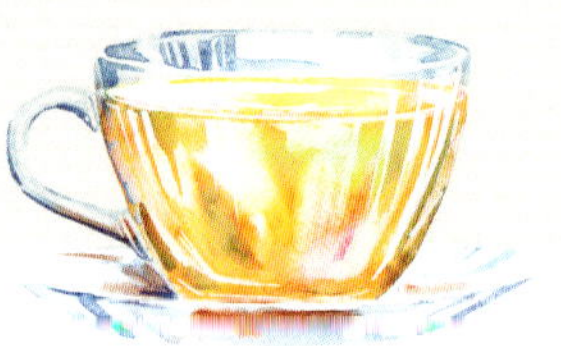

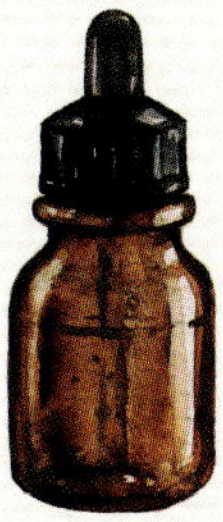

Weißdorn-Tinktur

Zutaten: *1 EL Weißdornblüten (Crataegus), 1 TL Knospen des Weißdorns, 1 Stk. 5 cm langer, junger Zweig des Weißdorns, 1 EL Blätter des Weißdorns, 2 EL Weißdornfrüchte, ½ l Alkohol (mind. 40 %ig)*

So wird's gemacht: Man nimmt eine verschließbare Flasche mit einer größeren Halsöffnung. Wenn es mindestens 2 Tage nicht geregnet hat, pflückt man die Weißdornblüten, einen jungen Weißdornzweig von ca. 5 cm Länge sowie die Weißdornblattknospen, die auf den Zweigen zu finden sind. Die Blüten gibt man in die Flasche, die Knospen mahlt man kurz im Mörser, ehe auch sie hinzukommen. Den jungen Zweig bricht man in ca. 1 cm lange Stücke und gibt auch diese in die Flasche, ehe der Alkohol darübergegossen wird. Im Juni, wenn die Blätter des Weißdorns geöffnet sind, nimmt man hiervon einen Esslöffel und gibt sie in die Flasche hinzu. Nun reift die Tinktur, bis im Oktober die roten Früchte des Weißdorns reif sind. Hiervon erntet man 2 Esslöffel und lässt die Tinktur nochmals rasten, bis die roten Früchte keine Farbe mehr haben. Jetzt wird abgeseiht und die Weißdorn-Tinktur nach alter Rezeptur ist fertig.

Anwendung: In der Früh 10 Tropfen in ¼ Liter lauwarmes Wasser geben und schluckweise trinken. Diese Tinktur unterstützt den Kreislauf, den Blutdruck und die Nerven, so wird unser Herz entlastet. Es dauert 3–4 Wochen, ehe eine Besserung eintritt. Weißdorn kann über lange Zeiträume eingenommen werden, auch als Vorbeugung.

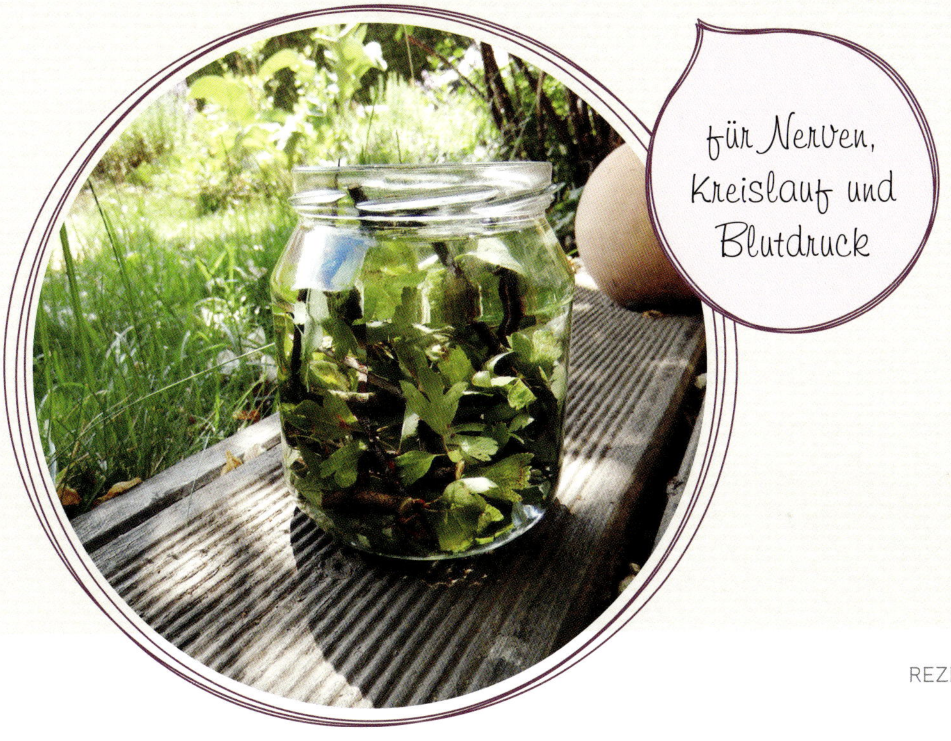

„Auf den Wegerich gib stets acht, bei Lungenkrankheiten er über dir wacht."

Er enthält neben dem wertvollen Vitamin C auch Kieselsäure sowie abschwellende und antibiotische Inhaltsstoffe.

Den **Spitzwegerich** findet man in jeder Wiese, er kann das ganz Jahr über geerntet werden, somit erhielt er bei Erkältungen, Husten, Halsschmerzen, Lungenkrankheiten eine besondere Bedeutung. In der Volksmedizin finden sich zahlreiche verschiedene Rezepte und Anwendungen zum Spitzwegerich. Er enthält neben dem wertvollen Vitamin C auch Kieselsäure sowie abschwellende und antibiotische Inhaltsstoffe. Wer leicht an Erkältungen oder Lungenproblemen leidet, sollte öfters auch vorbeugend zum Spitzwegerich greifen!

in Speisen als Pilzersatz

Spitzwegerich getrocknet

Zutaten: *junge Spitzwegerichblätter (Plantago lanceolata)*

So wird's gemacht: Die jungen Spitzwegerichblätter an einem luftigen, schattigen Platz trocknen und in verschließbaren Gläsern für den Winter aufbewahren.

Anwendung: Beim Kochen von z. B. einer Kartoffelsuppe statt der Pilze etwas getrocknete Spitzwegerichblätter mit den Fingern in die Suppe bröseln und mitköcheln lassen. Sie entfalten beim Kochen ein leichtes Pilzaroma.

bei Erkältung, Husten und für die Drüsen

Spitzwegerich-Tee

Zutaten: *2 EL Spitzwegerichblätter (Plantago lanceolata), 1 l Wasser*

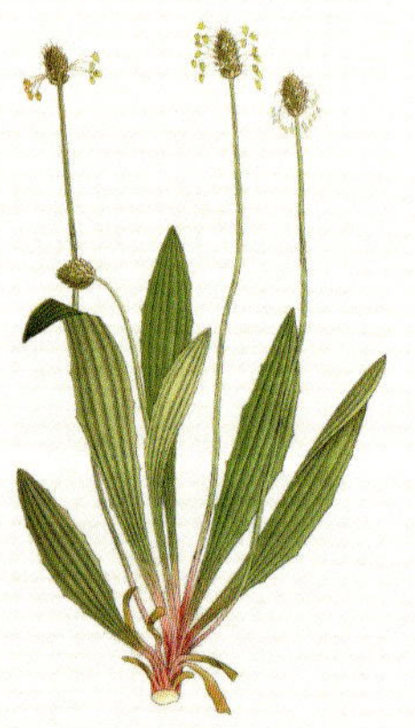

So wird's gemacht: Man sammelt junge Spitzwegerichblätter und übergießt diese mit 1 Liter abgekochtem, aber nur mehr heißem Wasser. 10 Minuten ziehen lassen, ehe man es abseiht.

Anwendung: Von diesem Spitzwegerich-Tee bei schweren Erkältungen, Husten bis hin zu Asthma noch warm ca. einen Liter über den Tag verteilt trinken. Die Wirkung wird noch verstärkt, wenn der Tee mit Honig verfeinert wird.

Spitzwegerich-Salbe

bei Insektenstichen, Verbrennungen oder Hämorrhoiden

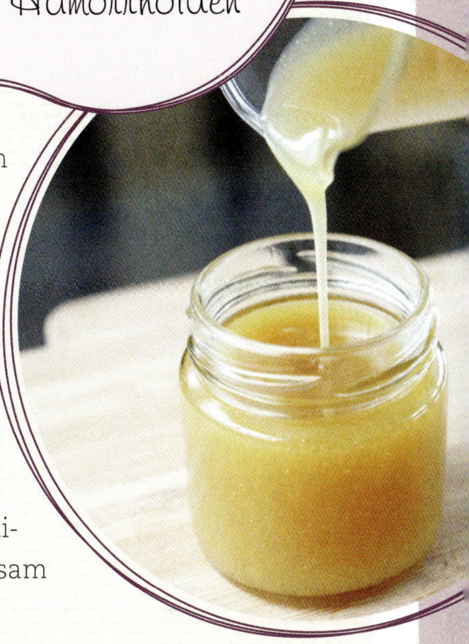

Zutaten: *Spitzwegerichblätter (Plantago lanceolata), kalt gepresstes Öl, Bienenwachs (auf 100 ml Öl 5 g Bienenwachs)*

Und so wird's gemacht: Man nimmt ein Glas und gibt ein Drittel an Spitzwegerichblättern hinein. Hierbei verwendet man möglichst junge Blätter, dann füllt man das Glas mit dem kalt gepressten Öl auf. Dieser Ölansatz wird nun für 4 Wochen, für die Länge eines Mondzyklus, auf das Fensterbrett zum Reifen gestellt, dann durch ein Sieb gefiltert. Das Öl erwärmt man langsam und schmilzt das Bienenwachs darin. Je kleiner das Bienenwachs zerteilt ist, desto weniger Hitze und Zeit braucht der Schmelzvorgang. Sobald das Bienenwachs geschmolzen ist, gibt man mit einem Löffel etwas davon auf einen Teller und beobachtet, ob es rasch eindickt. Wenn ja, hat die Salbe die richtige Konsistenz und wird rasch in Tiegel abgefüllt. Dickt sie langsam ein, dann wird noch etwas Bienenwachs zugegeben.

Anwendung: Bei Insektenstichen direkt auf die betroffenen Stellen einmassieren, der Spitzwegerich wirkt abschwellend, antibakteriell und blutstillend. Die Salbe kann auch bei Abschürfungen, leichten Verbrennungen, kleinen offenen Wunden, Quetschungen und Hämorrhoiden verwendet werden.

bei Halsschmerzen

Spitzwegerich-Gurgelwasser

Zutaten: *1 EL Spitzwegerichblätter (Plantago lanceolata), 1 EL Apfelessig, ¼ l Wasser*

So wird's gemacht: Man sammelt frische, junge Spitzwegerichblätter und übergießt diese mit heißem Wasser, lässt alles 10 Minuten ziehen, seiht ab und fügt nun den Apfelessig hinzu. Das Gurgelwasser füllt man in eine Flasche ab.

Anwendung: Bei Halsschmerzen 3–4 Mal am Tag mit dem Spitzwegerichwasser gurgeln.

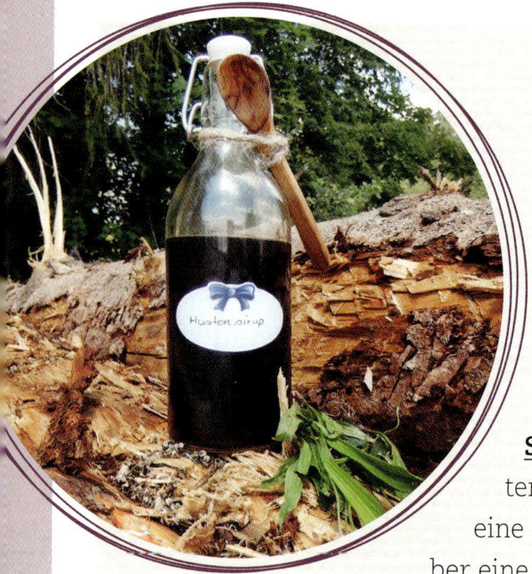

bei Husten und Erkältungen

Spitzwegerich-Sirup

Zutaten: *kleine, junge Spitzwegerichblätter (Plantago lanceolata), Rohrzucker oder Honig*

So wird's gemacht: Die kleinen, jungen Spitzwegerichblätter bei trockenem Wetter ernten. In ein verschließbares Glas eine ca. 1–1,5 cm hohe Schicht Zucker oder Honig geben, darüber eine ebenso hohe Schicht Spitzwegerichblätter, darüber wieder Zucker oder Honig – dies wiederholt man, bis das Glas voll ist, die letzte Schicht soll Zucker oder Honig sein. Es müssen alle Pflanzenteile gut bedeckt sein, damit nichts schimmeln kann! Dies lässt man nun am Fensterbrett reifen, bis sich der Zucker ganz aufgelöst hat, es dauert ca. 6–8 Wochen. Danach seiht man den Sirup durch ein Sieb und füllt ihn in Flaschen ab.

Anwendung: Bei Erkältung, Halsschmerzen, Grippe oder Husten nimmt man als Erwachsener 1 Esslöffel voll und als Kind 1 Teelöffel voll ein. Bei Bedarf kann dies stündlich wiederholt werden. Bei nächtlichem Husten vor dem Zubettgehen einen Löffel davon zu sich nehmen.

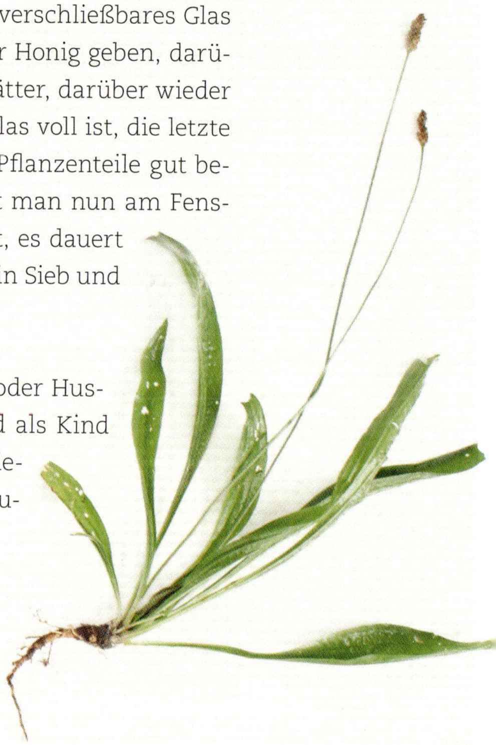

Spitzwegerich-Saft

Zutaten: *4–5 Stk. junge Spitzwegerichblätter (Plantago lanceolata)*

So wird's gemacht: Die Spitzwegerichblätter entweder mit den Fingern reiben, bis der Saft heraustritt, oder auf die Arbeitsfläche in der Küche legen und mit dem Nudelholz ein paar Mal darüberrollen.

Anwendung: Diesen Saft entweder mit dem Finger in das Ohr geben oder einen Wattebausch darin eintauchen und diesen dann in das Ohr stecken. Der Saft des Spitzwegerichs wirkt abschwellend, antibakteriell und blutstillend. Bei einer beginnenden Mittelohrentzündung ist es gerade die innerliche Schwellung in dem ohnehin schon sehr engen Ohrinnenraum, die sehr schmerzt. Die abschwellenden Inhaltsstoffe des Wegerichs sind hier eine große Hilfe.

bei Ohrentzündungen

Wegerich als Schutz für die Ohren der Bergwanderer

Die Wegeriche, wie Spitzwegerich oder Breitwegerich, sind am Weg und in der Wiese bis in höhere Lagen zu finden.

Wenn der Wind am Berg stark bläst, ist es wichtig, die Umweltgeräusche wie etwaigen Steinschlag uneingeschränkt zu hören. Um die Ohren zu schützen und doch alle Geräusche wahrzunehmen, haben einst einfallsreiche Wandersleute einen einfachen Trick entwickelt. Die **Wegeriche**, wie Spitzwegerich oder Breitwegerich, sind am Weg und in der Wiese bis in höhere Lagen zu finden. Die Blätter der Wegeriche sind von weißen, robusten Fäden durchzogen. Diese lösten die Wanderer sorgfältig von den Blattteilen ab und rollten sie zu einer kleinen, lockeren Kugel zusammen, die am Ohreingang platziert wurde. So konnten alle Geräusche problemlos wahrgenommen werden und doch war das Innere des Ohres vor dem Wind geschützt. Sind die Wanderer wieder in windgeschütztere Regionen gekommen, wurde die *Kugel* einfach wieder aus dem Ohreingang genommen. Diese Methode können wir heute bei Spaziergängen im Freien anwenden.

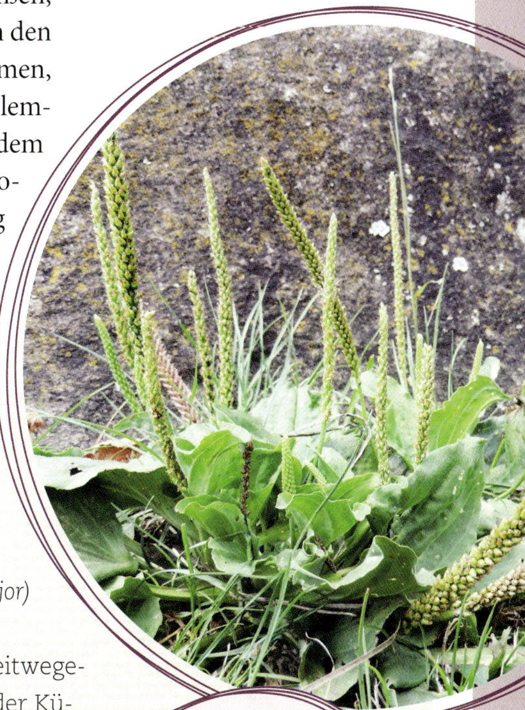

Breitwegerich-Wickel

Zutaten: *4–5 mittelgroße Breitwegerichblätter (Plantago major)*

So wird's gemacht: Man sammelt 4–5 mittelgroße Breitwegerichblätter und platziert sie auf einer Arbeitsfläche in der Küche, nimmt das Nudelholz und rollt ein paar Mal darüber, damit die Zellen aufbrechen und die Flüssigkeit freigeben.

Anwendung: Nun legt man diese Breitwegerichblätter über dem schmerzenden Gelenk direkt auf die Haut auf. Der Breitwegerich wirkt abschwellend, kühlend und antibakteriell.

für die Gelenke und zur Abkühlung

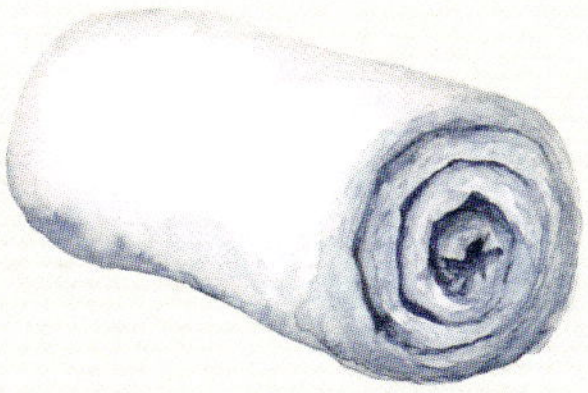

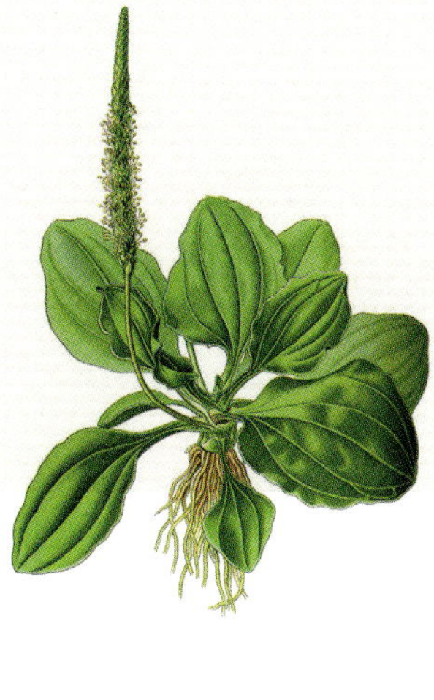

Die Schwarze Johannisbeere bei Vergiftungen

Die **Schwarze Johannisbeere** (Schwarze Ribisel, *Ribes nigrum*) galt immer als etwas ganz Besonderes. In Zeiten, als das Wasser nicht unbedingt Trinkwasserqualität hatte, weil sowohl die Fäkalien als auch die Toten darin ihre letzte Ruhe fanden, wo ohne Kühlmöglichkeit die Haltbarmachung der Lebensmittel ein großes Thema war, wo gerade im Sommer manchmal das Fleisch, das in die Suppe kam, wieder von sichtbaren Lebewesen bewohnt war ... in diesen Zeiten brauchte man in der Hausapotheke gegen die verschiedensten *Vergiftungen* Mittelchen, die Besserung brachten. Ein Entgiftungstrunk ist uns überliefert, der mit Essig hergestellt wurde, weil der Alkohol, der Brand, wie wir in heute meist hierzu verwenden, nicht leistbar war …

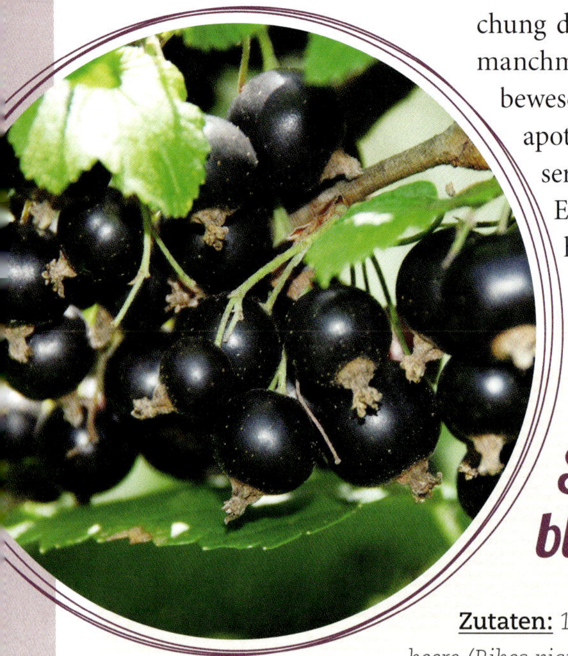

Schwarze-Johannisbeerblätter-Entgiftungstrunk

Zutaten: *1 Handvoll ganz junge Blätter der Schwarzen Johannisbeere (Ribes nigrum), 0,5 l Apfelessig, 150 g Honig*

So wird's gemacht: Die ganz jungen Blätter der Schwarzen Johannisbeere bei trockenem Wetter ernten. Den milden Apfelessig am Herd mit den Johannisbeerblättern erwärmen, 10 Minuten bei kleiner Hitze köcheln lassen, danach den Honig zugeben. Weiter am Herd stehen lassen, bis sich der Honig zur Gänze aufgelöst hat. Danach durch ein Sieb seihen und in Flaschen füllen.

Anwendung: Zur Entgiftung und Anregung des Stoffwechsels hiervon in einem ¼-Liter-Glas 2 Esslöffel Entgiftungstrunk geben und darauf lauwarmes Wasser füllen. In der Früh auf nüchternen Magen sowie abends vor dem Schlafengehen trinken.

Schwarze-Johannisbeerblätter-Tee

Zutaten: *2 EL Blätter der Schwarzen Johannisbeere (Ribes nigrum), 1 l Wasser*

So wird's gemacht: Man sammelt junge Johannisbeerblätter und übergießt diese mit 1 Liter abgekochtem, aber nur mehr heißem Wasser. 10 Minuten ziehen lassen, ehe man abseiht.

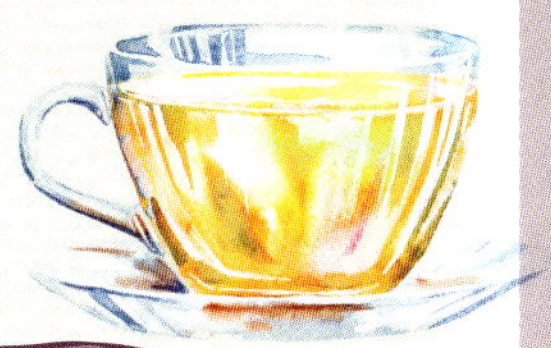

Anwendung: Der Johannisbeerblätter-Tee wirkt entzündungshemmend, stärkt das Immunsystem, ist gut für die Stimmung und aktiviert den Stoffwechsel. Bei Erkältungen und Stimmungsschwankungen vor allem abends trinken.

bei Erkältung, Stimmungsschwankungen

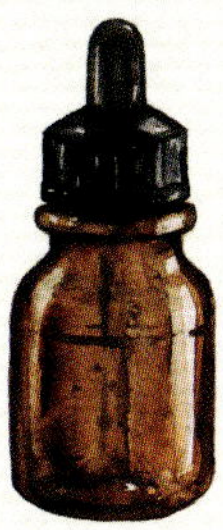

Schwarze-Johannisbeerblätter-Tinktur

Zutaten: *junge Blätter der Schwarzen Johannisbeere (Ribes nigrum), Alkohol*

So wird's gemacht: Man nimmt ein verschließbares Glas, füllt 1/3 davon mit jungen Blätter der Schwarzen Johannisbeere an und gießt den Alkohol darüber, bis das Glas voll ist. Danach verschließt man es und lässt den Inhalt am Fensterbrett für 4 Wochen reifen. Dann durch ein Sieb gießen und fertig ist die wertvolle Tinktur.

Anwendung: Bei Konzentrationsproblemen mit dieser Tinktur kräftig die Stirn sowie den Nacken massieren. Bei Rheuma die betroffenen Gelenke damit einreiben.

für die Konzentration, bei Rheuma

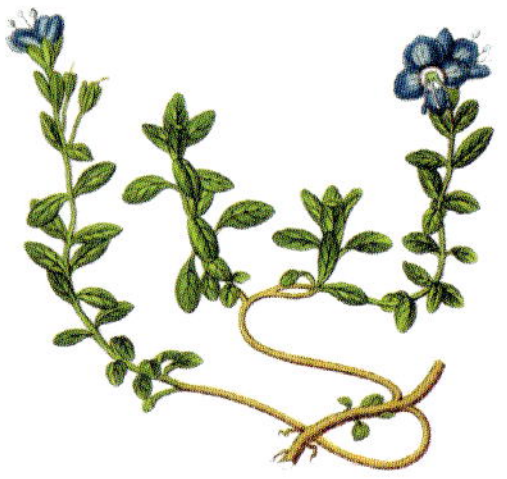

Der Ehrenpreis – die Wund- und Regenblume

Der Ehrenpreis enthält blutstillende Gerbstoffe.

Der **Ehrenpreis** (*Veronica*) wurde früher umgangssprachlich *Regenblume* genannt. Wenn das schöne Hellblau der Ehrenpreisblüten, die im Frühling ganze Teppiche auf den Wiesen bilden, gepflückt wird, dann würde der Herrgott das *Blau*, den Regen, vom Himmel schicken, heißt es im Volksmund. Der Ehrenpreis war durch seine blutstillenden Gerbstoffe stets eine sehr wertvolle Pflanze zur raschen Versorgung von Wunden und Verletzungen. Dazu wurden die Blätter gepflückt, zwischen den Fingern kurz hin und her gerieben, damit der gerbstoffhaltige Saft austrat, und dann Insektenstiche oder Schürfungen mit dem Blatt bedeckt. Wenn es notwendig war, wurden auch mehrere Blätter über die Stelle gelegt.

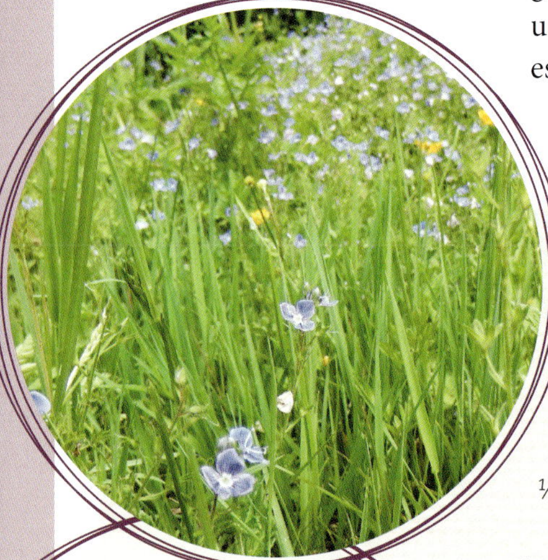

für Milz und Leber

Ehrenpreis-Essig

Zutaten: *2 EL Ehrenpreispflanzenteile (Veronica), ¼ l Essig*

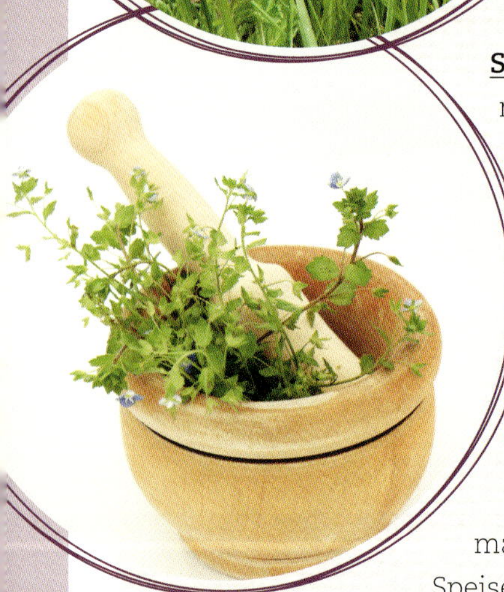

So wird's gemacht: Der blühende Ehrenpreis wird an einem sonnigen Tag, wobei es auch am Vortag nicht geregnet haben sollte, gepflückt. Die Pflanze in 1 cm große Stücke zerkleinern und in ein verschließbares Glas geben. Den Essig darübergießen und das Glas schließen. Nun lässt man es am Fensterbrett so lange rasten, bis die Pflanzenteile keine Farbe mehr haben. Das dauert ca. 3–4 Wochen. Dann wird der Essig abgeseiht.

Anwendung: Als Leberanregungskur kann von diesem Essig jeden Tag in der Früh auf nüchternen Magen ein 1 Esslöffel mit ¼ Liter lauwarmem Wasser eingenommen werden. Diese Kur macht man über 2 Wochen. Dieser Essig kann auch normal für die Speisen, Salate oder Soßen verwendet werden.

für Lunge und Brust

Ehrenpreis-Honig

Zutaten: *2 EL Ehrenpreis (Veronica) – alle Pflanzenteile inkl. Blüte, 250 g Honig*

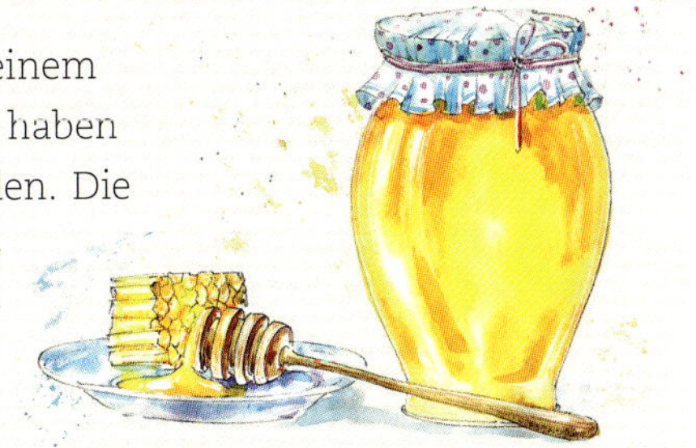

So wird's gemacht: Man sammelt den Ehrenpreis an einem sonnigen Tag, wobei es auch am Vortag nicht geregnet haben sollte. Dann können alle Pflanzenteile verwendet werden. Die Ehrenpreisteile klein schneiden, mit dem Honig übergießen und 2 Wochen rasten lassen. Die Pflanzenteile können im Honig bleiben.

Anwendung: Bei Husten, Bronchitis, Halsschmerzen nimmt man je nach Bedarf einen Teelöffel davon.

bei Migräne, Magenbeschwerden und zur Blutreinigung

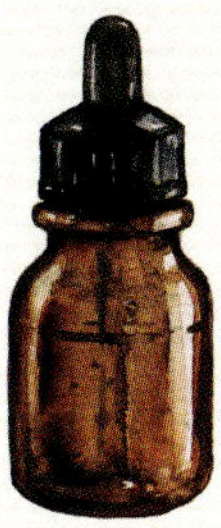

Ehrenpreis-Tinktur

Zutaten: *Ehrenpreis (Veronica), Alkohol mind. 40 %ig*

So wird's gemacht: Man erntet vom blühenden Ehrenpreis den ganzen Stamm mit der Blüte. Dies an einem sonnigen, trockenen Tag, wobei auch die beiden vorherigen Tage sonnig und trocken gewesen sein sollten, damit möglichst wenig Wassergehalt in der Pflanze ist, dafür aber eine hohe Dosis an Inhaltsstoffen. Man nimmt ein Glas und füllt die Hälfte davon mit den Pflanzenteilen, darüber gießt man den Alkohol, bis das Glas voll ist. Nun wird es verschlossen und der Inhalt für ca. 4 Wochen am Fensterbrett reifen gelassen. Man merkt, wenn die Tinktur fertig ist, da die Pflanzenteile im Alkohol ihre Farbe verlieren. Dann abseihen und in Flaschen füllen.

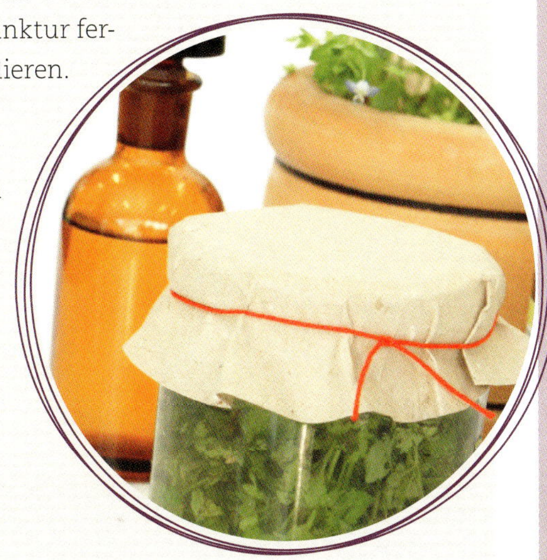

Anwendung: Bei Migräne oder Magenbeschwerden nimmt man 10 Tropfen der Ehrenpreis-Tinktur in ¼ Liter lauwarmes Wasser und wiederholt dies bei Bedarf stündlich. Zur Blutreinigung gibt man morgens nüchtern sowie abends vor dem Schlafengehen 15 Tropfen in ¼ Liter lauwarmem Wasser und trinkt dies.

Ehrenpreis-Tee

bei Husten, für Blase und die Mutterorgane

Zutaten: *2 EL Ehrenpreispflanzenteile (Veronica), 1 l Wasser*

So wird's gemacht: Die Pflanzenteile des Ehrenpreis mit abgekochtem, jedoch nur mehr warmem Wasser übergießen und 5–8 Minuten ziehen lassen. Der Tee schmeckt leicht herb. Wer ihn milder haben möchte, der lässt ihn kürzer ziehen, wer den Geschmack gerne hat, lässt die Pflanzenteile 8 Minuten im Wasser. Dann abseihen.

Anwendung: Von diesem Tee trinkt man bei Husten, Lungen- und Blasenproblemen, Schwindsucht sowie Schwierigkeiten mit den *Mutterorganen* täglich 1 Liter schluckweise über den Tag verteilt.

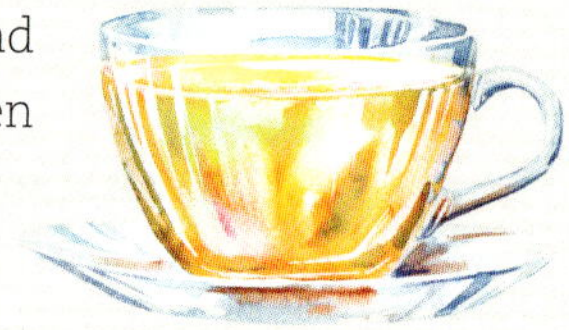

gegen Rauschzustände

Ehrenpreis kauen

Zutaten: *Ehrenpreisblätter (Veronica)*

So wird's gemacht: Die Ehrenpreisblätter erntet man, wenn die Pflanze gerade blüht.

Anwendung: Hat jemand zu tief ins Glas geschaut und als Folgeerscheinung am nächsten Tag Kopfschmerzen, dann sollte er sich Ehrenpreispflanzen, die gerade blühen, pflücken und sie langsam kauen. Stündlich wiederholen.

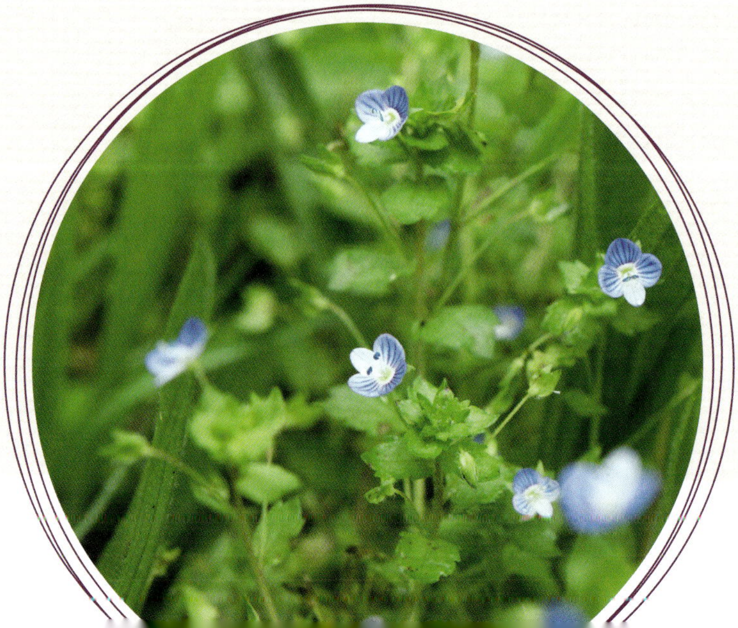

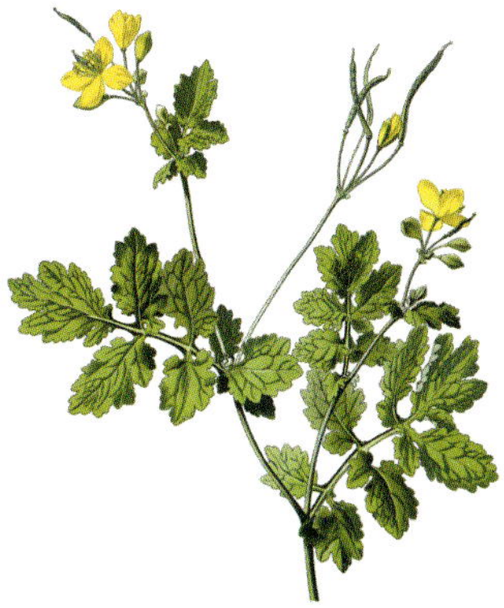

Schöllkraut – das Schwalbenkraut

Schwalbenkraut wurde das Schöllkraut umgangssprachlich genannt. Durch die Beobachtung der Natur stellten die Leute fest, dass, wenn die Schwalben im Frühling wieder zu sehen sind, auch das frische Schöllkraut nach dem Winter wieder in der Natur zu finden ist. Dann ist es Zeit, hinauszugehen und sich etwas davon zu holen.

gegen Warzen

Video: Das Schöllkraut

Schöllkraut-Saft

Zutaten: *eine Schöllkrautpflanze (Chelidonium)*

So wird's gemacht: Man bricht ein Stück des Stieles einer Schöllkrautpflanze ab. In diesem befindet sich der ätzende gelb-orange Saft der Pflanze.

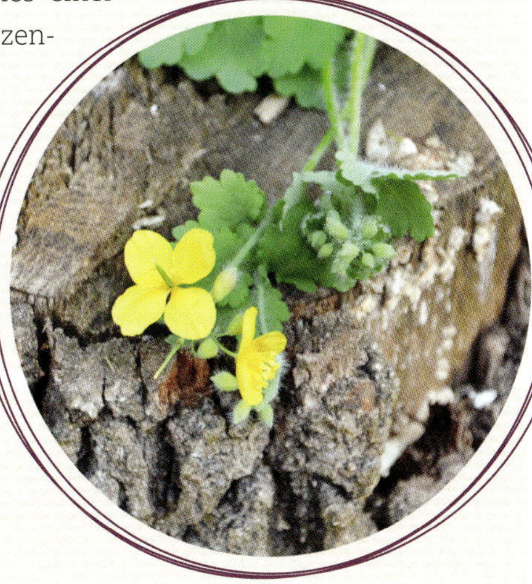

Anwendung: Mit dem Stiel betupft man die Warze direkt, damit der ätzende Saft auf die Warze kommt. Das wiederholt man 1–2 Mal täglich, bis die Warze weg ist.

Schöllkrautblätter-Wickel

Zutaten: *eine Schöllkrautpflanze (Chelidonium) mit Blatt, Stiel und eventuell auch Blüte*

So wird's gemacht: Die ganze Pflanze in kleine Stücke zerteilen, mit dem Mörser zu einem Brei stoßen oder mit den Fingern fest zerreiben.

bei Blutergüssen und Schwellungen

Anwendung: Bei Quetschungen, Blutergüssen, Schwellungen, Flechten oder Warzen diesen gelblichgrünen Pflanzenbrei direkt auflegen und oben lassen, bis er ganz trocken ist.

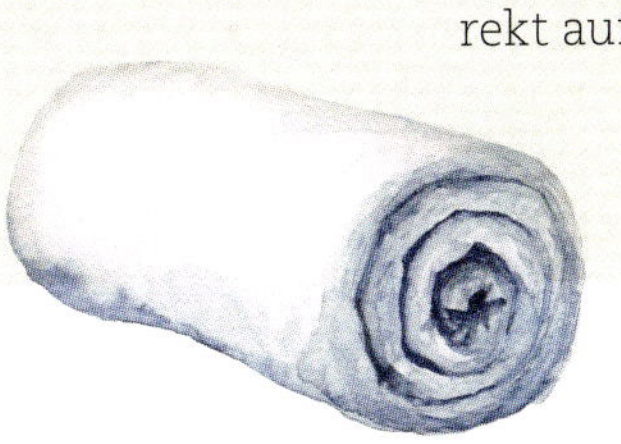

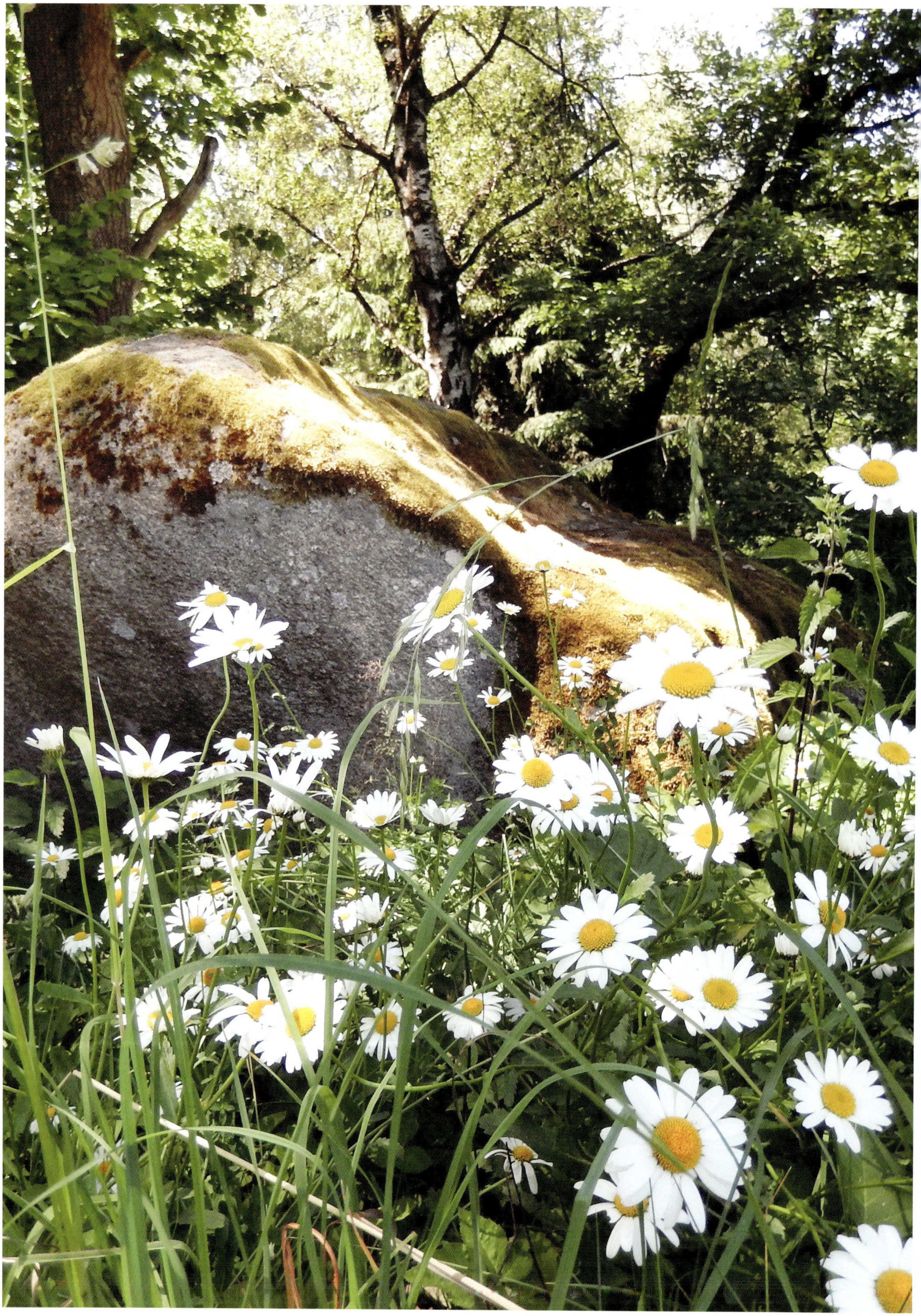

Mai

Fichtenzapfen zeigen das Wetter an

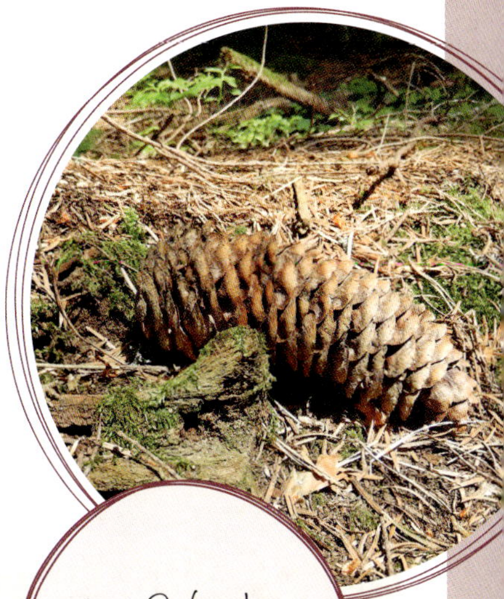

Man legt einen **Zapfen** an ein wettergeschütztes Fensterbrett oder hängt ihn mit einem Faden vor das Fenster. Die Schuppen der Zapfen öffnen sich bei trockenem Wetter, damit die Samen freigegeben werden, bei steigender Luftfeuchtigkeit hingegen schließen sie sich, um die Samen zu beschützen. Möchte man das Wetter der folgenden Stunden ablesen, betrachtet man einfach den Zapfen, stehen die Schuppen weg, dann bleibt das Wetter schön, sind die Schuppen geschlossen, dann kommt feuchtes, regnerisches Wetter.

bei Wunden und Geschwüren

Fichtenrinden-Umschläge

Zutaten: *1 Handvoll Fichtenrinde (Picea), 1 l Wasser*

So wird's gemacht: Von jungen Trieben der Fichte nimmt man die noch frische, saftige Rinde. Und zwar von Seitenästen, die sowieso entfernt werden müssten. Diese Rindenstücke zerkleinert man auf 1 cm lange Stücke, gibt sie in einen Kochtopf mit dem Wasser und lässt dieses aufkochen. Dann schaltet man den Ofen auf mittlere Hitze und lässt so lange weiterziehen, bis die Wassermenge auf die Hälfte eingekocht ist. Schließlich seiht man durch ein Sieb ab.

Anwendung: In diese Fichtenrindenabkochung taucht man ein Leinentuch, presst es aus und legt es als Umschlag über Wunden, Geschwüre oder Schwellungen. Im akuten Fall stündlich wiederholen, ansonsten 1–2 Mal täglich. Vor allem bei schlecht heilenden Wunden unterstützen diese Umschläge sehr gut.

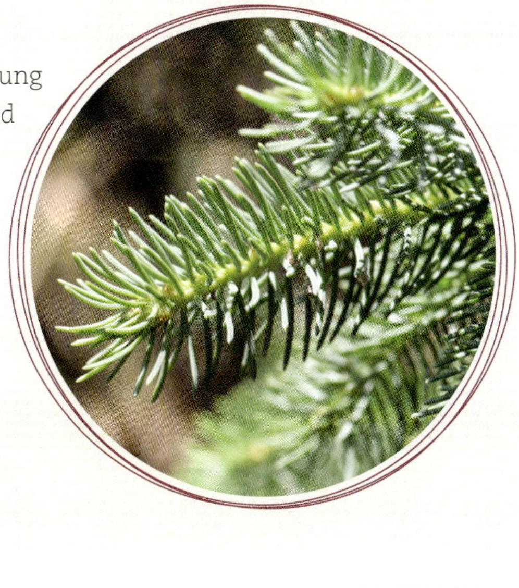

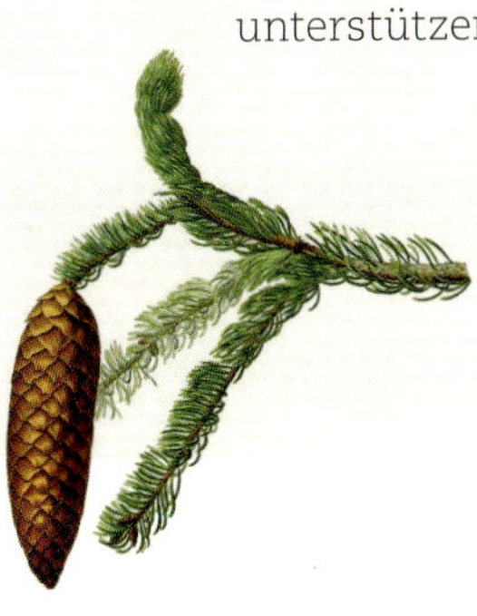

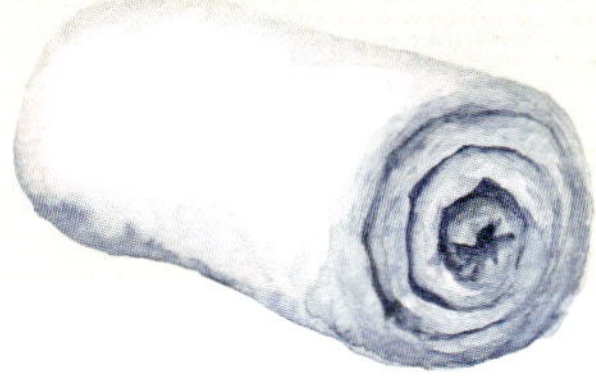

bei Nervenschwäche, Gliederreißen, Gicht und für schwächliche Kinder

Fichtennadel-Bad

Zutaten: *1 Handvoll Fichtennadeln (Picea), 3 l Wasser*

So wird's gemacht: Man nimmt die Fichtennadeln – gerade wenn Bäume gefällt werden, kann man sich von den kleineren Astabfällen die Nadeln herunternehmen, trocknen und in Gläser oder Papiersackerln aufheben. Die Fichtennadeln kocht man gemeinsam mit dem Wasser am Herd auf, schaltet auf mittlere Hitze zurück, gibt den Deckel auf den Topf und lässt für weitere 30 Minuten ziehen. Danach gießt man die Flüssigkeit durch ein Sieb, um die Nadeln zu entfernen.

Anwendung: In das möglichst warme Badewasser leeren. Ein solches Fichtennadel-Bad duftet herrlich und wirkt entspannend. Bei Nervenschwäche, Gicht, Rheuma, Gliederreißen, Erkältungen sowie zur generellen Stärkung schwächlicher Kinder nimmt man 1–2 Mal wöchentlich ein Fichtennadel-Bad.

bei Erkältungen

Fichtennadel-Dampf

Zutaten: *1 Handvoll Fichtennadeln (Picea), 3 l Wasser*

So wird's gemacht: Die Fichtennadeln mit dem Wasser aufkochen, den Herd danach auf mittlere Hitze zurückschalten und für 30–40 Minuten zugedeckt ziehen lassen. Danach den Deckel entfernen, den Herd abschalten.

Anwendung: Den Topf nun auf den Küchentisch stellen. Soweit es von der Temperatur her erträglich ist, den Dampf langsam einatmen – bei Lungenproblemen, Erkältung, Husten sowie zur Belebung der Gesichtshaut.

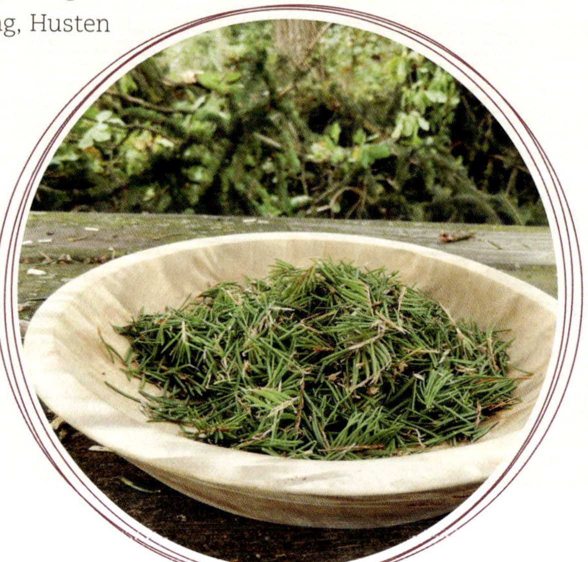

Fichtenwipferl-Wacholder-Einreibung

Zutaten: *1 l 80 %igen Doppelkorn, 1 Handvoll Fichtenwipferl (Picea), 1 Fichtenzweig (3–4 cm lang), 1 Handvoll Wacholderbeeren (Juniperus)*

Und so wird's gemacht: Die Fichtenwipferl sollen bei der Ernte im Frühling noch zur Hälfte von ihrer *braunen Schutzkappe* bedeckt sein. Man nimmt eine verschließbare Flasche (etwa 1,5 Liter Fassungsvolumen) und gibt die Fichtenwipferl hinein. Den Fichtenzweig in kleine Stücke zerbrechen, die Wacholderbeeren mit dem Mörser aufdrücken und ebenfalls in die Flasche geben. Dann gießt man mit dem Doppelkorn auf und lässt dies für 8–12 Wochen reifen.

Anwendung: Die Fichtenwipferl geben dem Franzbranntwein ihre schleimlösende, kühlende, antibakterielle und entspannende Wirkung. Sie sind lindernd bei Muskelkater, Prellungen und Zerrungen. Die Wacholderbeeren vermitteln diesem Ansatz seine durchblutungsfördernde, desinfizierende, antibakterielle und wärmende Wirkung. Wacholder wurde in der Volksheilkunde nicht nur für den Muskel- und Gelenksapparat, sondern auch bei Nervenschwäche eingesetzt. Die gewünschten Körperstellen einreiben. Zur Konzentrationsförderung das Genick, bei Gelenksschmerzen die Gelenke, bei Erkältung die Lunge und den Hals, bei Hexenschuss den Rücken, bei Muskelkater die Beine, Schultern oder Arme einmassieren. Zur Entspannung die Lotion in das Badewasser geben.

für die Gelenke, bei Hexenschuss

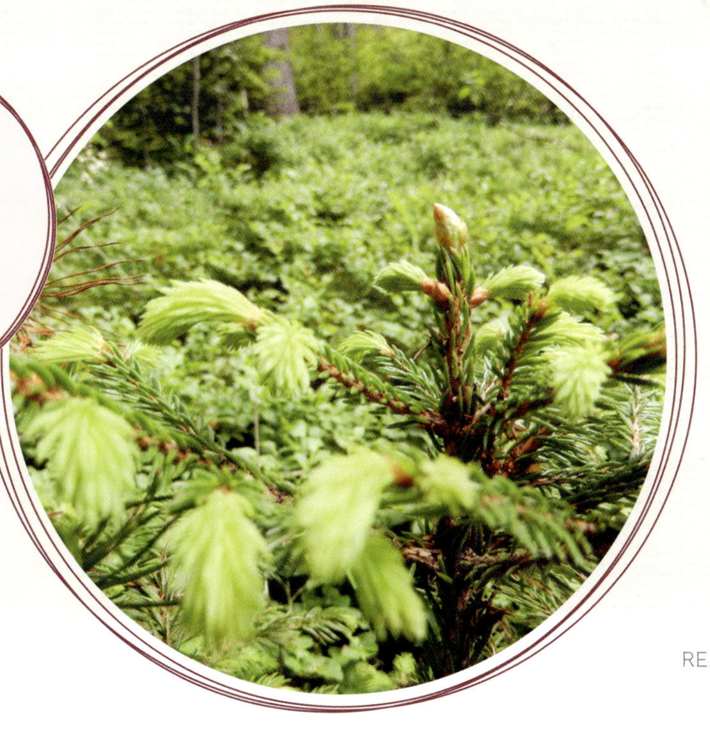

Fichtenwipferl-Süße

bei Erkältung und Heiserkeit

Zutaten: *Fichtenwipferl (Picea), Rohrzucker oder Honig*

So wird's gemacht: Die Fichtenwipferl sollen bei der Ernte im Frühling noch zur Hälfte von ihrer *braunen Schutzkappe* bedeckt sein und bei trockenem Wetter gesammelt werden. In ein verschließbares Glas eine circa 1–1,5 cm hohe Schicht Zucker oder Honig geben, darüber eine ebenso hohe Schicht Fichtenwipferl, darüber wieder Zucker oder Honig – dies wiederholt man, bis das Glas voll ist. Die letzte Schicht soll Zucker oder Honig sein. Es müssen alle Pflanzenteile gut bedeckt sein, damit nichts schimmeln kann! Am Fensterbrett reifen lassen, bis sich der Zucker ganz aufgelöst hat. Das dauert ca. 6–8 Wochen. Danach den Sirup durch ein Sieb leeren und in Flaschen abfüllen.

Anwendung: Bei Erkältung, Halsschmerzen, Grippe, Husten nimmt man als Erwachsener 1 Esslöffel, als Kind 1 Teelöffel voll ein. Bei Bedarf kann dies stündlich wiederholt werden. Bei nächtlichem Husten, vor dem Zubettgehen einen Löffel davon zu sich nehmen.

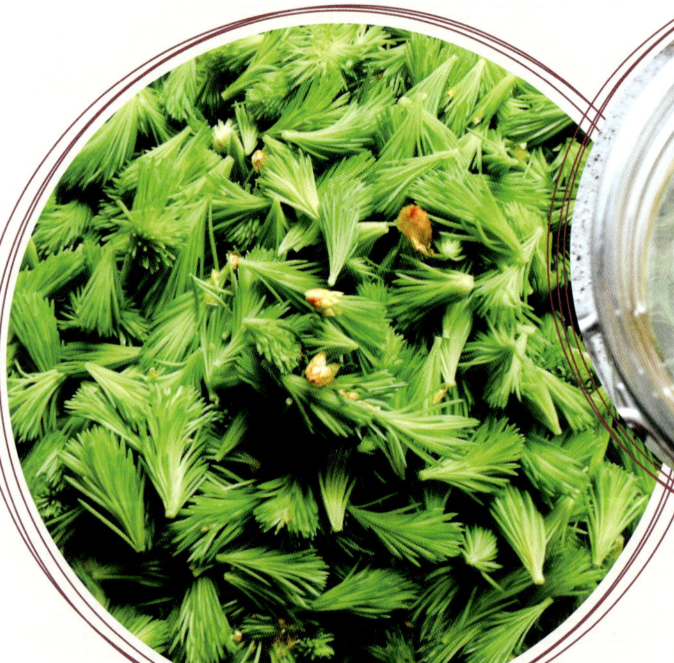

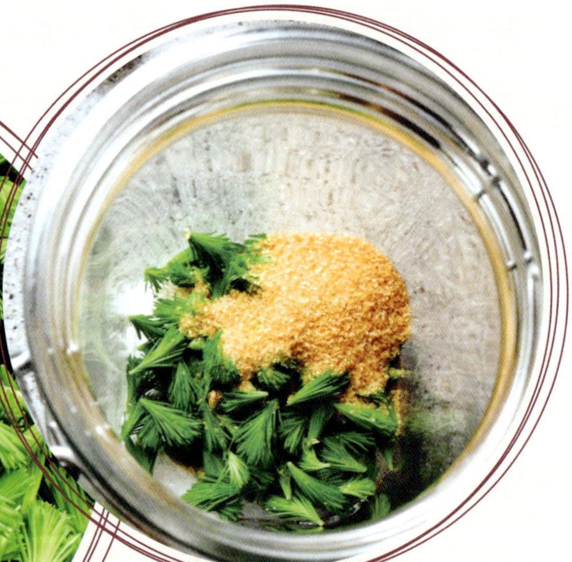

Die Blüten für das Grab verstorbener Kinder

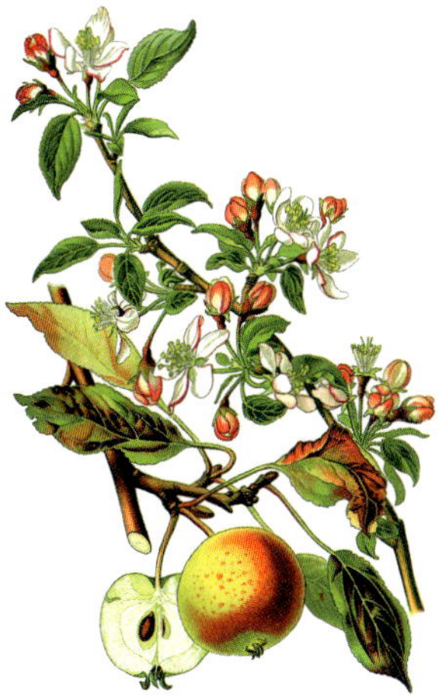

Die **Blüten der Obstbäume** wurde selten für Hausmittel verwendet, war es doch viel wichtiger, dass daraus im späteren Jahresverlauf das Obst heranreifte, das den Hunger stillte und dem Körper wertvolle Vitamine lieferte. Eine Frau erzählte einst, dass sie 13 Kinder waren, jedoch fünf davon bereits im Kindesalter verstarben, die letzten beiden Kinder waren Zwillinge, beide sind im Alter von 4 Jahren an zu hohem Fieber verstorben.

Im Frühling, sobald die kalten Nächte vorbei waren, ging die Großmutter, die sich um die Kinder gekümmert hatte, in den Garten hinaus, zu den Apfelbäumen, schnitt einen kleinen Ast herunter – zumeist einen, der irgendwo seitlich herauswuchs – nahm einen Behälter, füllte etwas Wasser ein, stellte den Apfelbaumzweig hinein und brachte diesen an das Grab der Kinder. Die Großmutter wechselte von Zeit zu Zeit das Wasser in dem Behältnis oder wenn es verdunstet war, füllte sie es wieder nach. Manchmal begleitete die Erzählerin damals als Kind ihre Großmutter, dann erzählte ihr diese, wenn die Blüten des Zweiges vom Apfelbaum schön zu blühen begännen, sei dies ein Zeichen, dass es den Kindern im Himmel beim Herrgott gut ginge.

Wenn die Blüten des Zweiges vom Apfelbaum schön zu blühen begännen, sei dies ein Zeichen, dass es den Verstorbenen im Himmel gut ginge.

bei Husten

Apfelblüten-Tee

Zutaten: *1 EL Apfelblüten (Malus), ½ l Wasser*

So wird's gemacht: Die Apfelblüten bei sonnigem und trockenem Wetter sammeln. Die frischen Apfelblüten mit abgekochtem, warmem Wasser übergießen und 5 Minuten ziehen lassen, dann abseihen.

Anwendung: Diesen herrlich duftenden, entspannenden Tee bei Erkältung und Husten schluckweise genießen.

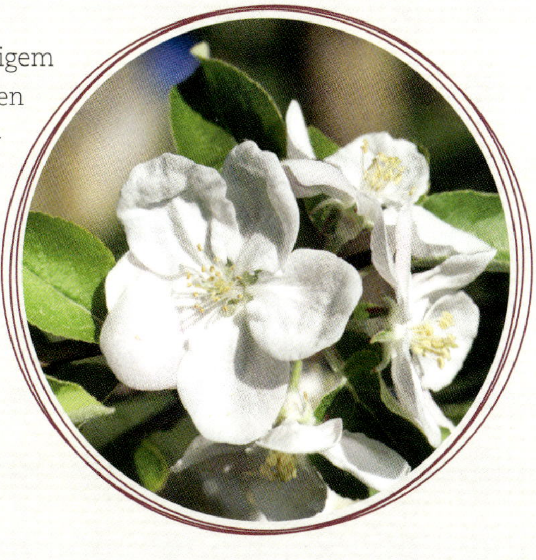

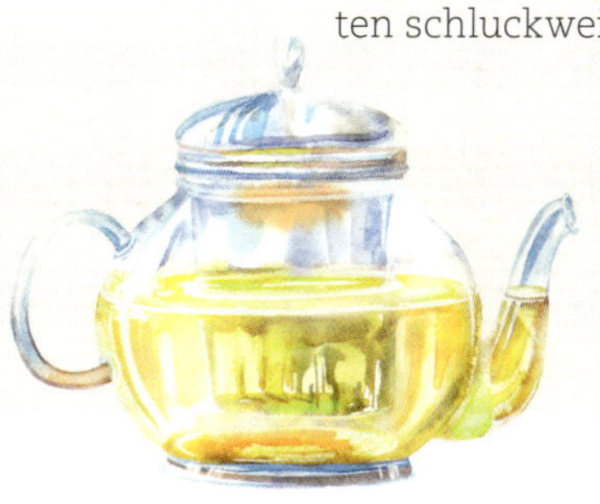

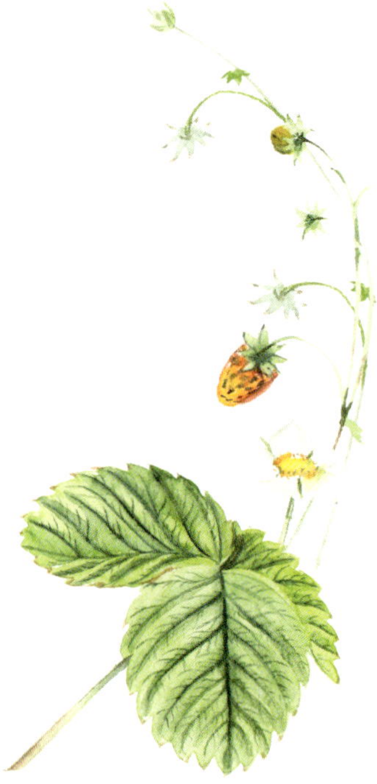

Die Walderdbeeren für den Großvater

Dass der Großvater in der Nacht derart schnarchte, dass er selbst davon munter wurde, konnte die Großmutter ja noch ertragen, doch sein ständiges leichtes Husten, weil sein Hals leicht austrocknete, brachte sie schier zur Weißglut. Kaum setzte sich die Großmutter an den Esstisch und wollte sich von den acht Enkelkindern und der Hausarbeit erholen, nahm der Großvater neben ihr Platz. Er wollte die Zeit mir ihr genießen, was ja eigentlich sehr lieb gemeint war, doch die vertrauten Momente der Zweisamkeit wurde alle paar Minuten durch ein krächzendes Husten unterbrochen. Die Großmutter stand dann auf, holte aus einer weißen Porzellandose ein Zuckerl, steckte es dem Großvater wortlos in den Mund und nahm ebenso wortlos wieder Platz. Als es ihr einmal wirklich zu viel wurde, sprach sie mit einer Freundin darüber. Diese gab ihr den Rat, sie solle dem Gatten doch einfach einen Tee aus den Blättern der **Walderdbeere** machen und mit Honig gesüßt zu trinken geben. Die Großmutter schickte zwei ihrer Enkelkinder an das andere Ende des lang gezogenen Dorfes um eine Kinderhand voll Walderdbeerblätter, kochte daraus einen Tee, süßte ihn ordentlich mit Honig und gab dem Großvater davon täglich einen Liter zu trinken. Über den Tag verteilt sollte er den Tee trinken, jedoch immer zumindest lauwarm. Nach zwei Wochen wurde das Husten deutlich weniger, bis es sich nach einiger Zeit des Walderdbeerblätter-Tee-Trinkens nur mehr ganz selten bemerkbar machte.

Ein Tee aus Walderdbeerblättern hilft gegen Husten.

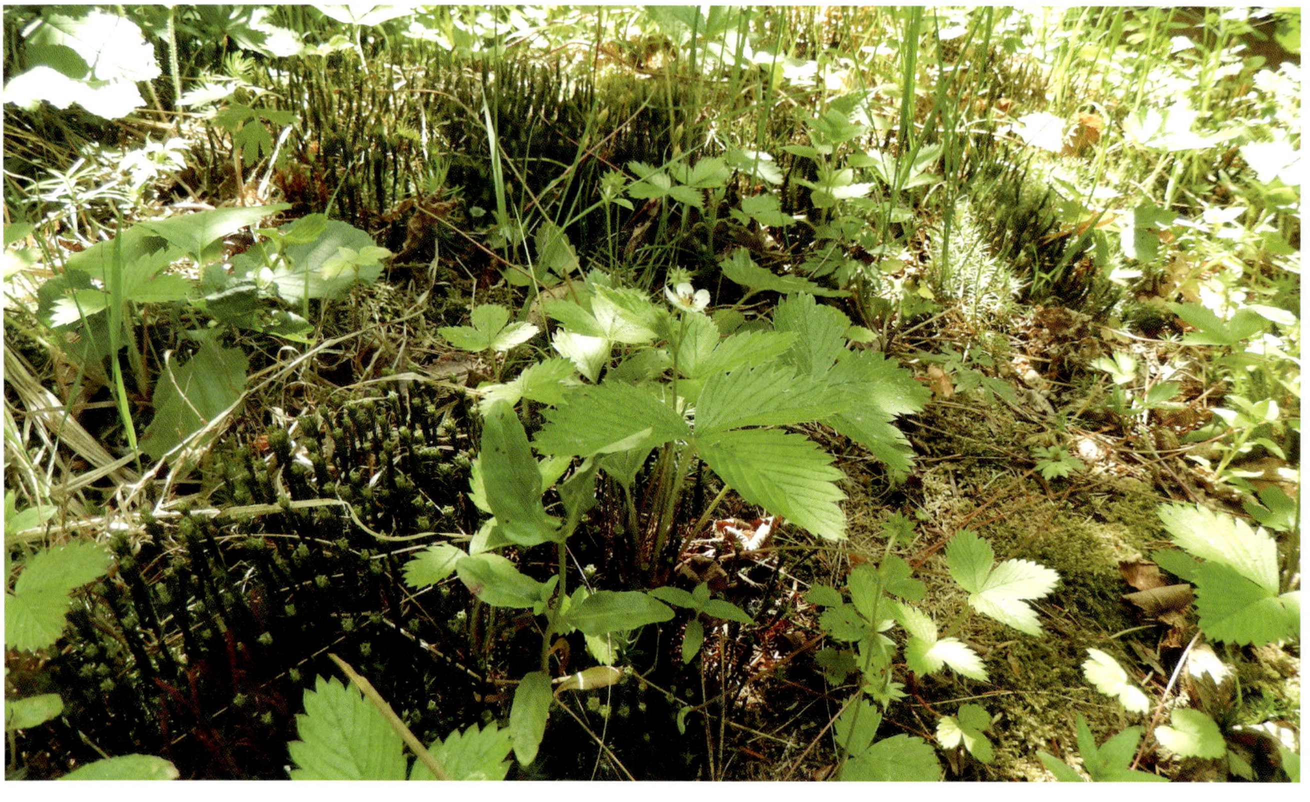

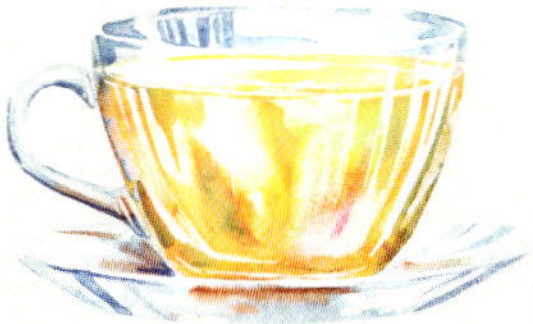

Walderdbeerblätter-Tee

für die Lunge

Zutaten: *3 Finger voll junger Walderdbeerblätter (Fragaria vesca L.), 1 l Wasser*

So wird's gemacht: Beim Sammeln der Walderdbeerblätter achten wir darauf, von den Pflänzchen nicht alle Blätter zu ernten, sondern mindestens die Hälfte auf der jeweiligen Pflanze zurückzulassen.
Die jungen, frischen, herrlich aromatischen Blättchen übergießen wir mit abgekochtem, aber nur mehr warmem Wasser und lassen den Tee 8–10 Minuten ziehen, bevor wir ihn abseihen.

Anwendung: Der Walderdbeerblätter-Tee duftet und schmeckt sehr lieblich. Er unterstützt den Körper beim Entschlacken und wirkt entwässernd, beruhigend sowie entspannend.

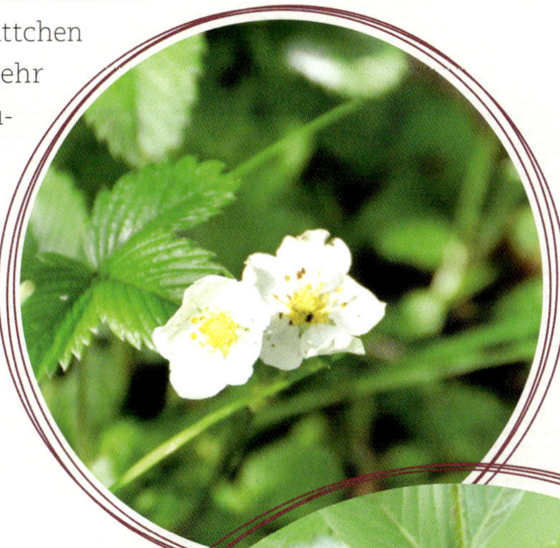

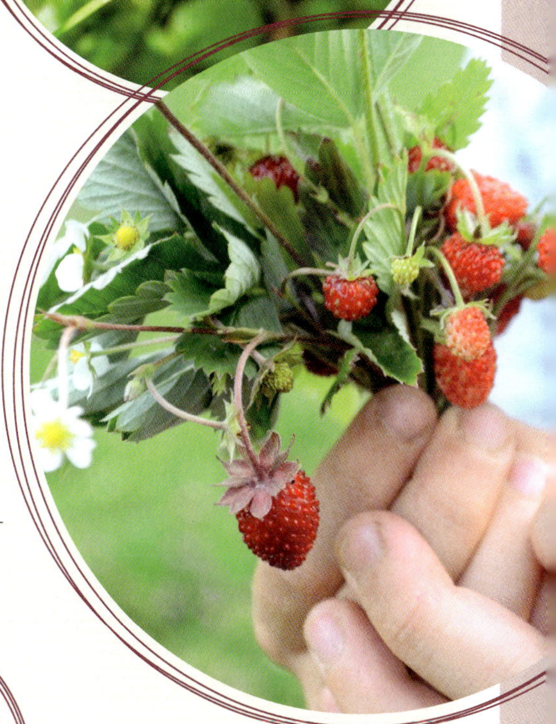

Walderdbeerfrüchte essen

Zutaten: *1 Handvoll Walderdbeeren (Fragaria vesca L.)*

Anwendung: Bei Husten, Erkältungskrankheiten sowie Heiserkeit entweder frische Walderdbeeren essen oder getrocknete Walderdbeeren kauen oder aus den getrockneten Walderdbeeren einen Tee zubereiten.

bei Husten und Heiserkeit

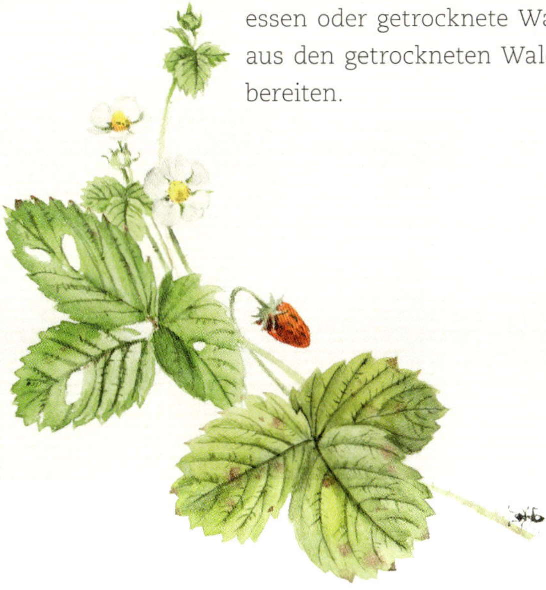

Butter für die Kopfweh-Salbe

Dost, Wilder Majoran, Wiesensalbei und Fenchelsamen gegen Kopfschmerzen.

„Es gibt unendlich viele Gründe, worüber man sich den Kopf zerbrechen kann, ebenso viele Arten von Kopfschmerzen gibt es …", erzählt ein altes Sprichwort. Bei gesundheitlichen Disharmonien war früher die sogenannte *Schmier* (von schmieren, einschmieren) beliebter als das Teetrinken. Zuerst wurde die Problemstelle am Körper *eingeschmiert*, ehe zum Tee gegriffen wurde. So wurde gegen Kopfschmerzen eine **Salbe** aus **Dost**, **Wildem Majoran** und **Wiesensalbei** sowie Butter zubereitet. Mancherorts wurde noch etwas **Fenchelsamen** hinzugegeben.

Für diese Antikopfweh-Salbe zerkleinerte man die Kräuter etwas, gab sie mit ein wenig Butter in einen Kochtopf, erwärmte dies am Herd kurz (10–15 Minuten), bis die Kräuter schön dufteten. Danach nahm man den Topf vom Herd, seihte die Kräuter ab und fertig war die Salbe gegen Kopfschmerzen.

Heute haben wir mehr Grundzutaten als Schmalz und Butter zur Verfügung, somit können wir statt der Butter das auch sehr wertvolle Bienenwachs verwenden.

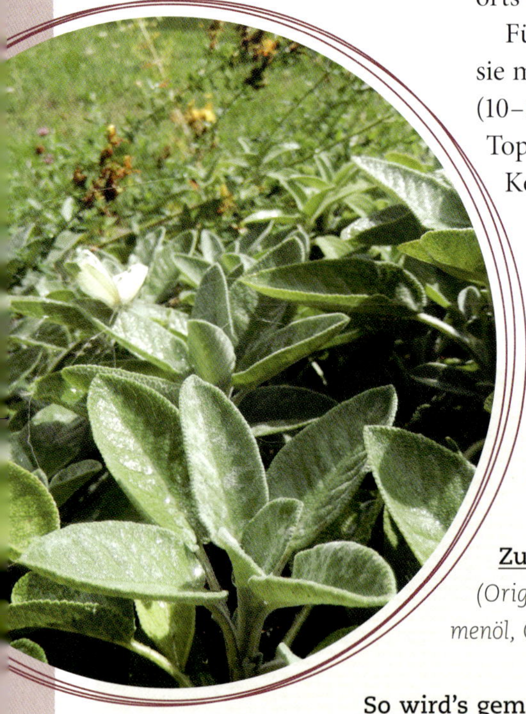

Salbei-Majoran-Salbe

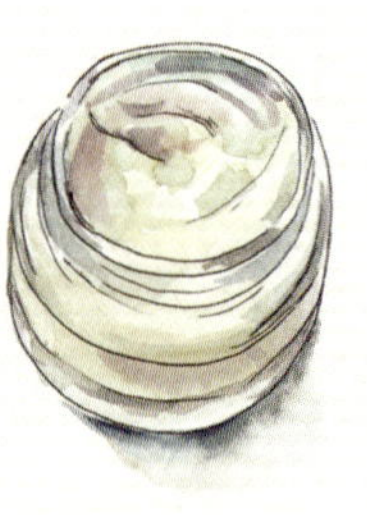

Zutaten: *1 EL Wiesensalbei (Salvia pratensis), 2 EL Majoran (Origanum majorana), 100 ml kalt gepresstes Öl (Sonnenblumenöl, Olivenöl), 5 g Bienenwachs*

So wird's gemacht: Die Pflanzen können für dieses Salbe frisch oder auch getrocknet verwendet werden. Bei den frischen Pflanzen ist die Wirkung jedoch intensiver. Den Wiesensalbei (ist kein Wiesensalbei zur Hand, kann auch der Gartensalbei genommen werden) und den Majoran zur Zeit der Blüte ernten, und zwar Blätter und Blüten. Das Öl gibt man mit den zerkleinerten Pflanzenteilen in einen Kochtopf und erwärmt es bei niedriger Temperatur am Herd für 10–15 Minuten. Danach seiht man die Pflanzenteile ab, erwärmt das Salbei-Majoran-Öl erneut und gibt das Bienenwachs hinzu. Sobald sich dieses aufgelöst hat, die fertige Salbe rasch in kleine Gläser oder Tiegel füllen.

Anwendung: Mit dieser entspannenden, lieblich duftenden Salbe bei Kopfschmerzen die Stirn, die Schläfen sowie den Nacken einmassieren.

bei Kopfschmerzen

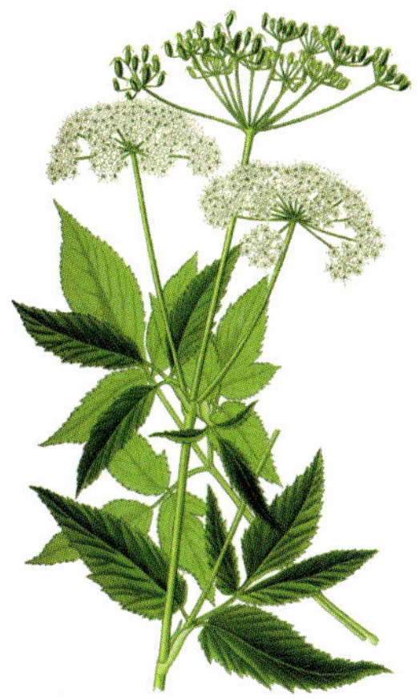

Den Erdholler nimm' zum Entgiften

Der **Giersch** (*Aegopodium podagraria*) hatte im Volksmund viele weitere Namen , u. a. *Geißfuß*. Pflückt man den Giersch und stellt ihn auf den Kopf, dann sehen seine Blätter wie ein Ziegenfuß aus oder wie der *Erdholler*, weil seine Blätter jenen des Holunders gleichen, nur viel erdbodennäher wachsen. Auch wurde er *Arme-Leut-Petersilie* genannt, weil seine aromatischen Blätter einen petersilienartigen Geschmack haben und in der Küche wie Petersilie zum Würzen verwendet werden können. Er enthält vor allem Vitamin C. Der Giersch wird am besten frisch geerntet und gleich verarbeitet. Er kann roh oder gekocht gegessen werden.

Eine Bekannte, die bereits in jungen Jahren an starkem Rheuma erkrankt war, erzählte, dass ihr einst eine alte Frau am Berg geraten hatte, jedes Jahr im Frühling eine Entgiftungskur zu machen. Hierzu solle sie sich ganz zeitig im Frühjahr, sobald sich die ersten Blätter zeigten, täglich eine Handvoll Giersch holen, sie über Nacht in ½ Liter kaltem Wasser ansetzen, am nächsten Tag leicht erwärmen, abseihen und möglichst in einem Zug in der Früh auf nüchternen Magen trinken. Über den Tag verteilt viel Flüssigkeit (Wasser) zu sich nehmen. Diese Kur solle sie für eine Woche machen, dann eine Woche pausieren und erneut eine Woche anwenden. Die Bekannte macht auch heute noch jedes Jahr im Frühling diese Entgiftungskur.

Giersch, auch Erdholler genannt, enthält vorallem Vitamin C und entgiftet.

bei Gicht und Rheuma

Giersch-Tee

Zutaten: 4 EL Giersch (Aegopodium podagraria), ½ l Wasser

So wird's gemacht: Die Blätter des Giersch mit dem abgekochten, aber nur mehr heißen Wasser übergießen und zugedeckt 5 Minuten ziehen lassen, danach abseihen.

Anwendung: Bei Rheuma und Gicht im Frühling für 3–4 Wochen täglich in der Früh, mittags und am Abend eine Tasse dieses krampflösenden und entsäuernden Tees trinken.

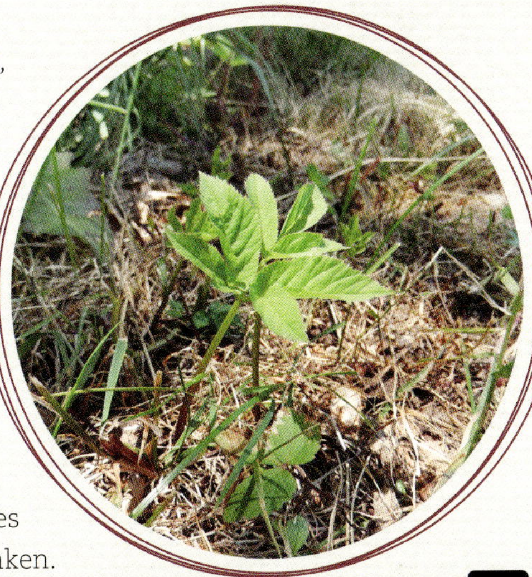

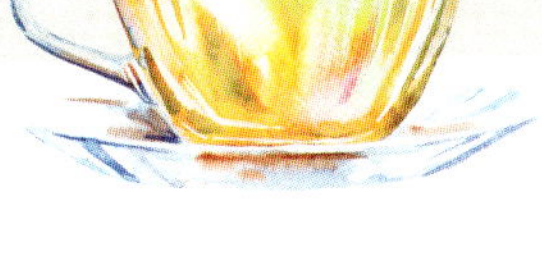

Video: Der Giersch

Vogelmiere – bei Regen schließt sie die Blüten

Die Vogelmiere ist eine verlässliche Wetterzeigerpflanze.

Die **Vogelmiere** (*Stellaria media*) findet man bereits zeitig im Frühjahr und ist bis zum Winterbeginn fast das ganze Jahr über eine wertvolle, stoffwechselanregende Pflanze. Ob im Garten oder in der Wildnis – sie ist als typische Bodendeckerpflanze überall zu finden. Gerade um solche Kräuter, die häufig und lange übers Jahr vorhanden sind, entwickelten sich gerne Bräuche und Bauernregeln. So ist etwa die Vogelmiere eine verlässliche Wetterzeigerpflanze. Wenn sie ihre kleinen, zierlichen Blüten schließt, dann naht bereits der Regen.

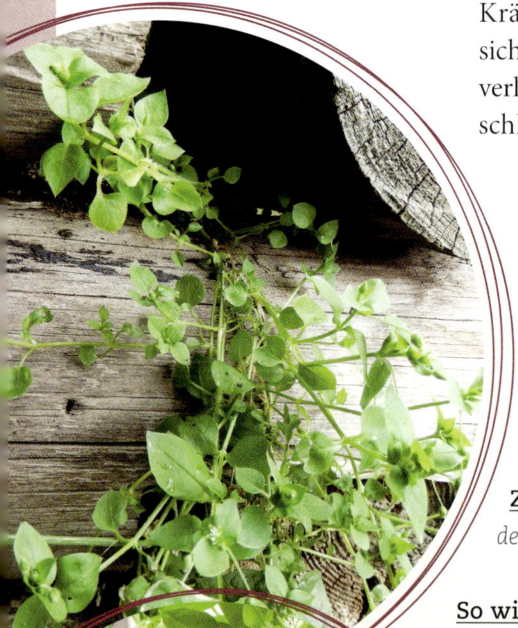

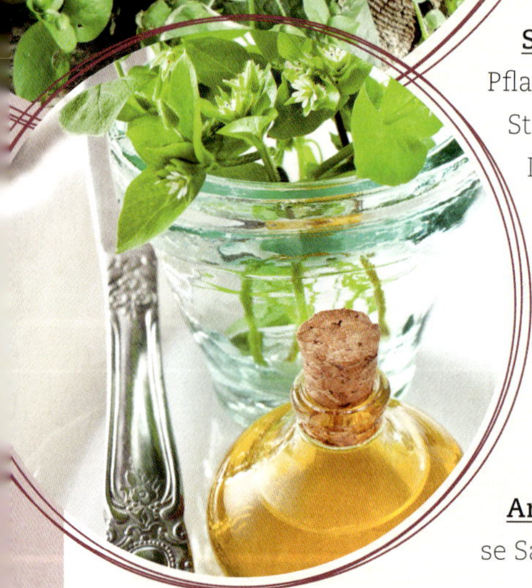

für die Haut

Vogelmieren-Salbe

Zutaten: *1 Tasse blühende Vogelmiere (Stellaria media), 1 EL Wacholderbeeren, 250 ml kalt gepresstes Öl, 10 g Bienenwachs*

So wird's gemacht: Man erntet von der blühenden Vogelmiere so viele Pflanzenteile, wie man in eine Kaffeetasse hineinbringt. Diese in kleine Stücke schneiden und die Wacholderbeeren mit dem Mörser aufdrücken. Das Öl bei niedriger Hitze am Herd erwärmen, die Vogelmiere sowie die Wacholderbeeren hinzugeben, 5 Minuten am Herd lassen, danach die Herdplatte abschalten und die Pflanzen im Öl über Nacht ziehen lassen. Am nächsten Tag abseihen, erneut am Herd bei mittlerer Temperatur erwärmen, das Bienenwachs zugeben, umrühren, bis es sich zur Gänze aufgelöst hat, und nun die fertige Salbe in kleine, verschließbare Behälter füllen.

Anwendung: Bei Juckreiz und gereizter, trockener, schuppiger Haut diese Salbe dünn auf die betroffenen Hautstellen auftragen.

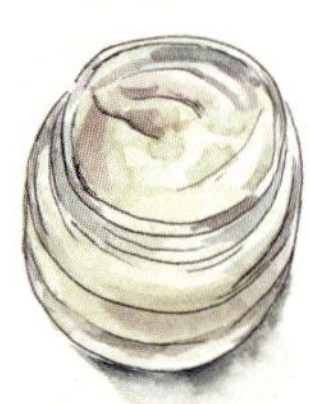

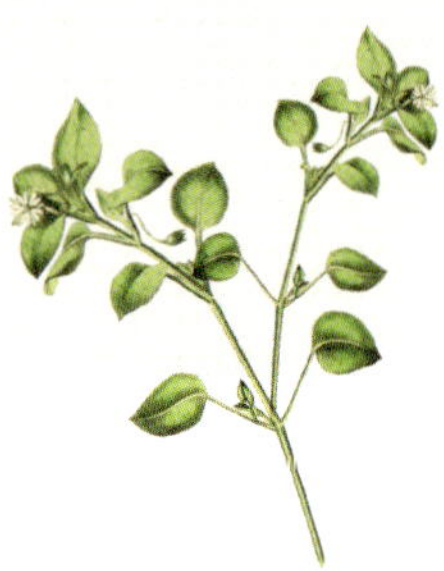

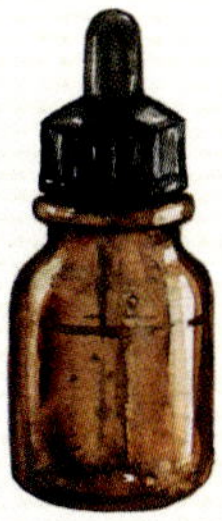

Vogelmieren-Tinktur

für den Cholesterinspiegel

Zutaten: *Vogelmiere (Stellaria media), Alkohol mind. 40 %ig (Obstbrand, Korn)*

So wird's gemacht: Man erntet von der blühenden Vogelmiere den ganzen Stamm mit der Blüte. Dies an einem sonnigen, trockenen Tag, wobei auch die beiden vorangegangenen Tage sonnig und trocken gewesen sein sollten, damit möglichst wenig Wassergehalt in der Pflanze ist, dafür aber eine hohe Dosis an Inhaltsstoffen. Man nimmt ein Glas, füllt die Hälfte davon mit den Pflanzenteilen an und gießt den Alkohol darüber, bis das Glas voll ist. Nun wird es verschlossen und für ca. 4 Wochen am Fensterbrett stehen gelassen. Man merkt, wenn der Inhalt fertig ist, da die Pflanzenteile im Alkohol ihre Farbe verlieren. Dann abseihen und in Flaschen füllen.

Anwendung: Bei Problemen mit dem Cholesterinspiegel am Morgen, zu Mittag und am Abend jeweils vor dem Essen 10 Tropfen der Vogelmieren-Tinktur in ¼ Liter laumarmem Wasser trinken.

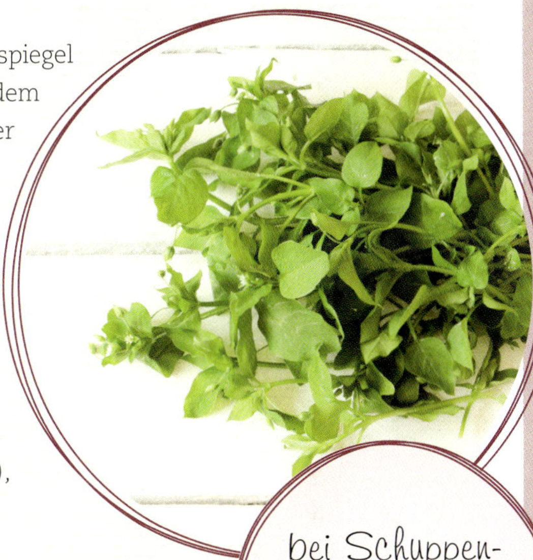

Vogelmieren-Umschläge

bei Schuppenflechte, Narben und für die Augen

Zutaten: *1 Handvoll frische Vogelmiere (Stellaria media), zur Blütezeit geerntet*

So wird's gemacht: Man nimmt eine Handvoll frische Vogelmiere inkl. Blatt und Blüte. Diese werden in einen Mörser gegeben und unter Zugabe von ein paar Tropfen Wasser zerstoßen, bis eine breiartige Masse entsteht.

Anwendung: Bei Schuppenflechte, Narben und Ekzemen gibt man diesen Brei direkt auf die betroffenen Hautstellen und lässt ihn oben, bis er ganz ausgetrocknet ist. Bei zu trockenen oder entzündenden Augen den Brei als Umschlag auf die geschlossenen Augen auftragen und für 10 Minuten einwirken lassen, danach wieder entfernen.

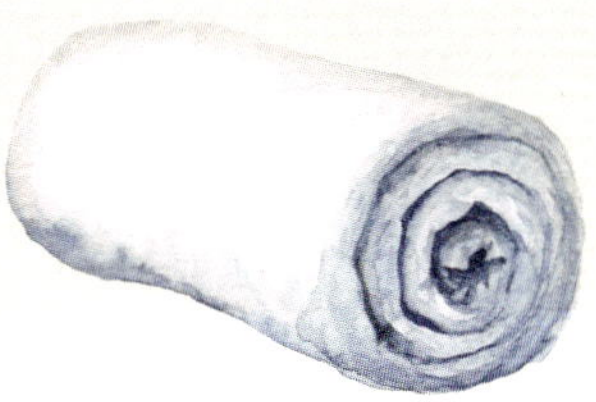

Die Brombeerblätter

Aufgrund des hohen Anteils an Gerbstoffen wurden Brombeerblätter gerne als Wundauflage verwendet.

Die **Brombeerblätter** (*Rubus sectio Rubus*) erntet man, noch ehe sich die Blüten zeigen. Es gibt verschiedene Arten von Brombeeren, die frischen oder getrockneten Blätter nimmt man von solchen, die möglichst wenig Stacheln haben. Aufgrund ihres hohen Anteils an Gerbstoffen wurden sie gerne als Wundauflage verwendet. Hierzu gab man die ganz frischen Blätter in ein Tuch und rollte mit dem Nudelholz ein paar Mal darüber, sodass sich der Saft aus den Blättern löste. Dann wurden die Blätter wieder aus dem Tuch genommen und direkt auf die Wunden gelegt.

Brombeerblätter-Wickel

gegen Flechten

Zutaten: *1 Tasse frische, junge Brombeerblätter (Rubus sectio Rubus), ebenso viel Milch*

So wird's gemacht: Die frischen, jungen Brombeerblätter klein schneiden. Die Milch mit den geschnittenen Brombeerblättern am Herd aufkochen, die Temperatur zurückschalten und den Topf für weiter 10–15 Minuten am Herd belassen, bis eine breiartige Masse entstanden ist.

Anwendung: Diesen nur mehr lauwarmen Brombeerblätter-Milchbrei bei Flechten, Schuppen oder kleinen Warzen direkt über die betroffenen Stellen geben, mit einem Tuch abdecken und für 20 Minuten wirken lassen.

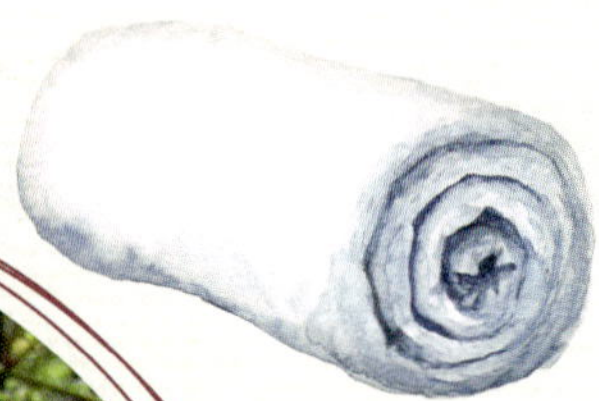

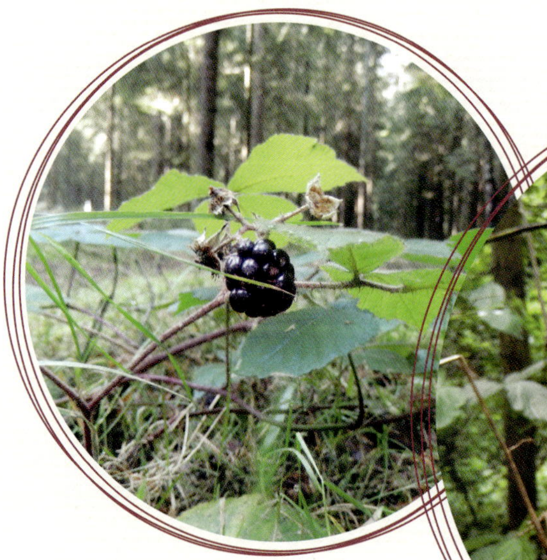

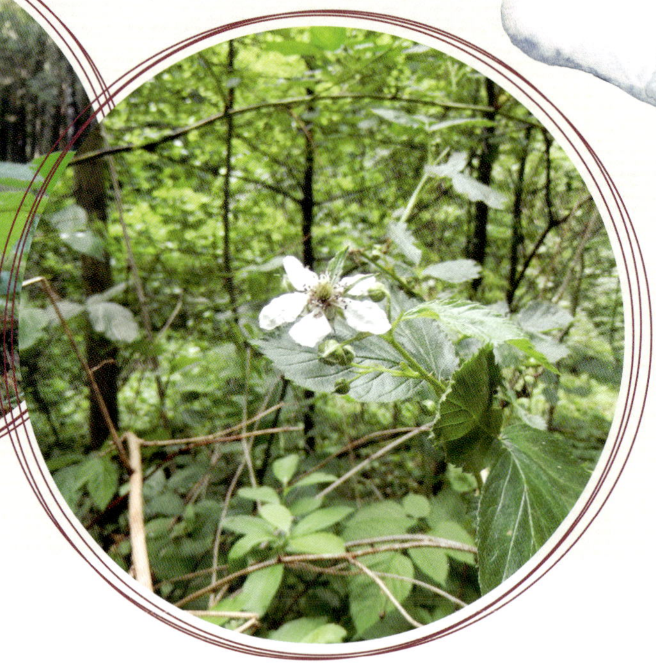

bei Hautproblemen

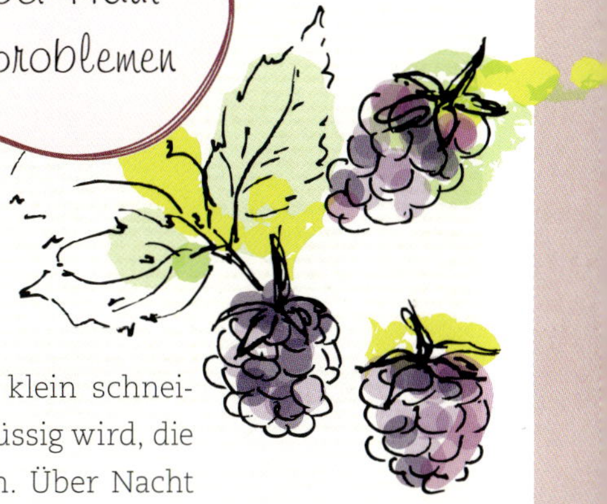

Brombeerblätter-Salbe

Zutaten: *1 Handvoll Brombeerblätter (Rubus sectio Rubus), ¼ Schweineschmalz*

So wird's gemacht: Die frischen, jungen Brombeerblätter klein schneiden. Das Schweineschmalz am Herd erwärmen, sodass es flüssig wird, die Brombeerblätter hinzugeben und die Herdplatte abschalten. Über Nacht rasten lassen und am nächsten Tag erneut erwärmen, bis das Schmalz flüssig ist, abseihen und die fertige Salbe in ein verschließbares Glas füllen.

Anwendung: Bei Hautproblemen wie Ausschlägen, Juckreiz, Rötungen oder trockener Haut die betroffenen Körperstellen am Abend vor dem Schlafengehen mit dieser Salbe dünn einschmieren und über Nacht wirken lassen.

für die Geburt

Brombeerblätter-Tee

Zutaten: *1 EL Brombeerblätter mit Blüten (Rubus sectio Rubus), ½ l Wasser*

So wird's gemacht: Die Brombeerblätter und -blüten zur Blütezeit bei sonnigem und trockenem Wetter sammeln, mit abgekochtem, warmem Wasser übergießen und 10 Minuten ziehen lassen, dann abseihen.

Anwendung: Die Brombeerblätter wirken muskelentspannend, speziell im Unterleib, sowie blutreinigend. Zur Geburtsvorbereitung 4 Wochen vor dem Geburtstermin täglich 1–2 Tassen trinken.

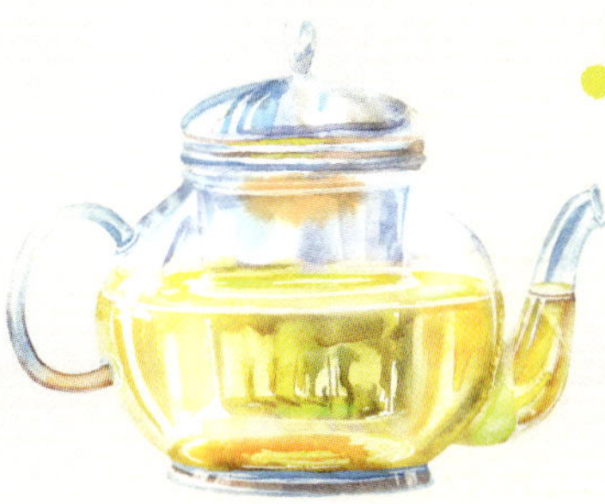

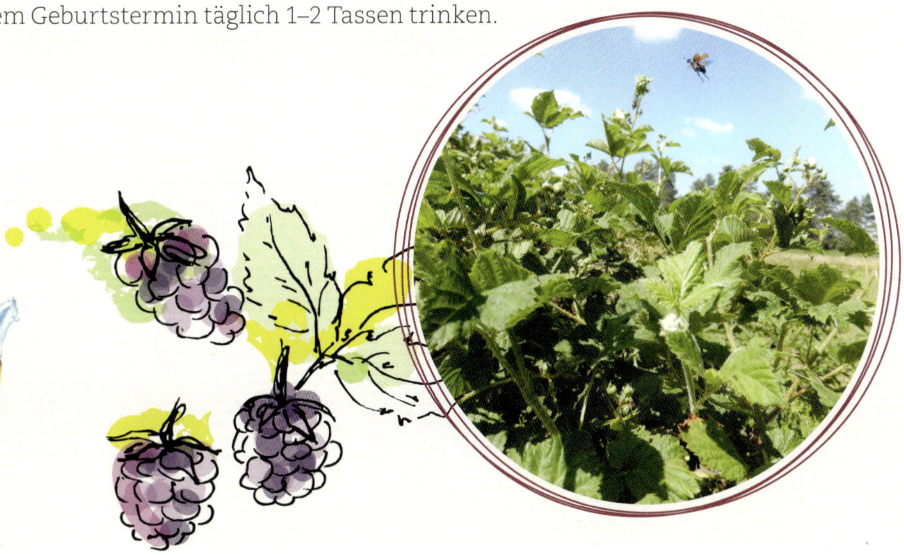

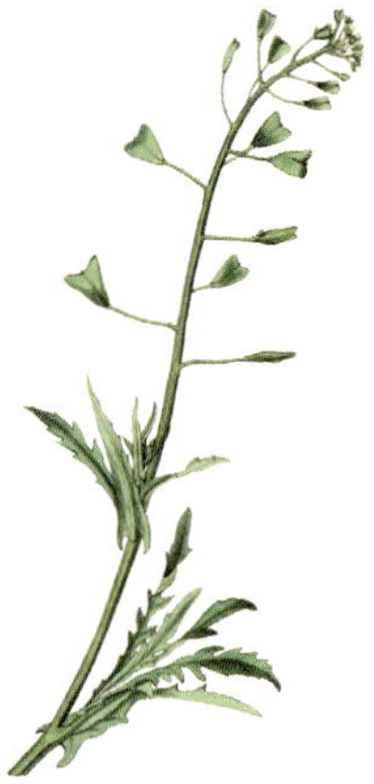

Die Pflanze zum Eindämmen des Geschlechtstriebs

Wenn Mädchen früher langsam in die Zeit der Pubertät kamen oder auch schon mittendrin waren und den Burschen mit ihren Augenaufschlägen die Köpfe verdrehten, ging die Mutter her und bereitete ihnen einen Tee aus **Hirtentäschel** und Honig zu. Dieser Tee sollte den Geschlechtstrieb der Mädchen eindämmen und ihnen dabei helfen, bis zu Vermählung ihre Jungfräulichkeit zu bewahren.

soll Geschlechtstrieb dämpfen

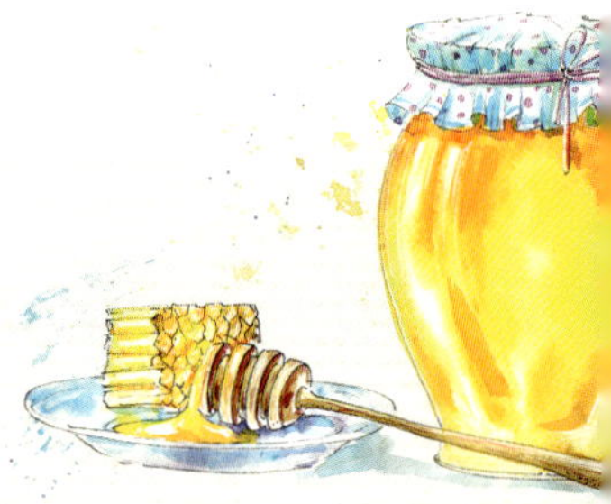

Hirtentäschel-Honig

Zutaten: *5 EL Hirtentäschel (Capsella bursa-pastoris), 250 g Honig*

So wird's gemacht: Die Pflanze zum Zeitpunkt der Blüte an einem trockenen, sonnigen Tag ernten, zerkleinern und in ein verschließbares Glas geben. Mit dem Honig übergießen und für 1 Woche stehen lassen. Der Hirtentäschel-Honig muss nicht abgeseiht werden, die Pflanzenteile schmecken gut und können mitgegessen werden.

Anwendung: Um den Geschlechtstrieb zu dämpfen, wurde täglich vor dem Zubettgehen oder vor dem Fortgehen auf Feste oder Feierlichkeiten ein Esslöffel von diesem Hirtentäschel-Honig verabreicht.

für den Blutdruck und bei Rheuma

Hirtentäschel-Tee

Zutaten: *1 TL Hirtentäschel (Capsella bursa-pastoris), ¼ l Wasser*

So wird's gemacht: Beim Hirtentäschel können für den Tee alle Pflanzenteile verwendet werden. Das Kraut zerkleinern, mit dem abgekochten, jedoch nur mehr warmen Wasser übergießen und 4–5 Minuten ziehen lassen, danach abseihen.

Anwendung: Bei zu starker Monatsblutung, bei Neigung zum Nasenbluten, bei Gicht und Rheuma sowie zum Ausgleich bei Blutdruckdisharmonien täglich 2–3 Tassen des Hirtentäschel-Tees schluckweise über den Tag verteilt trinken.

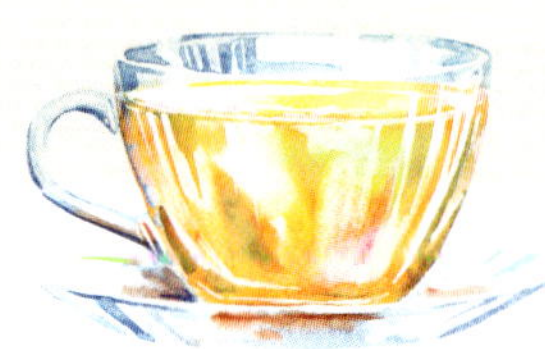

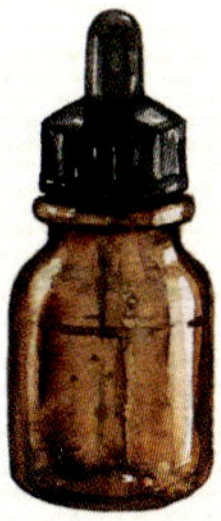

Hirtentäschel-Tinktur

bei Nasenbluten und Venenproblemen

Zutaten: *1 Tasse Hirtentäschelkraut (Capsella bursa-pastoris), 1 Tasse Alkohol mind. 40 %ig*

So wird's gemacht: Das Hirtentäschelkraut an einem sonnigen, trockenen Tag ernten, wobei auch die beiden vorangegangenen Tage sonnig und trocken gewesen sein sollten, damit möglichst wenig Wassergehalt in der Pflanze und dafür eine hohe Dosis an Inhaltsstoffen gegeben ist. Das Hirtentäschelkraut zerkleinern und in ein verschließbares Glas geben, mit dem Alkohol übergießen. Es sollen alle Pflanzenteile gut mit Alkohol bedeckt sein. Man nimmt ein Glas und füllt die Hälfte davon mit den Pflanzenteilen an, darüber gießt man den Alkohol, bis das Glas voll ist. Nun wird es verschlossen und für ca. 4 Wochen am Fensterbrett stehen gelassen. Die Tinktur ist fertig, wenn die Pflanzenteile im Alkohol ihre Farbe verlieren. Dann abseihen und in Flaschen füllen. Diese Tinktur kann auch mit getrocknetem Kraut gemacht werden.

Anwendung: Bei Venenproblemen die Beine 2–3 Mal täglich damit massieren oder die Tinktur in eine Sprühflasche geben und die Beine damit besprühen.

Bei Nasenbluten ein paar Tropfen der Tinktur auf einen Wattebausch geben und diesen leicht in die Nase stecken oder ein wenig davon auf die Nase geben. Aufgrund des Alkohols soll die Tinktur nicht in die Augen geraten! Bei Blutdruckproblemen täglich 3 Mal 30 Tropfen in ¼ Liter lauwarmem Wasser trinken.

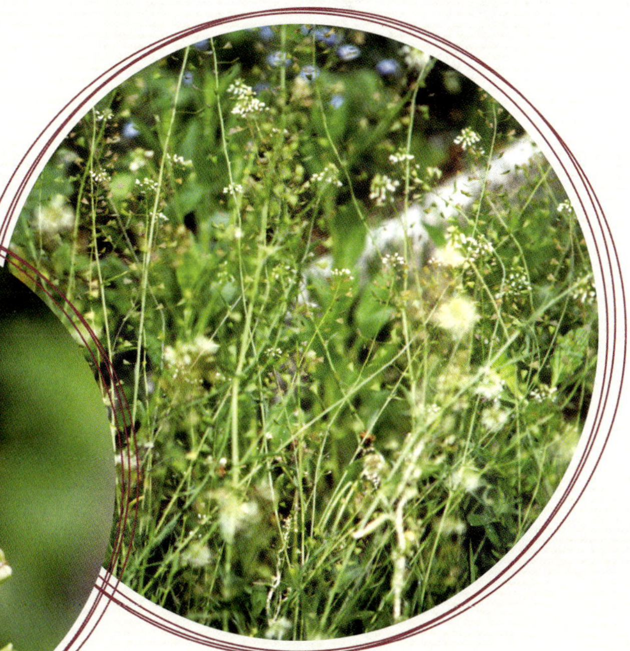

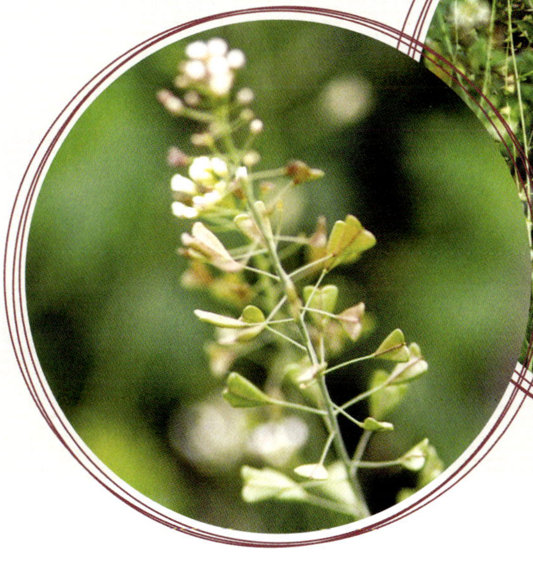

Tontopf in der Wiese

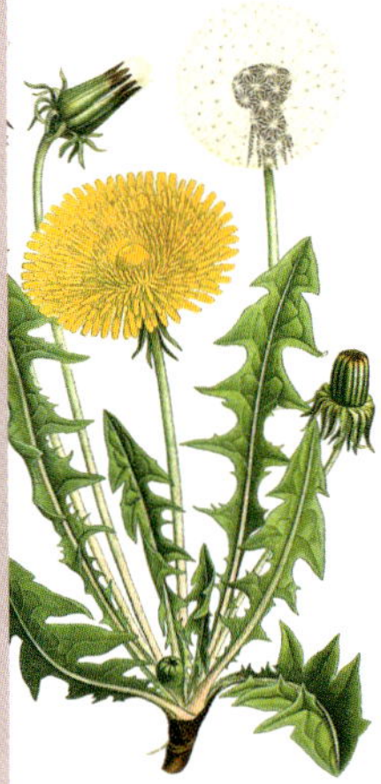

Eine einfache Methode für einen schnellen köstlichen Salat ist eine Aktion mit einem Tontopf. Die **Löwenzahnblätter** schmecken im Frühling sehr mild, im späteren Jahresverlauf werden sie jedoch bitter. Um sie mild und lieblich zu erhalten und dennoch in den Genuss ihrer leberanregenden Inhaltsstoffe zu kommen, nimmt man einfach einen Tontopf mit einem kleinen Loch am Boden, wie es Blumentöpfe aus Ton meist haben, geht in die Wiesen und stellt diesen mit dem Boden nach oben über eine Löwenzahnpflanze. Nach 2–3 Tagen gibt man den Topf wieder weg und nun befinden sich darunter hellgrüne oder gelbgrüne köstliche Löwenzahnblätter für den Mittagssalat.

Löwenzahnstiele für die Frau Nachbarin

Eine Gastwirtin erzählte folgende Geschichte aus ihrer Kindheit: Die Großmutter war schon vor ihrer Geburt verstorben, doch die Frau Nachbarin, sie hatte selbst keine Kinder, war sozusagen der Großmutterersatz. Durch den Gasthof hatten ihre Eltern wenig Zeit für sie und ihre beiden Geschwister, so verbrachten die Kinder viele Stunden bei der Nachbarin. Gemeinsam kochten sie einen Löwenzahnblütenhonig, ernteten Kräuter für den Spinat oder sammelten die verschiedensten duftenden Wiesenpflanzen für den Wintervorrat des Haustees mit viel Kamille und **Löwenzahn** drinnen. Die Jahre vergingen, die nunmehrige Gastwirtin ging mittlerweile bereits zur Schule, doch nach wie vor lief sie jeden Tag nach der Schule zur Nachbarin und half ihr ein wenig, das Holz in die Stube zu tragen, genoss es, mit ihr die Zeit zu verbringen, und aß auch oft bei ihr zu Mittag.

Eines Tages, als beide genüsslich beim Mittagessen saßen, ereilte die betagte Frau ein Galleanfall. Geschockt lief das Mädchen schnell in die Gaststube der Eltern, um ihre Mutter zu Hilfe zu holen. Diese hatte zur Mittagszeit alle Hände voll zu tun, ließ aber alle Gäste warten und eilte mit der Tochter zur Nachbarin, die im Gesicht kreidebleich war und sich den Oberbauch vor Schmerzen hielt. Die Mutter wollte schnell einen Gast um den Herrn Doktor, eine gutmütigen jungen Mann, schicken. Doch die Nachbarin hatte ihr ganzes Leben noch keinen Arzt gebraucht und große Angst davor, vielleicht ins Krankenhaus geschickt zu werden. So lehnte sie jegliche Hilfe ab. Sie bat lediglich um eine Handvoll Löwenzahnstiele, diese wollte sie zuerst probieren. Voll Sorge lief das Schulmädchen in Windeseile auf die Wiese, auf der sie mit der alten Frau eben erst die Blüten für den Löwenzahnhonig gesammelt hatte, und brachte ihr die Handvoll Löwenzahnstiele. Die Nachbarin aß in ihrem Schmerz die herben Stiele allesamt auf. Und wirklich – nach einer halben Stunde besserten sich ihre Schmerzen. Drei Tage lang brachte das besorgte Mädchen der Frau jeden Tag zehn **Löwenzahnstiele**, welche die Frau sofort zur Gänze aß. Danach nahm sie nur mehr drei Stiele täglich zu sich, die nächste Woche jeden Tag zwei Stiele und danach einen Stiel täglich, bis es ihr wieder gut ging. Von nun an machte die Nachbarin jedes Jahr im Frühling eine Kur mit den Löwenzahnstielen.

Löwenzahn-Tee

Zutaten: *2 EL junge, frische Löwenzahnblätter (Taraxacum officinale), 1 l Wasser*

So wird's gemacht: Die jungen, frischen Löwenzahnblätter mit dem abgekochten, warmen Wasser übergießen, 4–5 Minuten ziehen lassen und anschließend abseihen. Die Blätter können ein zweites Mal für einen Tee verwendet werden.

Anwendung: Diesen verdauungsanregenden und entwässernden Tee schluckweise morgens, vormittags und bis zum frühen Nachmittag trinken.

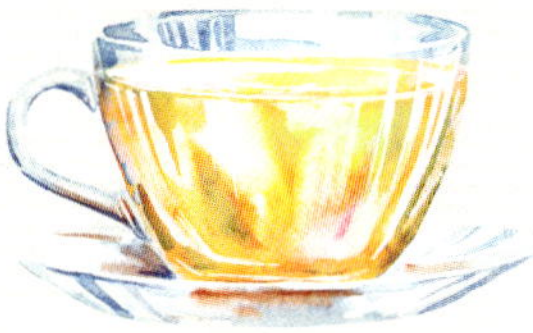

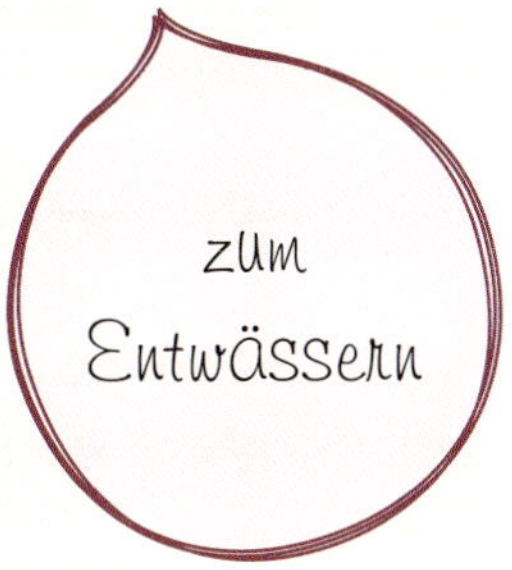

Löwenzahnblüten-Honig

Zutaten: *2 gehäufte Doppelhände Löwenzahnblüten (Taraxacum officinale), 1 kg Zucker, 1 unbehandelte Zitrone, 1 l Wasser*

So wird's gemacht: Die Blütenköpfe waschen und mit der in Stücke geschnittenen Zitrone im Kochtopf ganz langsam zum Köcheln bringen. Den Topf vom Herd nehmen und über Nacht rasten lassen. Am nächsten Tag den Inhalt durch ein Sieb gießen und den Saft in einem Topf auffangen. Die Blüten ganz fest auspressen. In den Sud 1 kg Naturzucker einrühren und ca. 1 Stunde auf kleiner Flamme bei oftmaligem Umrühren köcheln lassen. Der Löwenzahnhonig ist dann fertig, wenn ein dicklicher Sirup entstanden ist. Diesen rasch in saubere Gläser abfüllen, da er beim Auskühlen noch weiter eindickt.

Anwendung: Den Löwenzahnhonig haben wir in den Tee zum Süßen, auf das Butterbrot beim Frühstück gegeben oder einfach so mit einem Löffel gegessen.

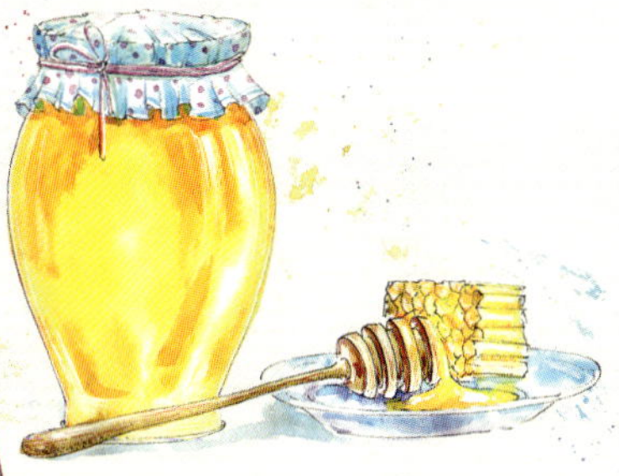

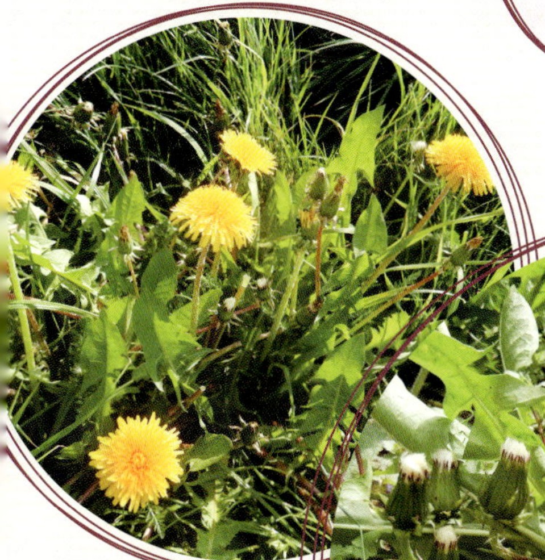

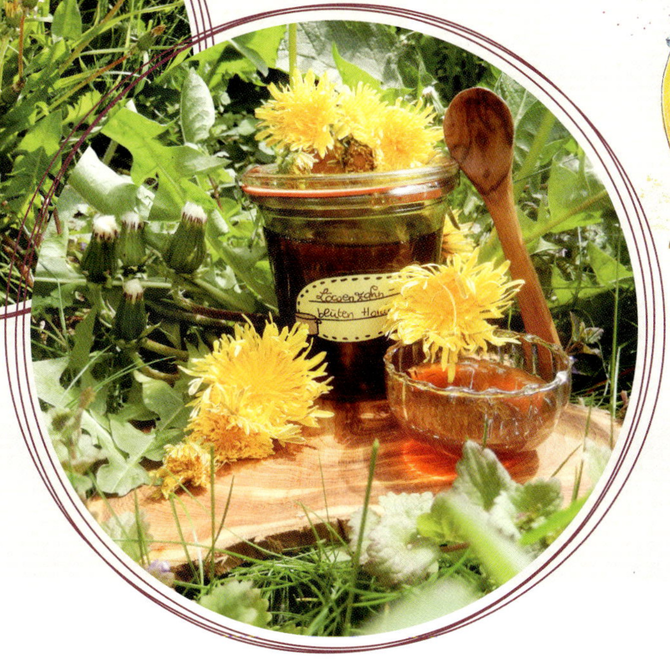

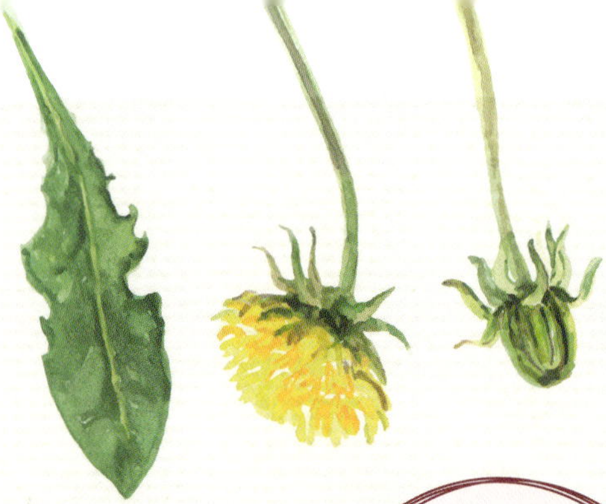

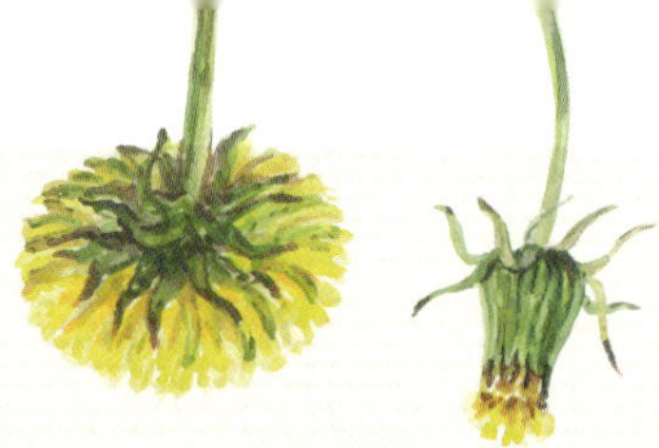

zur Leberanregung und für die Verdauung

Löwenzahnstiele essen

Zutaten: *Stiele des Löwenzahns (Taraxacum officinale)*

So wird's gemacht: Vom blühenden Löwenzahn pflückt man einen Stiel.

Anwendung: Als leber- sowie verdauungsanregende Kur isst man jeden Tag einen frischen Löwenzahnstiel, sobald der Löwenzahn blüht. Dies macht man, solange die Löwenzahnblüte dauert, nämlich ca. 2 Wochen.

Löwenzahnknospen naschen

Zutaten: *1 Tasse Löwenzahnknospen (Taraxacum officinale), 1/8 l Wasser, 300 ml Essig, 1 TL Speiseöl, 1 Prise Salz*

So wird's gemacht: Man erntet eine Tasse voll kleiner, frischer Löwenzahnknospen am Morgen eines sonnigen Tages. Die Knospen mit dem Salz in ein verschließbares Glas geben. Das Wasser mit dem Essig und dem Speiseöl am Herd aufkochen und sofort über die Löwenzahnknospen im Glas leeren. Das Glas schnell verschließen und auf den Kopf gestellt auskühlen lassen. Danach mindestens 2 Wochen reifen lassen, ehe sie gegessen werden.

Anwendung: Für die Verdauung, zur Entschlackung und zur Leberanregung diese eingelegten Löwenzahnknospen in Salate, in Aufstriche sowie einfach auf ein Butterbrot geben und essen.

eingelegt zur Entschlackung

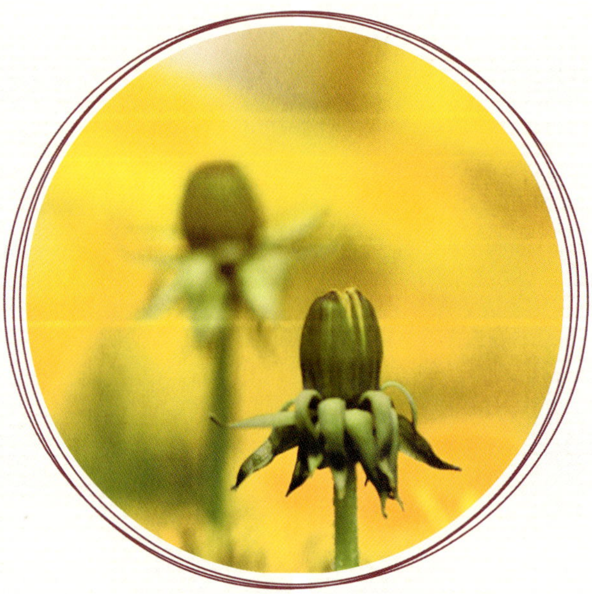

Wie die Pflanzen zu ihren Namen kamen

Für uns ist es heute selbstverständlich, dass jede Pflanze ihren Namen hat und einer Pflanzenfamilie zugehört. So lange ist dies eigentlich noch gar nicht der Fall. Erst um 1750 führte Carl von Linnè ein System zur Benennung der Pflanzen ein, so wie wir es heute kennen. Pflanzen werden Pflanzenfamilien zugeordnet, so wie wir Menschen einer Familie. Durch unsere moderne Genforschung bilden wir die Pflanzenfamilien gerade neu um, erkennen wir neue Zusammengehörigkeiten, die dem freien Auge verborgen geblieben sind. Vor der einheitlichen Namensgebung fand man kleinräumige Namen für die Pflanzen, wie etwa „Hirslbeen" für die Knackerdbeere oder „Gumeri" für die Gundelrebe. Kommt eine Pflanze in vielen Regionen vor wie der Holunder, der Wacholder, die Rose oder der Beifuß, dann sind die Namen für dieses Gewächs sehr einheitlich. Handelt es sich jedoch um eine eher selten vorkommende Art, dann findet man für sie eigene, sogenannte kleinregionale Namen. In alten Büchern, Berichten oder Rezepten zu Kräuteranwendungen ist es oft schwierig, die Pflanzen aufgrund der regionalen Namen richtig zuzuordnen. Wenn uns Menschen regionale Pflanzennamen mitteilen, wäre es wichtig, diesen mitsamt Ortsangaben niederzuschreiben. Irgendwann erinnert sich niemand mehr an die örtlich kreierten Namen, und so werden alte Rezepte und Bücher schwer lesbar.

Pflanzen werden Pflanzenfamilien zugeordnet, so wie wir Menschen einer Familie.

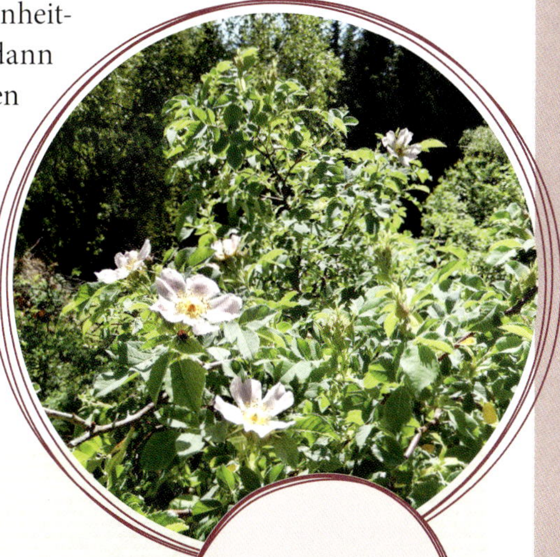

bei Verspannungen

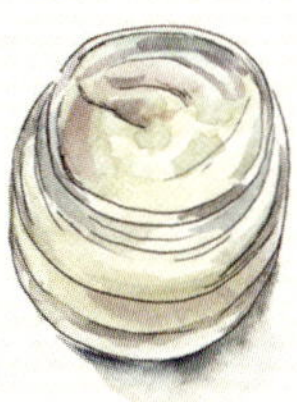

Wildrosenblüten-Salbe

Zutaten: *5 EL Wildrosenblüten (Rosa), 100 ml kalt gepresstes Öl (Olivenöl, Sonnenblumenöl), 5 g Bienenwachs*

So wird's gemacht: Die Wildrosenblüten an einem sonnigen, trockenen Tag sammeln, wobei es auch am Vortag nicht geregnet haben sollte. Die Blüten in ein verschließbares Glas geben, mit dem Olivenöl übergießen und geschlossen mindestens 28 Tage – einen Mondzyklus lang – reifen lassen. Danach abseihen und das Wildrosenöl am Herd erwärmen, das Bienenwachs hinzugeben, sobald dieses geschmolzen ist, und die fertige Salbe rasch in Tiegel füllen.

Anwendung: Mit dieser Salbe bei Verspannungen die betroffene Körperstelle gefühlvoll einmassieren.

Holunderblätterjauche gegen Wühlmäuse

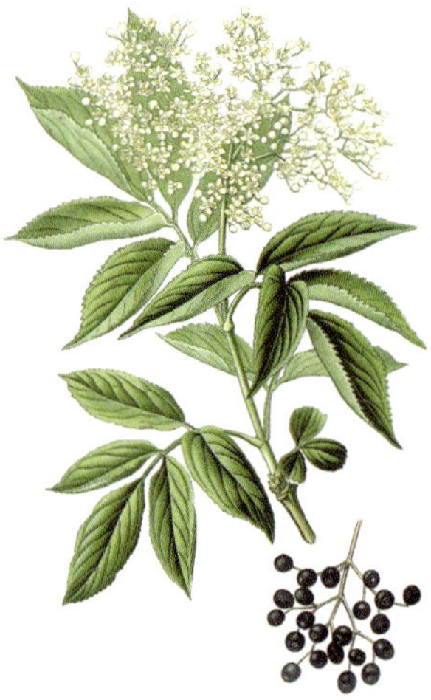

„Meine schwangere Großmutter fand bei einem Ehepaar Aufnahme, das kinderlos geblieben war. Auch der kleine Junge, den sie gebar, fand bei ihnen ein Heim. Sie hatten sich diese Aufnahme jedoch schwer zu erarbeiten, hatten zu tun, was das Ehepaar von ihnen verlangte, dafür sollte die Großmutter schlussendlich das kleine Grundstück, das Häuschen erben. Ein Bauer erlaubte ihr, ganz am Rand eines seiner Felder etwas Gemüse anzubauen. Karotten, Petersilie, Kraut, Rüben. Eines Tages ging die Großmutter wieder zu jenem Feld, um sich etwas von dem Gemüse zum Kochen zu holen, als sie erschüttert feststellte, dass sich Wühlmäuse an ihren Feldfrüchten erfreuten. Die Großmutter lief zu dem Bauern, der ihr die Anbaufläche zur Verfügung gestellt hatte, und erzählte ihm von ihrem Problem. Dieser meinte, sie solle zum Waldrand, zu den Holundersträuchern gehen, sich zwei Hände voll **Holunderblätter** holen, diese mit Wasser bedecken und stehen lassen, bis sich die Blätter aufzulösen begännen. Dies solle sie in die Gänge der Wühlmäuse gießen. Die Holunderblattjauche rieche derart unangenehm, dass sogar die Wühlmäuse davor Reißaus nähmen.

Die Großmutter folgte sofort dem Rat des Bauern. Es dauerte nur einige Tage, bis die Jauche fertig war, bis dahin war jedoch die halbe Gemüseernte von den Wühlmäusen aufgefressen worden. Doch nachdem die Großmutter die Jauche in die Gänge gegossen hatte, wurde der Fraßverlust weniger. Von nun an goss sie immer etwas von der Jauche über die Pflanzen, damit ja keine Wühlmaus auf die Idee kam, diese als Abendessen zu genießen …

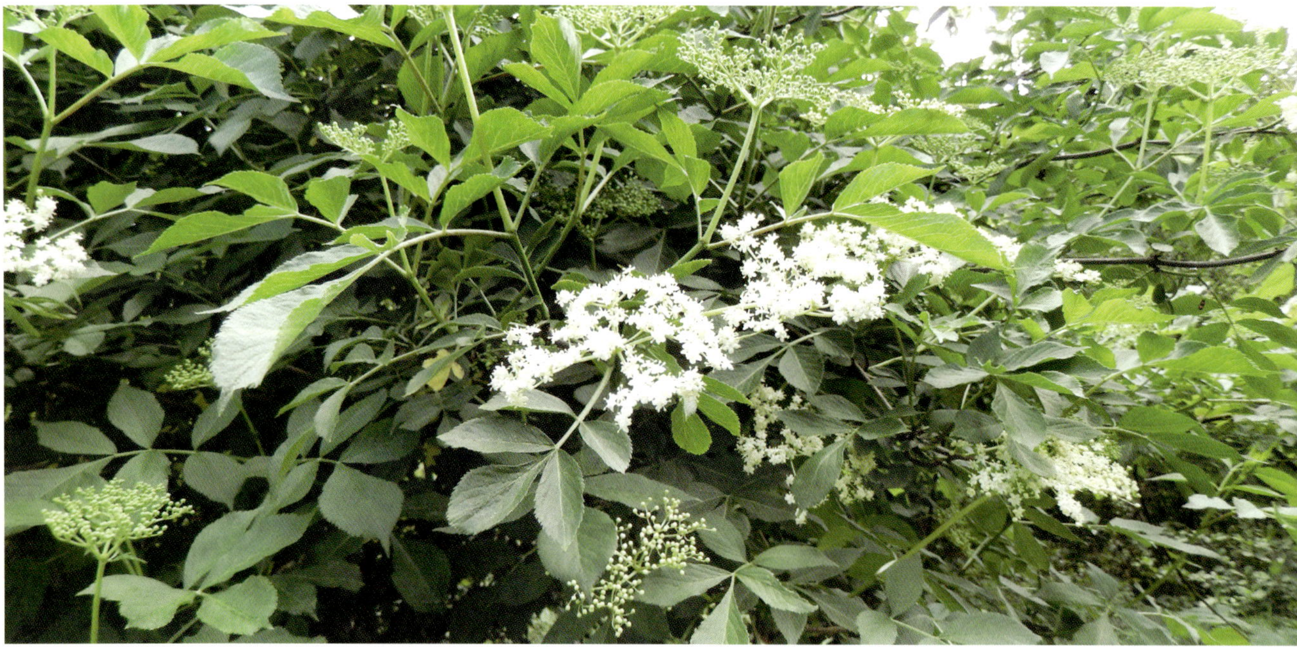

Holunder-Stärkungstrunk

zur Blutreinigung bei müden Augen

Zutaten: *1 Handvoll Holunderblätter (Sambucus nigra), im Frühling gesammelt, 1 l Wasser*

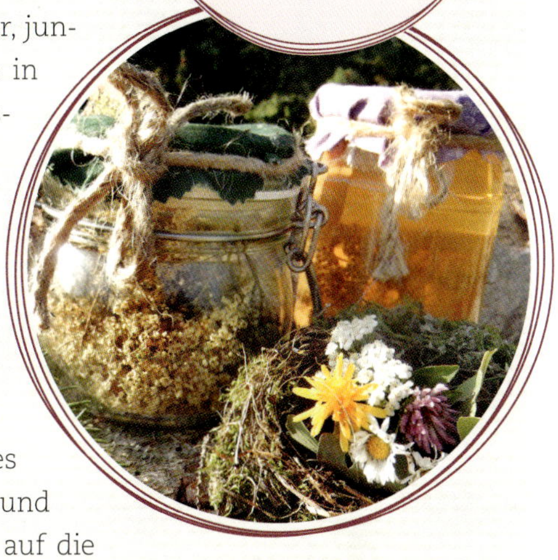

So wird's gemacht: Man erntet eine Handvoll frischer, junger Blätter des Schwarzen Holunders, schneidet sie in kleine Stücke und kocht sie gemeinsam mit dem Wasser am Herd auf. Für weitere 10 Minuten köcheln lassen, danach abseihen. Holunderblätter werden niemals roh gegessen, sondern wie die Beeren stets gekocht.

Anwendung: Von diesem blutreinigenden Stärkungstrunk täglich eine Tasse warm trinken. Bei müden Augen nimmt man ein Leinentuch, taucht es in den handwarmen Tee ein, presst es ordentlich aus und legt diesen Holunder-Tee-Umschlag für 15 Minuten auf die geschlossenen Augen.

Holunderblüten-Umschläge

gegen Beulen und bei Unterkühlung

Zutaten: *1,5 Handvoll Holunderblätter (Sambucus nigra), ¼ l Schweineschmalz*

So wird's gemacht: Man erntet eine Handvoll junger, frischer Holunderblüten, gibt die ganzen Blätter in einen Topf mit dem Schweineschmalz und lässt dies am Herd ein Mal aufkochen. Den Topf vom Herd nehmen und die Blätter mit dem Schmalz zur Aufbewahrung in Gläser füllen.

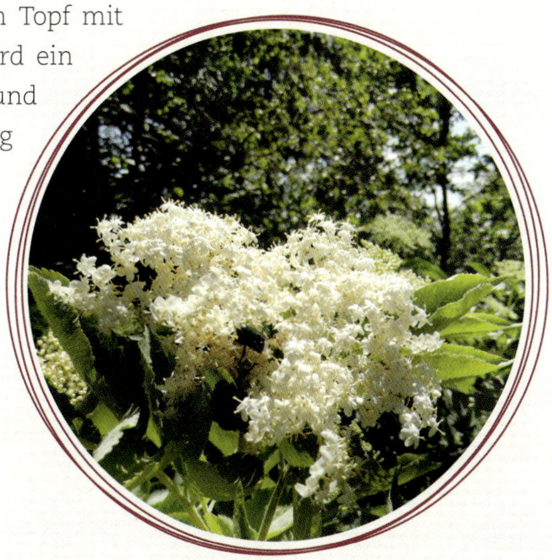

Anwendung: Bei Beulen oder Unterkühlung von Körperteilen auf die betroffenen Stellen diese schmalzigen Holunderblätter auflegen. Wer möchte, kann sie leicht erwärmen. Ein Tuch darübergeben und 20 Minuten einwirken lassen.

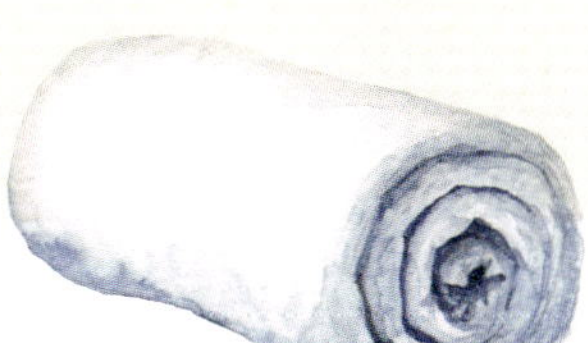

Ein kurzfristiges Baumhaus für den Jungen mit Höhenangst

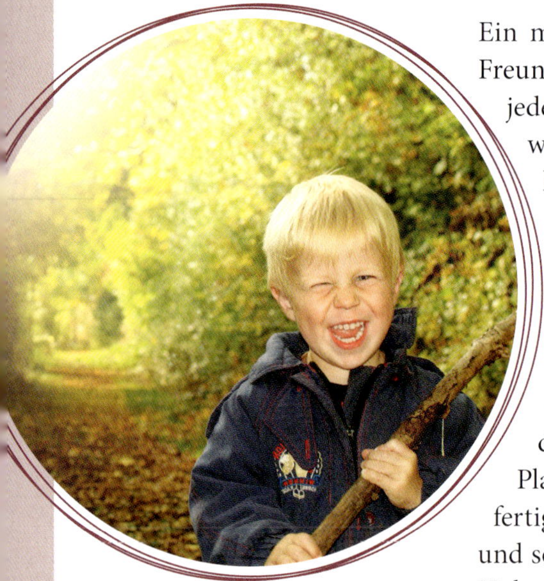

Ein mir bekannter Junge aus Oberösterreich litt an Höhenangst. Sein Freund hatte mithilfe seines Vaters gerade ein Baumhaus gebaut, das jeder seiner Mitschüler sehen wollte. Der Junge mit der Höhenangst wäre so gerne auch einmal im Baumhaus gewesen, doch es war zu hoch oben. Traurig durchstreifte er den Wald nahe seinem Elternhaus. Am Rückweg blieb sein Blick auf einer uralten, mächtigen Holunderstaude hängen. Das war die Lösung! Ab einem gewissen Alter vergreist der Holunder und gibt dadurch eine trichterartige Verzweigung frei – und eben genau der Anblick löste in dem Jungen die Idee für ein Baumhaus im Holunder aus. Sofort machte er sich ans Werk, zimmerte sich geschickt einen Boden, verkleidete die trichterförmigen Äste des Holunders als Wände, oben noch eine Platte darauf und nach ein paar Tagen war das ersehnte Baumhaus fertig. Der Nachteil des Holunderholzes ist seine geringe Belastbarkeit, und so hielt das Baumhaus den Herbststürmen nicht stand, die Äste des Holunders brachen und das Baumhaus fiel – die paar Zentimeter Höhe auf den Erdboden hinunter …

Holunderwurzel-Tee

entwässert, auch bei Fettleibigkeit und Schwermut

Zutaten: *1 Handvoll Wurzeln des Holunders (Sambucus nigra), 1 l Weißwein (es kann statt des Weines auch Wasser genommen werden)*

So wird's gemacht: Die jungen Seitenwurzeln des Holunders in kleine Stücke schneiden, in den Wein geben und über Nacht ziehen lassen. Am nächsten Tag am Herd für 10 Minuten erwärmen, abseihen und in Flaschen füllen.

Anwendung: Bei Fettleibigkeit, Schwermut und zur Entwässerung davon 2 Wochen täglich in ein ¼-Liter-Glas 2–3 cm von dem Tee hineingeben, mit Wasser auffüllen und trinken.

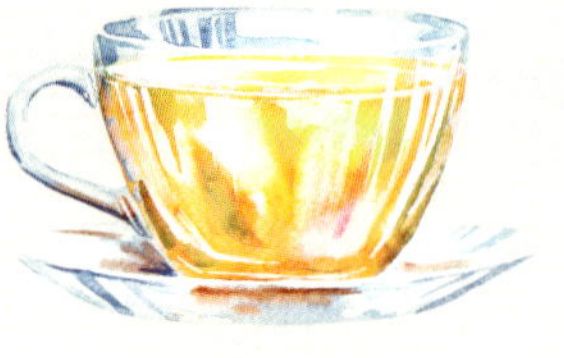

Drei Mal auf das (Holunder)-Holz klopfen

Der Holunder galt nicht nur seit Langem mit allen seinen Pflanzenteilen als eigene Hausapotheke, sondern auch als Wächter und Beschützer für die Hausbewohner. Er liebt stickstoff- und kalkreiche Orte und wächst dadurch liebend gerne an Plätzen, wo Menschen und Hausmauern sind. Den Leuten fiel dies auf und sie assoziierten, dass es eine ganz besondere Pflanze sein müsste, und ernannten den Holunder kurzerhand zur *Hausgeistpflanze*. Sie passte auf, dass im Haus alle gesund blieben. War es jedoch der Fall, dass ein Mitglied der Familie krank wurde, dann ging die Bäuerin zum Holunder vor dem Haus und klopfte drei Mal an dessen Stamm. Damit weckte sie den Hausgeist auf und machte ihn darauf aufmerksam, dass er nicht wachsam gewesen war und sich kümmern sollte, dass das Familienmitglied wieder gesund würde …

War es der Fall, dass ein Mitglied der Familie krank wurde, dann ging die Bäuerin zum Holunder vor dem Haus und klopfte drei Mal an dessen Stamm.

bei Grippe, Bronchitis und Lungenkrankheiten

Holunderblüten-Tee

Zutaten: *1 Handvoll Holunderblüten (Sambucus nigra), frisch oder getrocknet, 1 l Wasser*

So wird's gemacht: Die Holunderblüten an einem sonnigen, trockenen Tag ernten, wobei das Wetter auch am Vortag so gewesen sein soll. Das Wasser abkochen, etwas abkühlen lassen und über die Blüten gießen. 5 Minuten ziehen lassen und abseihen.

Anwendung: Bei Bronchitis, Grippe, Husten, Lungenentzündung im Anfangsstadium von dem Tee 2–3 Tassen täglich warm trinken.

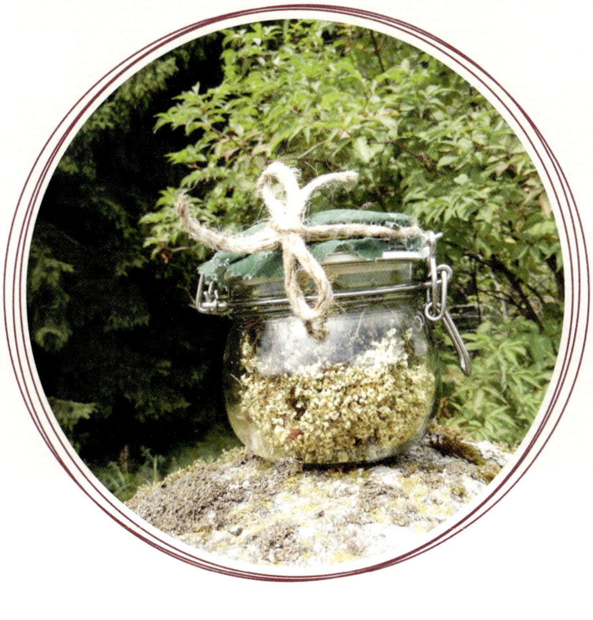

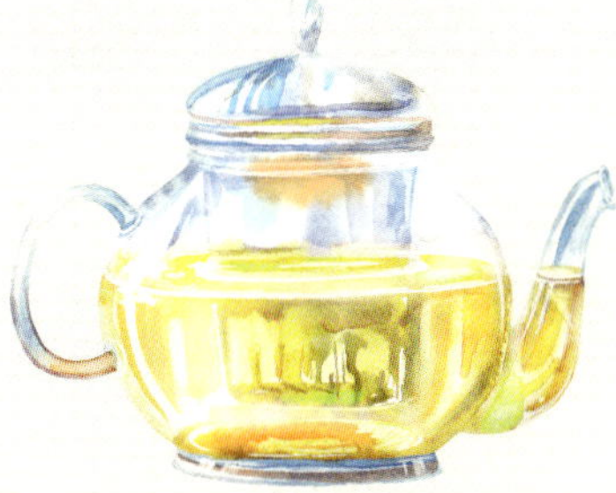

Der Schönheitstipp der Lavendelfrau

Jede Region hat ihre Hochzeitsbräuche. Aus Tannenreisig oder Buchsbaum wurde bei uns im Waldviertel ein Türkranz gebunden, darin viele weiße Rosen zum Zeichen der Jungfräulichkeit waren. Unter diesem Kranz erfolgte die Verabschiedung der Braut von ihrem Elternhaus. Früher war damit für sie oft eine Reise ins Ungewisse verbunden, kannte sie doch das neue Zuhause nicht und wusste sie auch nicht, wie sie aufgenommen werden würde.

Mancherorts stellte man einen Brautbaum auf, an dem viele kleine Zettel mit lauter guten Wünschen oder persönlichen Worten aufgehängt wurden. Danach erhielten die Hochzeitsgäste vor dem Elternhaus eine Kleinigkeit zu essen und trinken. Nach Kriegsende hatten die Leute kaum Nahrung, doch für solche Feste wurde auch das Wenige im Haus mit den Gästen geteilt, ging es doch eher um das Zusammensein und nicht vordergründig um das Essen.

Eine Frau erzählte, als sie einst heiratete und alle Gäste vor dem mit farbenfrohen Bändern und Sprüchen geschmückten Brautbaum versammelt waren, kam zufällig eine *Lavendelfrau* den Berg zum Hof hinauf. Diese trug ein farbenprächtiges Gewand, das ihre lange, dunkle Haarpracht noch mehr zur Geltung brachte, und hatte einen handgeflochtenen Korb mit Unmengen von Lavendelbuschen bei sich. Sie ging von Ort zu Ort, von Haus zu Haus, um die Sträuße zu verkaufen. Zielgerichtet schritt die quirlige *Lavendelfrau* auf sie als Braut zu, streckte ihr einen Lavendelstrauß entgegen und meinte, sie solle diesen in ihrem neuen Heim aufhängen. Wenn sie einmal traurig wäre, dann solle sie daran riechen, der Duft würde ihre Trübsal wie im Flug vertreiben. Danach nahm die *Lavendelfrau* die Braut bei der Hand, ging mit ihr zum Kastanienbaum auf einer nahe gelegenen Wiese und nahm einen ganzen Blütenstand der **Kastanie** herunter. Sie erzählte der Braut, dass diese Kastanienblüten in ihrer fernen Heimat das Schönheitsmittel für die Haut der Frauen seien, beugte sich zu ihr hinüber und flüsterte ihr die Rezeptur ins Ohr, als wäre es ein besonders gehütetes Geheimnis… (*Rezept „Kastanienblütensole“ siehe nächste Seite*)

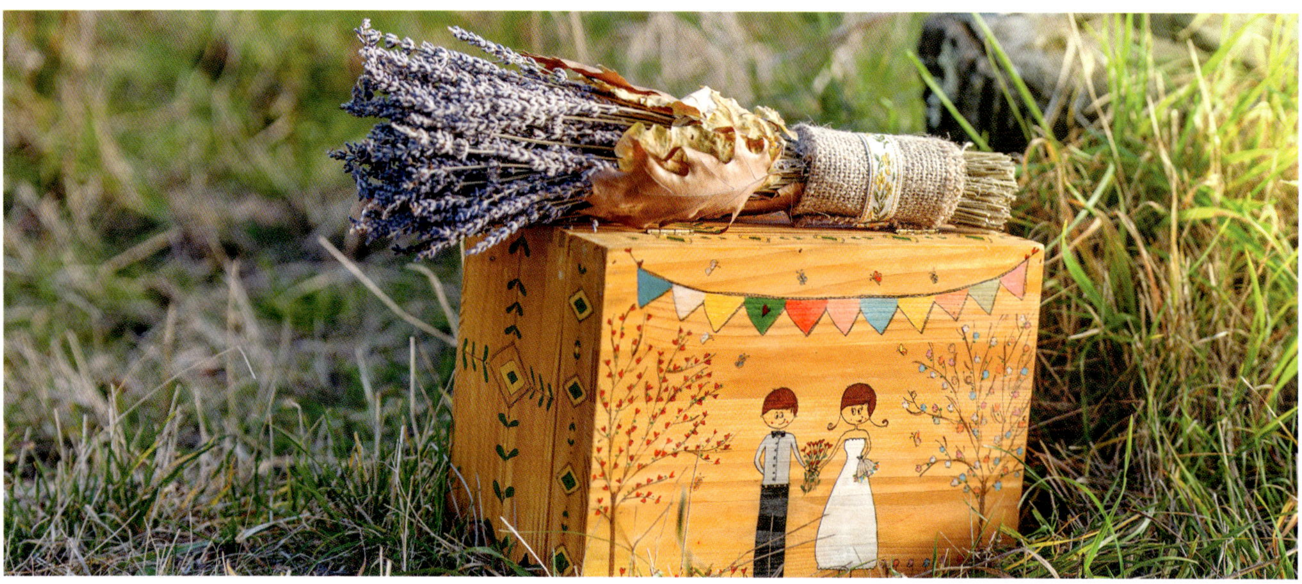

für Venen und zur Straffung der Haut

Kastanien-Salbe

Zutaten: *2 Handvoll Kastanienblüten (Aesculus hippocastanum), 1 l kalt gepresstes Öl (Olivenöl, Sonnenblumenöl), 5 g Bienenwachs*

So wird's gemacht: Die Kastanienblüten in ein verschließbares Glas geben, mit dem Öl übergießen und geschlossen mindestens 28 Tage – einen Mondzyklus – reifen lassen. Abseihen und am Herd erwärmen, das Bienenwachs hinzugeben, sobald dieses geschmolzen ist, rasch die fertige Salbe in Tiegel füllen.

Anwendung: Bei Hautunreinheiten, zur Hautstraffung oder bei Venenproblemen die Kastanienblüten-Salbe täglich morgens und abends liebevoll in die Haut einmassieren.

Kastanienblüten-Sole

Zutaten: *2 Stk. Kastanienblüten (Aesculus hippocastanum), 400 g grobes Salz, 1 l Wasser*

Und so wird's gemacht: Man schüttet das Salz in ein verschließbares Glas und gießt 1 Liter warmes Wasser darüber. Dann gibt man die Kastanienblüten hinein und lässt diese für 4–5 Tage ziehen. Filtern – und fertig ist das Schönheitsmittel. Hat man nicht so viel Salz zu Hause, kann man es auch mit weniger Salz zubereiten.

Anwendung: ¼ Liter dieser Kastaniensole in ein Vollbad geben. Das Salz öffnet und reinigt die Poren, die Kastanien wirken zusammenziehend und straffend. Diese Sole kann auch als Reinigungswasser für das Gesicht verwendet werden.

für eine schöne Haut

für die Venen

Kastanienblüten-Auszug

Zutaten: *2 Handvoll Kastanienblüten (Aesculus hippocastanum), ½ l 40 %iger Alkohol*

So wird's gemacht: Die Kastanienblüten bei sonnigem, trockenem Wetter sammeln und in eine Flasche geben. Mit dem Alkohol übergießen und die Flasche verschließen. Nun so lange stehen lassen, bis die Blüten ganz durchsichtig geworden sind. Dies dauert ungefähr 3–4 Wochen. Danach abseihen und in kleine Sprühflaschen füllen, damit er leicht in die Handtasche oder den Rucksack gesteckt werden kann.

Anwendung: Bei Venenproblemen oder zur Vorbeugung dieser mit dem Auszug mehrmals täglich die Beine besprühen. Dieser kühlende Spray tut auch bei müden Beinen nach langem Stehen oder Wanderungen sehr gut.

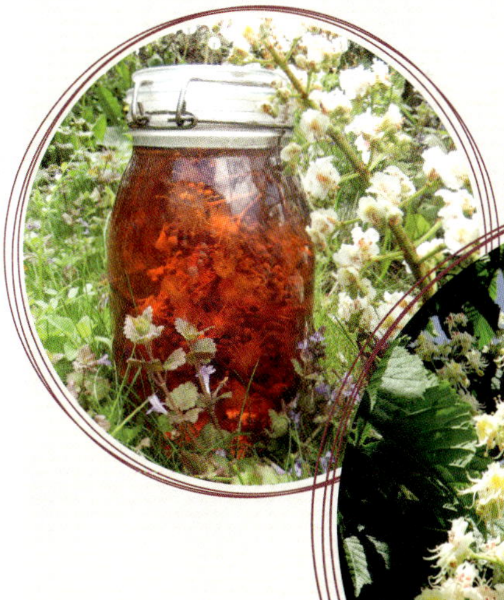

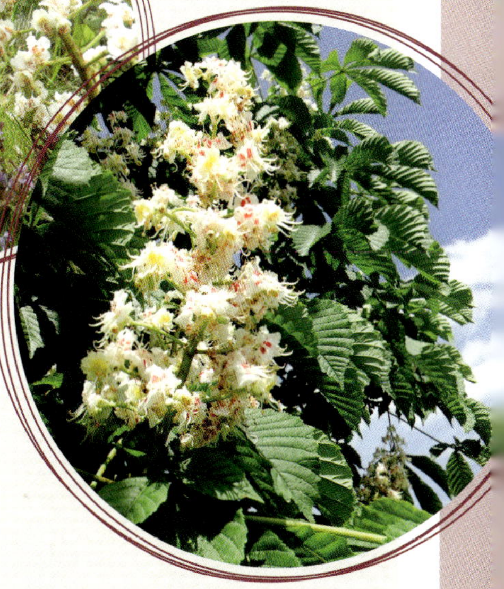

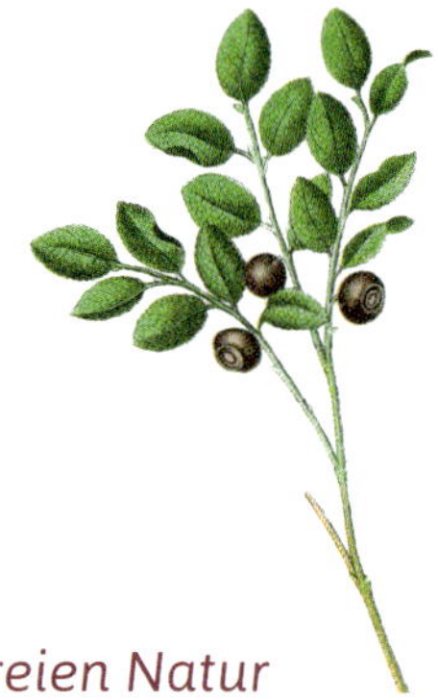

Das Ernten mit der Hand – manches darf seine Zeit brauchen

In der freien Natur herrscht ein anderes Zeitgefühl, hier darf alles in Ruhe wachsen und seine Zeit zum Reifen brauchen.

Für den Heidelbeerblätter-Tee wurden nicht die ganzen Stämme der **Heidelbeeren** (*Vaccinium myrtillus*) geerntet, sondern nur die kleinen Blätter heruntergezupft. Dies, damit die Staude geschont wurde und die Heidelbeeren darauf wachsen konnten. Die Heidelbeerblätter sammelt man bis zur Blüte der Heidelbeeren. Das Ernten der kleinen, erdbodennahe wachsenden Blätter braucht seine Zeit und darf sie auch brauchen. Die Ernte bietet die Möglichkeit, die Umgebung, die Natur bewusst wahrzunehmen, die Gerüche, die Farbenspiele. In der freien Natur herrscht ein anderes Zeitgefühl, hier darf alles in Ruhe wachsen und seine Zeit zum Reifen brauchen. Sie richtet sich nach keinem Kalender und keiner Uhr.

Heidelbeerblätter-Tee

Zutaten: *2 EL Heidelbeerblätter (Vaccinium myrtillus), 1 l Wasser*

So wird's gemacht: Die jungen Heidelbeerblätter (es können auch getrocknete verwendet werden) mit abgekochtem, heißem Wasser übergießen, 10 Minuten ziehen lassen und anschließend abseihen.

Anwendung: Bei Harnwegsproblemen, Blasenschwäche, Gicht oder Nierenproblemen von diesem leicht herben Tee 2–3 Tassen am Tag trinken. Nach einer Woche macht man eine Pause von 3 Wochen, ehe man ihn wieder für eine Woche trinkt.

Heidelbeerblätter-Saft

Zutaten: *1 Handvoll Heidelbeerblätter (Vaccinium myrtillus), ⅛ l milder Apfelessig*

So wird's gemacht: Die frischen, jungen Heidelbeerblätter in einen Mörser füllen und leicht aufquetschen, den Apfelessig zugeben und zermahlen, bis eine breiartige Masse entsteht. Danach durch ein ganz feines Sieb den Essig-Heidelbeer-Saft filtern.

Anwendung: Bei Mundgeruch oder offenen Stellen im Mund damit spülen. Bei Halsschmerzen damit gurgeln.

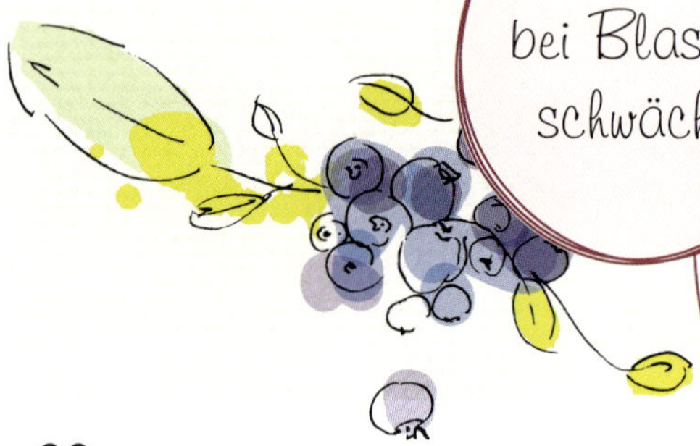

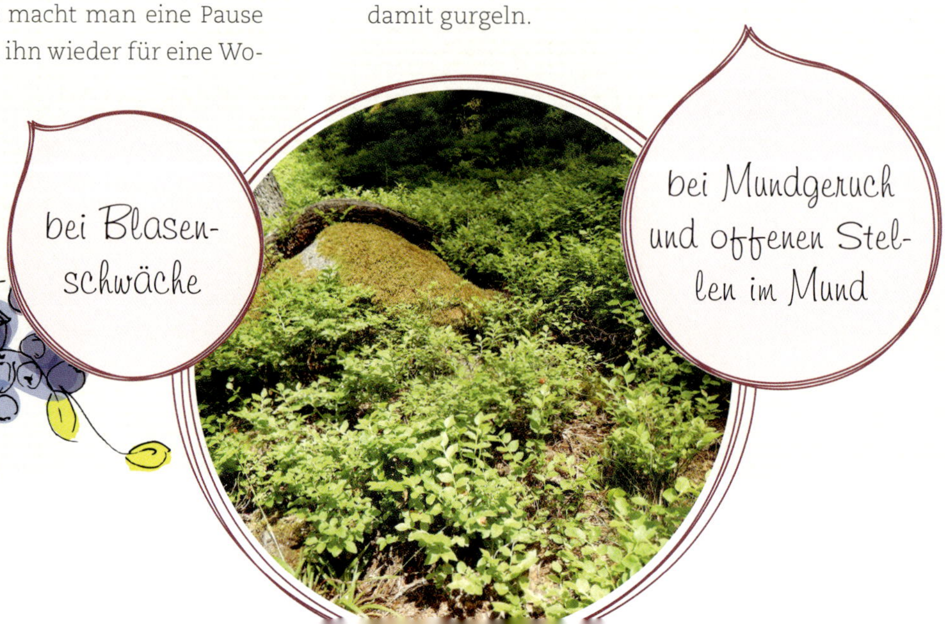

Preiselbeeren wachsen gerne unter den Heidelbeersträuchern

Wenn man **Preiselbeersträucher** (*Vaccinium vitis-idaea*) in der freien Natur sucht, findet man sie in moorigen Gebieten auf sauren Böden. Sie wachsen liebend gerne mitten unter den gleich hohen Heidelbeersträuchern. Aufgrund ihrer vielen intensiven Fruchtsäuren werden sie eher in gekochtem oder getrocknetem Zustand gegessen. Die Blätter werden bis zur Blüte geerntet, und vor allem zur Steigerung des Immunsystems sowie zur Senkung des Cholesterinspiegels als Tee getrunken. Die Kulturpreiselbeere ist fleischiger und eigentlich eine Moosbeere.

Aufgrund ihrer vielen intensiven Fruchtsäuren werden Preiselbeeren eher in gekochtem oder getrocknetem Zustand gegessen.

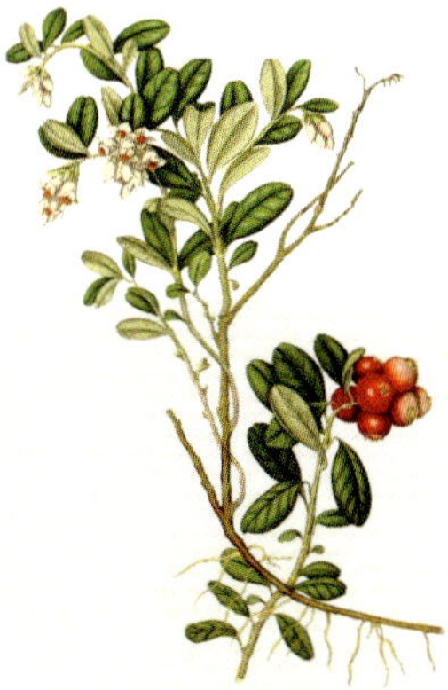

Preiselbeerkraut-Tee

Zutaten: *1 Handvoll Preiselbeerkraut (Vaccinium vitis-idaea), 1 l Wasser*

So wird's gemacht: Das Wasser am Herd zum Kochen bringen, die Preiselbeerblätter zugeben und 10 Minuten bei kleiner Hitze köcheln lassen, danach abseihen.

Anwendung: Von diesem Tee zur Anregung der Blutbildung und des Immunsystems täglich 3 Tassen schluckweise über den Tag verteilt trinken.

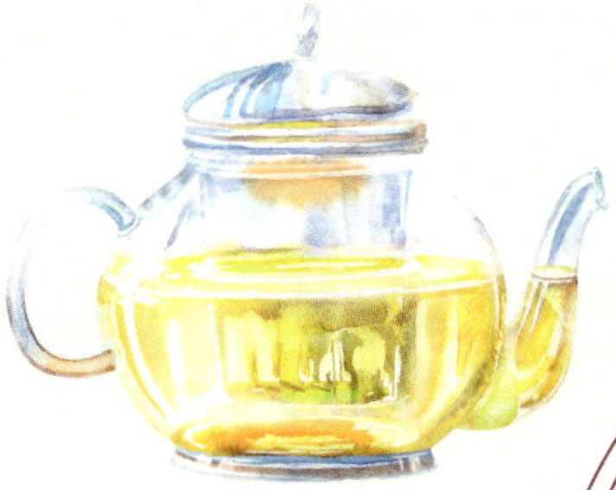

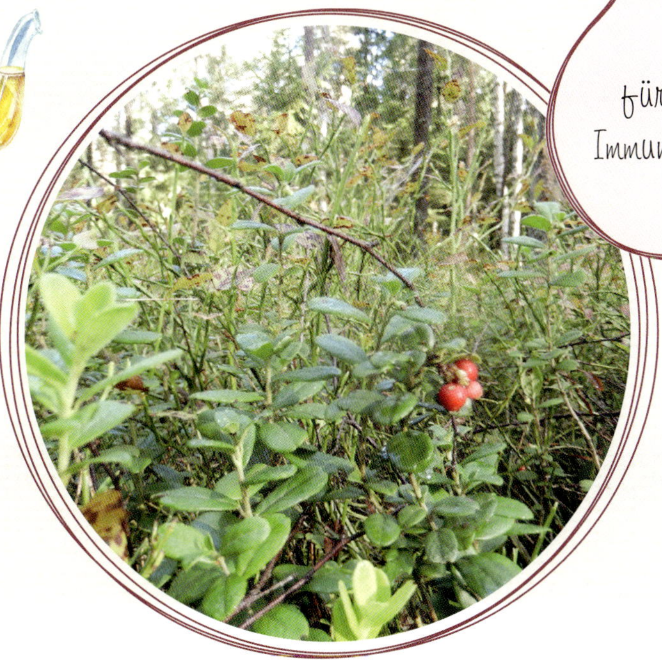

für das Immunsystem

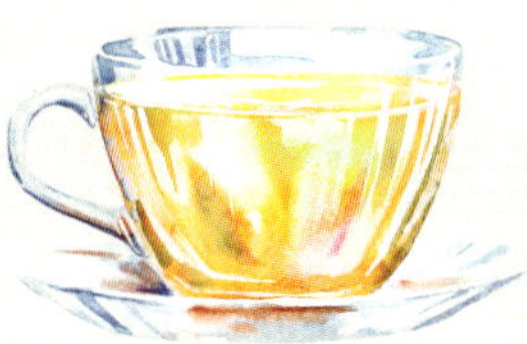

Kein Gänsebraten ohne Beifuß

Der **Beifuß** (*Artemisia vulgaris*) ist eine bis zu 3 Meter hohe Pflanze, die vor allem an Wegrändern, Straßenrändern, Schuttplätzen oder auch in unseren Gärten zu finden ist. Die Unterseite seiner Blätter ist silbrig und er bezaubert durch seinen einzigartigen, speziellen, herben Duft. Der Beifuß ist eine eigene Hausapotheke, der man ein ganzes Buch widmen sollte. Sie ist Hebammenpflanze zur Geburtseinleitung, muskelentspannende Pflanze, traditionelle Räucherpflanze, Kraut gegen Parasiten und Würmer, wärmende Pflanze und verdauungsanregendes Mittel. Festtags- oder Sonntagsbraten würzte man früher bereits vor dem Kochen mit Beifußblättern ein, damit beim Essen der Speisen die Fettverdauung des Körpers angeregt wurde und nach dem Essen die sogenannte Essmüdigkeit den Körper nicht belastete. Manchmal wurden auch 1–2 Äpfel mitgebraten. Sowohl bei Gänsegerichten als auch bei Enten-, Schweine- und Rindsbraten.

Vulgaris, officinalis – was uns Pflanzennamen erzählen

In einigen Pflanzennamen finden wir das Wort *vulgaris*, wie z. B. auch beim Beifuß, *Artemisia vulgaris*. Mit der Namensgebung der Pflanzen wollte man über die Pflanze etwas aussagen. Das lateinische *vulgaris* bedeutet *die gemeine, die allgemein bekannte, die gewöhnliche*, die Pflanze, die überall wächst, die sich überall verbreitet, die man leicht findet und die jeder kennt. Bei anderen Pflanzen kommt die Benennung *officinale* oder *officinalis* vor. Dies bedeutet, dass jene Pflanzen im *Officin – in der Apotheke* Verwendung fanden und dass es sich dabei um eine Pflanze mit langer Tradition in der Heilanwendung handelt wie etwa das Eisenkraut – *Verbena officinalis* – oder den Eibisch *Althaea officinalis*. Liest man etwa *Verbena officinalis*, erzählt der Name, dass es sich um eine alte Heilpflanze handelt, die in Apotheken verwendet wurde.

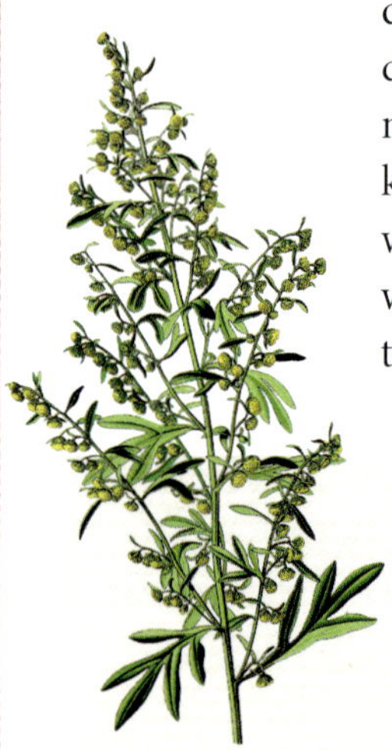

Beifuß-Rotwein

bei Kinderwunsch

Zutaten: *1 Handvoll Beifußblätter (Artemisia vulgaris), 1 l Rotwein, 3 EL Honig*

So wird's gemacht: Die Beifußblätter in kleine Stücke schneiden, mit dem Rotwein übergießen, den Honig zugeben und alles 15 Minuten bei mittlerer Hitze am Herd köcheln lassen.

Anwendung: Beifuß wärmt und entspannt den Unterleib. Von diesem Trunk täglich abends ein Schnapsgläschen voll trinken.

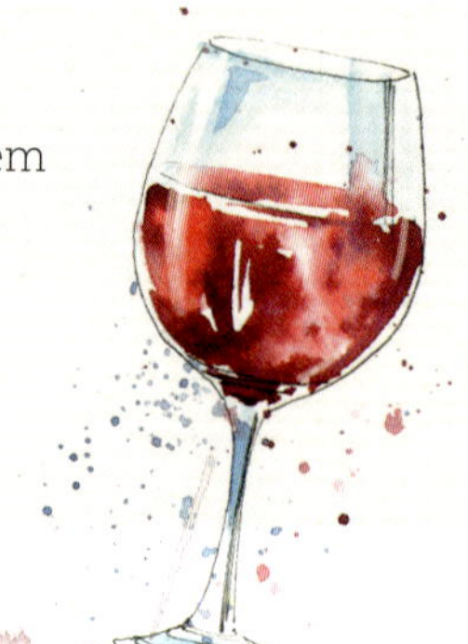

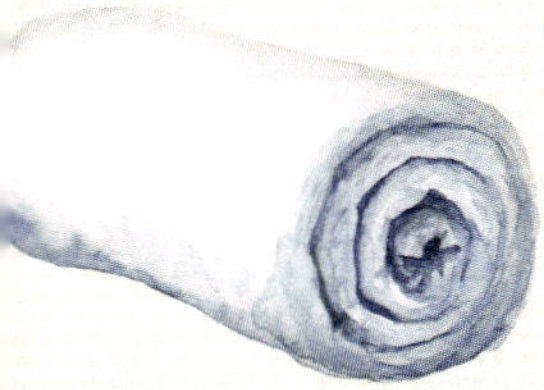

Beifußweißwein-Umschläge

bei Problemen mit dem Harnlassen

Zutaten: *1 Handvoll Beifußblätter (Artemisia vulgaris), ½ l Weißwein*

So wird's gemacht: Die Beifußblätter in kleine Stücke schneiden, mit dem Weißwein übergießen und 15 Minuten bei mittlerer Hitze am Herd köcheln lassen.

Anwendung: Nicht jeder Kräuterwein wird ausschließlich innerlich angewendet, manchmal sind auch alkoholhaltige Wickel sehr wertvoll. Der Beifußweißwein wurde laut Volksüberlieferung äußerlich verwendet. Hierzu schlägt man die in Weißwein gesottenen Beifußblätter in ein Tuch ein und legt sich dieses über die Blase. Mit einem Handtuch oder einer Decke gut zudecken und 20 Minuten wirken lassen. Bei Bedarf wiederholen. Der verbleibende Weißwein kann als wärmende Verdauungsanregung getrunken werden.

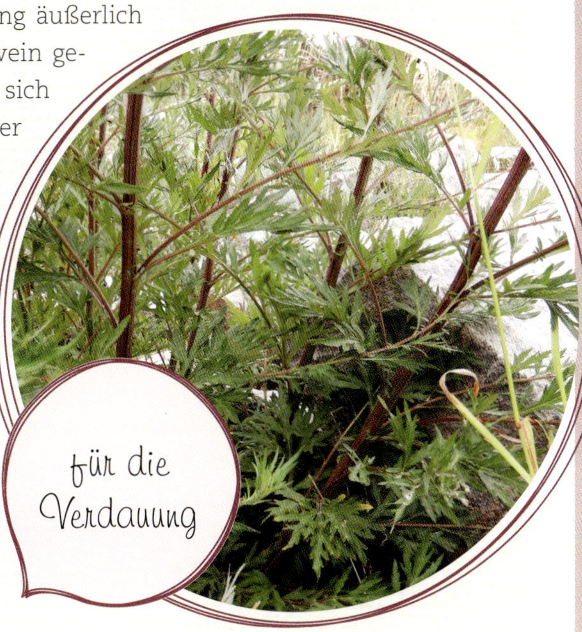

Beifußblätter kauen

für die Verdauung

Zutaten: *Beifußblätter (Artemisia vulgaris)*

So wird's gemacht: Man erntet die jungen, frischen Beifußblätter.

Anwendung: Zur Anregung der Verdauung kaut man entweder für 2 Wochen täglich ein frisches Blatt oder man gibt die frischen Beifußblätter als Gewürz den Speisen wie Salaten, Suppen, Aufstrichen, Pestos hinzu. Gerade bei Fleischspeisen ist es für die Verdauung entlastend, ein Beifußblatt beim Kochen als Gewürz zuzugeben, da dieses Bitterstoffe enthält, welche die Verdauung anregen. Dann ist für den Körper gerade bei fettigen Speisen der Verdauungsvorgang leichter und man empfindet nach dem Essen keine sogenannte *Essmüdigkeit*. Beifußblätter können auch getrocknet und im Winter als Gewürz verwendet werden.

Beifuß-Tee

bei Wechseljahres- und Menstruationsproblemen, zur Entwurmung

Zutaten: *1 EL Beifußkraut (Artemisia vulgaris), ½ l Wasser*

So wird's gemacht: Die möglichst jungen, frischen Blätter des Beifuß mit abgekochtem, jedoch leicht überkühltem Wasser übergießen und 5 Minuten ziehen lassen, danach abseihen. Bei Parasiten im Körper lässt man den Tee 10 Minuten ziehen, ehe man ihn abseiht.

Anwendung: Bei Wechseljahresbeschwerden oder Menstruationsproblemen täglich 2 Tassen des Tees trinken. Bei Parasiten im Körper in der Früh auf nüchternem Magen 1 Tasse trinken und mindestens ½ Stunde nachher nichts essen. Vor dem Schlafengehen ebenso 1 Tasse zu sich nehmen und nachher ½ Stunde nichts trinken. Dies für 2 Wochen täglich wiederholen. In dieser Zeit nichts Süßes essen.

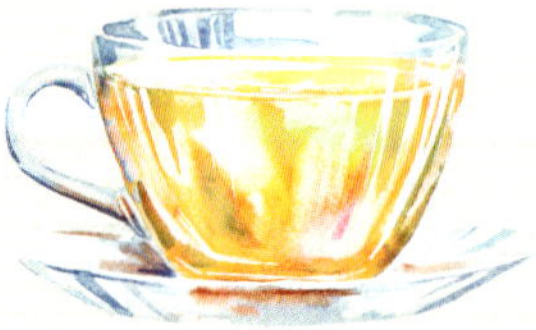

Beifußblätter-Umschläge

Zutaten: *Beifußblätter (Artemisia vulgaris)*

So wird's gemacht: Beifuß wächst in der Natur sehr häufig. Bei Verstauchungen ein paar Blätter pflücken und im Mund zu einer breiigen Masse zerkauen.

Anwendung: Diesen Beifuß-Speichelbrei direkt auch die Körperstelle auflegen, wo die Verstauchung ist. Dieser Blatt-Umschlag kann auch bei Blutergüssen gemacht werden.

bei Verstauchungen

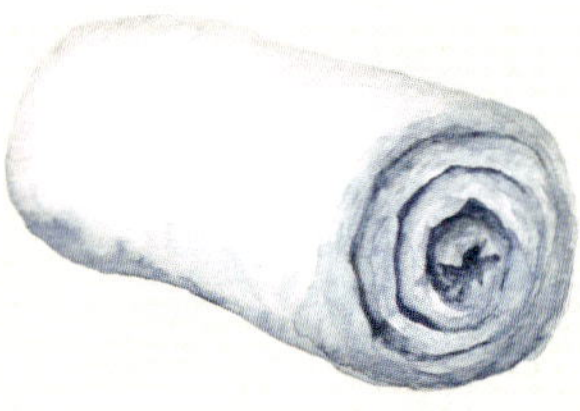

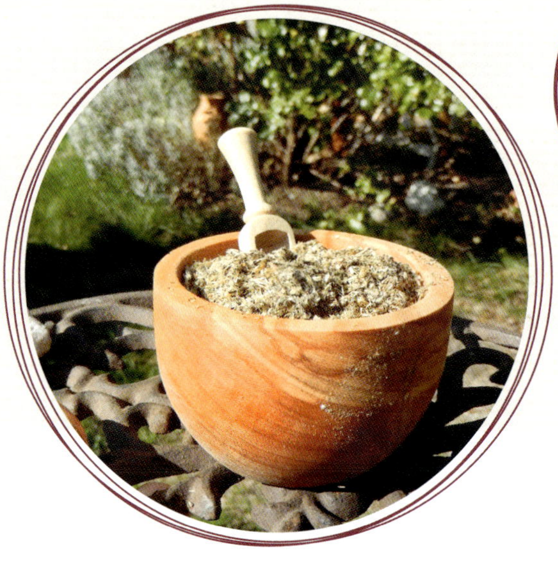

für die Muskeln

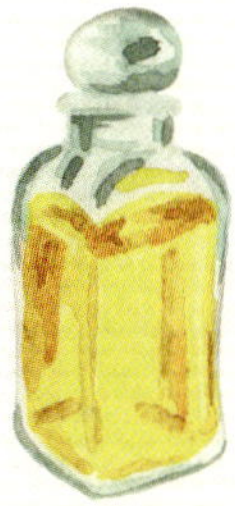

Beifuß-Öl

Zutaten: *2 Handvoll Beifuß (Artemisia vulgaris), ½ l kalt gepresstes Öl*

So wird's gemacht: Man sammelt die jungen, frischen Beifußblätter, zerkleinert sie, gibt sie in ein verschließbares Glas und gießt das kalt gepresste Öl darüber. Es sollen alle Pflanzenteile gut mit Öl bedeckt sein. Die ersten Tage öfters schütteln, damit die aufschwimmenden Pflanzenteile wieder mit dem Öl bedeckt werden. Das Ganze für mindestens 4 Wochen am Fensterbrett stehen lassen. Danach abseihen und in Flaschen füllen.

Anwendung: Bei Muskelkater, Verspannungen oder Überanstrengungen die betroffenen Körperstellen mehrmals täglich mit diesem Öl liebevoll einmassieren.

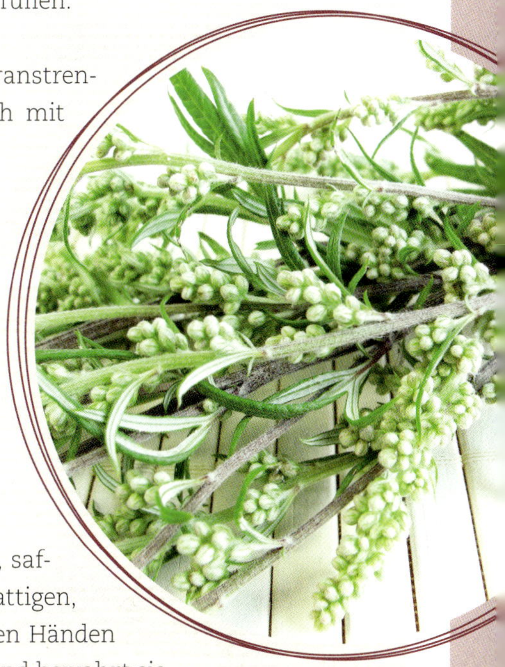

Beifuß-Pulver

Zutaten: *junge, frische Beifußblätter (Artemisia vulgaris)*

So wird's gemacht: Man erntet die jungen und frischen, saftigen Blätter des Beifuß und trocknet sie an einem schattigen, warmen Platz. Danach zerreibt man sie entweder mit den Händen zu feinem Pulver oder gibt sie in eine Küchenmaschine und bewahrt sie in einem verschließbaren Behälter auf.

Anwendung: Von diesem Pulver nimmt man bei Blasen- oder Nierenproblemen täglich eine Messerspitze, gibt sie in ein ¼-Liter-Glas, träufelt 1 Teelöffel milden Weißweinessig darauf, füllt das Glas mit lauwarmem Wasser auf und trinkt es schluckweise.

für die Nieren

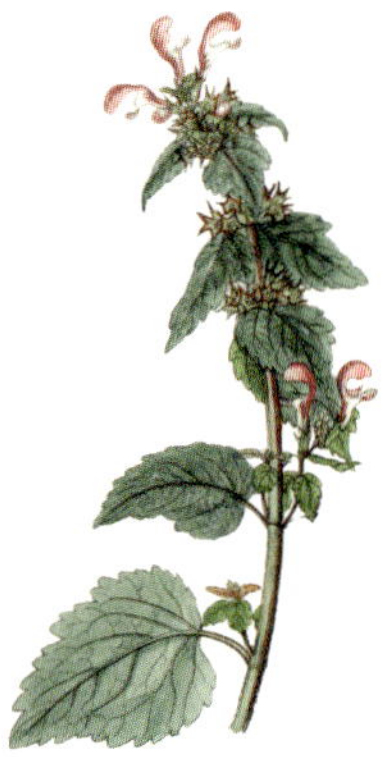

Die Taubnesseln

Die **Taubnessel** findet sich häufig an Weg- und Straßenrändern sowie am Waldrand. Sie sieht der Brennnessel ähnlich, nur hat sie keine Brennhaare und während die Brennnessel sehr unauffällige Blüten besitzt, zeigt die Taubnessel ihre Blüten in den verschiedensten Farben. Die Taubnessel wurde vielerorts wie die Brennnessel verwendet und daraus Spinat sowie Tee zubereitet. Nur die Kräuterfrauen hatten schon ihre eigenen Verwendungsarten und unterschieden zwischen Brennnessel und Taubnessel. Sogar unter den Taubnesseln differenzierten sie bei der Anwendung. Die strahlend weiß blühende Taubnessel (*Lamium album*) wurde als Schutzsymbol unter die Kinderbetten gelegt, als Waschung bei Pilzerkrankungen speziell in den Intimzonen verwendet und bei Lungenleiden oder Gliederschmerzen als Tee getrunken. Die gelb blühende Taubnessel (*Lamium galeobdolon*), wurde aufgrund der schönen goldigen Farbe, wenn die Sonnenstrahlen auf die Blüte treffen, auch Goldnessel genannt. Von ihr gruben die Kräuterfrauen zu Herbstbeginn die Wurzeln aus, säuberten sie, brachen sie in kleine Stücke und gaben diese als Teeauszug rheuma- und gichtkranken Menschen zu trinken. Die rote Taubnessel (*Lamium purpureum*) verwendete man bei Problemen mit der Menstruation, bei Hauterkrankungen sowie Hämorrhoiden als Tee oder Waschung.

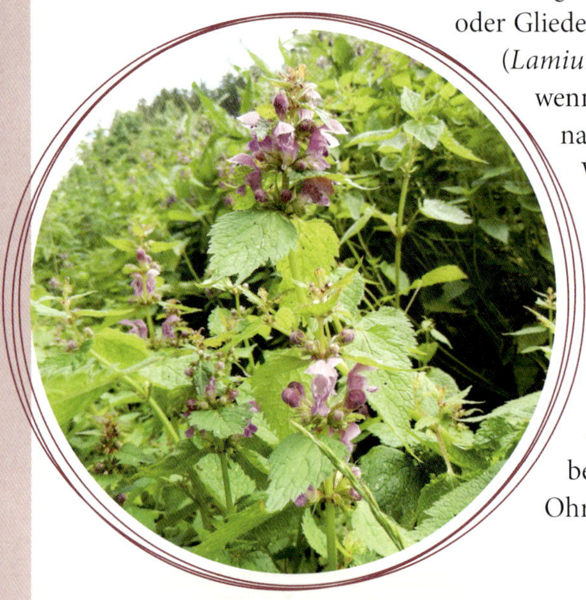

Sind in den roten Blüten weiße Flecken, handelt es sich um die Gefleckte Taubnessel (*Lamium maculatum*), die vor allem bei Augenentzündungen, zur Wundheilung, bei Akne oder bei Ohrenproblemen eingesetzt wird.

Video: Die Taubnessel

Taubnessel-Umschläge

bei Augenentzündungen

Zutaten: *1 EL Taubnesselkraut (Lamium maculatum), ½ l Wasser*

So wird's gemacht: Die möglichst jungen, frischen Blätter der Taubnessel mit abgekochtem, jedoch leicht überkühltem Wasser übergießen und 10 Minuten ziehen lassen, danach abseihen.

Anwendung: In den handwarmen Taubnessel-Tee taucht man ein Leinentuch, presst es aus und legt es für 15 Minuten auf die geschlossenen Augen.

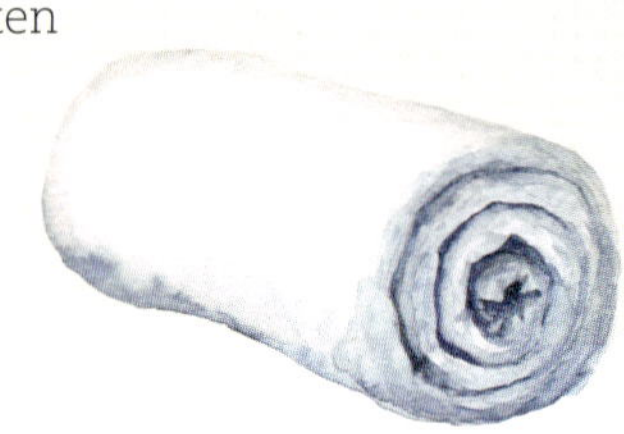

bei Akne

Taubnessel zur Wundheilung

Zutaten: *1 Handvoll Taubnessel (Lamium maculatum), ½ l Wasser*

So wird's gemacht: Die Taubnessel wird zu ihrer Blütezeit gesammelt. Für diesen Tee nimmt man die ganze Pflanze, Blätter, Blüten und Stiel und schneidet sie in kleine Stücke. Man übergießt sie mit abgekochtem, jedoch nur mehr warmem Wasser, lässt 8 Minuten ziehen und seiht dann ab.

Anwendung: Bei Furunkeln, Ekzemen, Hautentzündungen oder Akne taucht man ein Tuch in den Taubnessel-Tee ein, presst es aus und legt es als Umschlag für 10–15 Minuten auf die betroffenen Hautstellen auf. Bei Zeitmangel kann auch ein Wattebausch eingetaucht und damit die betroffenen Hautstellen betupft werden.

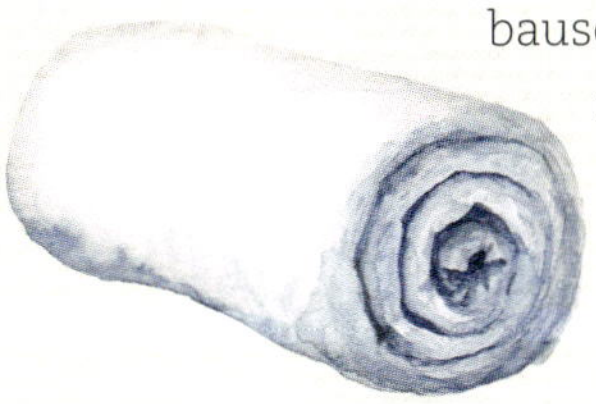

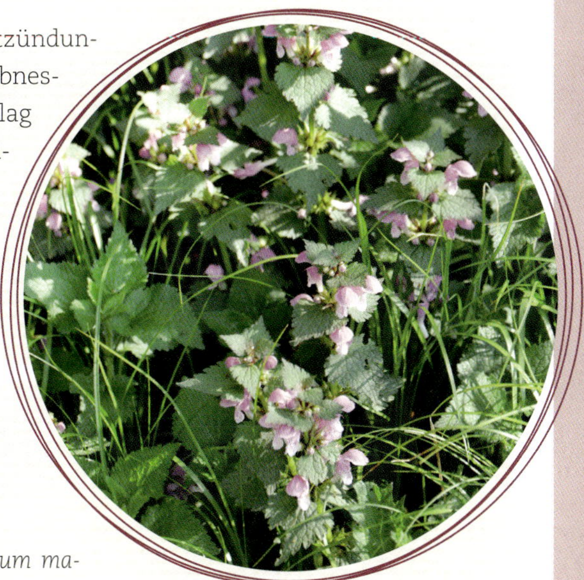

Taubnessel-Öl

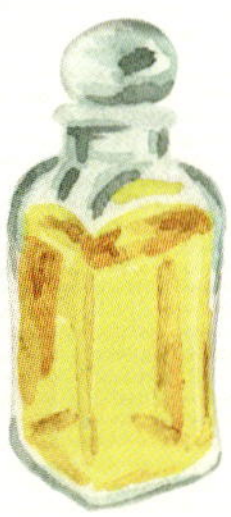

Zutaten: *2 Handvoll Taubnesselpflanzenteile (Lamium maculatum), ½ l kalt gepresstes Öl*

So wird's gemacht: Die Taubnessel wird zu ihrer Blütezeit gesammelt. Man nimmt die ganze Pflanze, Blätter, Blüten und Stiel und schneidet sie in kleine Stücke, ehe man sie in ein verschließbares Glas gibt und das kalt gepresste Öl darübergießt. Es sollen alle Pflanzenteile gut mit dem Öl bedeckt sein. Die ersten Tage öfters schütteln, damit die aufschwimmenden Pflanzenteile wieder mit dem Öl bedeckt werden. Für mindestens 4 Wochen am Fensterbrett stehen lassen. Danach abseihen und in Flaschen füllen.

Anwendung: Bei verhärtetem Ohrenschmalz erwärmt man das Taubnessel-Öl auf handwarm und taucht einen Wattebausch darin ein, den man vorsichtig und locker in das Ohr steckt. Diesen lässt man über Nacht im Ohr, in der Früh entfernen. Bei Bedarf wiederholen.

bei verhärtetem Ohrenschmalz

So unscheinbar sich der Günsel im Gesamtbild der Wiese verhält, um nicht entdeckt zu werden, so wertvoll ist er als wundheilende, entzündungshemmende Pflanze.

Günsel – unscheinbarer Allroundhelfer

Der **Günsel** ist eine zweijährige Pflanze, mit einem Stiel, der 10–20 cm hoch wird. Am Stiel befinden sich neben den länglichen Blättern viele schöne, kleine, zarte, bläuliche, manchmal auch zartrosa, ganz selten weiße Blüten. Durch die vielen dichten, grünen Blätter wirkt der Günsel am Wegesrand, in der Wiese oder am Rand von Laubwäldern sehr unscheinbar. Er wurde früher vor allem zur Wundbehandlung, bei Magenerkrankungen oder bei Problemen im Mundraum, die oft auf mangelnde Hygiene zurückzuführen waren, verwendet. Später entdeckte man seine unterstützende Wirkung bei Einschlafproblemen. So unscheinbar er sich im Gesamtbild der Wiese verhält, um nicht entdeckt zu werden, so wertvoll ist er als wundheilende, entzündungshemmende Pflanze. Man kann den Günsel roh als Salat essen oder auch als Bad, Tee oder Alkoholauszug verwenden.

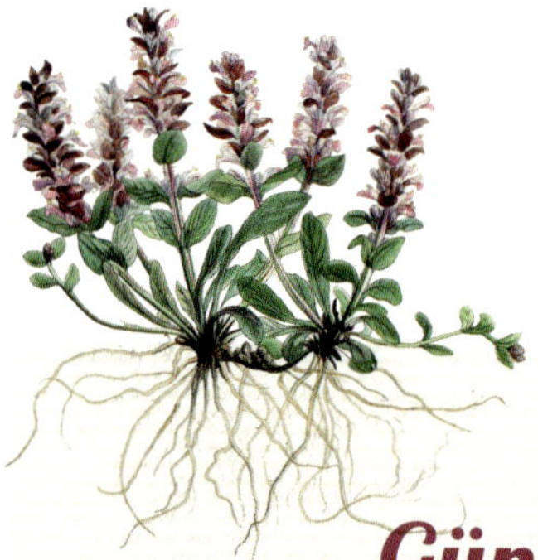

zur Beruhigung und bei Einschlafproblemen

Günsel-Tinktur

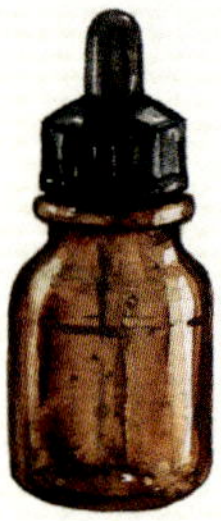

Zutaten: *2 ganze blühende Günselpflanzen (Ajuga), ½ l Alkohol, mind. 40 %ig*

So wird's gemacht: An einem sonnigen, trockenen Tag erntet man zwei ganze Günselpflanzen. Die Blüten sollten bei der Ernte geöffnet sein. Man zerkleinert sie in 1 cm große Stücke, gibt diese in ein verschließbares Glas, übergießt sie mit dem Alkohol und lässt sie für 4–6 Wochen am Fensterbrett in der Sonne reifen. Dann seiht man sie ab und füllt sie in Flaschen.

Anwendung: Zur Beruhigung und bei Einschlafproblemen nimmt man 3–4 Mal täglich 10 Tropfen von dieser Tinktur jeweils in einem ¼-Liter-Wasserglas mit lauwarmem Wasser.

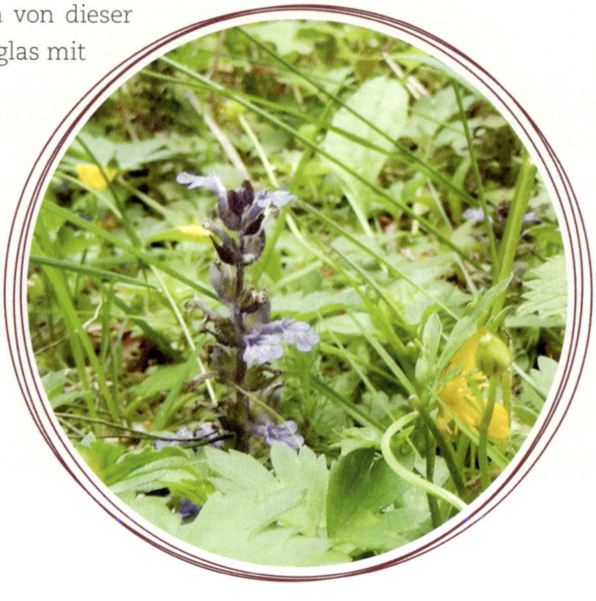

bei Sodbrennen

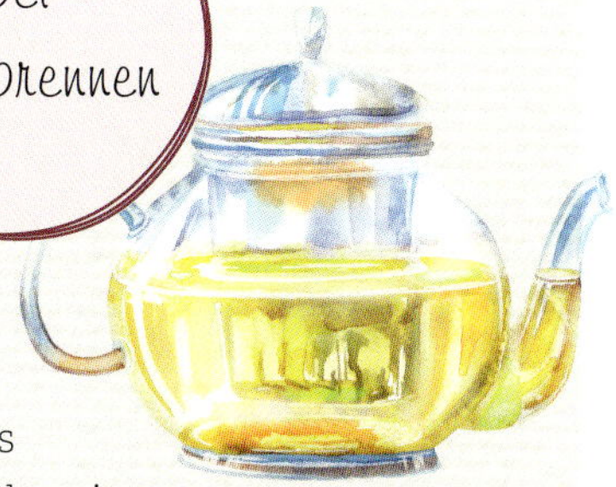

Günsel-Tee

Zutaten: *2 TL Günsel (Ajuga), ¼ l Wasser*

So wird's gemacht: Die möglichst jungen, frischen Blätter des Günsel mit abgekochtem, jedoch leicht überkühltem Wasser übergießen und 10 Minuten ziehen lassen, danach abseihen. Für diesen Tee können auch getrocknete junge Günselblätter genommen werden.

Anwendung: Bei Sodbrennen den Tee schluckweise trinken. Bei Neigung zum Sodbrennen 15 Minuten vor jeder Mahlzeit eine Tasse davon zu sich nehmen.

Günselblätter kauen

Zutaten: *junge Blätter des Günsel (Ajuga)*

So wird's gemacht: Man pflückt die noch jungen, frischen Blätter des Günsel.

Anwendung: Bei Entzündungen im Mund- oder Rachenraum kaut man 2–3 Blätter langsam und möglichst lange im Mund.

bei Entzündungen im Mundraum

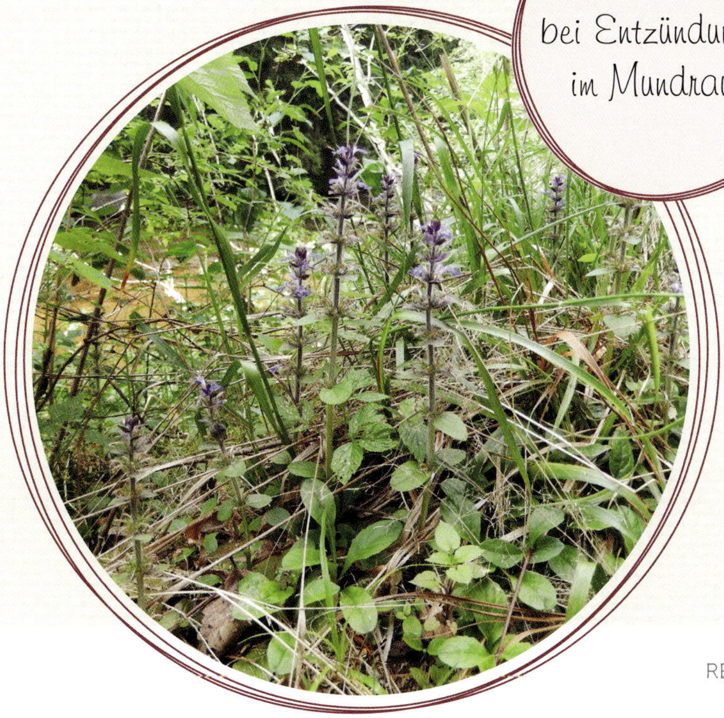

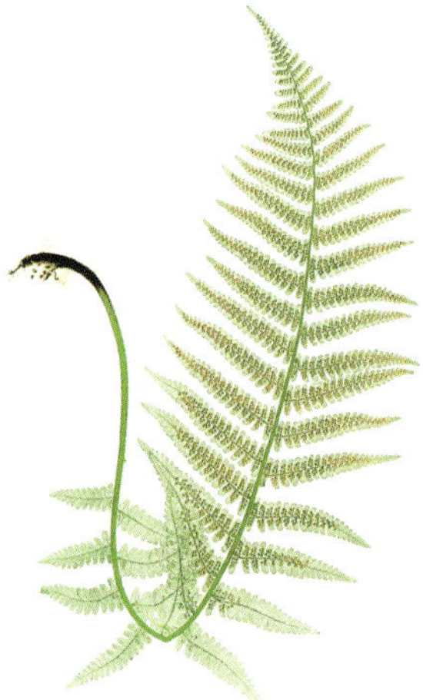

Farne fürs Bett

Ein Bauer litt an heftigsten Rückenschmerzen. Die Arbeit musste getan werden, so war er als sehr misslaunig bekannt, weil die Schmerzen ihn oft sehr unüberlegt reden ließen. Eines Tages kam eine von Haus zu Haus ziehende Frau zu ihm und bot ihre Dienste in der Küche oder bei der Ernte im Tausch gegen eine Schlafstelle und ein wenig Essen an. Der Bauer ward für jede Unterstützung dankbar, so nahm er die Frau trotz ihres fortgeschrittenen Alters auf, ein wenig würde sie schon noch helfen können. Die Frau gab ihr Bestes, doch dem Bauern kam kein freundliches Wort über die Lippen, an allem hatte er etwas herumzumeckern. Bis der Frau irgendwann die Geduld riss und sie einen der Knechte fragte, warum der Bauer denn immer so schlecht gelaunt sei. Dieser erzählte ihr von den Schmerzen des Bauern. Die Frau beobachtete den Hausherrn ein paar Tage genauer, ihr fiel auf, dass er sehr zum Schwitzen neigte und vor allem in der Früh eine schmerzgekrümmte Körperhaltung einnahm. Kurzerhand ging sie in den Wald, pflückte einen ordentlichen Buschen **Farne**, kam zurück und legte diese unverfroren einfach in das Bett des Bauern. Darüber breitete sie schön sorgfältig ein Leintuch. Der Bauer kam an diesem Abend spät und etwas angeheitert nach Hause, legte sich ins Bett, ohne dass ihm die Manipulation auffiel, und schlief tief und fest bis in die frühen Morgenstunden. Vorsichtig wartete die Frau die Reaktion des Bauern ab. Normalerweise hätte er geschrien, wer ihm die Farne in das Bett gelegt habe. Die Frau ging tagsüber wieder in das Gemach des Bauern und richtete das Leintuch schön gerade. Auch am nächsten Tag merkte der Bauer noch nichts von den Farnen in seinem Bett. Nach vier Tagen tauschte die Frau die Farne gegen neue aus und legte wieder schön das Leintuch darüber. Erst nach einer Woche meinte der Bauer, er wisse nicht warum, aber seine Rückenschmerzen würden weniger. Auch wurde er zusehends umgänglicher. Die Frau erzählte ihrem Hausherrn von den Farnen in seinem Bett und dass sie beobachtet habe, dass er sehr zum Schwitzen neigen würde. Die Farne nähmen den Schweiß, der in der Nacht seinen Körper verlässt, auf und der Rücken bleibe trocken. Durch die etwas undichten alten Mauern war stets ein leichter Luftzug vorhanden. Das Schwitzen und der Luftzug zusammen hatten die Rückenschmerzen des Bauern verschlimmert. Von nun an wechselte die Frau jede Woche die Farne für das Bett des Bauern, dieser dankte es ihr, indem sie ihren Lebensabend auf dem Hof verbringen durfte.

Farne im Bett helfen gegen Rückenschmerzen.

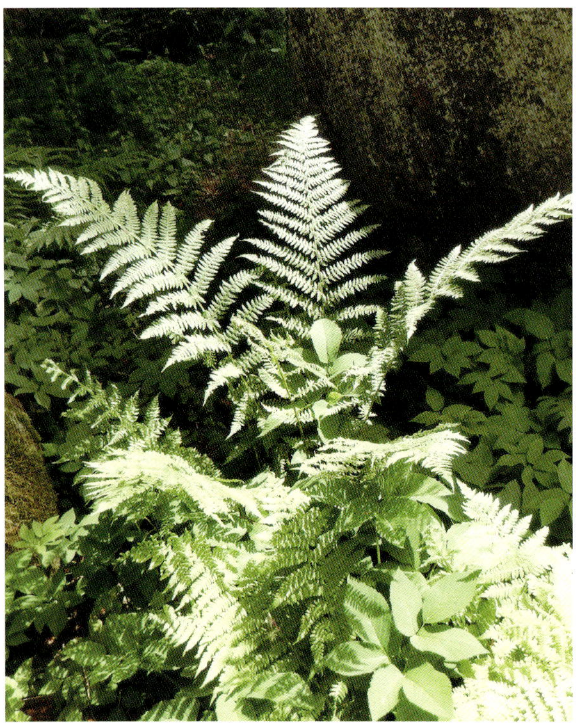

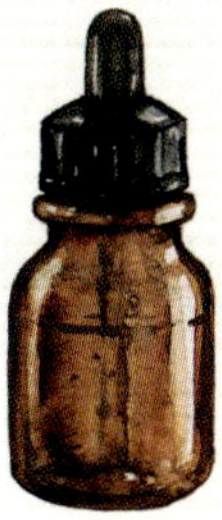

Warzen-Tinktur

Zutaten: *2 Handvoll Farnspitzen, 80 %iger Alkohol*

So wird's gemacht: Die Farnspitzen zerkleinern und in ein verschließbares Gefäß geben. Mit dem Alkohol übergießen, bis das Glas voll ist, und für 6–8 Wochen rasten lassen. Danach abseihen.

Anwendung: Die Farn-Tinktur wird nur äußerlich verwendet! Die Tinktur mit einem Wattestäbchen mehrmals täglich direkt auf die Warzen auftragen.

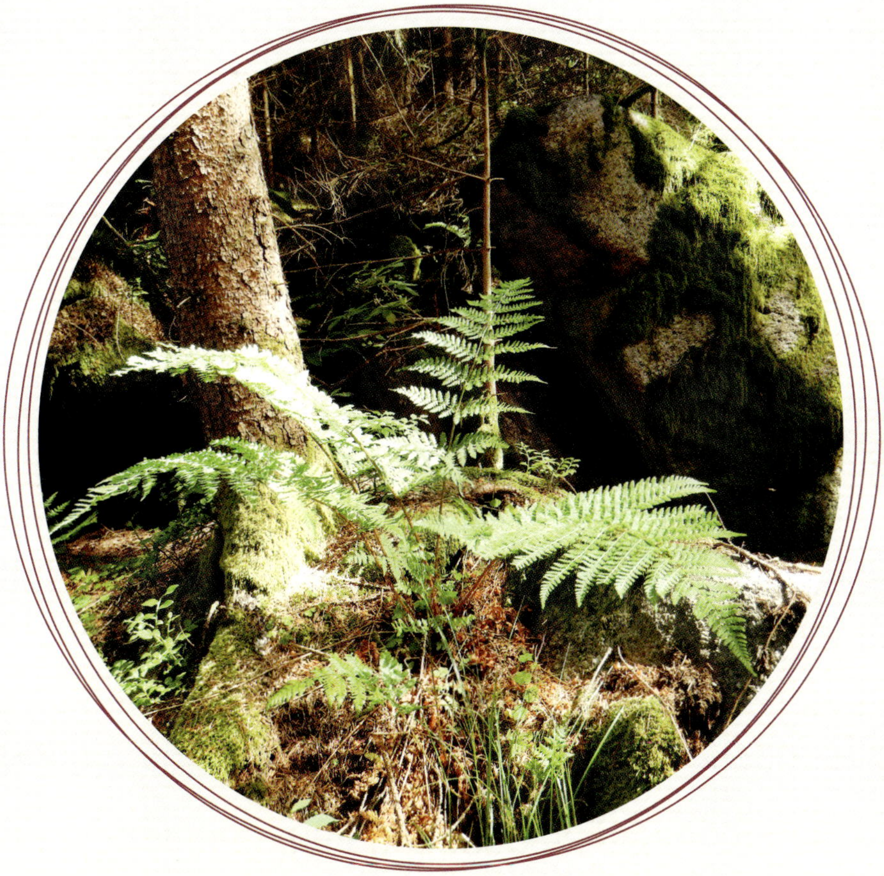

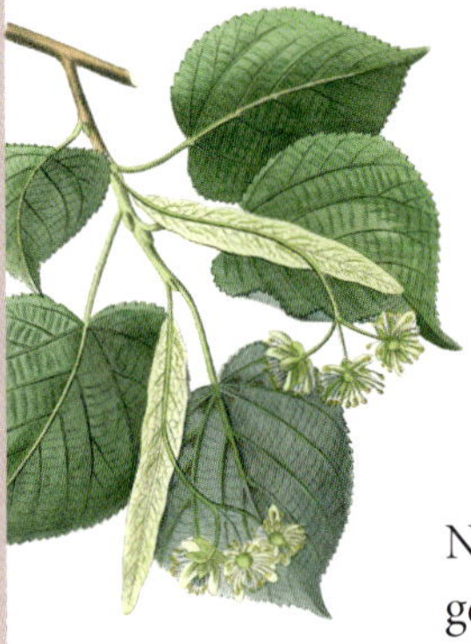

Der Lieblingstee des Ortes

Normalerweise hatte jedes Haus seine eigene Teemischung, doch in jenem Dorf war es anders. Alles begann damit, dass der Herr Lehrer vor dem Schulgebäude einen kleinen Gemüsegarten mit einigen Unkräutern darin hatte. Hinter dem Gebäude auf der großen Wiese stand ein relativ junger Lindenbaum. Der einst danebenstehende alte Baum war im Herbst von einem gewaltigen Sturm so stark beschädigt worden, dass er zur Sicherheit der Kinder gefällt werden musste. Beim Abtransport der Baumteile half der Herr Lehrer mit, doch als er ein Holzstück aufhob, gab es ihm im Rücken einen Stich und seither hatte er jedes Mal, wenn er den Rücken belastete, Schmerzen. Im Frühling zog der den Gemüsegarten und die große Wiese intensiver in seinen Unterricht ein und ließ die Kinder unter seiner Anleitung die Arbeit machen. Die Kinder waren fleißig dabei, das Gemüse anzubauen, die Kräuter zu ernten und im Klassenzimmer zum Trocknen aufzuhängen. Als die **Lindenblüten** reif waren, sammelten die überfleißigen Kinder diese bereits in der Früh noch vor dem Unterricht und brachten sie gleich dem Herrn Lehrer. Dieser gab ihnen für ihren Fleiß einen Pluspunkt und bei einer gewissen Anzahl an Pluspunkten wirkten sich diese positiv auf die Note aus. Im Herbst mischte der Herr Lehrer aus den verschiedenen getrockneten Kräutern einen Tee. Die Kinder hatte derart viele Kräuter gesammelt, dass es für den Eigenverbrauch des Herrn Lehrer und der Schule zu viele waren. So erhielt jedes Kind etwas von der Teemischung mit nach Hause. Der Vater eines Kindes litt seit Jahren immer wieder an unerträglichen Hustenanfällen, die manchmal bis zum Erbrechen führten. Der Sohn brachte die Teemischung nach Hause und die Mutter kochte daraus die nächsten Abende einen Tee, wovon jeder im Haus etwas zu trinken bekam. Nach einer Woche fragte der Vater die Mutter, was dies für ein Tee sei. Seit er ihn trinke, fühle er sich besser und die Hustenanfälle gingen zurück.

Nach drei Wochen des täglichen Teetrinkens war der Husten des Vaters fast weg, jedoch auch der Tee ging zur Neige. So besuchte der Vater den Herrn Lehrer, erbat sich noch etwas von der Teemischung und erzählte ihm von der erstaunlichen Wirkung. Kurz darauf sprach man im ganzen Dorf von jener einzigartigen Teemischung und jeder wollte etwas davon haben, weil sie ja so gut helfen würde. Seit diesem Zeitpunkt sammelte und mischte der Herr Lehrer jedes Jahr mit den Schülern einen Tee aus Eisenkraut (*Verbena officinalis*), Quendel (*Thymus serpyllum*), Käsepappel (*Malva*), Ringelblume (*Calendula officinalis*), Holunderblüte (*Sambucus nigra*) und den Blüten des Lindenbaumes (*Tilia*). Das Mischverhältnis variierte von Jahr zu Jahr, je nachdem wie viel zu finden war. Nur von den Linden- und den Holunderblüten kamen immer viele hinein.

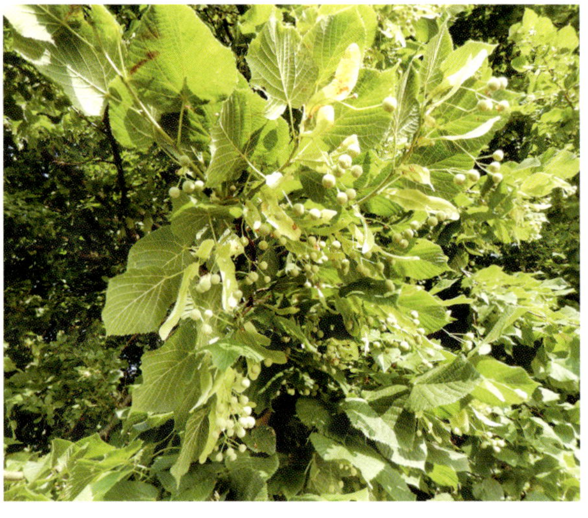

für nervöse Personen

Lindenblüten-Essig

Zutaten: *2 EL Lindenblüten (Tilia), ¼ l Essig*

So wird's gemacht: Die Lindenblüten werden an einem sonnigen Tag, wobei es auch am Vortag nicht geregnet haben sollte, gepflückt. Die Pflanzen in ein verschließbares Glas geben. Den Essig darübergießen und das Glas schließen. Nun lässt man es am Fensterbrett so lange rasten, bis die Blüten keine Farbe mehr haben und durchsichtig geworden sind. Dies dauert ca. 3–4 Wochen. Dann wird der Essig abgeseiht.

Anwendung: Bei innerer Unruhe, nervösen Zuständen sowie Schwindel oder nervlichen Anspannungen nimmt man 1 Teelöffel von diesem Lindenblüten-Essig und trinkt ¼ Liter Wasser nach.

Lindenblüten-Tinktur

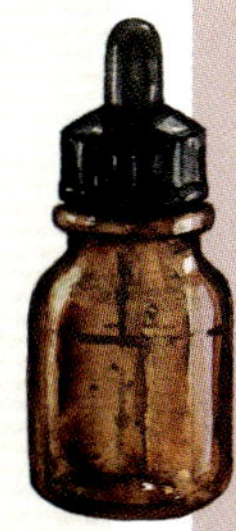

Zutaten: *1 Handvoll Lindenblüten (Tilia), ¼ l Alkohol, mind. 40 %ig*

So wird's gemacht: Die Lindenblüten an einem sonnigen, trockenen Tag ernten, wobei auch die beiden vorherigen Tage sonnig und trocken gewesen sein sollten, damit möglichst wenig Wassergehalt in der Pflanze und dafür eine hohe Dosis an Inhaltsstoffen gegeben ist. Die Lindenblüten in ein verschließbares Glas geben und mit dem Alkohol übergießen. Es sollen alle Pflanzenteile gut mit dem Alkohol bedeckt sein. Nun wird das Glas verschlossen und der Inhalt ca. 4 Wochen am Fensterbrett reifen gelassen. Man merkt, wenn es fertig ist, da die Pflanzenteile im Alkohol ihre Farbe verlieren. Dann abseihen und in Flaschen füllen. Diese Tinktur kann auch mit getrocknetem Kraut zubereitet werden.

Anwendung: Bei Kreislaufproblemen nimmt man am Morgen und zu Mittag 20 Tropfen davon in ¼ Liter lauwarmem Wasser zu sich.

Lindenblüten-Tee

Zutaten: *1 EL Lindenblüten (Tilia) mit Blüten, ¼ l Wasser*

So wird's gemacht: Die Lindenblüten bei sonnigem und trockenem Wetter sammeln. Mit abgekochtem, jedoch nur mehr warmem Wasser übergießen und 5–7 Minuten ziehen lassen, dann abseihen.

Anwendung: Der lieblich duftende Lindenblüten-Tee wirkt schweißtreibend, blutreinigend, entwässernd. 2 Wochen lang wird täglich ein Liter Tee schluckweise über den Tag verteilt getrunken.

bei Schwindel

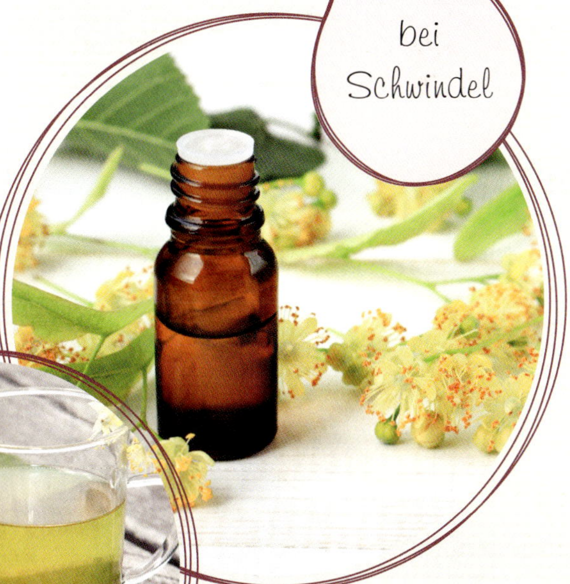

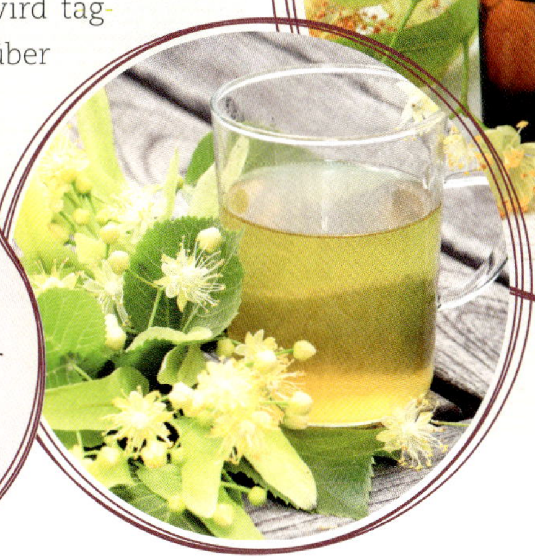

bei Erkältung, Husten, Wassersucht und zur Blutreinigung

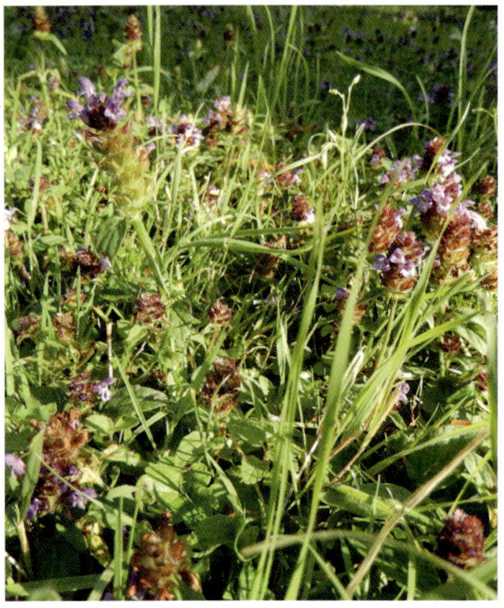

Die Unscheinbare in der Wiese

Die **Brunelle** (*Prunella*), auch Braunelle genannt, ist ein immergrüner, zierlicher Lippenblütler, der unscheinbar in Wiese und Gärten zu finden ist. Früher eine hochgeschätzte Wundheilpflanze, wird sie heute kaum mehr beachtet. Bei Entzündungen im Hals- und Mundraum wurden ihre Blätter gekaut, bei Durchfall ein Tee aus ihr zubereitet. Wenn die Wiesen, in denen sie wächst, gemäht werden, beginnt die Brunelle wieder in ihrer zartvioletten Farbe zu blühen.

Brunellen-Essig

bei Halsentzündung, gegen Hitzewallungen

Zutaten: *1 Handvoll Brunelle (Prunella), Blätter mit Blüte, 1 l milder Essig*

So wird's gemacht: Die Brunelle wird zu ihrer Blütezeit an einem sonnigen Tag gesammelt, wobei es auch am Tag vor der Ernte sonnig und trocken gewesen sein soll. Es werden Blätter und Blüten genommen. Die zerkleinerten Pflanzenteile gibt man in den Essig und erwärmt dies am Herd bei mittlerer Hitze. Die Substanz soll nicht aufkochen. Bei mittlerer Hitze ca. 10 Minuten ziehen lassen, danach abseihen und in Flaschen füllen.

Anwendung: Bei Hitzewallungen füllt man am Morgen und am Abend davon ca. 2 cm in ein ¼-l-Wasserglas, füllt den Rest mit lauwarmem Wasser auf und trinkt das Gemisch schluckweise. Bei Halsentzündung damit gurgeln. Bei hitzigen Schmerzen damit die betroffenen Körperstellen massieren.

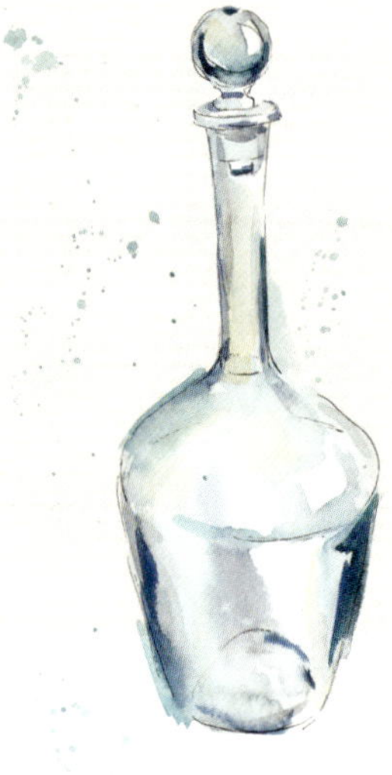

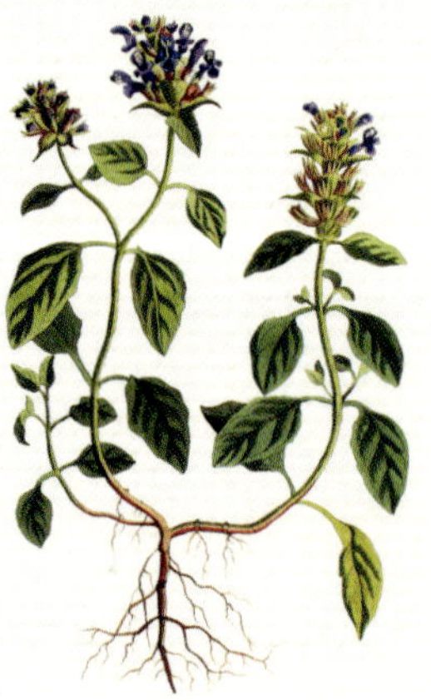

Melisse – das Gold für die Psyche

Eine Kräuterfrau aus dem Burgenland beschrieb zu ihren Lebzeiten die **Melisse** (*Melissa officinalis*) als *Frauenseelentrösterpflanze*, und zwar aus einer eigenen traurigen Erfahrung heraus. Sie war Biologin und als junge Frau einst alleine in Afrika auf einer Forschungsstation. Nach einigen Jahren besuchte sie ein Forschungskollege, der ihr Gefühle vortäuschte, um an ihre Forschungsergebnisse zu kommen. Die junge Biologin fiel auf den Kollegen hinein, vertraute ihm und dieser nutzte die Gunst der Stunde, nahm ihre Forschungsergebnisse, stieg in den nächsten Flieger, reiste zurück zu seiner Universität, präsentierte diese Ergebnisse als seine und wurde ein angesehener Professor. Die Biologin reiste schnellstmöglich nach, versuchte alles aufzuklären, doch zur damaligen Zeit wurde einer Frau, schon gar nicht einer so jungen, kein Glauben geschenkt. Die Welt nicht mehr verstehend, zutiefst gekränkt zog sich die Frau zurück. Sie betrachtete Pflanzen hinsichtlich ihrer Inhaltsstoffe und lernte so die Wirkung am eigenen Körper kennen. Sich an Erzählungen erinnernd, dass die Melisse bei schweren Kränkungen und innerer Verletztheit helfen würde, braute sie ein altes Rezept aus Melissenkraut und Rotwein. „Alleine schon die Zubereitung des Trunkes war eine Therapie für mich!", erzählte die Kräuterfrau. „Zuerst betätigt man sich körperlich, indem man die Melisse aufsucht, mit den Augen die schönen Farben der Natur aufnimmt, mit den Händen die Erde, die Blätter spürt, die Blätter erntet und zerkleinert. Dabei strömt eine Vielzahl von entspannenden Düften in unseren Körper, die ihm guttun! Während man einen solchen Trunk herstellt, durchwandert man bereits eine ganze Therapiereihe." Von diesem Trunk nahm sie jeden Tag vor den Mahlzeiten ein Schnapsgläschen zu sich, war viel in der Natur, und so ging es ihr langsam wieder besser. Die Düfte, die Farben halfen ihr, ihre kreisenden Gedanken loszulassen, ehe sie all ihren Mut zusammenfasste und wieder nach Afrika flog.

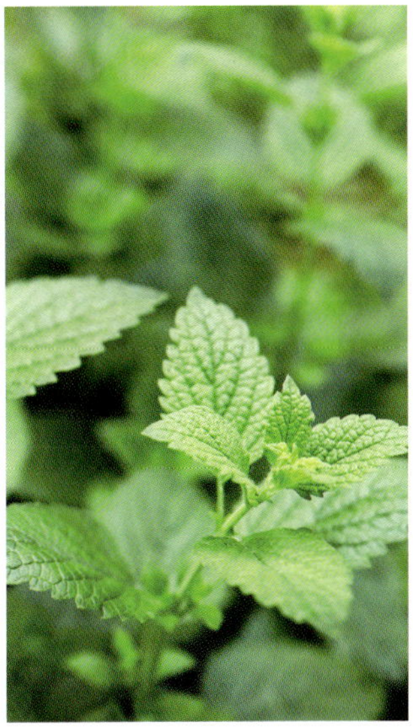

Frauenseelentröster-Trunk

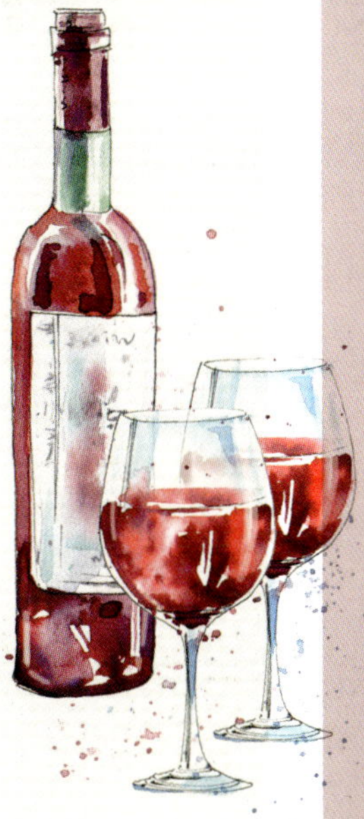

Zutaten: *2 EL Melissenkraut (Melissa officinalis), 2 EL Zucker, ¼ l Wasser, 1 l Rotwein*
So wird's gemacht: Das Wasser am Herd erhitzen, den Zucker zugeben und so lange umrühren, bis sich der Zucker aufgelöst hat. Danach vom Herd nehmen. Das Melissenkraut in kleine Stücke schneiden und in ein verschließbares Glas geben. Das leicht überkühlte Zuckerwasser über die Pflanzenteile im Glas gießen und über Nacht stehen lassen. Am nächsten Tag abseihen, den Wein zugeben, umrühren und fertig ist der Frauenseelentröster-Trunk.
Anwendung: Diesen lieblichen, entspannenden, beruhigenden Trunk bei Unruhe, Traurigkeit, Schlafproblemen und seelischem Schmerz schluckweise trinken.

Süßgraswurzeln zum Süßen

„Die **Quecke** *(Elymus repens) – ist sie auch noch so klein, die ist gegen Husten fein“*, meint ein alter Spruch. Heute haben wir eine Vielzahl von Möglichkeiten, Speisen zu süßen, so viele, dass die Zuckerzugaben bereits zum Problem geworden sind. Denken wir ein paar Jahrzehnte zurück, war Zucker ein Luxusgut und Honig selten. Denken wir noch weiter zurück, verwendete man die Wurzeln von Süßgräsern, um einen leicht süßlichen Geschmack zu erhalten. Süßgräser, wie auch die Quecke eines ist und die umgangssprachlich oft als *Bei oder Beigras* bekannt sind, lagern in ihren Wurzeln als Nährstoff einen Pflanzenzucker ein. Die Wurzeln kann man ausgraben, mit einer Bürste säubern und essen, dann schmeckt man den süßlichen Geschmack. Die Quecke ist leicht zu finden, sie wächst heute gerne in unseren kultivierten Gartenbeeten. Für Salate kann man die geschnittene Wurzel in die Marinade hineingeben. Um in Tees eine leichte Süßnuance zu erhalten, kann die Wurzel einfach mitgekocht werden. Wie obiger alter Spruch erzählt, war die Quecke ein beliebtes Mittel gegen Husten. Wer viele Quecken oder andere Süßgräser in seinem Garten hat, kann die Wurzeln mit dem Mörser pulverisieren, dann hat er ein gesundes süßes Pulver als Zuckerersatz.

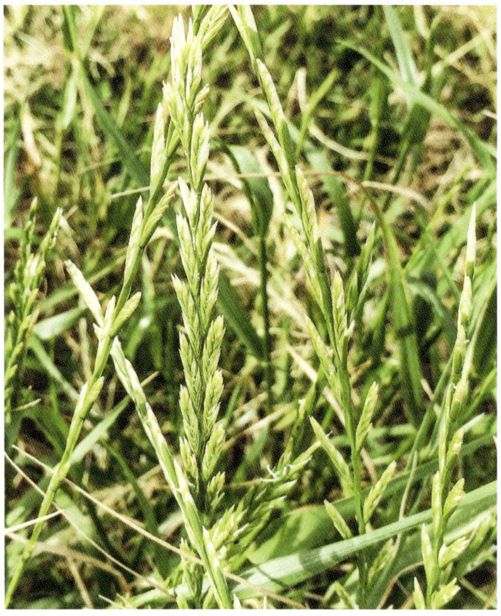

Queckenwurzel-Trunk

bei Husten mit Schleimbildung, haarwuchsanregend

Zutaten: *1 Handvoll Queckenwurzeln (Elymus repens), etwas Butter, 1/8 l Wasser*

So wird's gemacht: Die Queckenwurzel mit einer Bürste säubern und in kleine Stücke schneiden. In einer Pfanne ganz wenig Butter zergehen lassen und die Wurzelstücke darin leicht bräunlich rösten. Mit dem Wasser aufgießen und 2–3 Minuten weiterköcheln lassen, danach abseihen.

Anwendung: Diesen Trunk bei Schleimbildung und schwerem Husten sowie Asthma warm schluckweise trinken. Zur Haarwuchsanregung damit die Kopfhaut einmassieren.

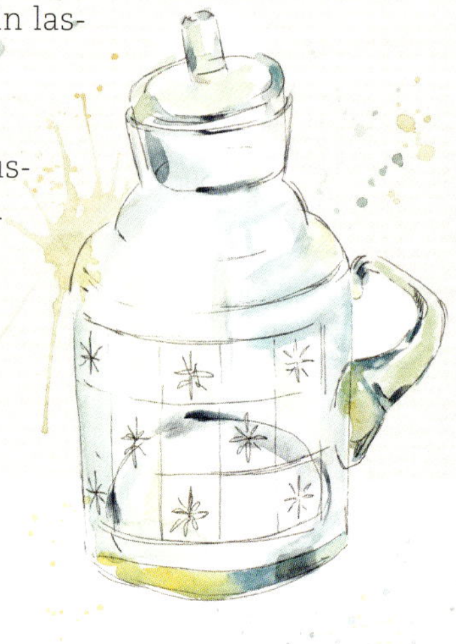

„Trinkt Ehrenpreis und Bibernell, dann sterbt ihr nicht so schnell"

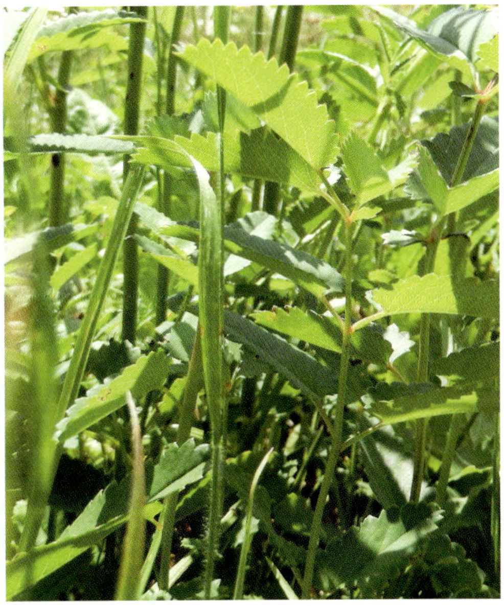

Von der **Bibernelle** gibt es folgende Geschichte: Zur Zeit, als die Pest grausam wütete und viele Menschen dahinraffte, bat ein Pfarrer den Herrgott, er möge den Menschen doch gnädig sein und eine Hilfe senden. Da kam ein Vögelchen und zwitscherte dem Pfarrer obigen Spruch zu. Der Pfarrer empfahl den Leuten, was ihm das Vögelchen gezwitschert hatte. Und tatsächlich, als die Menschen den Tee aus den beiden Kräutern tranken, starben nicht mehr so viele, die Krankheit begann sich zurückzuziehen.

Wüteten ansteckende Krankheiten in einem Dorf, dann holten die Frauen Ehrenpreiskraut und Bibernellenwurzeln, kochten einen Tee daraus und gaben hiervon den Kranken zu trinken. Auch bei viralen Erkrankungen wie Grippe wurde diese Teemischung verabreicht.

Bibernellenwurzel-Tee

Zutaten: *Wurzeln von 2 Bibernellpflanzen (Pimpinella), ½ l Wasser*

So wird's gemacht: Die Wurzeln mit einer Bürste säubern und in kleine Stücke schneiden. Mit dem kochenden Wasser übergießen und 15 Minuten zugedeckt ziehen lassen, danach abseihen.

Anwendung: Bei Verdauungsstörungen und Entzündungen im Rachenraum davon 2–3 Tassen Tee täglich trinken, bei Heiserkeit mit dem Tee gurgeln und zusätzlich 1–2 Tassen zu sich nehmen.

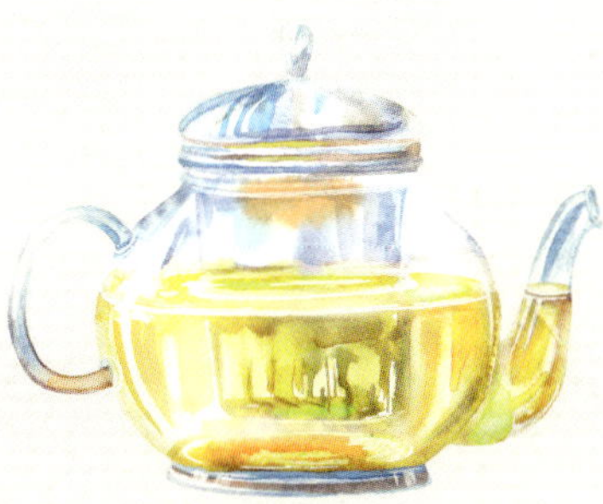

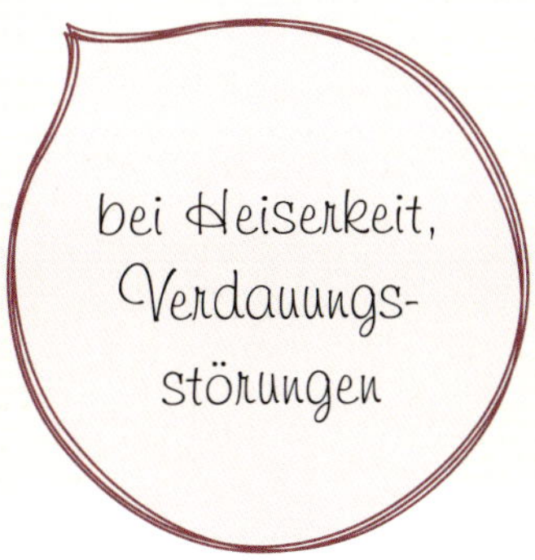

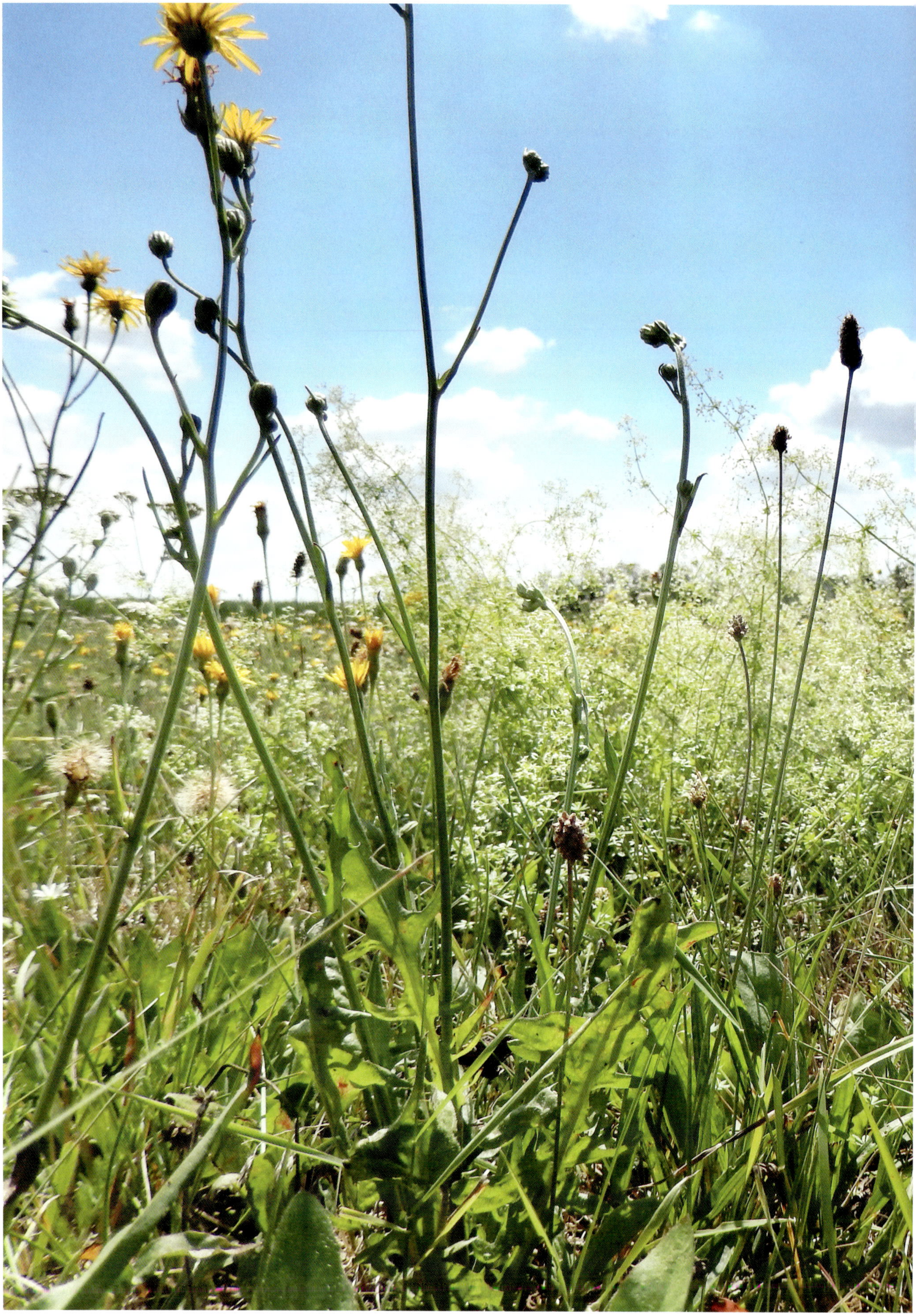

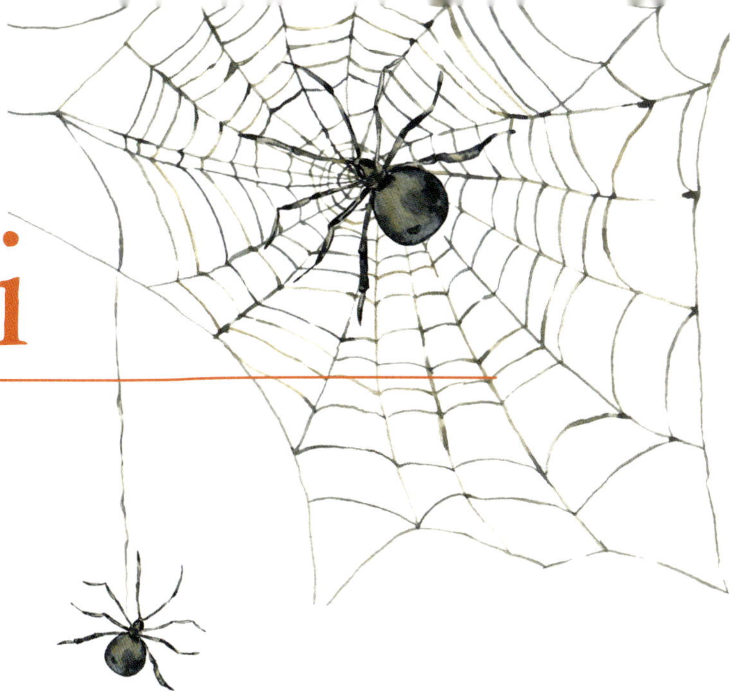

Juni

Die alte Spinnerhaut vom Hühnerstall als Pflaster

Die Mutter war aus der Großstadt, der Vater war am Land aufgewachsen. Dem Vater zuliebe zog die Mutter, eine Sängerin, auch aufs Land, doch der *wilde* Garten der Großmutter, ihr altes, einfaches Verständnis für die Behandlung von Krankheiten und Verletzungen, waren für die Mutter sehr suspekt. Sie hatten einen sehr lebhaften Sohn, der es liebte, wenn ihm die Großmutter ihre Geschichten erzählte, gerne mit ihr Salben braute oder ihr half, die Wildnis des Gartens ein wenig einzudämmen. Sein Opa betrieb eine Seidenraupenzucht im Garten, jede freie Minute beobachtete und half der Junge bei der täglichen Arbeit mit, entwickelte so von Klein auf eine besondere Faszination und Liebe zur Natur.

Manchmal hatte die Großmutter für den braven Enkelsohn eine besondere Überraschung bereit. So wie an diesem Tag. Sie hatte heimlich, und es war bei diesem aufgeweckten Enkelsohn gar nicht so leicht, es geheim zu halten, ein Laubsägeset gekauft. Nach dem Mittagessen überraschte sie den fleißigen Jungen damit, der ihr vor Freude stürmisch um den Hals fiel, die Laubsäge und das Holzbrett in die Hand nahm und gleich in die Werkstatt lief. Beim näheren Betrachten hatte der Junge so viele Ideen, die alle auch gleich umgesetzt werden wollten, dass er im Eifer der Umsetzung gar nicht bemerkte, dass er mit seiner Säge gerade anstatt des Holzbrettes seinen Daumen bearbeitete. Erst als das Blut auf den Boden tropfte, wurde er sich seines Missgeschicks bewusst und lief zu seiner Großmutter um Hilfe. Er wollte ja gleich wieder zu seinem Werk zurückgehen. Die Großmutter betrachtete mit gerunzelter Stirn die schmerzhafte Verletzung des Jungen, eilte wortlos in den Hühnerstall, blickte einmal rund um die Decke, holte eine Leiter und nahm die älteste Spinnenhaut, die sie erblickte, eilte zu dem Jungen zurück, desinfizierte die Wunde mit Arnika-Tinktur, blies mit dem Mund einmal ordentlich über die Spinnenhaut, damit der gröbste Staub wegflog, und wickelte diese über die Verletzung des Jungen. Darüber kam noch ein Tuch.

Mittlerweile waren die Schmerzen sehr heftig, der Bub bedankte sich bei seiner Großmutter und ging nach Hause zu seinen Eltern. Der Mutter erzählte er von seinem Unfall und zeigt ihr seinen Verband, der natürlich mit der blutigen Spinnenhaut und einem alten Tuch darüber wild aussah. Solche Hausmittel nicht kennend, begann die Mutter über die nicht nachvollziehbaren Erstehilfemaßnahmen der Großmutter aufs Ärgste zu schimpfen, wollte dem Jungen den Verband vom Finger reißen und mit ihm zum Arzt oder in das Krankenhaus fahren. Die Schmerzen des Jungen waren so heftig, dass er seiner Mutter widersprach. Niemand würde seinen Finger heute mehr angreifen, er ließe sich gar nichts mehr machen. Während er dies sprach, lief er in sein Zimmer und versperrte die Tür.

Auch am nächsten Tag verweigerte der Junge jegliche Versorgung seines Daumens aus Angst, die sich langsam beruhigenden Schmerzen würden dann wiederkommen. Erst am dritten Tag konnte die Mutter ihren Sohn dazu überreden, seine Verletzung von einem Arzt ansehen zu lassen. Dieser beruhigte die Mutter und sagte, dass er solche Wundverarztungsarten durchaus kenne, man würde sie in der modernen Zeit zwar nicht mehr anwenden, doch die Wunde sei erstklassig verheilt. In den 70er-Jahren, als der Junge bereits ein erwachsener Mann mit eigenen großen Kindern war, sah er im Fernsehen einen Bericht, der ihm sein Erlebnis aus der Kindheit erklärte. Denn in den alten Spinnenhäuten war eine spezielle Art von Penizillin gefunden worden.

bei Verletzungen und Wunden

Das grüne Pflaster

Zutaten: *1 großes Spitzwegerichblatt (Plantago lanceolata), 1 langer Stiel des Spitzwegerichs, 1 großes Schafgarbenblatt (Achillea)*

So wird's gemacht: Man erntet ein großes Spitzwegerichblatt, ein großes Schafgarbenblatt und einen langen Samenstiel des Spitzwegerich.

Anwendung: Wenn man z. B. am Finger einen kleinen Schnitt hat, nimmt man das Schafgarbenblatt und wickelt es um den Finger, direkt über die Verletzung. Die Schafgarbe wirkt durch ihre Gerbstoffe blutstillend. Darüber kommt nun das Spitzwegerichblatt, welches abschwellend, desinfizierend und kühlend wirkt. Mit dem Samenstiel des Spitzwegerich bindet man den Verband fest.

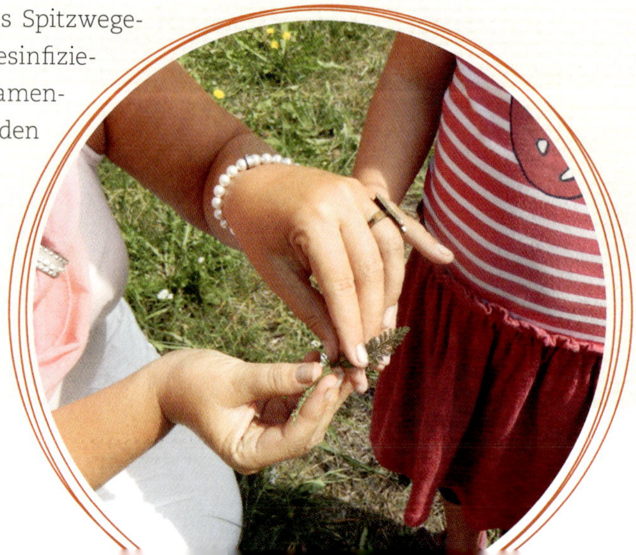

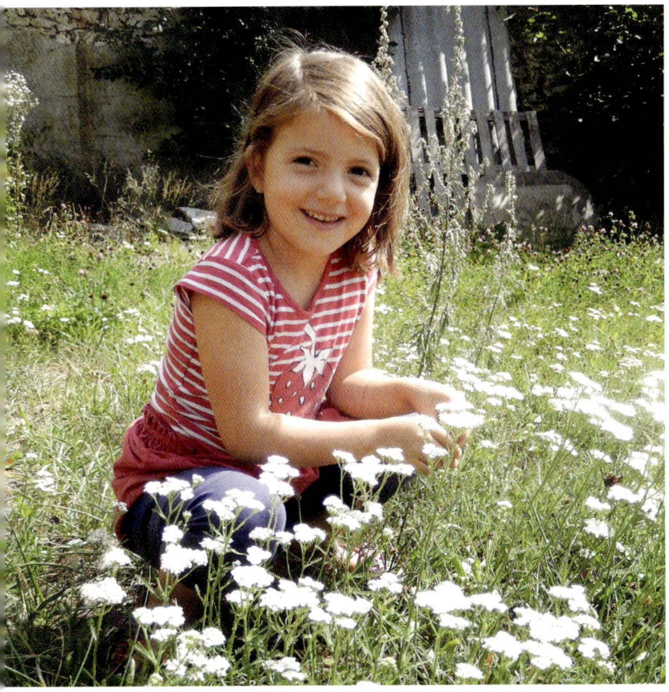

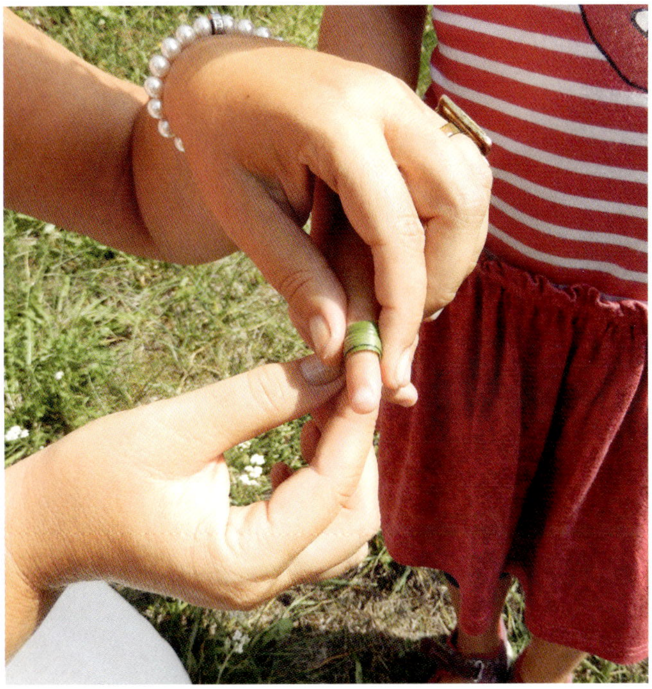

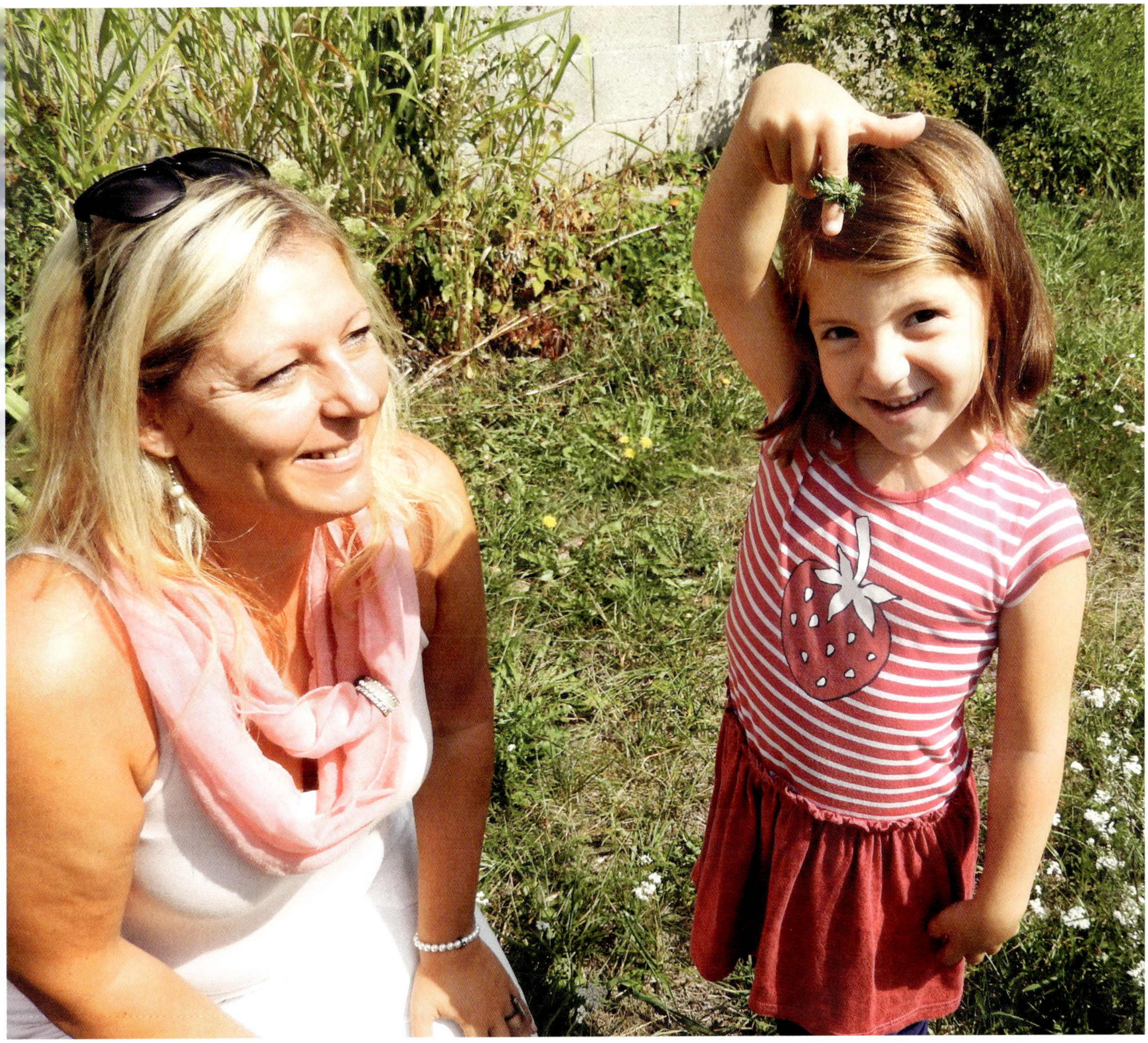

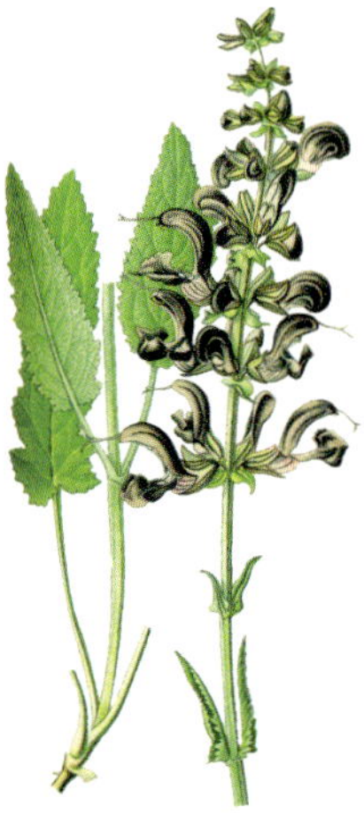

Die Pflanze für die Wechseljahre

Vor allem die Hummeln lieben diesen lieblich duftenden, strahlend blau blühenden **Wiesensalbei**. Wie der Küchensalbei kann der Wiesensalbei zum Kochen verwendet werden. In der Wildnismedizin der einfachen Leute wurde der Wiesensalbei zur Desinfektion des Mundraumes, bei Hitzewallungen, bei starkem Schwitzen und bei Wechseljahresbeschwerden verwendet.

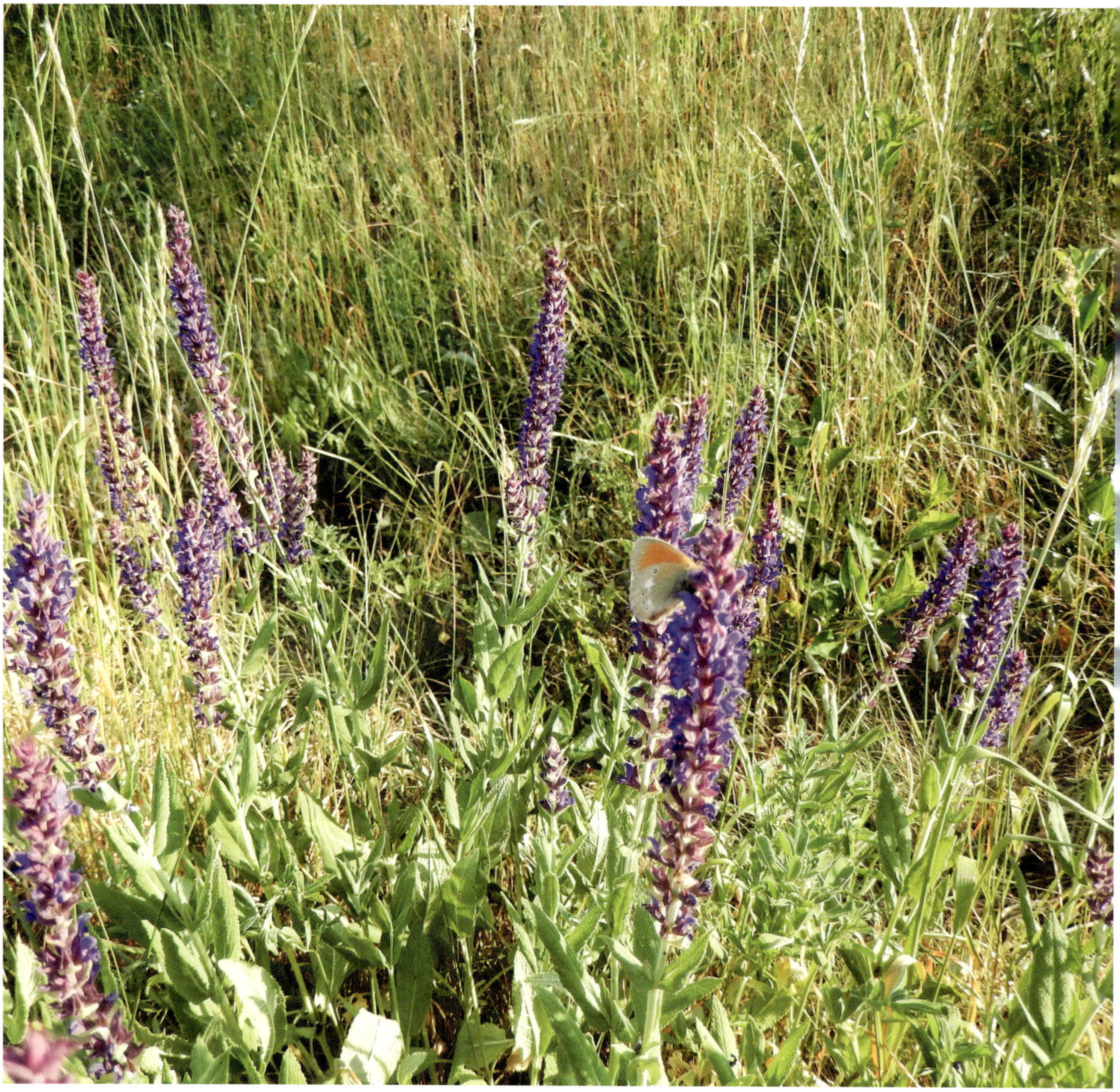

Wiesensalbei-Pulver

Zutaten: *5 EL Wiesensalbeiblätter (Salvia pratensis), etwas Wasser*

So wird's gemacht: Die noch frischen, jungen Wiesensalbeiblätter an einem sonnigen Tag ernten und halbschattig trocknen. Die getrockneten Blätter entweder mit den Händen fein zerreiben oder mit der Küchenmaschine fein mahlen und in einem verschließbaren Behälter aufbewahren.

Anwendung: Zur Stärkung und Aufhellung der Zähne nimmt man etwas von dem getrockneten Pulver, mischt es mit ein wenig Wasser zu einer dickbreiigen Masse und verwendet diese wie Zahnpaste. Die Zähne damit kräftig einreiben und anschließend den Mund spülen.

Salbei Zungenreiniger

Zutaten: *3–4 Salbeiblätter (Salvia pratensis)*

So wird's gemacht: 3–4 frische Salbeiblätter pflücken.

Anwendung: Bei Zungenbelag mit den frischen Blättern des Salbeis die Zunge abreiben, dies reinigt und hinterlässt auch einen angenehmen Geschmack im Mund.

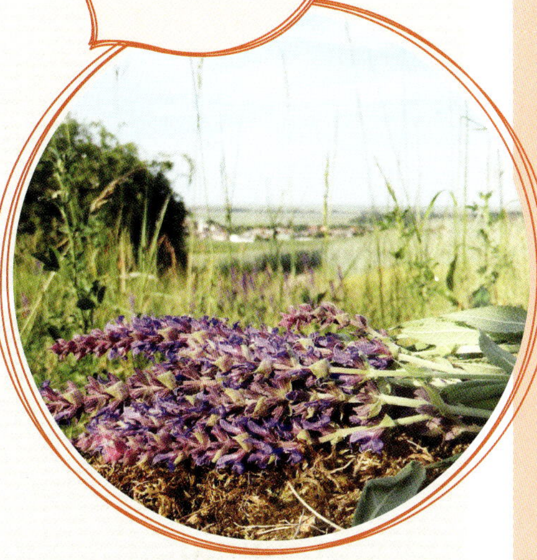

Wiesensalbei-Trunk

Zutaten: *6 Blätter Salbei (Salvia pratensis), 125 g Honig, 1 l lieblichen Wein (wenn möglich Rotwein)*

So wird's gemacht: Die Salbeiblätter an einem trockenen, sonnigen Tag sammeln, in der Mitte auseinanderreißen und in eine Flasche geben. Den Honig dazu und den Rotwein darübergießen.

Anwendung: Noch ehe die erste Grippe- oder Erkältungswelle eintrifft, jeden Tag 1 Esslöffel des Wiesensalbei-Trunks zu sich nehmen. Bei Halsschmerzen 1 Stamperl langsam trinken.

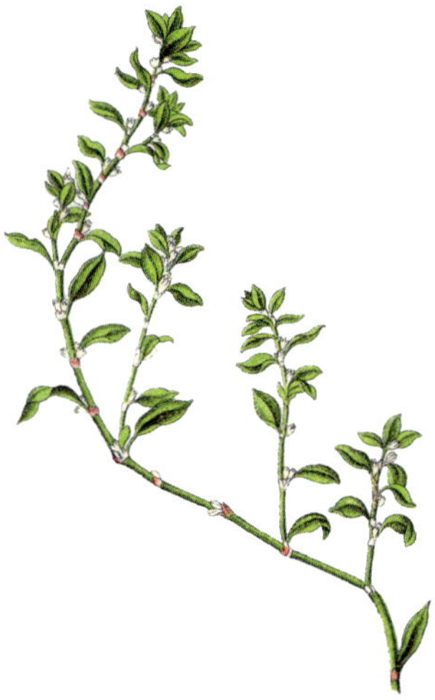

Die knorrige Pflanze bei langwierigen Durchfallerkrankungen

Der **Vogelknöterich** (*Polygonum aviculare*) wächst liebend gerne aus kleinen Spalten im Asphalt, zwischen Pflastersteinen, nahe an Hauseinfassungen, an Wegrändern oder auch in der Wiese. Er ist eine knorrige Pflanze mit zarten weiß- bis rosafarbenen Blüten, die Gerbstoffe und Kieselsäure enthält. Durch die Gerbstoffe wirken die Blätter blutstillend, bei kleineren Verletzungen werden die Blätter mit den Fingern etwas zerrieben, damit der Pflanzensaft heraustritt. Diesen direkt auf die Wunde geben. Bei Durchfallerkrankungen, vor allem bei langwierigen, wurde früher ein Tee aus der ganzen Vogelknöterichpflanze (Blätter, Blüten, Stiel und Wurzeln) zubereitet und lauwarm schluckweise getrunken.

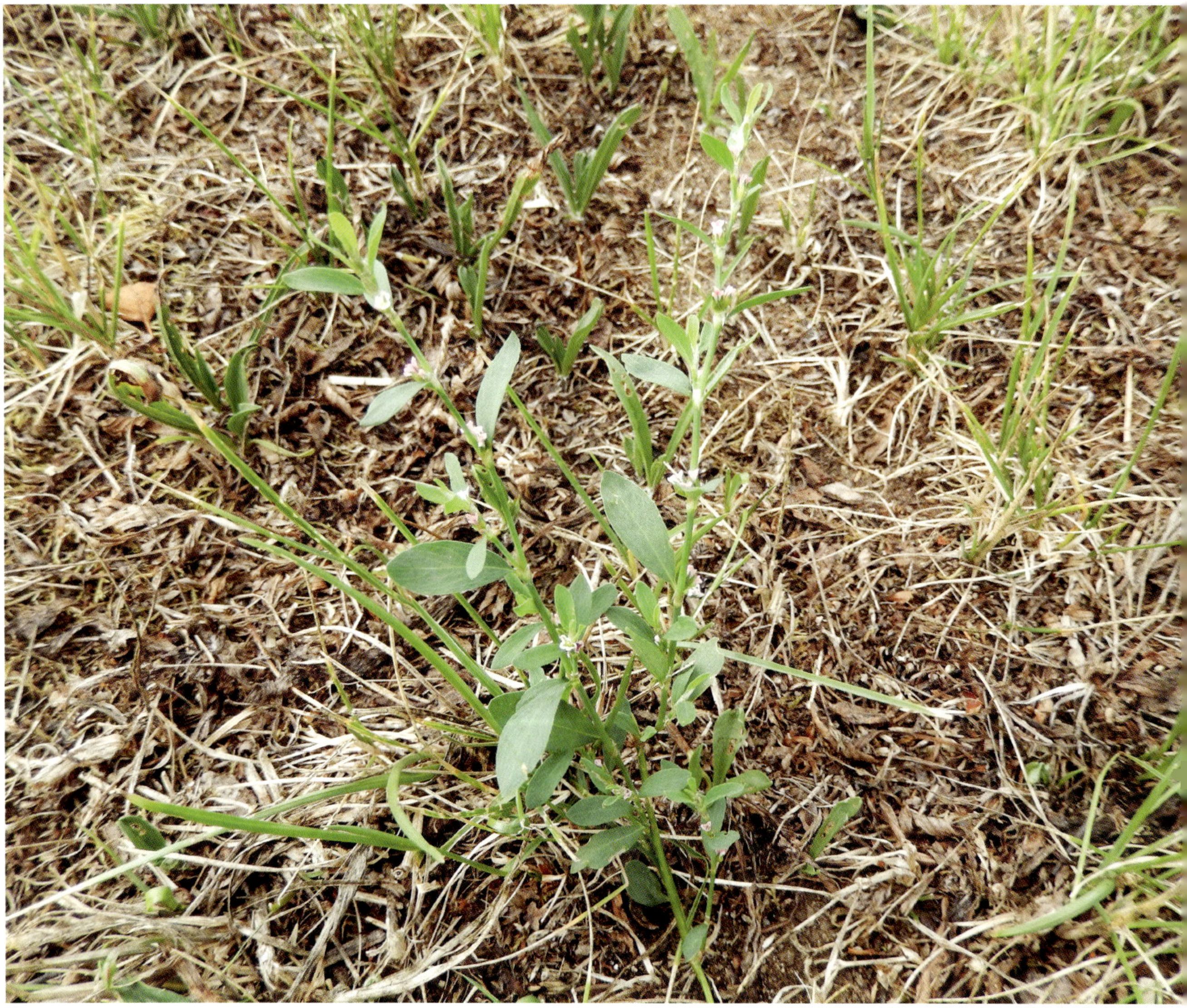

bei Koliken und gegen Parasiten

Vogelknöterich-Tee

Zutaten: *2 EL Vogelknöterichkraut (Polygonum aviculare) mit Blüten, 0,5 l Wasser*

So wird's gemacht: Der Vogelknöterich wird zur Blütezeit geerntet. Für diesen Tee werden alle Pflanzenteile inkl. der Blüten verwendet. Das Wasser am Herd aufkochen lassen, auf mittlere Stufe zurückschalten, die Pflanzenteile des Vogelknöterichs hinzugeben und für weitere 7–10 Minuten am Herd ziehen lassen, den fertigen Tee abseihen.

Anwendung: Bei Koliken, zur Leberreinigung, zur Unterstützung der Nieren in der Früh sowie am Abend je eine Tasse dieses Tees trinken. Wenn gewünscht, kann der Tee mit Honig oder Kandiszucker gesüßt werden. Bei Parasiten 1 Liter des ungesüßten Vogelknöterich-Tees schluckweise über den Tag verteilt trinken, dies für eine Woche.

Vogelknöterich-Wasser

Zutaten: *1 Tasse Vogelknöterichkraut (Polygonum aviculare), 3 EL Wasser*

So wird's gemacht: Den Vogelknöterich erntet man samt den zarten Blüten zur Blütezeit. Die Pflanzenteile in kleine Stücke schneiden und mit dem Wasser in den Mörser geben. Im Mörser zerreiben, bis eine breiartige Masse entsteht. Diese wird anschließend durch ein Sieb gegossen. Übrig bleibt der grüne Pflanzensaft.

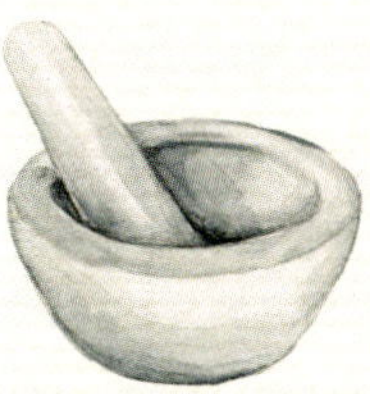

Anwendung: Nun taucht man einen kleinen Wattebausch in diesen Saft, presst die überschüssige Flüssigkeit heraus und gibt den Wattebausch in das Ohr. Nach 2 Stunden wechselt man auf einen neuen, in Vogelknöterich-Wasser getränkten Wattebausch.

bei Ohrentzündungen

Die alte Frau und der Quendel für's verstorbene Enkerl

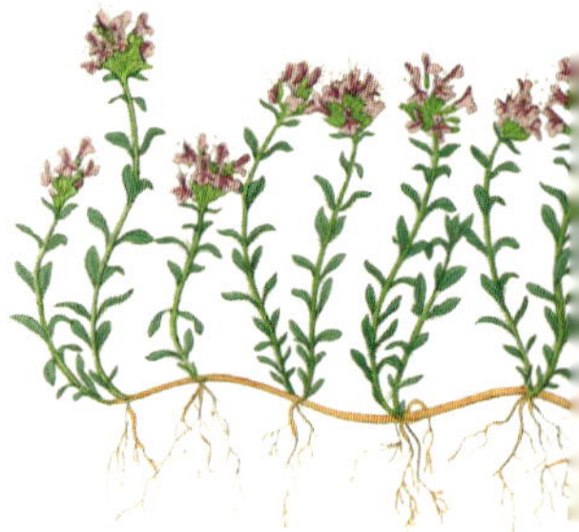

Es war gerade Frühling. Das jüngste Kind des Hofes, ein kleines Mädchen, bekam im zarten Alter von nur 6 Monaten einen schweren Keuchhusten. Die Mutter wurde dringend bei der Stall- und Feldarbeit gebraucht, so lag es an der Großmutter, sich um das kleine kränkliche Mäderl zu kümmern. Tag und Nacht umsorgte sie das Kind, bei jedem Hustenanfall, der in zeitlich immer kürzeren Abständen kam, nahm sie das Mäderl hoch, hielt es liebevoll und sang ihr, sobald dieser vorbei war, ein Lied vor, damit sie wenigstens ein bisschen schlafen konnte. Von Kamillentee, Tee aus dem Dost (*Origanum vulgare*) bis hin zum Quendeltee (*Thymus serpyllum*) probierte die Großmutter Verschiedenstes aus, was dem kleinen, dunkelhaarigen, rehäugigen Mädchen helfen könnte. Doch trinken wollte das Kind nur den Quendeltee, alle anderen Sorten verweigerte es. Vom Quendeltee trank das Mädchen allerdings jeden Tag, auch den Geruch des Krautes liebte es. Vor dem Teekochen ließ die Großmutter das Kind vom aromatischen **Quendelkraut** riechen, immer und immer wieder bewegte es den Kopf zu dem Quendelstrauß, als würde es den Geruch regelrecht einsaugen. Es vergingen 8 Wochen, der Husten wurde immer schlimmer, mittlerweile wurde der Arzt zu Hilfe gerufen, doch auch die Medikamente wollten dem Kind nicht recht helfen. Er bereitete die Familie darauf vor, dass sie mit dem Schlimmsten rechnen müssten. Nur wenn die Großmutter ein paar Quendelpflanzen in die Hand nahm und das Mäderl davon riechen ließ, formte sich der kleine Mund zu einem Lächeln, wirkte das Gesicht der von den vielen Hustenanfällen und Atemproblemen gebeutelten Kleinen für ein paar Momente ruhig und zufrieden. Nach 10 Wochen verließen das kleine, tapfere Mädchen die Kräfte. Die Verstorbenen wurden damals noch zu Hause aufgebahrt. Die Großmutter ging in den Garten hinter dem Haus, erntete einen blühenden, herrlich duftenden Strauß Quendel und legte ihn zum aufgebahrten Enkerl, weil dies ja ihr Lieblingsduft gewesen war. Jedes Mal wenn die Trauer um das geliebte Enkelkind die Großmutter überwältigte, ging sie in den Garten, setzte sich auf die Böschung, wo der Quendel wuchs, roch an den Blüten und sah in Gedanken das Lächeln ihrer besonderen Enkeltochter vor sich …

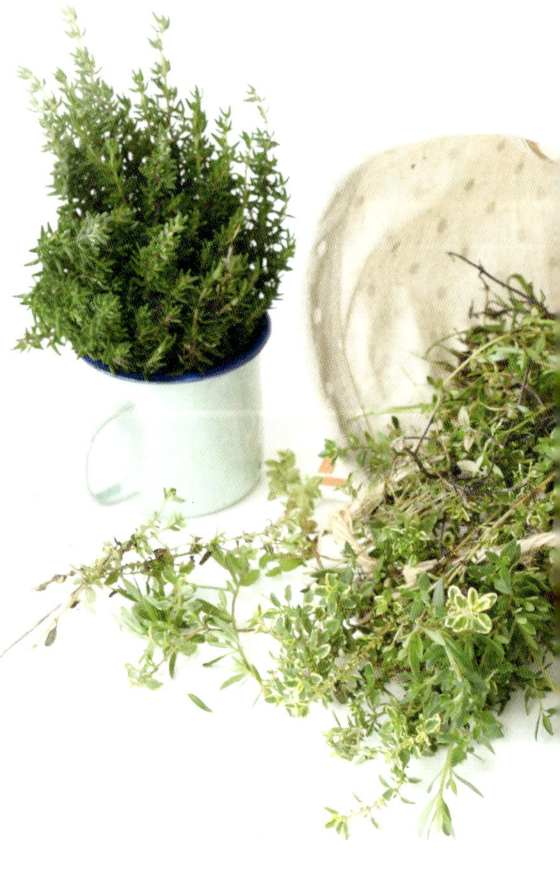

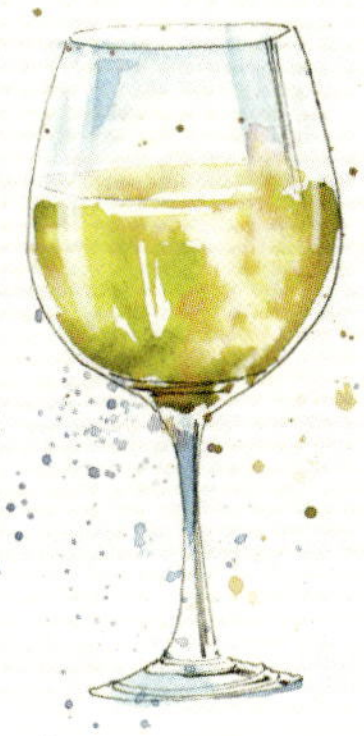

Quendel-Wein

Zutaten: *1 Handvoll frischer oder getrockneter Quendel (Thymus serpyllum), 1 l milder Weißwein*

bei Frauenbeschwerden

So wird's gemacht: Man erntet vom Quendel, dem Wilden Thymian, zur Blütezeit 1 Handvoll Kraut, gibt den lieblichen, milden Weißweines in einen Kochtopf, fügt die Pflanzenteile des Quendels hinzu und erwärmt dies am Herd bei mittlerer Hitze für 15 Minuten. Danach abseihen und fertig ist der Quendel-Wein.

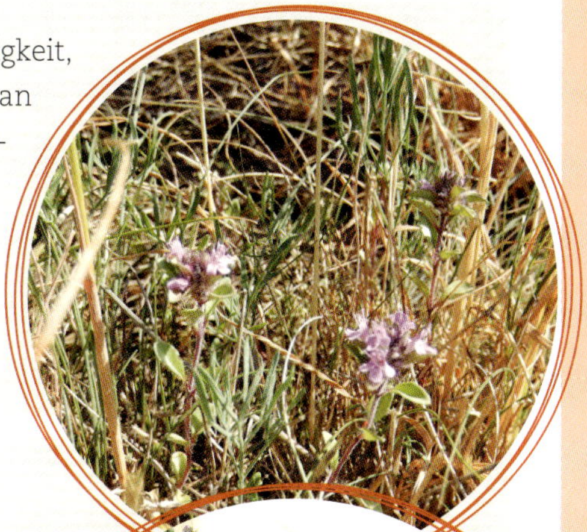

Anwendung: Bei Stimmungsschwankungen oder Traurigkeit, die mit der Menstruation kommen und gehen, trinke man eine Woche vor der Menstruation täglich vor dem Zubettgehen ein Schnapsglas von dem Quendel-Wein. Frauen, die eine unregelmäßige oder sehr seltene Regel haben oder an sexueller Lustlosigkeit leiden, sollen täglich abends 2 Esslöffel dieses Kräuterweins trinken.

Quendel-Tee

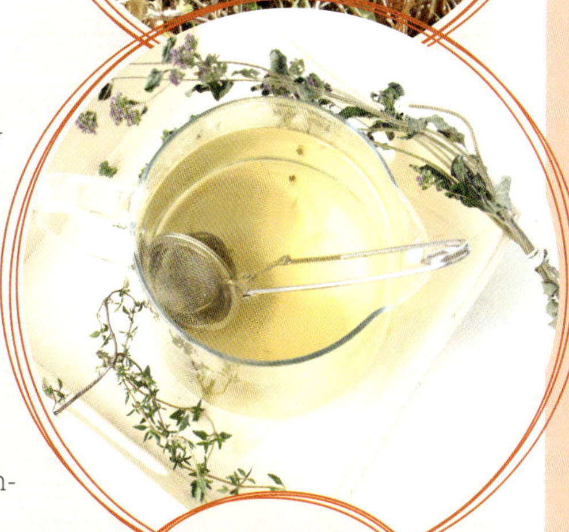

Zutaten: *3 EL Quendelkraut (Thymus serpyllum), 1 l Wasser*

So wird's gemacht: Den Quendel mitsamt seinen Blüten ernten. Wer keinen Quendel hat, kann auch den Gartenthymian verwenden. Das Wasser am Herd aufkochen und etwas überkühlen lassen, dann über den Quendel gießen, zugedeckt 5–6 Minuten ziehen lassen, danach abseihen. Der Quendel kann ein zweites Mal als Tee zubereitet werden, eher er auf dem Kompost oder bei den Hühnern landet.

Anwendung: Bei Erkältungen, Grippe oder Halsschmerzen über den Tag verteilt 1 Liter Quendeltee schluckweise trinken. Bei Verdauungsproblemen 10 Minuten vor dem Essen eine Tasse Quendeltee zu sich nehmen. Der Quendeltee wurde früher auch gerne bei Krämpfen getrunken.

bei Erkältung und zur Verdauungsanregung

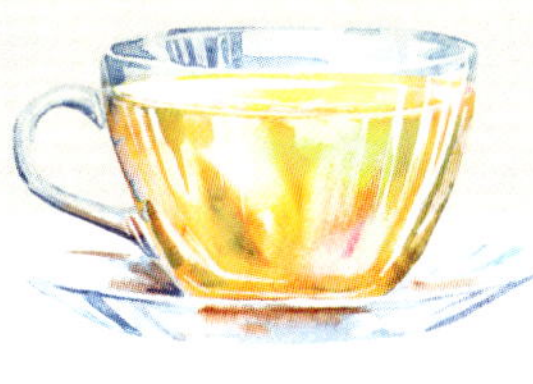

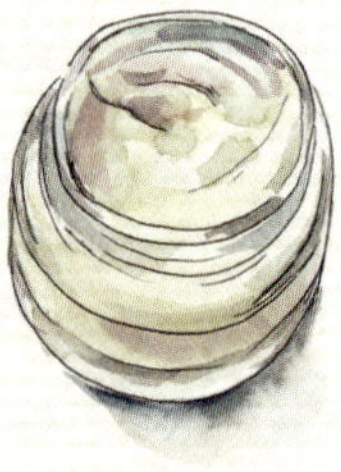

Quendel-Salbe

bei Krämpfen und Husten

Zutaten: *4 EL Quendel (Thymus serpyllum), 100 ml Öl, 5 g Bienenwachs*

So wird's gemacht: Das Öl mit den Quendelstücken (wenn kein Quendel vorhanden ist, dann Thymian nehmen) bei niedriger Hitze am Herd erwärmen und für 15 Minuten ziehen lassen. Die Herdplatte soll warm sein, aber das Öl darf nicht kochen! Danach das Öl abseihen und erneut auf den Herd stellen, das Bienenwachs zugeben. Sobald das Wachs geschmolzen ist, die Salbe vom Herd nehmen und in ein Glas füllen. Beschriften und fertig ist die Quendel-Salbe.

Anwendung: Bei Erkältungen oder Husten die Salbe über Hals und Brust einmassieren. Bei Nebenhöhlen- oder Stirnhöhlenentzündungen die Salbe auf den betroffenen Stellen in die Haut einmassieren. Bei Krämpfen der Muskulatur oder Überanstrengungen die betroffenen Körperteile liebevoll mit der Quendel-Salbe eincremen.

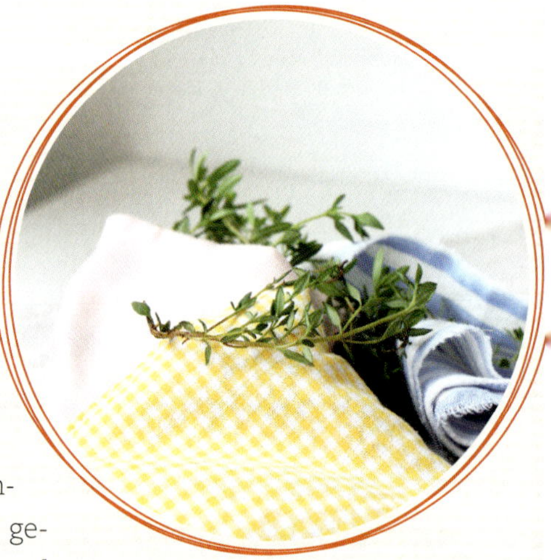

Quendel-Kissen

für einen guten Schlaf

Zutaten: *1 Teil Quendel (Thymus serpyllum), 2 Teile Melisse oder Brennnessel, 1 Kissen*

So wird's gemacht: Da Quendel sehr intensiv riecht, mischt man bei größeren Kräuterkissen eine oder mehrere weitere Pflanzen hinzu, die für das Volumen sorgen. Dazu eignet sich die schlafunterstützende, liebliche Melisse sehr gut oder auch die geruchsneutrale Brennnessel. Die geernteten Pflanzen trocknet man im Halbschatten. Danach füllt man die Kräuter in ein Kissen. Die Kräuter möglichst wenig zerkleinern, da sich ansonsten die Inhaltsstoffe schneller in die Luft verflüchtigen.

Anwendung: Dieses entspannende Schlafkissen neben den Kopfpolster legen. Wenn der Geruch nicht mehr wahrnehmbar ist, drückt man das Kissen ein wenig. Durch das Zusammendrücken *brechen* einige der im Kissen befindlichen Kräuter und verströmen so erneut ihre Inhaltsstoffe. Ein Mal im Jahr erneuert man die Kräuter im Kissen.

Blatt-Umschläge – einfache, schnelle Hilfe

Die einfachste und schnellste Hilfe sind Blatt-Umschläge mit Pflanzen, bei denen man die Inhaltsstoffe des Pflanzensaftes nutzt. Frische Pflanzenblätter mit dem Finger reiben, damit der Pflanzensaft austritt, oder wenn sie knorriger sind, kurz im Mund kauen, um die Zellen zu brechen und danach das Blatt z.B. vom **Spitzwegerich** (*Plantago lanceolata*) oder **Birkenblätter** (*Betula*) zum Abschwellen, Kühlen und Desinfizieren bei kleineren Verletzungen, Insektenstichen oder Schmerzen direkt auf die betroffene Körperstelle auflegen. **Schafgarbenblätter** (*Achillea*), **Hirtentäschelblätter** (*Capsella bursa-pastoris*) zum Stillen von Blutungen, **Beinwellblätter** (*Symphytum*) bei Blutergüssen, **Meerrettichblätter** (*Armoracia rusticana*) bei Gelenksschmerzen und Fieber verwenden.

Beinwellblätter-Umschläge

Zutaten: *große Beinwellblätter (Symphytum)*

So wird's gemacht: Man erntet große, saftiggrüne Beinwellblätter.

Anwendung: Bei Blutergüssen, Prellungen, Verstauchungen oder Insektenstichen reibt man die Beinwellblätter kurz zwischen den Fingern, damit die Zellen aufbrechen und der Blattsaft austritt. Dann werden die Blätter wieder auseinandergefaltet und auf die betroffenen Körperstellen aufgelegt. Sie bleiben so lange liegen, bis das Blatt trocken ist, dies dauert ca. 10–15 Minuten.

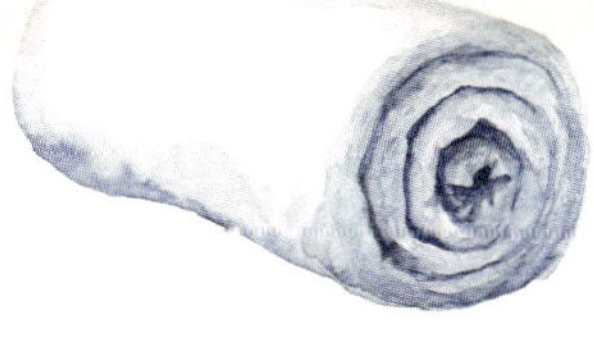

kühlen und helfen bei Blutergüssen

Kräuterbitter

Zutaten: *2 EL Wermutkraut (Artemisia absinthium), 1 EL Schafgarbe (Achillea), 1 EL Melisse (Melissa officinalis), 1 EL Dost (Origanum vulgare), 1 EL Tausendgüldenkraut (Centaurium), 1 EL Königskerzenblüten (Verbascuum), 1 EL Löwenzahnwurzeln (Taraxacum officinale), 1 EL Brennnesselsamen (Urtica), 1 EL Käsepappel (Malva), 1 EL Liebstöckel (Levisticum officinale), 1 EL Gundelrebe (Glechoma hederacea), 2 l 40 %iger Alkohol, wer möchte 100 g Honig*

So wird's gemacht: Alle Pflanzenteile in kleine Stücke zerteilen, in ein verschließbares Gefäß geben, den Honig und den Alkohol darübergießen und dies für 16 Wochen an einem halbschattigen Ort reifen lassen, danach abseihen und in Flaschen füllen. In jede Flasche wird zudem eine Löwenzahnwurzel hineingegeben und drinnen belassen.

Anwendung: Bei Verdauungsproblemen, Übelkeit, Überessen, Druckgefühl im Verdauungstrakt sowie bei Problemen mit der Verdauung von fetten Speisen von diesem Kräuterbitter vor oder/und nach dem Essen 1/16 Liter trinken.

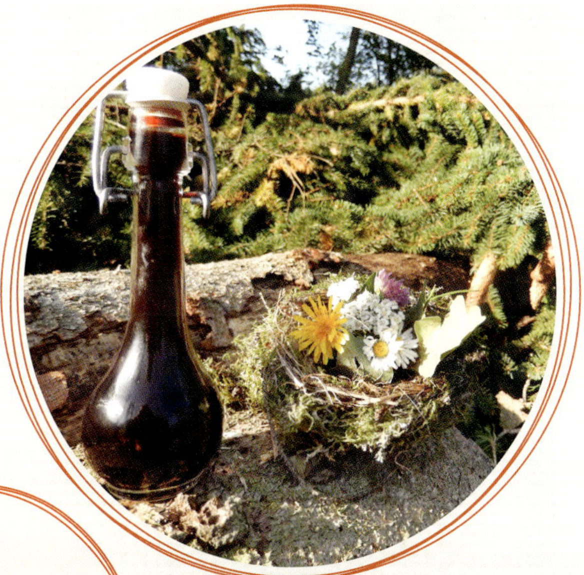

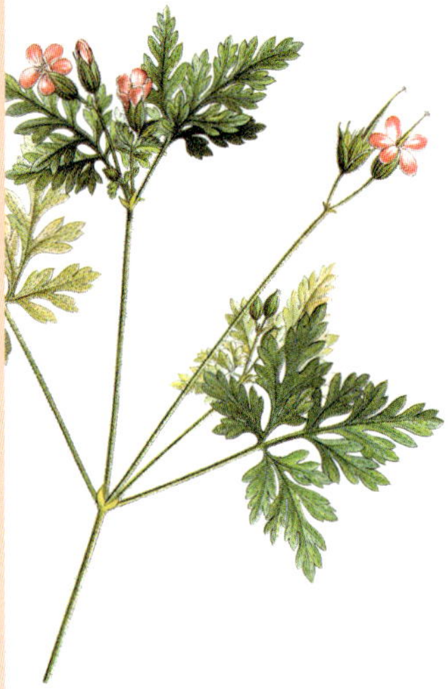

Stinkender Storchenschnabel – der Kindermacher

In der Wiese, im Garten und im Wald finden wir unzählige verschiedene Storchenschnabelarten, doch eine davon hat ein ganz besonderes Erkennungsmerkmal. Riecht man an dieser Pflanze, dann empfindet es kaum jemand als wohlwollenden oder gar lieblichen Geruch. Nicht einmal Stechmücken können diesen Duft leiden, so strich man sich einst als wirksames Mittel gegen die fliegenden, stechenden Plagegeister den Saft des Storchenschnabels aus seinem Stängel direkt auf die Haut. Manche zerrieben auch die Blätter mit den Fingern und strichen sich damit die Haut ein.

Bei Hautproblemen, Fieber und Gicht trank man einen Tee aus den Blättern und Blüten des Storchenschnabels. Zur Wundbehandlung wurde ebenfalls ein Teeauszug zubereitet, dieser lauwarm ausgekühlt, ein Leinentuch darin eingetaucht, ausgepresst und auf die Wunde gelegt. Oder die frische Pflanze wurde mit den Fingern zerrieben und der Pflanzensaft zur Blutstillung direkt auf die Wunde gegeben.

Bei Hautproblemen, Fieber und Gicht trank man einen Tee aus den Blättern und Blüten des Storchenschnabels.

Doch den Beinamen *Kindermacher* brachte ihm eine andere Tradition ein. Wollte sich kein Nachwuchs einstellen, dann tranken sowohl der Mann als auch die Frau entweder einen Tee aus den Blättern und Blüten des **Stinkenden Storchenschnabels** (*Geranium robertianum*) oder es wurden 3 Esslöffel Pflanzenteile in 1 Liter Weißwein für 20 Minuten auf kleiner Flamme köcheln gelassen, 1 Esslöffel Honig hinzugegeben und abends eine halbe Stunde vor dem Zubettgehen ⅛ Glas davon getrunken. Das sollte dem gewünschten Nachwuchs auf die Sprünge helfen.

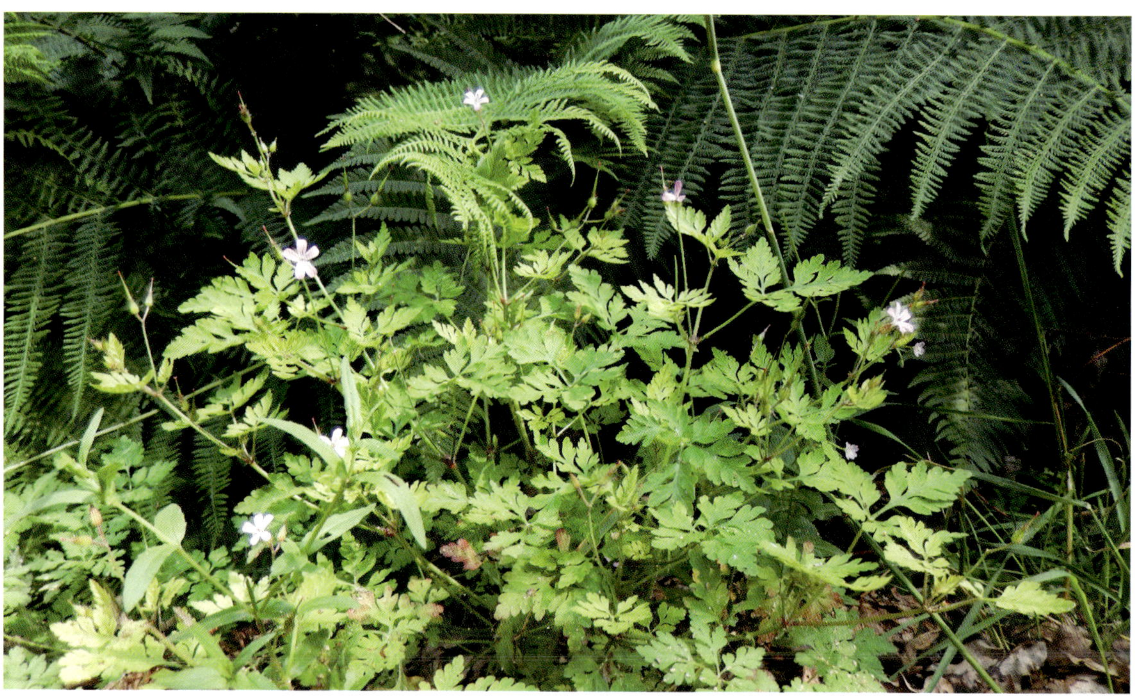

Stinkender-Storchenschnabel-Wickel

zur Schmerz-linderung

Zutaten: *1 Tasse Stinkender Storchenschnabel (Geranium robertianum), 0,5 l Wasser*

So wird's gemacht: Den Stinkenden Storchenschnabel, auch Ruprechtskraut genannt, erntet man an einem schönen, sonnigen, trockenen Tag. Die Pflanzenteile werden zerkleinert und mit abgekochtem, überkühltem Wasser übergossen und 15 Minuten ziehen gelassen, danach abgeseiht.

Anwendung: Bei Migräne ein Leinentuch in das Storchenschnabel-Wasser tauchen, die überschüssige Flüssigkeit auspressen, das Tuch auf die Stirn legen und damit 15–20 Minuten zur Entspannung mit geschlossenen Augen liegen bleiben. Bei Muskel- oder Gelenksschmerzen den Umschlag über die gewünschte Körperstelle legen und 15–20 Minuten einwirken lassen. Je nach Bedarf wiederholen.

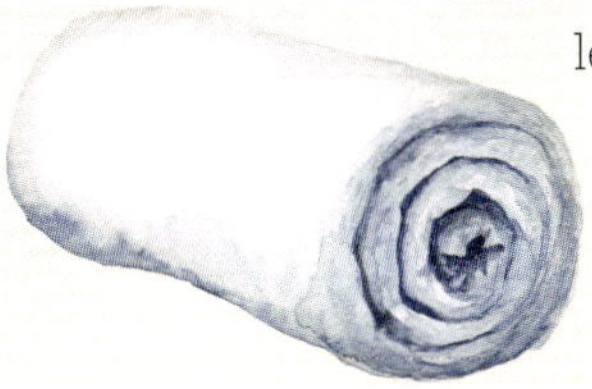

Stinkender-Storchenschnabel-Wasser

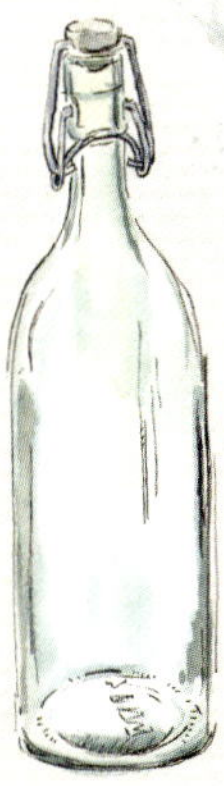

Zutaten: *2 Handvoll Stinkender Storchenschnabel (Geranium robertianum), 2 l Wasser*

So wird's gemacht: Man sammelt 2 Hände voll Storchenschnabelkraut und schneidet es in kleine Stücke, übergießt mit dem abgekochten, jedoch bereits überkühlten Wasser und lässt dies 15 Minuten ziehen.

Anwendung: Mit diesem Wasser wäscht man sich die betroffenen Hautstellen oder man gibt das Storchenschnabel-Wasser dem Badewasser hinzu. Das kann auch bei Kindern angewandt werden. Der Stinkende Storchenschnabel wurde einst Rotlaufkraut genannt, da er für vielerlei Hauterkrankungen bis hin zum Rotlauf eingesetzt wurde.

bei Haut-erkrankungen

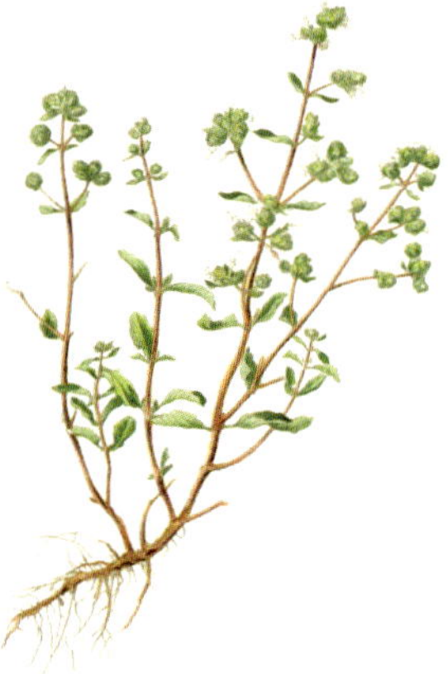

Die rote Erde und der Dost

Als Dienstmädchen kam einst eine junge Frau aus Kroatien nach Wien. Dort lernte sie einen Mann kennen und zog zu ihm aufs Land. Das Mädchen wurde von Zeit zu Zeit von Durchfällen geplagt. Diese Probleme hatte sie auch in ihrer Heimat gehabt, dort hatte ihr die Großmutter von der Wiese einen **Dost** (*Origanum vulgare*), den Wilden Majoran, geholt und ihr daraus täglich eine Kanne Tee zubereitet, worauf der Durchfall rasch wieder verging. Als sich in ihrer neuen Heimat wieder einmal das alte Leiden bemerkbar machte, ging sie in die Wiesen, um nach der Pflanze zu suchen. Wie glücklich war die junge Frau, als sich der Dost schon nahe ihrem Haus zeigte. Schnell erntete sie einen Strauß davon und bereitete sich daraus ihren Tee, wie es in ihrer Familie üblich war. Täglich trank sie davon einen Liter, doch was ihr zu Hause so gut geholfen hatte, wollte und wollte in ihrer neuen Heimat nicht helfen. Selbst wenn sie 2 Liter am Tag trank, half der Tee nicht so wie in ihrer kroatischen Heimat.

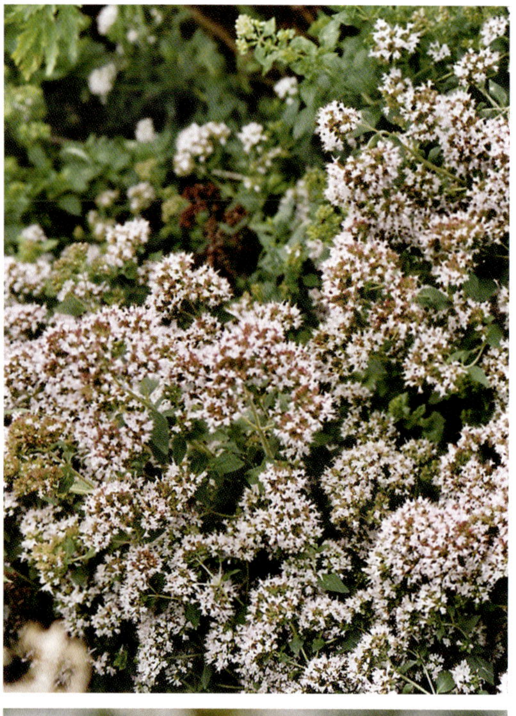

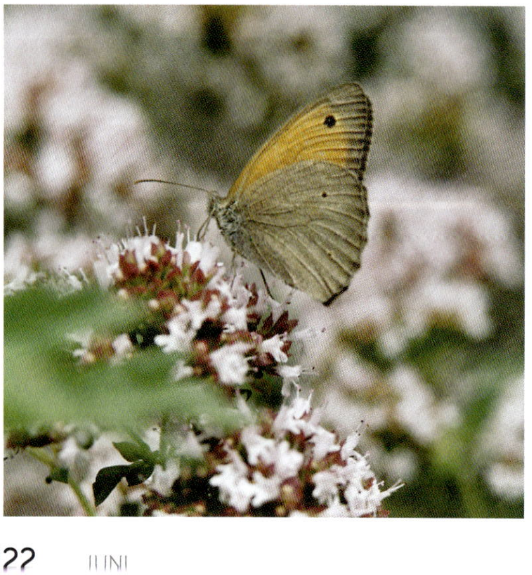

Zu Besuch bei ihrer geliebten Großmutter nahm sie sich einen dicken Strauß vom Dost mit nach Österreich. Trank sie diesen kroatischen Dost, verging der Durchfall sehr schnell, trank sie vom österreichischen Dost den Tee, wollte er sich nicht einbremsen lassen. Die Mutter ihres Mannes meinte, der Dost hier würde bei Erkältungskrankheiten helfen. Sobald sie von Husten oder Halsweh geplagt war, half der jungen Frau der österreichische Dost sehr gut, nur bei Durchfall brauchte sie die Pflanzen aus ihrer Heimat.

Eines Tages kam ihre kroatische Großmutter für eine Woche zu Besuch, das Mädchen sprach mit ihr darüber, warum ein und dieselbe Pflanze von zwei unterschiedlichen Ernteorten so verschieden wirken kann. Die Großmutter meinte: „Schau, mein Kind, bei uns haben wir eine schöne rote Erde. Das bedeutet, im Boden ist viel Eisen drinnen. Der Dost kann deswegen bei uns viel Eisen aufnehmen. Hier bei euch ist die Erde hellbraun, der Eisengehalt ist nicht hoch. Pflanzen mit einem hohen Eisengehalt wirken gegen Durchfall. Deshalb hilft dir der Dost deiner kroatischen Heimat gegen Durchfall und der Dost deiner neuen Heimat eher bei Erkältungskrankheiten.“

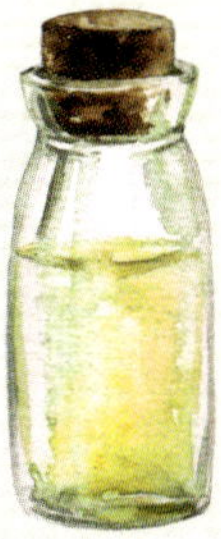

Dost-Öl

die krampflösende Einreibung

Zutaten: *1 Handvoll Dost (Origanum vulgare), ½ l Leinöl*

So wird's gemacht: Vom Dost, dem Wilden Majoran (wenn kein Dost zur Hand ist, kann auch Majoran genommen werden), Blätter und Blüten ernten, klein schneiden und in ein verschließbares Glas geben. Mit dem Leinöl übergießen, danach 14 Tage kühl und dunkel stehen lassen. Das Omega 3 im Leinöl ist wärmeflüchtig, daher wird dieser Ölauszug im Kaltansatz gemacht und das Gefäß zum Reifen kühl und dunkel gestellt. Danach abseihen und das fertige Öl ebenso kühl und dunkel lagern.

Anwendung: Diese krampflösende Einreibung kann sowohl bei krampfhaftem Husten auf der Brust und dem Hals einmassiert als auch bei Wadenkrämpfen auf die Beine gegeben werden.

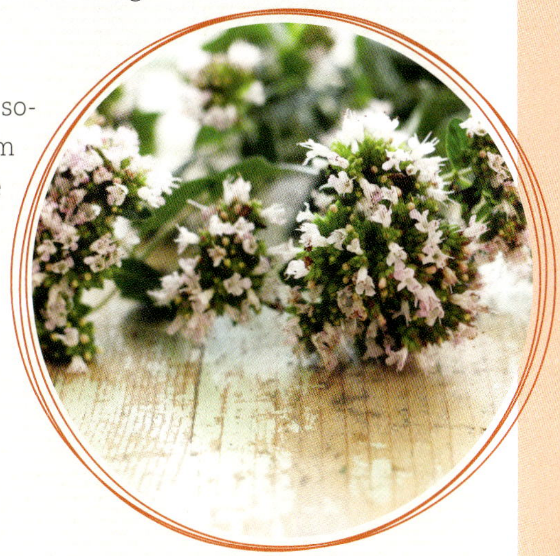

Dost-Quendel-Tee

Zutaten: *2 EL Quendel, 2 EL Dost (Origanum vulgare), 1 l Wasser*

So wird's gemacht: Von Quendel und Dost Blätter und Blüten ernten. Ist kein Quendel zur Hand, kann Gartenthymian verwendet werden. Ist kein Dost zur Hand, kann Majoran eingesetzt werden. Die Pflanzenteile mit heißem Wasser übergießen und 8–10 Minuten ziehen lassen, danach abseihen.

Anwendung: Der Dost-Quendel-Tee wirkt krampflösend bei Husten. Die bakterientötende, entspannende und wärmende Teemischung wird bei Erkältungskrankheiten, Grippe, Halsschmerzen, Husten oder Lungenschwäche schluckweise über den Tag verteilt getrunken. Je nach Geschmack kann der Tee mit Honig oder Kandiszucker gesüßt werden.

für Hals und Lunge

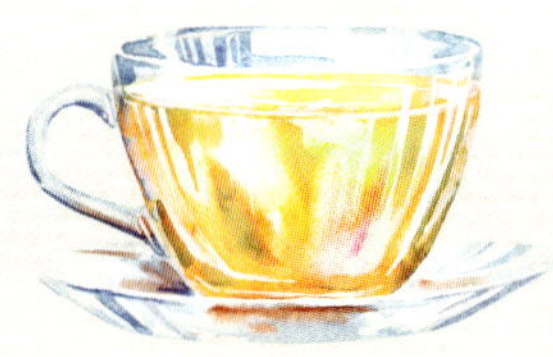

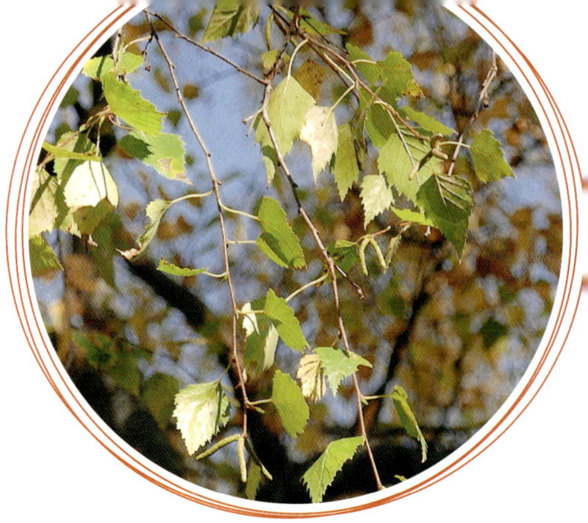

Die besonderen Birkenblätter des Fronleichnamsumzuges

Für den Fronleichnamsumzug werden die Altäre in der freien Natur mit saftig-grünen **Birkenzweigen** (*Betula*) geschmückt. Der Priester hält dann bei jedem vorbereiteten Altar einen Teil der Messe ab, vollzieht seine sakrale Handlung. Für die Kräuterfrauen waren die Birkenstämmchen, vor denen der Priester seine rituelle Handlung vollzog, von ganz besonderer Wirkung. Als gesegnete Exemplare waren sie ihrer Ansicht nach besonders wirkungsvoll. Sobald der Priester zur nächsten Station weiterzog, nahmen sich die Frauen Birkenblätter, um diese zu Hause in ihre Ansätze aus Essig, Alkohol oder Zucker zu geben. Speziell das Birkenwasser für die Haare sollte gut wirken, und den Haarwuchs wieder anregen, deshalb wurde dieses mit den Fronleichnamsbirkenblättern angesetzt. So wurden die Birkenzweige sinnvoll weiterverarbeitet, indem man daraus Ansätze herstellte oder die Blätter als Tee für die Wintermonate trocknete.

Der alte Mann aus dem Seewinkel – von der richtigen Zeit der Anwendung

Wenn wir größere Wasseransammlungen aus dem Körper bringen wollen, können wir Löwenzahnblätter-Tee trinken, der sehr mild entwässert, oder auch Brennnessel-Tee, nach dem wir die Toilette des Öfteren aufsuchen. Der Turbo beim Entwässern sind eindeutig **Birkenblätter** (*Betula*). Doch wenn etwas so stark entwässernd wirkt, dann muss entweder genug Flüssigkeit zugeführt oder dieser Tee nur für kurze Zeit verwendet werden, wie folgende Geschichte zeigt …

Im Seewinkel lebte einst ein wortkarger, in sich gekehrter, nachdenklicher, belesener Herr im fortgeschrittenen Alter. Seine Frau war bereits verstorben. Ging er spazieren, dann begleitete ihn sein braun-weißer Collie-Mischling. Stundenlang durchstreifte dieser Mann mit seinem treuen Hund die Landschaft. Seit geraumer Zeit plagten diesen naturliebenden Herrn Wasseransammlungen im Körper. Zuerst probierte er Löwenzahnblätter-Tee aus, doch diese wirkten ihm zu langsam. Er erinnerte sich, dass seine Frau zum Entwässern immer Birkenblätter geholt hatte. Bei seinen Spaziergängen pflückte er nun diese und bereitete sich daraus einen Tee zu, den er schluckweise über den Tag verteilt trank. Zuerst brachte dies merkliche Besserung, so beschloss er eigenständig, die Dosis zu erhöhen, und trank diesen überdosierten, sehr stark entwässernden Birkenblätter-Tee über viele Wochen hinweg. Zuerst setzten Alarmzeichen des Körpers in Form von Schwindelgefühlen ein, denen er keine Aufmerksamkeit schenkte. Schließlich wurde es für ihn zu mühsam, die ganze Runde zu gehen, deshalb wollte er sich die

Blätter aus der nahe gelegenen Apotheke holen. Als die Apothekerin die Packung aus dem Nebenraum holen ging, brach der ältere Herr vor der Theke bewusstlos zusammen. Der sofort gerufene Notarzt brachte ihn in das Krankenhaus, wo eine akute Dehydrierung festgestellt wurde. Der Mann hatte den Tee viel zu lange und zu hoch dosiert eingenommen, ohne daran zu denken, seinen Wasserhaushalt wieder aufzufüllen. – Den Birkenblätter-Tee trinkt man zur Entwässerung lediglich für 2–3 Wochen, dann hört man wieder damit auf, damit der Körper nicht zu stark entwässert wird. Erst nach einem Monat Pause kann die Birkenblätter-Tee-Kur wiederholt werden.

Birkenblätter-Tee

Zutaten: *2 EL junge Birkenblätter (Betula), 1 l Wasser*

So wird's gemacht: Die jungen, frischen Birkenblätter mit abgekochtem, jedoch etwas überkühltem Wasser übergießen und 8–10 Minuten ziehen lassen, danach abseihen.

Anwendung: Birkenblätter-Tee wirkt stark entwässernd und reinigend, daher sollte er nicht länger als 2–3 Wochen getrunken werden. Morgens, mittags und nachmittags eine Tasse davon trinken. Wenn er abends getrunken wird, dann ist damit zu rechnen, dass nachts die Toilette aufgesucht werden muss.

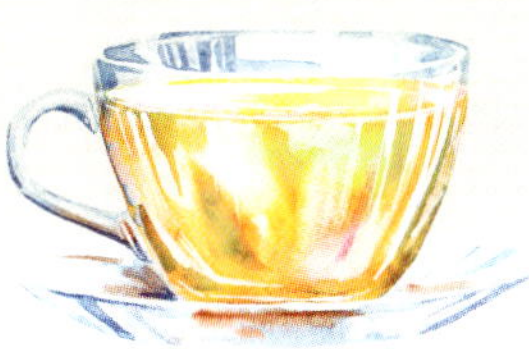

zur Entwässerung

Birkenwasser

Zutaten: *2 Handvoll Birkenblätter (Betula), 1 l Alkohol, 40 %ig*

So wird's gemacht: Zum Fronleichnamsfest werden junge Birkenstämme bei den Freiluftaltären als Symbol des Lebens aufgestellt. Nach der Prozession holt man sich von jenen im Rahmen der Feierlichkeit gesegneten Birken die Blätter und gibt sie in ein verschließbares Glas. Darüber gießt man den Alkohol, verschließt das Glas und lässt die Substanz 4–6 Wochen am Fensterbrett reifen. Danach gießt man das Birkenwasser durch ein Sieb.

Anwendung: Bei Haarwuchsproblemen oder Haarausfall jeden Tag in der Früh und am Abend etwas von dem Birkenwasser mit den Fingerspitzen gefühlvoll in die Kopfhaut einmassieren. Solange noch ein Haarflaum am Kopf ist, kann der Haarwuchs revitalisiert werden. Ist auch kein Flaum mehr gegeben, dann kann leider nichts mehr nachwachsen.

für die Haare

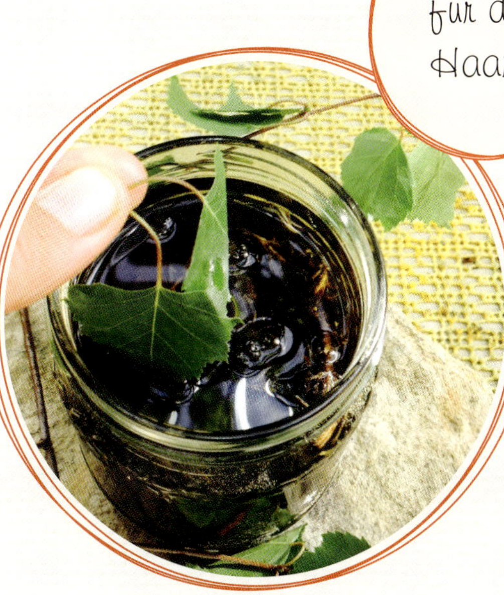

Vom Kühl- und Dunkelstellen der Ansätze und Tinkturen

Wenn die Kräuteröle und Tinkturen reif sind, werden sie abgeseiht, zwecks längerer Haltbarkeit in dunkle Flaschen gefüllt und kühl gestellt … Zumindest lernt man es so, bis dann die Erfahrungen aus der Praxis des Lebens dazukommen.

An einem heißen Augusttag kündigten sich sehr liebe Freunde von mir etwas kurzfristig zu einem Besuch an. Wir hatten uns schon über ein Jahr nicht gesehen, so lud ich sie zum Mittagessen ein, damit wir uns in Ruhe unterhalten konnten. Ich wusste, dass beide Vegetarier sind, weswegen die Wahl des Mittagessens aufgrund der geringen verbleibenden Zeit und der seit Tagen andauernden, atemberaubenden Hitze auf einen grünen Salat mit Käsestücken, Erdbeeren, Tomaten, Gurken, einen selbst gemachten Kirsch-Essig sowie mein besonderes Kräuteröl fiel. Für Letzteres nehme ich ein Sonnenblumenöl oder Olivenöl in 5-Liter-Kanistern direkt vom Bauern, fülle es in Flaschen um und gebe von jedem Kraut, das ich im Garten finde, sowie etwas Knoblauch hinein. So ergibt sich ein traumhafter, würziger Geschmack. Dies lasse ich dann 6–8 Wochen reifen und seihe es anschließend in dunkle Flaschen ab – zumindest tat ich dies bis zu jenem Mittagsmahl. Der Salat war angerichtet – da viel Grüner Salat darunter war, beschloss ich, das Öl erst dann darüberzugießen, wenn alle am Tisch saßen, damit die Salatblätter knackig blieben. Meine Freunde trafen ein, wir konnten gar nicht aufhören, uns gegenseitig alle Neuigkeiten des letzten Jahres zu erzählen, währenddessen nahmen alle hungrig um den Mittagstisch Platz, ich erzählte noch voller Begeisterung, welche Kräuter nicht alle in dem Öl drinnen seien, das ich schnell von der Speis holen würde. Schwungvoll nahm ich eine dunkle Flasche, öffnete den Verschluss und goss etwas Öl vor den erwartungsvollen Augen der hungrigen Gäste über die bunte Salatvielfalt. Doch was zu Beginn aus der Flasche düste, war keineswegs das goldige, aromatische Öl wie sonst, sondern ein weißlich-graues Etwas … Am liebsten wäre ich im Erdboden versunken. Durch die dunkle Farbe der Flasche hatte ich nicht gesehen, dass sich beim Abseihen ein Pflänzchen durchgeschummelt hatte und just in dieser Flasche mit dem Öl nach oben in Richtung Flaschenhals aufgestiegen war. Natürlich hatte der Fäulnisprozess seinen unweigerlichen Verlauf genommen.

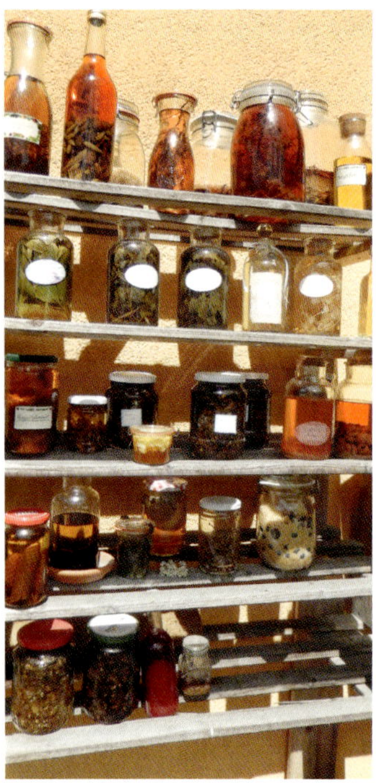

So beschloss ich für mich, dass ich die Ansätze nun in helle Flaschen abfülle, so würde ich sofort sehen, wenn etwas mit dem Inhalt nicht passte. Ich kaufte mir einen zweitürigen Kleiderschrank, stellte ihn in die Speis und verwahre seither meine hellen Flaschen mit den Ansätzen und Tinkturen in diesem Schrank. So stehen die hellen Flaschen trotzdem dunkel.

Der Schimmel aber war an jenem denkwürdigen Tag über dem Salat, der jetzt nicht mehr gegessen werden konnte. So lud ich schließlich meine Gäste zum Essen in einen Gasthof ein. Mein Redefluss war nun irgendwie völlig versiegt …

Baldrianblüten-Kaltauszug

bei Stress und Nervosität

Zutaten: *1 EL Baldrianblüten (Valeriana), ½ l Wasser*

So wird's gemacht: Die Baldrianblüten an einem sonnigen, trockenen Tag ernten, mit den Fingern etwas zerkleinern und in ein Gefäß geben, das warme, nicht heiße Wasser darübergießen und alles über Nacht stehen lassen. Am nächsten Tag abseihen.

Anwendung: Bei Überlastung, Stress oder Nervosität trinkt man morgens und abends vor dem Zubettgehen eine Tasse lauwarmen Baldrianblüten-Kaltauszug.

Baldrianblüten-Aufguss

bei Kopfschmerzen, Migräne

Zutaten: *2 EL Baldrianblüten (Valeriana), ½ l Wasser*

So wird's gemacht: Die Blüten an einem sonnigen, trockenen Tag ernten. Das Wasser am Herd erwärmen und über die Baldrianblüten gießen. Zugedeckt für 3 Minuten ziehen lassen und abseihen.

Anwendung: Bereits bei den ersten Anzeichen von Kopfschmerzen und Migräne 1–2 Tassen des Baldrian-Tees trinken und sich wenn irgendwie möglich ein paar Minuten entspannt in Ruhestellung begeben. Der Tee kann auch bei Wetterfühligkeits-Kopfschmerzen getrunken werden.

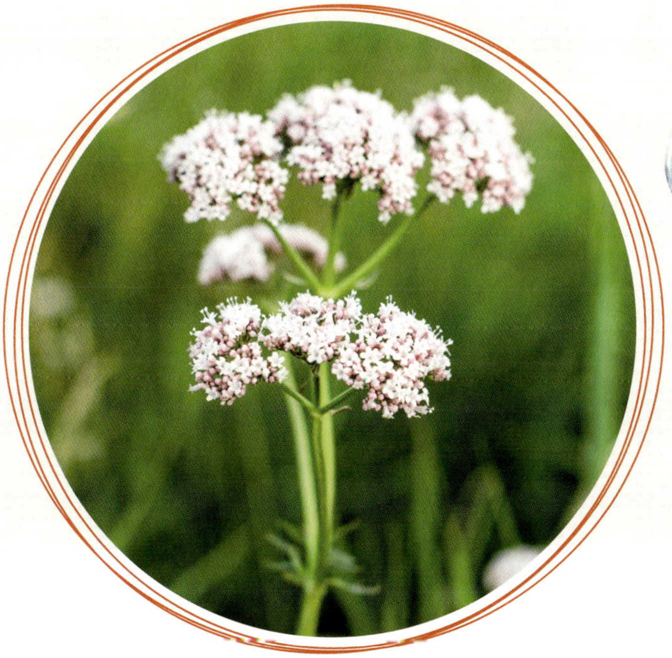

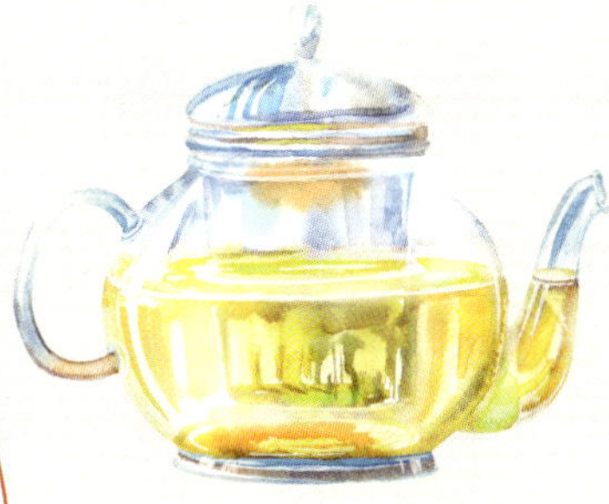

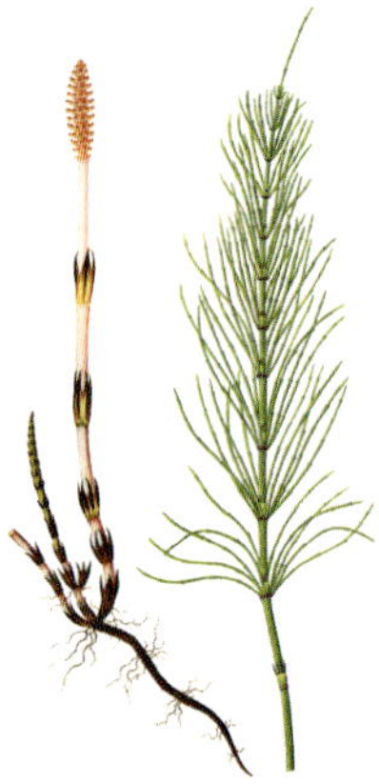

bei Schleimbeutelentzündungen, Blähungen und Fersensporn

Das richtige Zinnkraut nehmen

Das **Zinnkraut** (*Equisetum arvense*), wird auch Ackerschachtelhalm genannt. Im Frühling sieht es sehr unauffällig, eher wie ein brauner, unattraktiver Pilz aus. Man nennt es in diesem Zustand *Sporentrieb*, weil in diesem Pilz die Sporen zur Vermehrung enthalten sind. Es bildet keine Blüten wie andere Pflanzen. Der Sporentrieb zieht sich wieder in die Erde zurück, danach tritt das Zinnkraut, das wie ein *zu klein geratener Nadelbaum* aussieht, in Erscheinung. Erstaunlich, dass diese heute relativ kleinen Gewächse in den Urzeiten der Erde 20–30 Meter hohe Baumgiganten waren. Beim Echten Zinnkraut sind die Stängel breiter als 3 mm. Es besitzt auf seinem grünen Stängel noch ebenso grüne Seitentriebe, die es wie einen kleinen Nadelbaum aussehen lassen. Diese Seitentriebe erscheinen zusammengestückelt, wie kleine Stäbchen, die aufeinandergestapelt sind. Zupft man davon jeweils an ihrer Engstelle eine Reihe herunter, dann sind alle verbleibenden Enden samt dem Mittelstiel gleich lang. Wäre der Mittelstiel länger, würde es sich nicht um das Zinnkraut handeln. Das Zinnkraut wurde aufgrund seiner besenartigen Form früher in armen Häusern als Scheuermittel verwendet.

bei Akne und Cellulitis

Zinnkraut-Wickel

Zutaten: *2 Handvoll Zinnkraut (Equisetum arvense), ½ l Wasser*

So wird's gemacht: Das getrocknete oder frisch geerntete Zinnkraut wird mit dem Wasser am Herd erwärmt und auf mittlerer Hitze 10 Minuten stehen gelassen, danach abseihen.

Anwendung: Bei Schleimbeutel-, Sehnenscheiden-, Gelenksentzündungen, Nierenschmerzen, Blähungen oder Fersensporn bereitet man täglich einen Wickel, indem man ein Leinentuch in den warmen Zinnkraut-Tee taucht, etwas auspresst und dieses Tuch nun auf die betroffenen Körperstellen auflegt. Ein am Heizkörper vorgewärmtes Handtuch darüberlegen und nun 20 Minuten wirken lassen.

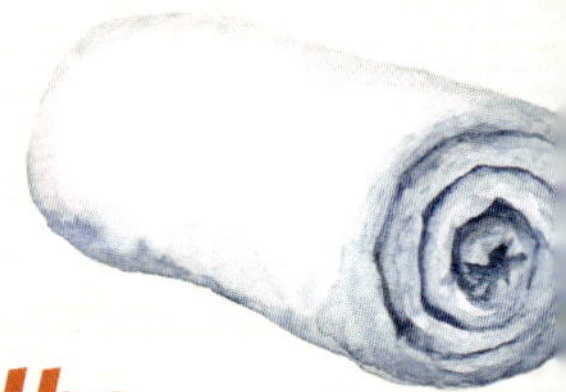

Zinnkraut-Salbe

Zutaten: *1 Tasse Zinnkraut (Equisetum arvense), 150 ml kalt gepresstes Öl (Olivenöl, Sonnenblumenöl), 7 g Bienenwachs*

So wird's gemacht: Das Zinnkraut in grobe Stücke zerteilen. In einen Kochtopf das Öl mit den Zinnkrautpflanzenteilen geben und am Herd bei mittlerer Hitze für 15 Minuten erwärmen, es soll nicht kochen. Danach abseihen und erneut bei mittlerer Hitze am Herd erwärmen, das Bienenwachs hinzugeben. Sobald dieses geschmolzen ist, die nun fertige Salbe rasch in Tiegel füllen.

Anwendung: Die im Zinnkraut enthaltene Kieselsäure verbessert die Elastizität der Haut und die Durchblutung. Zinnkraut wirkt zusammenziehend und entzündungshemmend, das ist gut für eine straffe Haut. Bei Akne und entzündeter oder unreiner Haut hat sich die Salbe aus Zinnkraut bewährt. In der Früh und am Abend dünn auf die betroffene Haut auftragen, sie kann auch im Gesicht verwendet werden. Das Gesicht vorher nur mit sauberem Wasser reinigen.

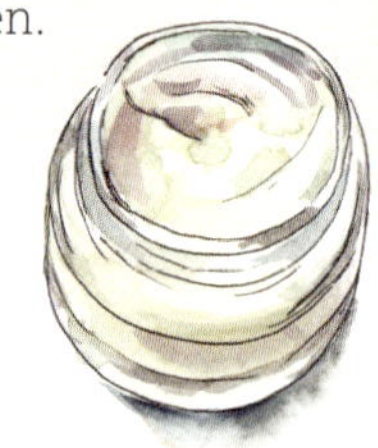

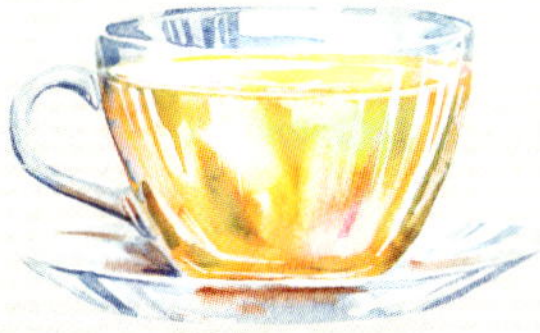

für Haare, Nägel und Knochen

Zinnkraut-Tee

Zutaten: *3 EL Zinnkraut (Equisetum arvense), 1 l Wasser*

So wird's gemacht: Es kann sowohl frisches als auch getrocknetes Zinnkraut verwendet werden. Das Kraut wird in grobe Stücke zerkleinert und mit abgekochtem, heißem Wasser übergossen. Nun lässt man den Tee für 30–40 Minuten ziehen und seiht danach ab. Das Zinnkraut kann ein weiteres Mal für einen Teeauszug verwendet werden.

Anwendung: Zinnkraut liefert unserem Körper wertvolle Kieselsäure sowie Kalzium, das für kräftige, gesunde Haare, Haut, Knochen und Nägel wichtig ist. Man trinkt bei Mangelerscheinungen für 3 Wochen täglich 2 Tassen Tee. Er kann warm oder kalt, gesüßt oder ungesüßt verwendet werden. Vorbeugend zur Stärkung der Haare, Nägel und Knochen trinkt man im Frühling, sobald die grünen Pflanzenteile des Zinnkrauts sichtbar sind, für 2 Wochen täglich einen Liter Zinnkraut-Tee, schluckweise über den Tag verteilt. Im Herbst wiederholt man die Zinnkraut-Teekur für weitere 2 Wochen, täglich 1 Liter schluckweise trinken.

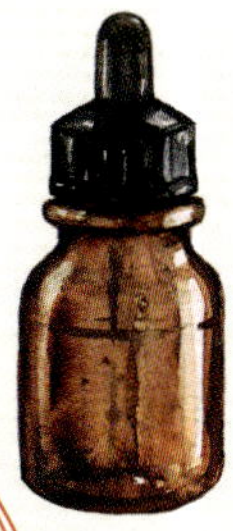

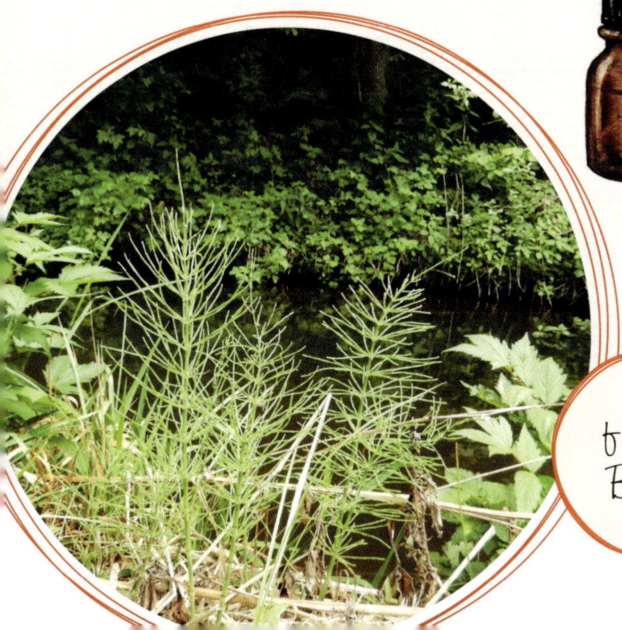

für die Blase

Zinnkraut-Fußbad

Zutaten: *1 Handvoll Zinnkraut (Equisetum arvense), 2 EL Wasser, 2 EL Apfelessig*

So wird's gemacht: Man erntet 1 Handvoll frisches Zinnkraut, schneidet es in grobe Stücke, übergießt mit abgekochtem, heißem Wasser und lässt das Ganze 40 Minuten ziehen. Danach seiht man das Zinnkraut ab und fügt den Apfelessig hinzu.

Anwendung: Bei Schweißfüßen dieses Zinnkraut-Wasser erneut erwärmen und in eine breite Schüssel füllen. Nun die Füße darin baden, bis das Wasser kühl ist, das dauert ca. 15 Minuten. Die Füße gut abtrocknen und wenn möglich noch weitere 10–15 Minuten unbedeckt lassen, ohne Socken oder Schuhe. Für die Schuhe 1 Esslöffel Apfelessig in eine Sprühflasche geben und mit 0,5 Liter Wasser auffüllen. Damit täglich nach dem Ausziehen die Schuhe innen besprühen.

bei Schweißfüßen

Zinnkraut-Tinktur

Zutaten: *Zinnkraut (Equisetum arvense), Wodka*

So wird's gemacht: Die jungen, frischen, grünen Zinnkrautpflanzen im Frühling ernten und grob zerkleinern. Ein verschließbares Glas zur Hälfte mit den Pflanzenteilen anfüllen und den hochprozentigen Alkohol darübergießen, bis das Glas voll ist. Nun lässt man dies 4 Wochen ziehen. Man erkennt, dass die Tinktur fertig ist, wenn die Pflanzenteile keine Farbe mehr haben. Danach abseihen und in Flaschen füllen.

Anwendung: Diese Zinnkraut-Tinktur kann innerlich und äußerlich verwendet werden. Bei Hautproblemen die betroffenen Hautstellen damit einreiben, bei Durchblutungsbeschwerden und müden Beinen die Beine damit einmassieren. Bei Blasenentzündungen davon täglich 30 Tropfen in ¼ Liter lauwarmem Wasser trinken.

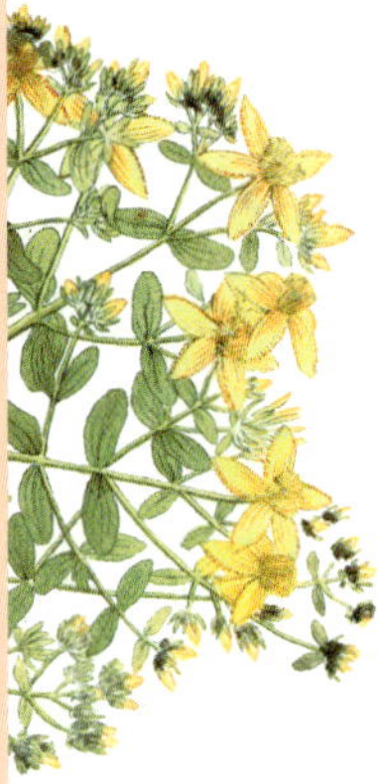

Wann erntet man Johanniskraut?

Das **Johanniskraut** (*Hypericum perforatum*) wurde traditionell um den Johannistag geerntet. Doch jedes Jahr hat seine eigene Zeit, seine speziellen Witterungsverhältnisse und seine Reifezeiten. Es sind die Pflanzen selbst, die uns zeigen, wann ihr optimaler Erntezeitpunkt ist. Um diese Zeichen der Natur und wie sie gelesen werden können, wussten die alten Leute.

Zum Johanniskraut geht man um den Johannistag, wenn es sonnig ist, wobei es 2 Tage vorher nicht geregnet haben sollte. Man hält seine grünen Blätter oder ein Blütenblatt gegen die Sonne und sieht dabei die vielen kleinen weißlichen Punkte im Blatt. Es handelt sich um die Öldrüsen der Pflanze, die das Hypericin, den roten Farbstoff, enthalten. Das Johanniskraut heißt im Lateinischen *Hypericum perforatum*, da es das Hypericin als Inhaltsstoff enthält und seine Blätter wie perforiert aussehen. Sind die Blätter, die wir gegen die Sonne halten, nicht perforiert, dann halten wir ein anderes Johanniskraut in der Hand, und nicht das *perforatum*. Halten wir ein Blatt in den Händen, das die Öldrüsen und somit auch das Öl in sich trägt, dann sagt dies noch nichts über die *Reife* des Öls der Pflanze aus. Hierzu nehmen wir das Blatt und zerreiben es zwischen zwei Fingern. Die Fingerkuppen sollten von dem Farbstoff schön rot eingefärbt sein, dann sind der Ölgehalt und seine Reife optimal zur Ernte. Färbt es nur ganz zart rosa ein oder noch fast gar nicht, dann lassen wir das Johanniskraut noch reifen und probieren den Färbetest in einer Woche erneut. Das Johanniskraut produziert an sonnigen, trockenen Tagen mehr Hypericin und hat somit nach ein paar sonnenstundenreichen Tagen einen höheren Gehalt an Inhaltsstoffen. Nehmen wir es für Ansätze oder zum Trocknen für Tees, ist sein Wassergehalt nach ein paar trockenen, sonnigen Tagen niedriger als direkt nach Regentagen. Es eignet sich mit dem hohen Gehalt an Hypericin und dem niedrigen Wassergehalt perfekt für Johanniskrautöl oder Tinkturen. In der moderneren Literatur findet man manchmal den Vermerk, dass man, wenn man Johanniskrautöl ansetzt, das Kraut vorher einen halben Tag trocknen lassen soll, damit der Wassergehalt nicht zu hoch ist und das Öl nachher nicht so leicht kippt. Durch das Trocknen gehen wertvolle Inhaltsstoffe verloren. Erntet man das Johanniskraut zur optimalen, sonnigen, trockenen Zeit, hat es von Haus aus weniger Wassergehalt und braucht keine Zusatzbehandlungen. Das Johanniskraut enthält das Hypericin sowohl im Blatt als auch in der Blüte. Man erntet das obere Drittel der Pflanze zur Mittagszeit und gibt es frisch in das Öl, den Alkohol oder den Essig.

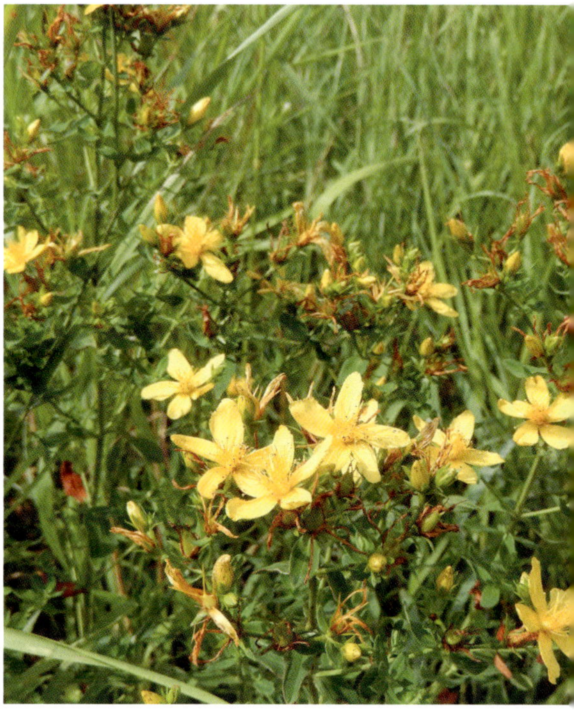

Johanniskraut-Öl

das Allround-mittel

Zutaten: *Johanniskraut, Stiel und Blüte (Hypericum perforatum), kalt gepresstes Öl*

Und so wird's gemacht: Vom Johanniskraut sammelt man das obere Drittel der Pflanze. Wenn es mindestens 2 Tage nicht geregnet hat und es sonnig ist, pflückt man 1 Handvoll Johanniskraut – Blatt und Blüte. Die Pflanzenteile grob zerkleinern, dann nimmt man ein durchsichtiges Gefäß und gibt zu einem Drittel der Gefäßhöhe Johanniskraut hinein, füllt zur Gänze mit dem Öl auf und lässt diesen Ansatz für mindestens 4 Wochen stehen. Früher wurde es stets über die beiden Sommermonate reifen gelassen. Man erkennt die optimale Reife an der kräftig schönen roten Farbe.

Anwendung: Das Öl ist ein Allroundmittel. Bei Hautproblemen, Narben, Verspannungen, Verbrennungen, Verletzungen, Ohrenschmerzen, Leber- und Nierenleiden, Brustverschleimung, Magendrücken etc.

Johanniskraut-Tinktur

Zutaten: *1 Handvoll Johanniskraut (Hypericum perforatum), 1 l Alkohol 40 %ig*

So wird's gemacht: Man nimmt eine Flasche mit Verschluss und einer größeren Halsöffnung. Wenn es mindestens 2 Tage nicht geregnet hat und es sonnig ist, pflückt man 1 Handvoll Johanniskraut – Blatt und Blüte. Diese gibt man in die Flasche und gießt den Alkohol darüber. Nun reift die Tinktur für mindestens einen Mondzyklus, nämlich 28 Tage. Die Tinktur ist fertig, wenn die Pflanzenteile keine Farbe mehr zeigen.

Anwendung: Bei traurigen Gedanken, bei Lustlosigkeit oder Pessimismus in der Früh 10 Tropfen in ¼ Liter lauwarmes Wasser geben und schluckweise trinken. Bei Bedarf am Abend wiederholen.

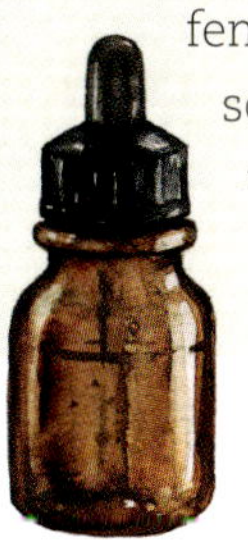

für's Gemüt

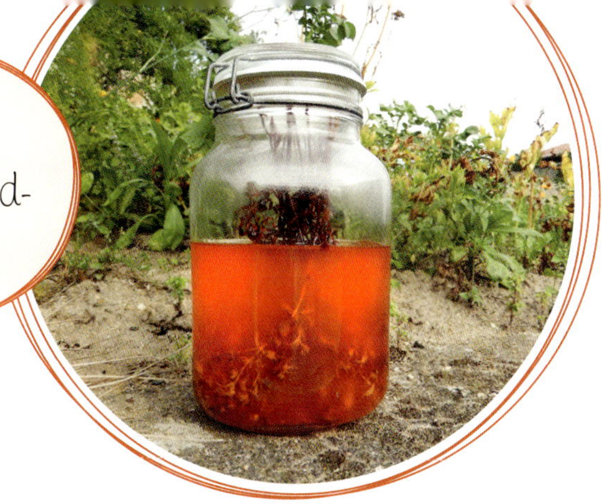

Der Tee für die Feldarbeiter

Jede Regel, jedes Gesetz hat seine Ausnahmen. So auch in der Pflanzenwelt. Das **Johanniskraut** (*Hypericum perforatum*) soll man aufgrund seines Inhaltsstoffes Hypericin an sonnigen Tagen nicht innerlich einnehmen, da es die Lichtempfindlichkeit der Haut herabsetzt. Doch da gibt es in Österreich, genaugenommen in Niederösterreich, im wunderschönen Mostviertel, eine ganze Region, wo es anders zu sein scheint ... „Wir haben in der Früh immer einen großen Topf Johanniskraut-Lindenblüten-Tee gekocht und über den Tag verteilt getrunken. An heißen Sommertagen haben wir den Tee vormittags und nachmittags als durstlöschendes Getränk auch zu den Arbeitern aufs Feld gebracht", erzählt eine Bäuerin. Auch andere Leute erinnern sich an jene durstlöschende Teemischung: „In meiner Familie war dieser Tee, neben dem Most, das beliebteste Sommergetränk gegen die Hitze", hört man auf einem weiteren Hof. Alle Familienmitglieder, ob Kind oder Erwachsener, bekamen diesen Tee im Sommer zu trinken. Hierzu wurde 1 Liter Wasser am Herd zum Kochen gebracht. 1 Esslöffel Lindenblüten und 1 Esslöffel Johanniskraut (*Blatt und Blüte*) hinzugegeben, zugedeckt und die Herdplatte abgeschaltet. Nach ca. 5 Minuten wurde der Tee abgeseiht und zum Auskühlen in einen Krug gegossen.

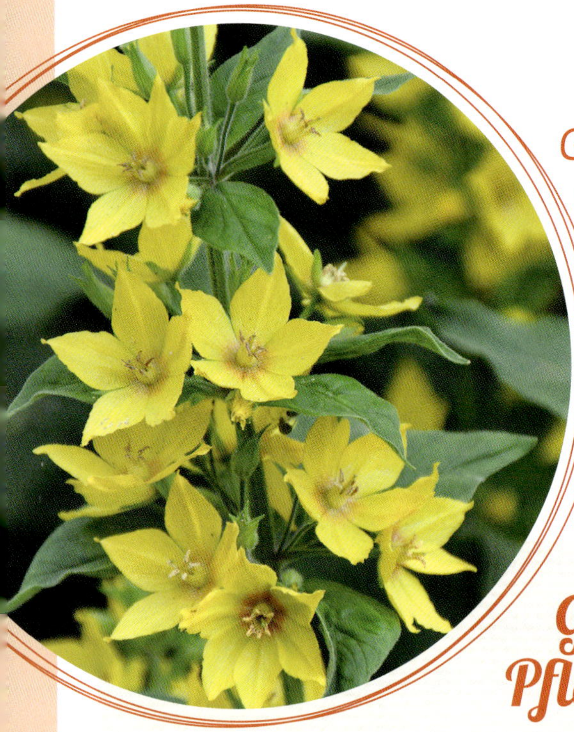

Gilbweiderich gegen Insekten

Der **Gilbweiderich** wächst gerne an Uferzonen, er liebt feuchte Plätze. Er besitzt auffallend große ovale Blätter und noch auffallendere leuchtend gelbe Blüten. Früher wurde er vor allem gegen lästige Insekten und Stechmücken genutzt. Seinen gewöhnungsbedürftigen Geruch meiden sogar Insekten. Zu deren Abwehr reibt man die Blätter des Gilbweiderich, bis der Saft austritt. Mit diesem streicht man über die Haut.

Gilbweiderich-Pflaster

zur Blutstillung

Zutaten: *Gilbweiderichblätter (Lysimachia vulgaris)*

So wird's gemacht: Die frischen, saftigen Gilbweiderichblätter mit den Fingern drücken, bis der Pflanzensaft austritt.

Anwendung: Diesen Pflanzensaft direkt auf die Blutung geben, die Gerbstoffe der Pflanze unterstützen die Blutstillung.

Gilbweiderich-Spülung

Zutaten: *5 EL Gilbweiderich (Lysimachia vulgaris),*
1 EL milder Apfelessig, 1 l Wasser

So wird's gemacht: Der Gilbweiderich wird in grobe Stücke zerkleinert und mit dem Apfelessig und dem Wasser in ein verschließbares Gefäß gegeben. Über Nacht ziehen lassen, am nächsten Tag abseihen und fertig ist die Mundspülung.

Anwendung: Bei Zahnfleischentzündungen, Fisteln oder Zahnfleischbluten täglich 2 Mal den Mund mit dieser Spülung 10 Minuten behandeln und dann ausspucken.

bei Zahnfleischbluten

Die Pflanze der Hebamme

Weit abseits des Ortes, nahe an Wald und Bach, wohnte einst eine Kräuterfrau, die bei anstehenden Geburten als Hebamme geholt wurde. Sie war eine etwas in sich gekehrte Person, die nicht viel sprach, jedoch stets ein Lächeln im Gesicht trug. Vor dem Haus wucherten zahllose **Himbeeren** (*Rubus idaeus*). Egal ob eine Frau sie aufsuchte, weil es mit dem Kinderwunsch nicht klappte, oder wenn es galt, die werdende Mutter auf die bevorstehende Geburt vorzubereiten – zu jeder Frau meinte sie, sie solle möglichst zu Vollmond abends wiederkommen. Dann erntete die Hebamme ein paar Blätter ihrer vielen wild wuchernden Himbeeren und gab den Frauen etwas davon mit nach Hause. Daraus sollten sie sich einen Tee zubereiten. Die Kräuterfrau war sehr gläubig. Ehe sie die gepflückten Himbeerblätter an die Frauen übergab, sah sie die Blätter in ihrer Hand an, blickte kurz in Richtung Himmel, dann wieder auf die Blätter und meinte: „Der Herrgott möge gnädig sein.“ Dann erst übergab sie die Blätter an die Frauen, die sich daraus einen Tee zubereiteten. Auch wenn ein Kind geboren worden war, wusch die Kräuterfrau es in einem lauwarmen Himbeerblätter-Tee. Dadurch sollte das Kind sich von den Strapazen der Geburt erholen.

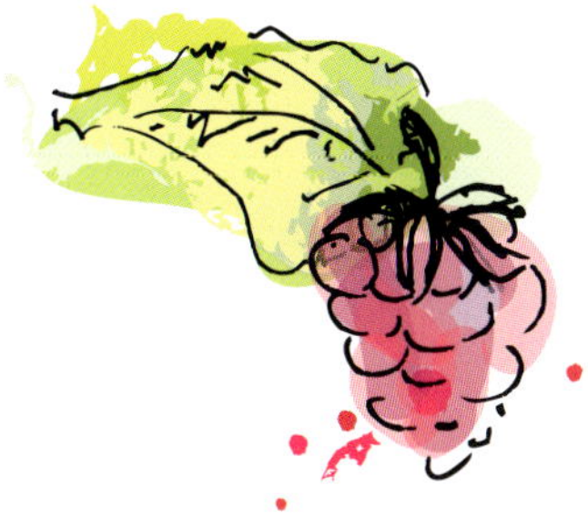

zur Geburtsvorbereitung

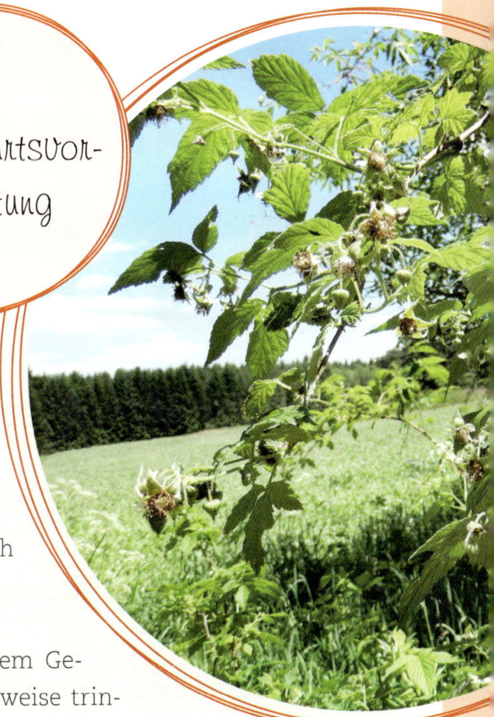

Himbeerblätter-Tee

Zutaten: *2 EL Himbeerblätter (Rubus idaeus), 1 l Wasser*

So wird's gemacht: Die Himbeerblätter an einem sonnigen Tag ernten und mit dem abgekochten, aber überkühlten Wasser übergießen. 10 Minuten rasten lassen, danach abseihen.

Anwendung: Zur Geburtsvorbereitung 4 Wochen vor dem Geburtstermin täglich 2 Tassen Himbeerblättertee schluckweise trinken. Dies entspannt die Muskulatur speziell im Unterleib. Der Himbeerblätter-Tee kann auch dem Badewasser zur Muskelentspannung nach dem Sport oder auch zur Beruhigung nach einem anstrengenden Tag beigegeben werden.

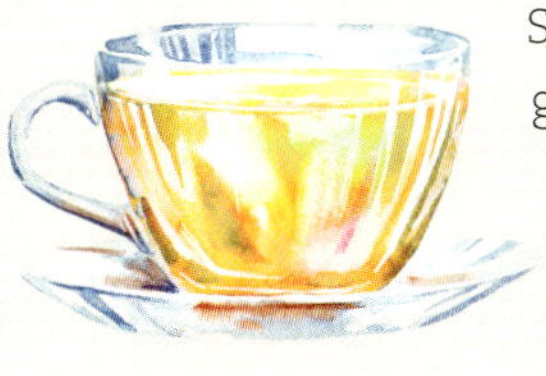

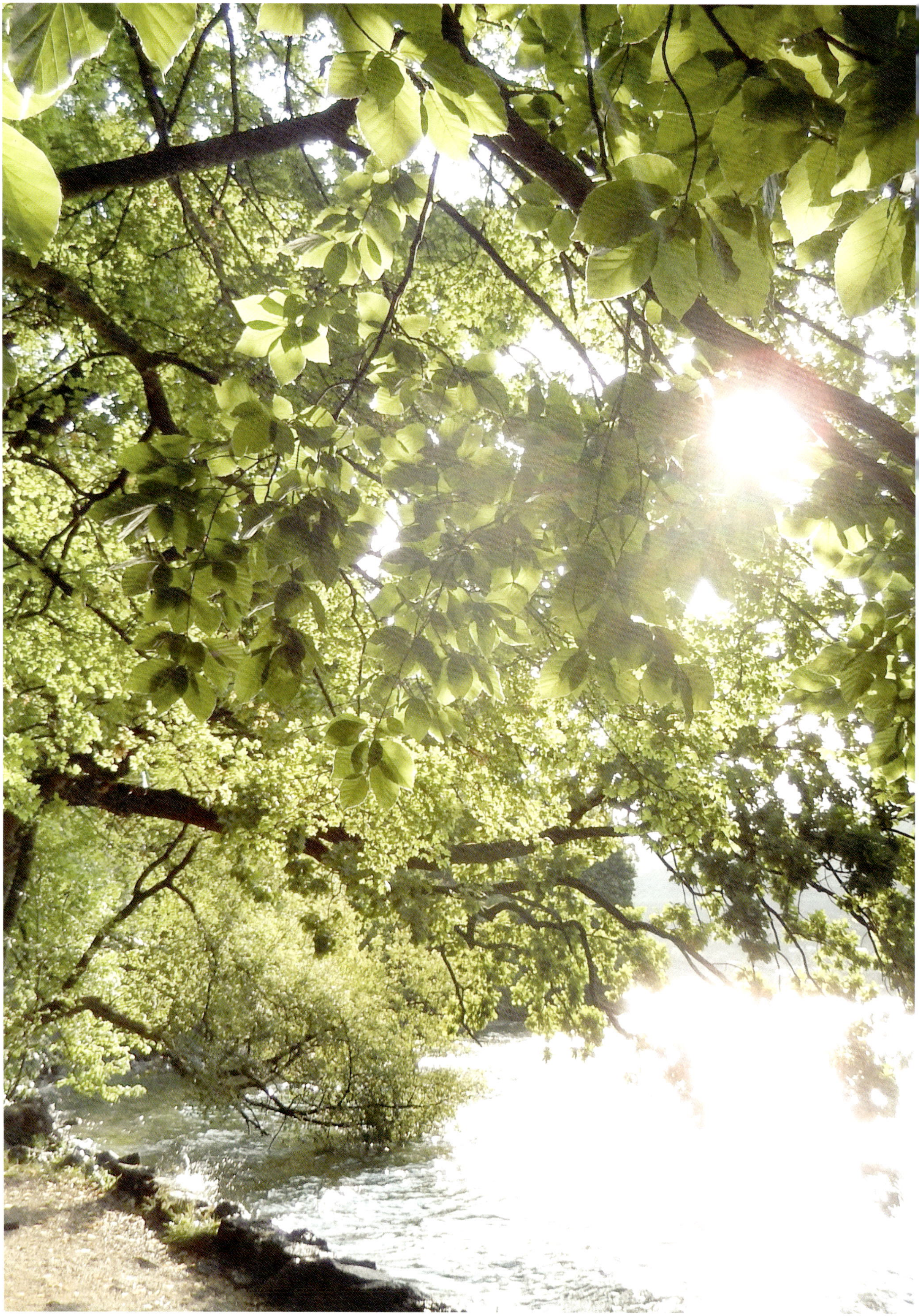

Juli

Wenn die Kirschen reif sind, gräbt man die Neunblättrige Zahnwurz

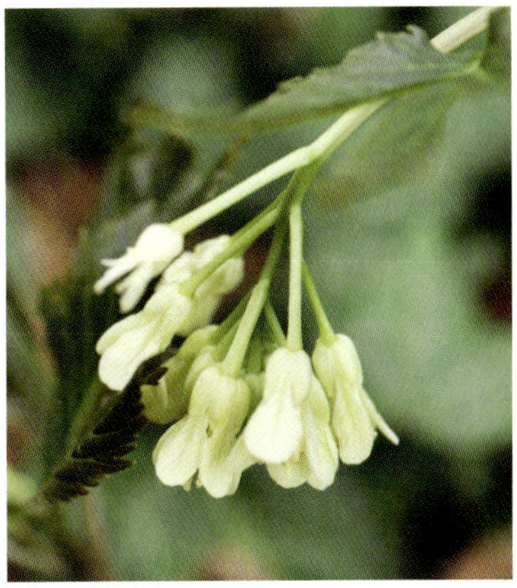

Die **Neunblättrige Zahnwurz** (*Cardamine enneaphyllos*) liebt kalk- und laubreiche Böden. Die Wurzel, die in ihrer Form an ein Gebiss erinnert, gräbt man dann, wenn die Kirschenernte voll im Gang ist. Bei Knochenproblemen bereitet man aus der Zahnwurz einen Essig- oder Alkoholauszug und nimmt von diesem ein paar Tropfen ein. Zusätzlich verwendet man eine Salbe aus Schweineschmalz und Zahnwurz äußerlich.

Zahnwurz-Salbe

Zutaten: *2 Stk. Wurzel der Neunblättrigen Zahnwurz (Cardamine enneaphyllos), ¼ kg Schweineschmalz*

So wird's gemacht: Die Wurzeln der Neunblättrigen Zahnwurz mit einer Bürste von der Erde reinigen, in grobe Stücke schneiden. Das Fett am Herd erwärmen und die Wurzelstücke hinzugeben. 7–8 Minuten bei geringer Hitze ziehen lassen, danach die Herdplatte ausschalten. Über Nacht stehen lassen, am nächsten Tag erneut erwärmen, abseihen und in Gläser füllen.

Anwendung: Bei Leisten-, Netz-, Narbenbrüchen und Bauchdeckenrissen massiert man die Zahnwurz-Salbe in die betroffenen Körperstellen sanft und liebevoll ein.

bei Leisten- und Narbenbrüchen sowie Bauchdecken-rissen

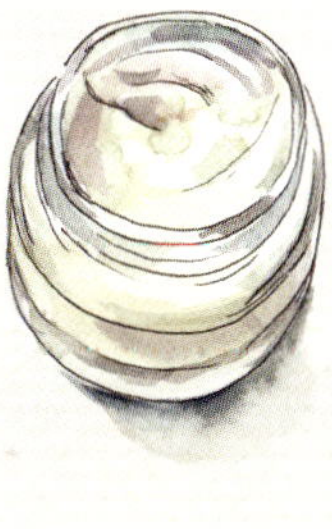

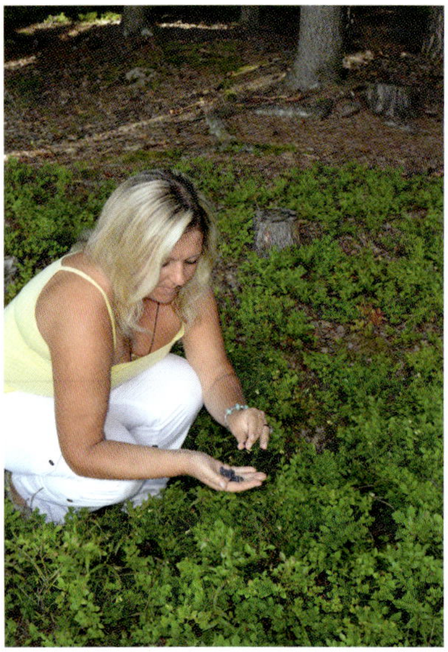

Die Heidelbeere – Quelle für Mineral- und Ballaststoffe

Die **Heidelbeere** (*Vaccinium myrtillus*) ist reich an Vitamin C, B2, B6, E sowie Niacin für Leber und Nerven sowie Magnesium, Kalium, Kalzium, Phosphor und Ballaststoffen für's Abnehmen. Die Heidelbeeren, die wir in der freien Natur ernten, haben mehr Inhaltsstoffe als die Kulturheidelbeeren. Eine Heidelbeere aus der Natur ist innen rötlichblau, eine Kulturheidelbeere hingegen grün. Das bedeutet, noch ohne dass wir andere Nährstoffe verglichen haben, dass das Fruchtfleisch der wilden Heidelbeere als Farbstoff Anthozyan enthält, wohingegen die Kulturheidelbeere ein grünes Fruchtfleisch zeigt. Das Anthozyan wirkt entzündungshemmend, antioxidativ und stärkt die Körperzellen.

Heidelbeeren kauen

für die Verdauung

Zutaten: *Heidelbeeren (Vaccinium myrtillus)*

So wird's gemacht: Die reifen Heidelbeeren ernten, im Backrohr bei geringer Temperatur schonend trocknen lassen und in verschließbaren Gläsern aufbewahren.

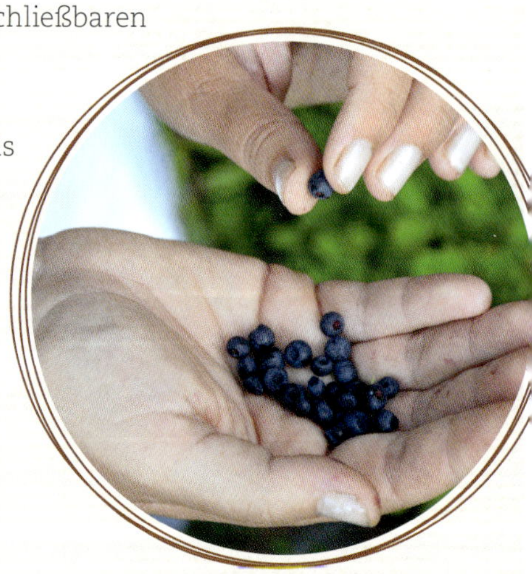

Anwendung: Bei Verdauungsproblemen kaut man jeweils 10 Minuten vor dem Essen eine getrocknete Heidelbeere. Bei Durchfallerkrankungen tagsüber stündlich eine Heidelbeere kauen.

bei Blähungen

Heidelbeeren frisch

Zutaten: *Heidelbeeren (Vaccinium myrtillus)*

So wird's gemacht: Man erntet 1 Handvoll frische Wildheidelbeeren.

Anwendung: Bei Blähungen isst man vor jeder Mahlzeit einen Esslöffel voll und kaut sie dabei ganz langsam im Mund.

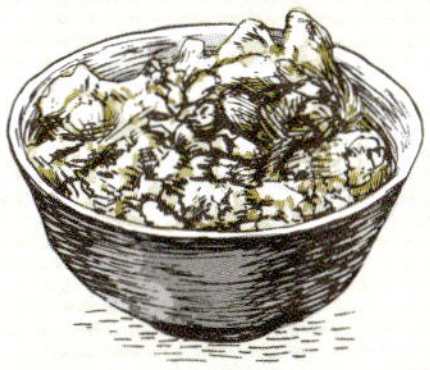

bei Durchfall

Heidelbeer-Brei

Zutaten: *2 EL getrocknete Heidelbeeren (Vaccinium myrtillus), 1 getrocknete Nelkenwurz (Geum urbanum), 1 kleines Stk. Zimtstange, ½ l Wasser*

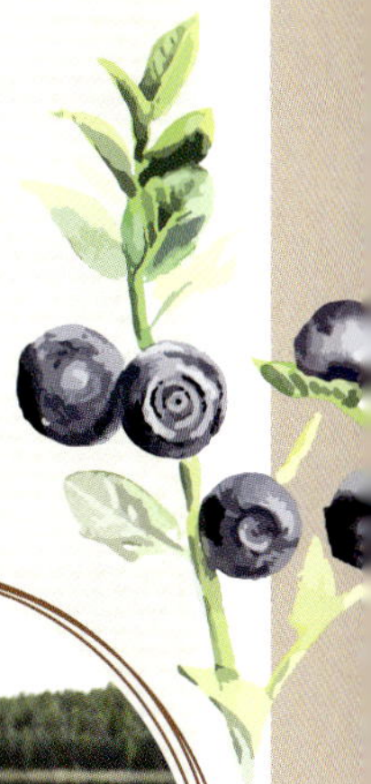

So wird's gemacht: Das Wasser in einem Kochtopf am Herd erwärmen, die getrockneten Heidelbeeren, die Nelkenwurz und den Zimt zugeben. Wer keine Nelkenwurz hat, kann auch 5 Stk. Gewürznelken nehmen. Dies lässt man am Herd aufkochen und für weitere 10 Minuten bei niedriger Hitze köcheln. Die Zimtstange und Gewürznelken herausnehmen.

Anwendung: Bei Durchfall, chronischen Magen-Darm-Erkrankungen, langwierigem Husten sowie Blasenschwäche diesen Heidelbeerbrei langsam essen.

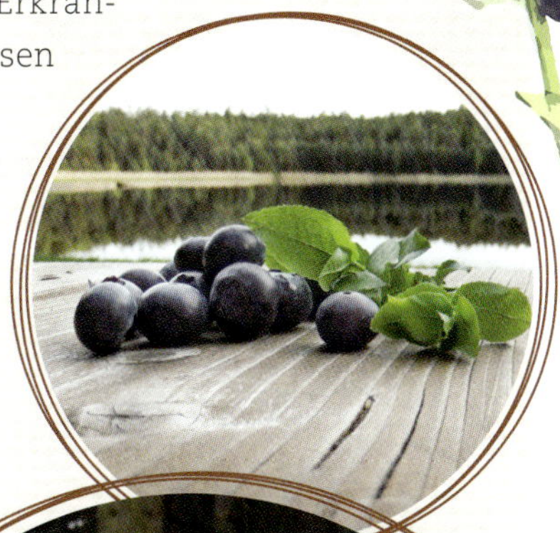

Heidelbeer-Trunk

Zutaten: *500 g frische Heidelbeeren (Vaccinium myrtillus), 180 g Zucker, 1 l Schnaps oder Wodka*

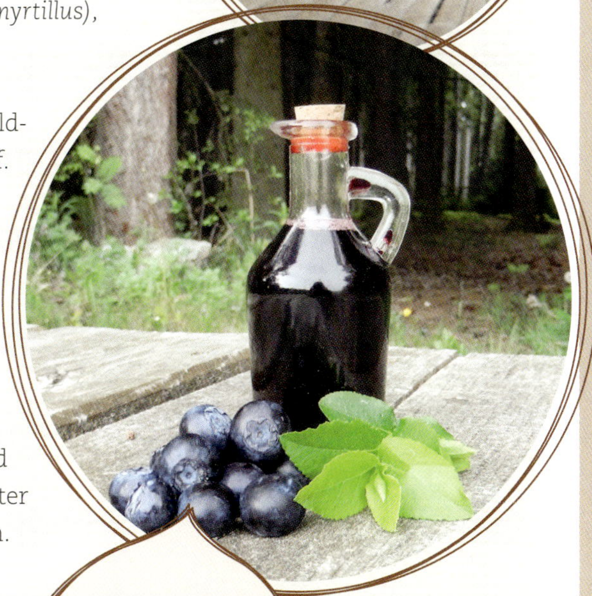

So wird's gemacht: Man nimmt frische Wildheidelbeeren und quetscht sie im Mörser auf. In ein verschließbares Glas gibt man den halben Zucker, darauf die gequetschten Heidelbeeren, darüber den restlichen Zucker und gießt mit dem Alkohol auf. Das Glas wird nun verschlossen und für 8–10 Wochen am Fensterbrett reifen gelassen.

Anwendung: Bei Verdauungsproblemen und Problemen mit dem Stuhlgang abends 1/16 Liter von diesem Heidelbeer-Trunk zu sich nehmen.

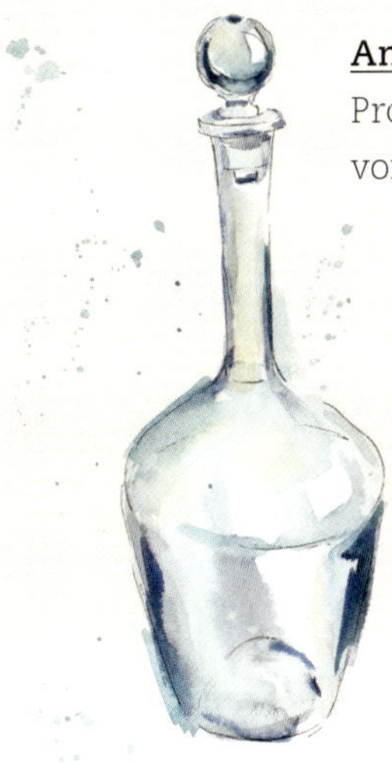

zur Verdauungsanregung

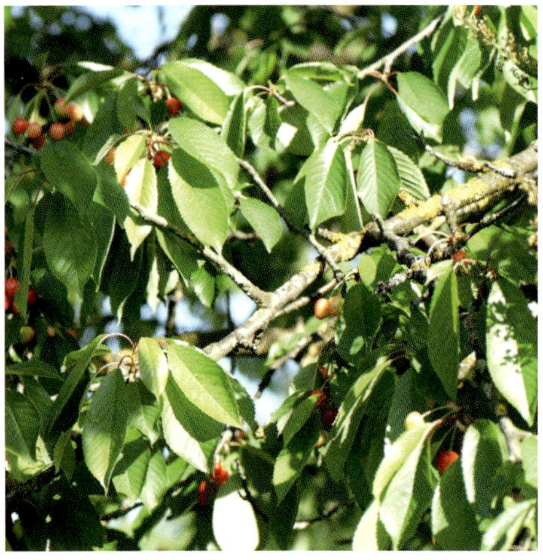

Nur wenn die Kirschen reif sind, nimmt man die Stiele

Von den **Kirschen** (*Prunus*) kann man alles verarbeiten. Die Frucht schmeckt köstlich und ist gut für die Verdauung.

Die Kerne trocknet man, reibt danach mit einer groben Bürste die restlichen Fruchtfleischteile herunter und reinigt sie im Wasser, ehe sie erneut getrocknet und in Kissen eingefüllt werden. Bei Muskelverspannungen, Unterleibsschmerzen, Erkältungen – immer dann, wenn Wärme guttut, legt man das Kirschkernkissen in das Backrohr, stellt einen hitzebeständigen Kaffeebecher mit Wasser gefüllt daneben hin und lässt das Kissen so lange im Rohr, bis es die gewünschte Wärme erreicht hat. Danach legt man es auf die gewünschten Körperstellen auf, gibt ein Tuch darüber und genießt die angenehme Wärme, bis das Kissen ausgekühlt ist.

Die Stängel wurden früher bei schweren Hustenerkrankungen in Form eines Kirschenstängel-Tees getrunken.

Die Stängel lässt man bei Zimmertemperatur ein paar Tage trocknen und hebt sie in einem verschließbaren Behälter für die Erkältungszeit auf. Sie wurden früher bei schweren Hustenerkrankungen in Form eines Kirschenstängel-Tees getrunken. Sowohl bei den Kernen als auch bei den Stängeln ist jedoch genau darauf geachtet worden, dass diese nur von den reifen Kirschen verwendet wurden. Denn wenn die Frucht nicht ausgereift ist, dann sind auch der Kern und die Stängel nicht reif geworden.

bei starkem Husten

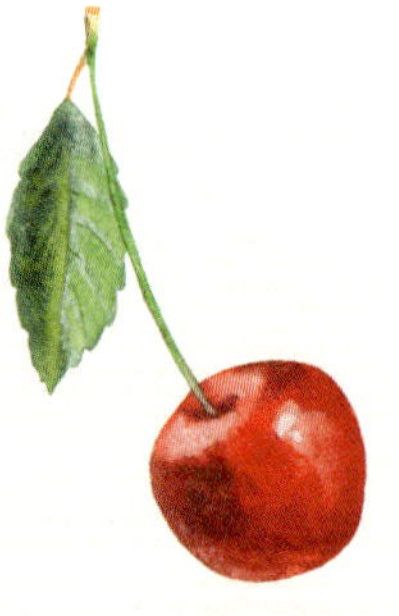

Kirschenstängel-Tee

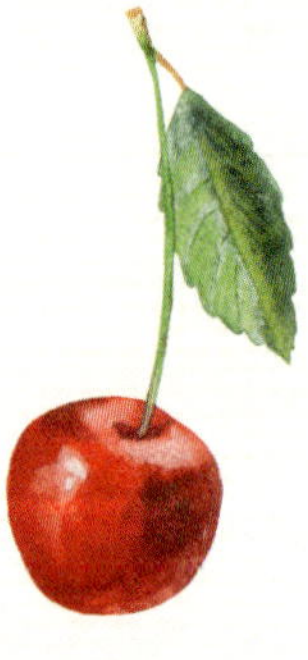

Zutaten: *Beim Kirschenverarbeiten und -essen (Prunus) sammelt man die Stiele und lässt sie trocknen.*

Und so wird's gemacht: Für den Tee nimmt man 1 Teelöffel zerkleinerte Kirschenstängel auf ¼ Liter Wasser. Man übergießt die Stängel mit dem heißen Wasser und lässt den Tee 10 Minuten ziehen, danach seiht man diesen ab.

Anwendung: Der Kirschstängel-Tee wird bei Husten noch warm schluckweise getrunken. Wer möchte, kann den Tee mit Honig oder Zucker süßen.

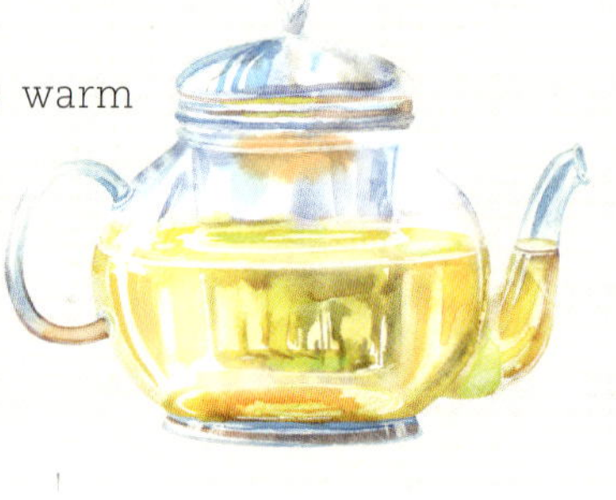

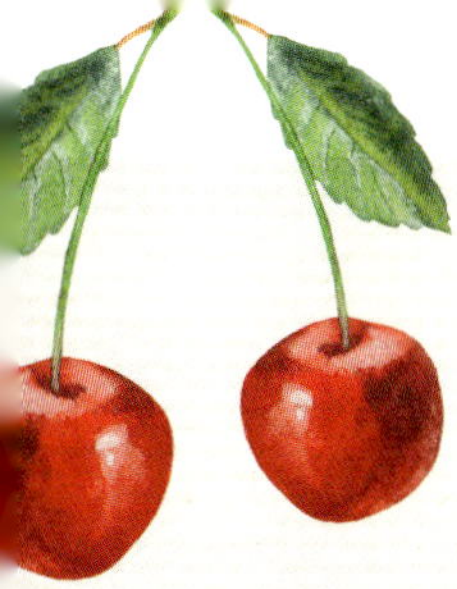

Frische Kirschen essen

für die Verdauung

Zutaten: *frische Kirschen (Prunus)*
So wird's gemacht: Man erntet die Kirschen wenn möglich stets frisch. Zur Verdauungsanregung eine Handvoll Kirschen essen.
Anwendung: Auch bei Stuhlproblemen, sowie bei Morgenübelkeit isst man die frischen, saftigen Kirschen.

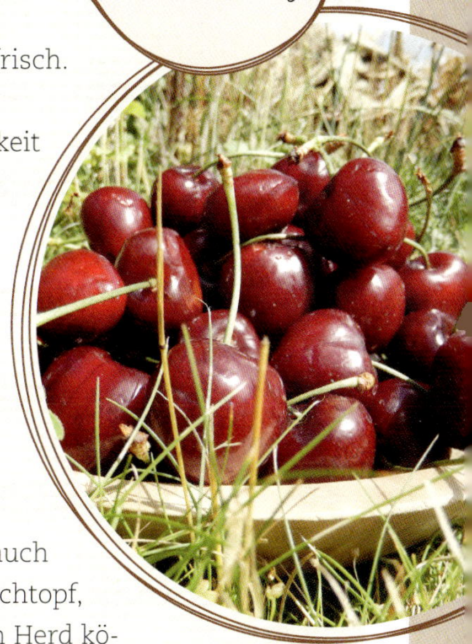

Kirschstängel-Umschläge

für die Augen

Zutaten: *2 EL Kirschenstängel (Prunus), ¼ l Wasser*

So wird's gemacht: Die Kirschenstängel können frisch oder auch getrocknet verwendet werden. Das Wasser erwärmt man im Kochtopf, gibt die Kirschenstängel hinzu und lässt dies für 10 Minuten am Herd köcheln, danach abseihen.

Anwendung: Bei Überlastung der Augen sowie bei entzündeten Augen nimmt man ein Leinentuch und tränkt es in dem handwarmen Kirschstängel-Tee. Anschließend legt man dieses Tuch als Umschlag für 25 Minuten direkt auf die geschlossenen Augen.

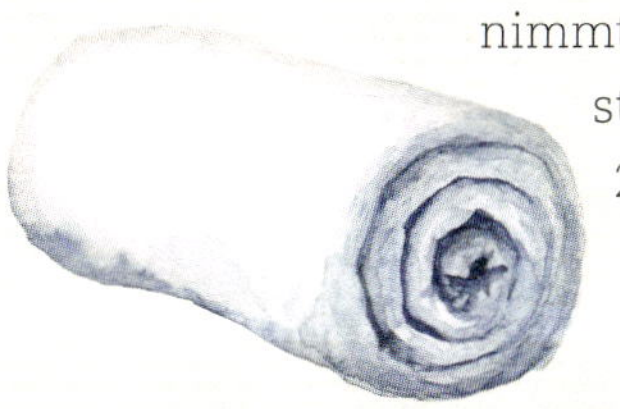

Kirschholz-Einreibung

für Rücken und Gelenke

Zutaten: *1 Handvoll Kirschenstängel (Prunus),*
1 kleiner, daumenlanger Kirschenbaumast, ½ l hochprozentiger Alkohol

So wird's gemacht: Man nimmt 1 Handvoll Kirschenstängel, diese können getrocknet oder auch frisch verwendet werden. Dann zerkleinert man sie grob mit einem Messer und gibt die Teile in eine Flasche. Den Ast schneidet man in 1 cm große Stücke und gibt diese ebenfalls in die Flasche, danach gießt man den Alkohol darüber und lässt das Ganze 8 Wochen reifen, ehe es abgeseiht wird.

Anwendung: Bei Entzündungen, Gelenksproblemen und Rückenschmerzen massiert man diese Kirschenholz-Einreibung auf die betroffenen Körperstellen. Das regt die Durchblutung an und wirkt entzündungshemmend sowie kühlend.

Käsepappelfrüchte für den Schneidermeister

Ein begnadeter Schneidermeister erhielt in der in den 1950er-Jahren im Krankenhaus die Diagnose, er habe ein Zwölffingerdarmgeschwür. Der Meister über Nadel und Zwirn lehnte die ihm als Therapie vorgeschlagene Operation ab. An Abend machte ein älterer Arzt im Krankenhaus Visite, sah sich alle Befunde und Werte des Schneidermeisters genau an und meinte, dass er selbst in einer solchen Situation auch keine Operation durchführen lassen würde, sondern seiner Erfahrung nach solle er mindestens für ein Jahr strenge Diät halten und die von ihm verordneten Medikamente dazu einnehmen. Dies schrieb er auch so in den Arztbrief hinein und schickte den Schneidermeister damit zu seinem Hausarzt. Auch dieser war ein lebenserfahrener Mann mit einem sehr guten Pflanzenwissen und half vielen Patienten mit überlieferten Hausmitteln. Nachdenklich las dieser Arzt den Brief mit der Therapieempfehlung des Krankenhauses, hob den Kopf, sah dem Schneidermeister, den er ja bereits seit dessen Kindheit kannte, in die Augen und meinte: „Du machst dir täglich einen Tee aus den Früchten der **Käsepappel** (*Malva*), 1 Jahr lang trinkst du jeden Tag davon einen Liter über den Tag verteilt. Du wirst sehen, die Käsepappelfrüchte helfen dir mehr als die Pulver." Heilfroh über den alternativen Fachrat tat der Schneidermeister, wie es ihm der Hausarzt geheißen hatte. Er aß ein ganze Jahr lang Schonkost und trank täglich einen Liter Tee aus den Früchten der Käsepappel. Ein Mal im Monat besuchte er seinen Hausarzt, der die Blutwerte kon-

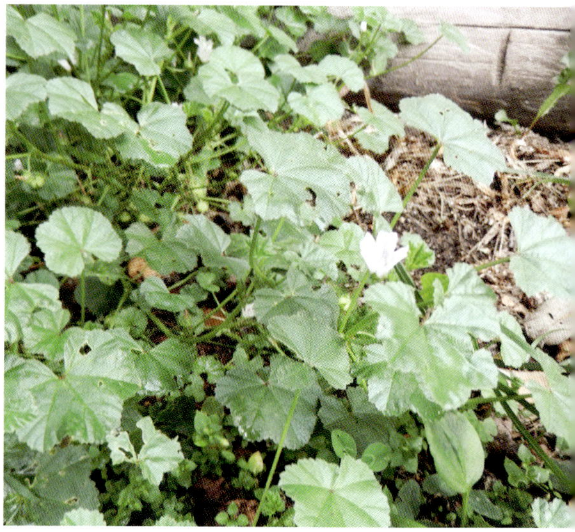

trollierte. Und wirklich, nach einem Jahr eiserner Disziplin und positivem Denken war der Schneidermeister wieder ganz gesund. Es blieben nur ein paar Lebensmittel, die er nicht mehr essen konnte. Er und seine Frau genossen gemeinsam noch viele weitere Lebensjahrzehnte.

Käsepappel-Tee für den verletzten Jungen

Diese Geschichte trug sich gegen Ende des Zweiten Weltkriegs auf einem entlegenen Bauernhof in der niederösterreichischen Grenzregion zu. Der Vater war im Kriegsdienst, die Mutter hatte sich um Haus, Hof und die drei Kinder zu kümmern. So kam es, dass die damals 11-jährige, älteste Tochter die beiden kleineren Geschwister beaufsichtigte. Zu jener Zeit zogen sich die heimischen Truppen bereits zurück und die Russen eilten hinterher. Um noch schneller vorwärtszukommen, ließen die heimischen Truppen oft ihre Versorgungswägen einfach in Waldgebieten stehen. Die hungernde Bevölkerung holte sich die Lebensmittel dieser stehen gelassenen Wägen. Zumeist waren es die Kinder, die sie entdeckten und das Essen nach Hause brachten.

Weiter auf Seite 142 >

für Magen, Darm und Augen

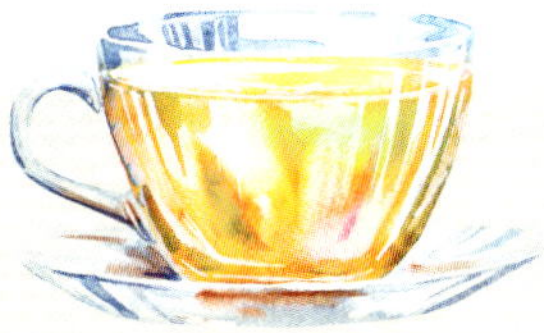

Käsepappel-Tee

Zutaten: *2 EL Käsepappel (Malva), 1 l Wasser*

So wird's gemacht: Von der Käsepappel erntet man an einem sonnigen Tag zu ihrer Blütezeit alle oberirdischen Pflanzenteile. Für den Tee kann man frische sowie getrocknete Pflanzenteile verwenden. Man zerkleinert sie und übergießt sie mit abgekochtem, jedoch nur mehr heißem Wasser und lässt sie für 5–6 Minuten ziehen, ehe abgeseiht wird.

Anwendung: Bei Verdauungsproblemen, Sodbrennen, Magenproblemen trinkt man täglich schluckweise über den Tag verteilt 1 Liter dieses Tees. Bei Augenentzündungen macht man aus dem Käsepappel-Tee einen Umschlag, den man 20 Minuten einwirken lässt.

für die Verdauung

Käsepappel-Pulver

Zutaten: *Käsepappelblätter (Malva)*

So wird's gemacht: Von der Käsepappel erntet man die jungen, kleinen Blätter und trocknet sie halbschattig. Danach reibt man sie mit den Händen oder mit der Küchenmaschine zu Pulver.

Anwendung: Vom Pulver nimmt man täglich eine Messerspitze voll. Es kann zur Verdauungsregulierung der Suppe, Aufstrichen, Soßen, Salaten, Müsli beigegeben oder auch pur gegessen werden. Bei Sodbrennen mischt man eine gehäufte Messerspitze des Käsepappel-Pulvers am besten mit etwas Joghurt ab und nimmt dieses 10 Minuten vor dem Essen zu sich. Das Joghurt soll dabei Zimmertemperatur haben.

Käsepappelfrüchte

Zutaten: *Käsepappelfrüchte (Malva)*

So wird's gemacht: Die Früchte der Käsepappel, umgangssprachlich Brotlaibe genannt, erntet man an einem sonnigen, trockenen Tag und lässt sie bei Zimmertemperatur halbschattig trocknen. Man füllt sie in Gläser und nimmt sie als wertvolle Hilfe bei Magenbeschwerden.

Anwendung: Bei Magenproblemen und Sodbrennen isst man die Käsepappelfrüchte oder bereitet sich daraus einen Tee zu, wobei 1 Esslöffel getrocknete Früchte mit 1 Liter heißem Wasser übergossen und für 10 Minuten ziehen gelassen wird. Hiervon trinkt man täglich einen Liter. Der Käsepappelfrüchte-Tee wurde früher sogar bei schweren Magenerkrankungen eingesetzt.

für den Magen

Käsepappel-Wasser

Zutaten: *4 EL Käsepappel (Malva), 1 l Wasser*

So wird's gemacht: Es können frische oder getrocknete Pflanzenteile verwendet werden. Von der Käsepappel erntet man an einem sonnigen Tag zu ihrer Blütezeit alle oberirdischen Pflanzenteile. Man zerkleinert und übergießt sie mit abgekochtem, jedoch nur mehr heißem Wasser und lässt sie für 15 Minuten ziehen, ehe abgeseiht wird.

Anwendung: Bei schlecht heilenden Wunden, Hautausschlägen, generell zur Wundbehandlung taucht man ein Verbandstuch in das Käsepappel-Wasser ein, presst es aus, legt es auf die gewünschte Körperstelle und fixiert mit einem Verband. Die betroffenen Hautstellen können in Käsepappel-Wasser gebadet oder dieses dem Badewasser zugegeben werden.

zur Wundheilung

An diesem Tag entdeckte der kleine Sohn des Bauernhofes mit anderen Buben der Umgebung wieder einmal so einen Versorgungswagen. Doch statt Lebensmitteln fanden sie darin Waffen mit Munition. Die Burschen hatten den fatalen Einfall, mit diesem Fund wie die großen Männer schießen zu probieren. Dem kleinen Jungen mit seinen gerade mal 6 Jahren wurde von den größeren Burschen gesagt, er sollte sich ein paar Schritte weiter weg stellen und ein Stück Holz so hoch als möglich halten, die anderen Jungen würden auf dieses Holzstück mit den Waffen zielen. Als der Erste, der älteste Junge der Gruppe, schoss, verfehlte der Schuss bei Weitem sein anvisiertes Ziel. Auch beim nächsten Jungen ging der Schuss weit daneben. Jedes Mal stand der kleine Bauernjunge mit vor Angst zusammengepressten Augen und hochgehaltenem Holzstock als Ziel vor der Gruppe. Der dritte Schütze verfehlte zwar auch sein gewünschtes Ziel, doch traf er die unglückliche Hand des Bauernjungen. Das Holz fiel aus der kleinen Kinderhand, der Junge schrie schmerzerfüllt auf, alle anderen waren im ersten Moment des Schreckens wie gelähmt, bis endlich einer auf die Idee kam, die Hand mit einem Stück heruntergerissenem Gewand zu verbinden und den Jungen nach Hause zu bringen. Die älteste Schwester, ja selbst noch ein Kind, nahm ihren Bruder liebevoll entgegen und lüftete tapfer das Tuch auf der Hand ihres kleinen Bruders, um ihn zu verarzten. Mittlerweile war auch die Mutter aufgrund des Tumults vom Feld nach Hause geeilt, um nach ihren Kindern zu sehen. Die Kugel hatte die Hand übel zugerichtet, selbst das Fleisch der Fingerspitzen hing herunter. Der Vater der Kinder war Zimmermann, von daher war es die Mutter gewohnt, üble Verletzungen zu verarzten, und wusste sie auch darum zu behandeln. Der nächste Arzt war über 30 km entfernt, ein Auto oder andere Verkehrsmittel nicht vorhanden. Der Junge ließ sich allerdings in seinem Schmerz nicht von der Mutter angreifen, sondern erlaubte dies nur seiner Schwester, die behutsam die Wunden reinigte, indem sie einen Wattebausch in eine Arnika-Tinktur tauchte und damit die Hand desinfizierte, während sie beruhigend mit ihrem kleinen Bruder sprach. Danach richtete sie einen Finger nach dem anderen gerade, ehe der frische Verband darüberkam. Am nächsten Tag kochte die Mutter einen Tee aus den Pflanzenteilen der Käsepappel (*Malva*), ließ ihn auskühlen und badete die Hand samt dem Verband darin, bis sich dieser leicht herunterlösen ließ. Danach wurde geschaut, dass die Finger schön gerade waren, und die Hand wieder verbunden. Die Käsepappelteewaschung wiederholten sie jeden Tag, nach ein paar Tagen gab die Mutter vor dem frischen Verband etwas Ringelblumen-Salbe aus Schweineschmalz (*Rezept im Monat August unter Ringelblumen-Salbe*) auf die Wunde. So konnte die Hand des kleinen Jungen gerettet werden. Alle Finger wuchsen wieder gut zusammen, die Haut verheilte wieder, nur der Zeigefinger, der ist zur Erinnerung ein kleines bisschen schief geblieben.

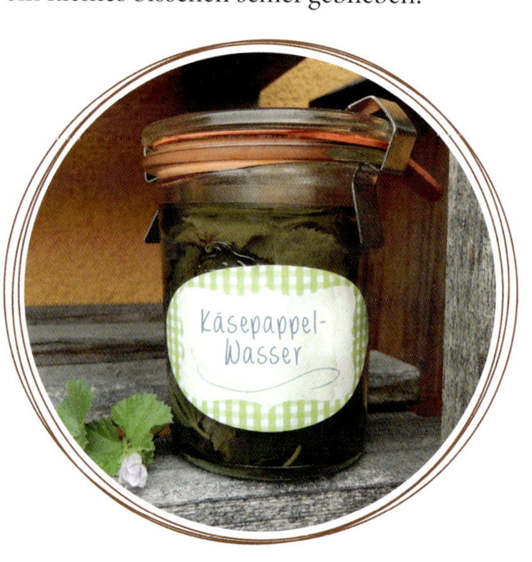

Königskerze – Wanderstock und Regenschirmstiel

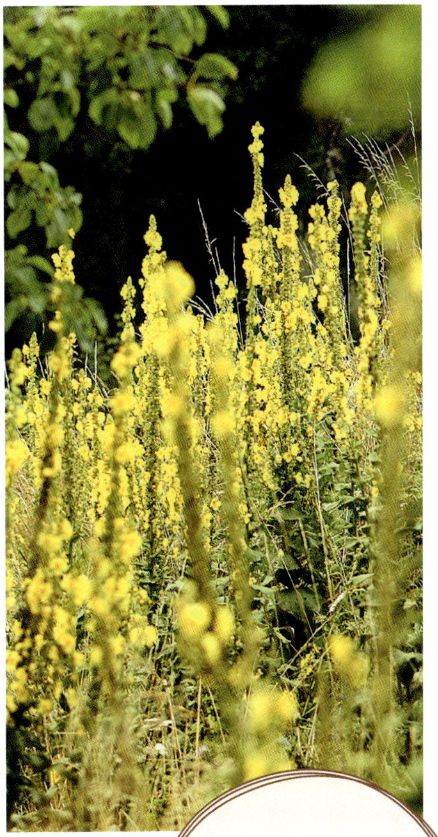

Die **Königskerze** (*Verbascum*) ist eine zweijährige Pflanze. Im ersten Jahr zeigt sich eine Blattrosette, erst im zweiten Jahr bildet sie den Stiel, die Blüten und die Samen aus. Diese Samen keimen dann im Optimalfall, doch zeigt sich im ersten Jahr wieder zuerst nur die Blattrosette. Die Königskerze steht mittlerweile unter Naturschutz! Die schon äußerst selten gewordene sogenannte Riesenkönigskerze war früher ohne künstlichen Dünger, Monokulturen und Übersäuerung des Bodens häufiger zu finden. Sobald die Blüten dieser Pflanze abgefallen waren, grub man ihren langen, knorrigen Stiel samt der Wurzel aus, säuberte sie ein wenig vom Erdreich und trocknete sie am Dachboden. Manche legten sie einfach am Boden auf, andere banden den Stiel an beiden Enden fest, damit er beim Trocknen gerade bliebe. Dieser Stiel wird durch das Trocknen hart wie Holz. Man verwendete ihn deshalb als Stiel für Regenschirme oder als Gehstock, wobei das Wurzelstück gerne als Griff fungierte. Die Königskerzenblüten haben einen sehr hohen Ölgehalt, sie sollten beim Trocknen öfters umgedreht werden, damit sie nicht schimmeln.

Königskerzenblüten-Bad

bei Rotlauf und Hautproblemen

Zutaten: *1 Handvoll Königskerzenblüten (Verbascum) auf 2 l Wasser*

So wird's gemacht: Die frischen oder getrockneten Blüten, der Wolligen Königskerze übergießt man mit abgekochtem, jedoch nur mehr heißem Wasser und lässt dies 20 Minuten ziehen, ehe abgeseiht wird.

Anwendung: Bei schmerzenden, juckenden Hautausschlägen, Rotlauf oder andersartigen großflächigen Hautproblemen gibt man diesen Königskerzen-Tee dem Badewasser bei und verweilt für 25–30 Minuten darin. Anschließend die Haut gut abtrocknen, luftdurchlässige Kleidung anziehen und nicht in dicke Decken wickeln.

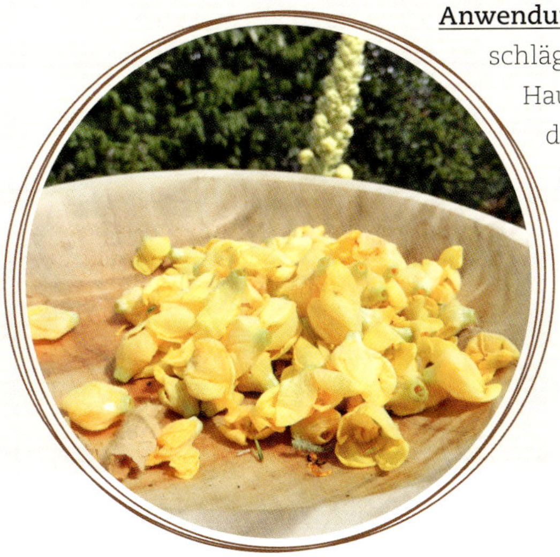

bei Verbrennungen und entzündeten Augen

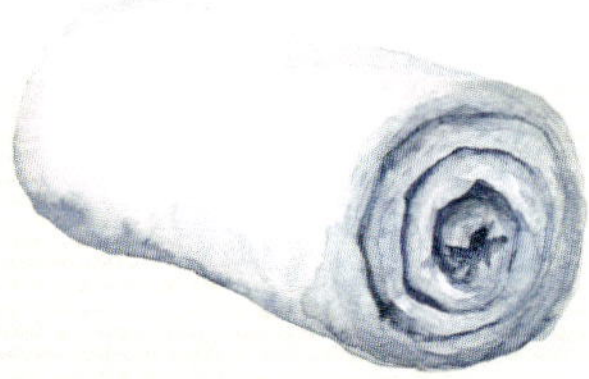

Königskerzen-Umschläge

Zutaten: *2 EL Königskerzenblüten (Verbascum), ½ l Wasser*

So wird's gemacht: Die Blüten erntet man mittags an einem sonnigen, trockenen Tag, wenn auch der Vortag sonnig und trocken war. Für die Umschläge können sie frisch oder auch getrocknet verwendet werden. Die Blüten trennt man von den Kelchen, übergießt sie mit abgekochtem, jedoch nur mehr warmem Wasser und lässt sie für 8–10 Minuten ziehen, ehe abgeseiht wird.

Anwendung: Bei Verbrennungen, entzündeten Augen, Rücken- oder Schulterschmerzen legt man ein in dem handwarmen Königskerzen-Tee getränktes Tuch auf die betroffenen Körperstellen. Mit einem Handtuch darüber lässt man dieses 20 Minuten einwirken.

Königskerzen-Tee

Zutaten: *2 EL Königskerzenblüten (Verbascum), 1 l Wasser*

So wird's gemacht: Die Blüten erntet man mittags an einem sonnigen, trockenen Tag, wenn auch der Vortag sonnig und trocken war. Man trennt sie von den Kelchen, übergießt sie mit abgekochtem, jedoch nur mehr warmem Wasser und lässt das Ganze für 5–6 Minuten ziehen, ehe es abgeseiht wird.

Anwendung: Bei starkem Husten, Bronchitis oder Reizhusten trinkt man diesen lieblichen Tee möglichst warm schluckweise über den Tag verteilt. Wer möchte, kann den Tee mit Honig süßen.

bei starkem Husten

für die Gelenke und bei Schmerzen

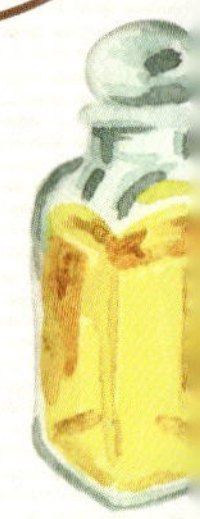

Königskerzen-Johanniskraut-Öl

Zutaten: *1 Handvoll Johanniskraut (Hypericum perforatum), 1 Handvoll Königskerzenblüten (Verbascum), 1 l kalt gepresstes Olivenöl, Leinöl oder Sonnenblumenöl*

So wird's gemacht: Vom Johanniskraut das obere Drittel der Pflanze verwenden, von den Königskerzen nur die Blüten. Beides sammelt man an einem sonnigen, trockenen Tag, wobei auch die beiden vorangegangenen Tage sonnig und trocken gewesen sein sollten. Die Pflanzenteile gibt man in ein verschließbares Glas und gießt das kalt gepresste Öl darüber. Dies lässt man nun 6–8 Wochen reifen, ehe es abgeseiht wird.

Anwendung: Das Johanniskraut wirkt entzündungshemmend, wärmend, wundheilend, entspannend, das Königskerzenblüten-Öl schmerzlindernd, wärmend und entzündungshemmend. Bei Gelenks- sowie Rücken- und Ischiasschmerzen massiert man diese Ölmischung liebevoll und langsam in die betroffenen Körperstellen ein. Täglich 3–4 Mal.

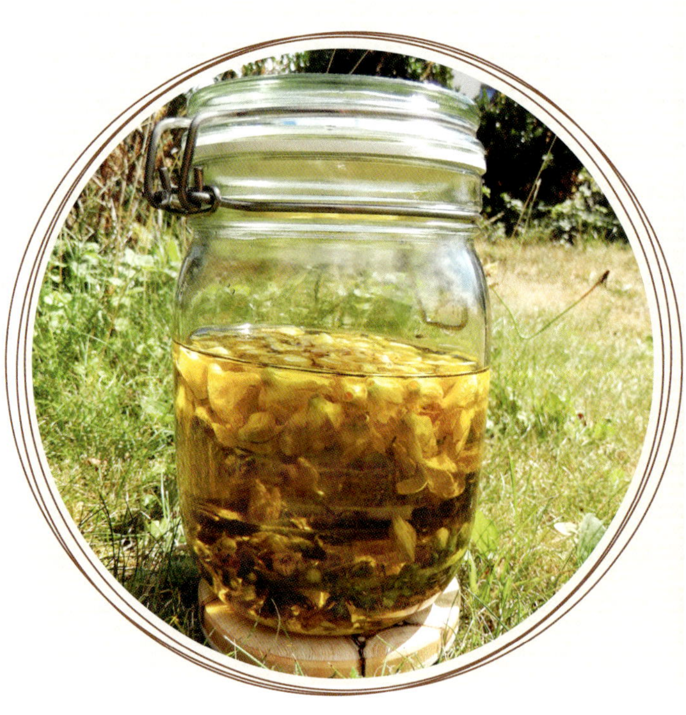

Königskerze – der alte Fischertrick

„Manchmal vergesse ich halt, dass ich nicht mehr 20 bin", erzählt eine ca. 70-jährige, burschikose Kräuterfrau lachend. So im August, wenn die Hochsaison des Kräutersammelns und der Gartenarbeit ist, dann plagen ihren durch lebenslanges, schweres Arbeiten gezeichneten Körper stechende Ischias-Schmerzen, die jegliche Bewegung begleiten. Selbst im Bett beim Liegen ist dieser Schmerz vorhanden. Als sie eine Rezeptur aus **Johanniskraut-** (*Hypericum perforatum*) **und Königskerzenöl** (*Verbascum*) liebevoll in den Rücken einmassierte, ließen die Schmerzen nach (Rezept Königskerzen-Johanniskrautöl siehe Seite 144). Das Johanniskraut wirkt entzündungshemmend, muskelentspannend, wärmend und das Königskerzenöl schmerzstillend, leicht betäubend. „Diese leicht betäubende Wirkung haben sich einst kluge Fischer zunutze gemacht", erzählt die Kräuterfrau aus ihrer Kindheit. Gegen Ende des Sommers, wenn die Königskerzen noch blühten, haben sich die Fischer ein paar Blüten mit Samenkörnern darin gepflückt und in die Hosentasche eingesteckt. Damit sind sie zu ihrem Anglerplatz marschiert, haben sich vergewissert, dass sie auch ja nicht beobachtet wurden, und flink die Königskerzenblüten aus der Hosentasche in das Wasser geschmissen. Danach verließen sie den Angelplatz für eine halbe bis eine Stunde. Bei ihrer Rückkehr beeindruckten sie mit auffallend gesegnetem Anglerglück. Die Fische hatten die Samen, die sich in den Königskerzenblüten befanden und leicht betäubende Inhaltsstoffe besitzen, verspeist. Dadurch bissen sie unüberlegt schnell in den Köder.

Das Johanniskraut wirkt entzündungshemmend, muskelentspannend, wärmend und das Königskerzenöl schmerzstillend, leicht betäubend.

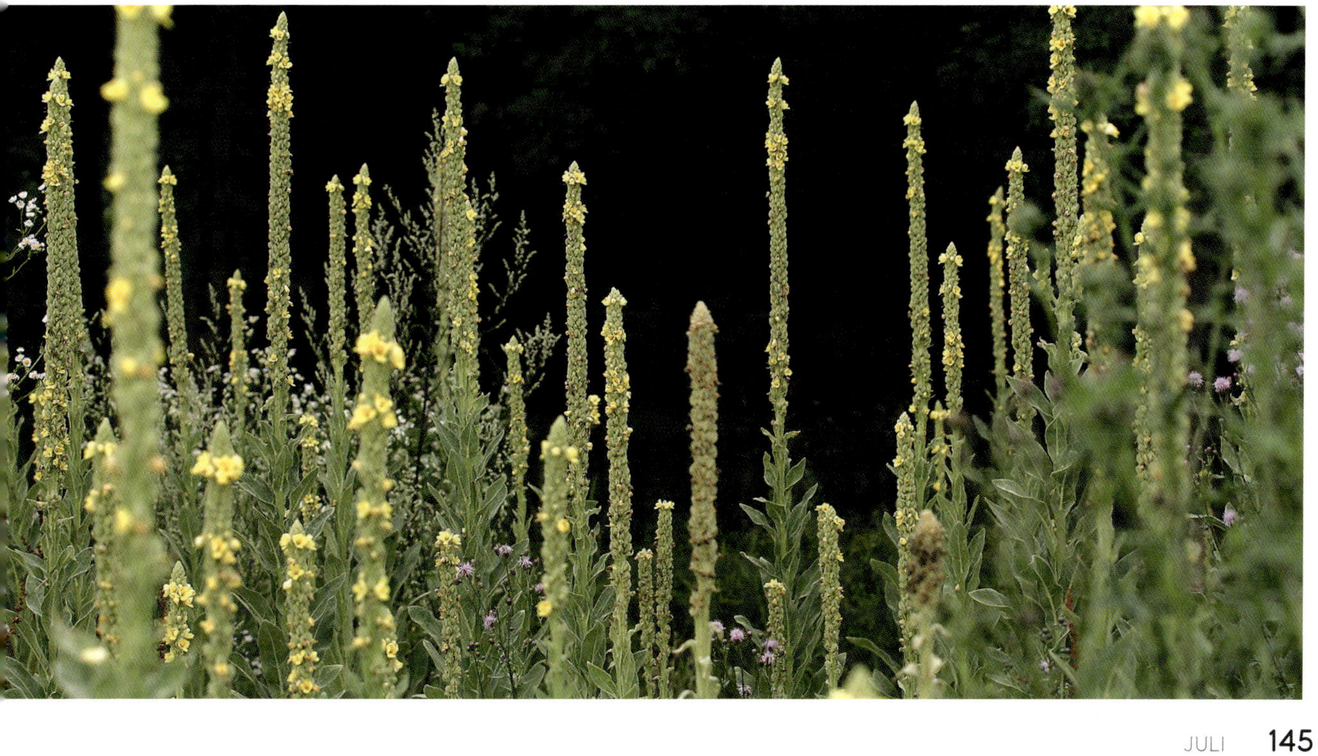

Frauenmantel – für das ungeborene Baby und die Mutter

Der **Frauenmantel** (*Alchemilla*) ist eine wichtige Volksheilpflanze. Eine Mutter hatte bereits elf Kinder, das letzte Kind war sehr kränklich und von gerade mal 12 Monaten, als sie erfuhr, dass sie erneut schwanger war. Körperlich müde ob der Strapazen vom Leben im Gebirge und den vielen Kindern wurde die ohnehin schon schwächliche Mutter noch erschöpfter. Der besorgte Vater ließ eine alte Kräuterfrau kommen und fragte sie, ob man der Frau nicht irgendwie helfen könne. Diese meinte, wenn etwas Mutter und Kind kräftigen würde, dann wären es der Frauenmantel und die Schafgarbe. Er solle sie jeden Tag frisch pflücken und zu gleichen Teilen daraus einen Liter Tee zubereiten, den die Mutter schluckweise trinken solle. Außerdem solle er der Frau jeden Tag eine warme Suppe zu essen geben. Der Vater tat, wie ihm die Kräuterfrau geheißen, und wirklich, nach 3 Wochen täglichem Teetrinken und Suppenessen kehrten ihre Kräfte zunehmends zurück. Die Mutter trank den Tee bis zur Geburt weiter und schließlich erblickte ein gesunder Bursche das Licht der Welt. „Ach, hätte ich doch auch schon bei meinem vorigen Kind um diesen Tee gewusst, wären mit viele schwere Stunden erspart geblieben und das Kind wäre vielleicht von besserer Gesundheit“, meinte die Mutter zur Kräuterfrau, als diese nach ihrem Befinden sah.

Kalter Frauenmantel-Tee

bei Durchfall

Zutaten: *1 Handvoll frische, junge Frauenmantelblätter (Alchemilla), 1 l Wasser*

So wird's gemacht: Die frischen, jungen Frauenmantelblätter werden in den Morgenstunden geerntet, mit 1 Liter handwarmem Wasser übergossen und bis am nächsten Tag in der Früh stehen gelassen, ehe abgeseiht wird.

Anwendung: Von diesem kalten Frauenmantel-Tee trinkt man bei Durchfall schluckweise über den Tag verteilt 1 Liter.

Frauenmantel-Wickel

Zutaten: *1 Handvoll frische, junge Frauenmantelblätter (Alchemilla), 1–2 EL Wasser*

So wird's gemacht: Man sammelt früh am Morgen 1 Handvoll frische, junge Frauenmantelblätter, schneidet sie in grobe Stücke und quetscht sie im Mörser unter Zugabe von 1–2 Esslöffeln Wasser zu einem Brei.

Anwendung: Diesen frischen Frauenmantelbrei gibt man direkt auf Quetschungen, Prellungen oder Brüche. Um die Brust lange straff zu erhalten, beginnt man im mittleren Alter, regelmäßig Frauenmantel-Brei-Umschläge zu machen. Der Brei bleibt so lange auf den gewünschten Körperstellen, bis er trocken ist. Dies dauert ca. 20 Minuten.

bei Quetschungen, Brüchen und gegen erschlaffende Brüste

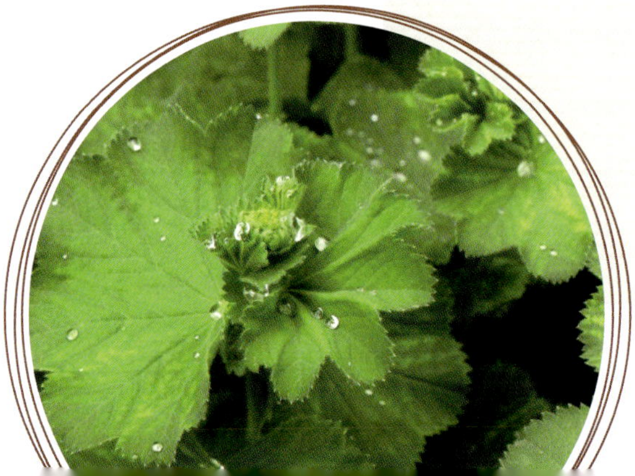

bei Harnproblemen und Durchfall

Frauenmantel-wurzel-Pulver

Zutaten: *Frauenmantelwurzel (Alchemilla)*
So wird's gemacht: Die Wurzel wird entweder vor der Blüte oder nach der Blüte der Pflanze gegraben. Zuerst reinigt man sie mit einer groben Bürste, danach schneidet man sie in kleine Stücke und legt sie über Nacht zum Trocknen auf. Am nächsten Tag werden die angetrockneten Wurzelstücke mit der Küchenmaschine zu feinem Pulver gemahlen, das erneut zum Trocknen aufgelegt wird. Wenn auch dieses ganz trocken ist, füllt man das Pulver in saubere Gläser.
Anwendung: Bei Harnproblemen oder Durchfall nimmt man täglich 1 Messerspitze davon ein und trinkt ¼ Liter lauwarmes Wasser nach.

Frauenmantel-Tee

Zutaten: *2 EL Frauenmantel (Alchemilla), 1 l Wasser*
So wird's gemacht: Vom Frauenmantel werden alle oberirdischen Teile inkl. der Blüten um die Mittagszeit gesammelt. Es können frische oder getrocknete Pflanzen verwendet werden. Die Pflanzenteile übergießt man mit abgekochtem, jedoch nur mehr heißem Wasser und lässt sie für 6–8 Minuten ziehen, danach abseihen.
Anwendung: Zur Unterstützung der Bauchspeicheldrüse sowie bei Frauenbeschwerden im Unterleib, seien es Schmerzen, Probleme bei der Periode oder Gewächse, wie auch zur Unterstützung in der Schwangerschaft trinkt man täglich für 2 Wochen 1 Liter des Tees. Danach wechselt man für 2 Wochen zum Schafgarben-Tee und wiederholt anschließend den Frauenmantel-Tee für weitere 2 Wochen.

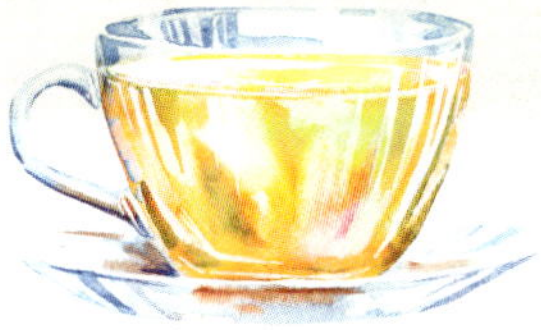

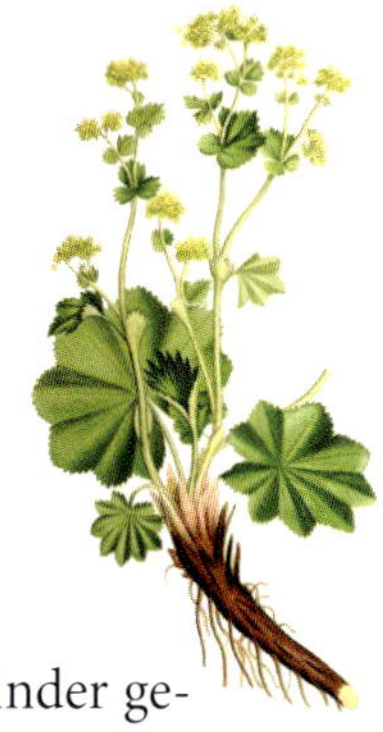

Frauenmantel bei Unterleibssenkung

Eine Mutter hatte bereits neun Kinder geboren und musste immer wieder schwer arbeiten und heben. Mit 50 Jahren senkte sich die Gebärmutter. Es gab Situationen, wo sie eine kleine Milchkanne vom Boden heben wollte und wegen der Unterleibsschmerzen reflexartig wieder fallen ließ. Lange schämte sie sich, darüber zu sprechen, bis die Schmerzen bereits beim normalen Gehen auftraten und selbst der Weg zur Greißlerin zur Qual wurde. Einmal sprach sie mit einer Kräuterfrau darüber. Diese ging mit ihr zu einer feuchten Wiese und zeigte ihr den **Frauenmantel** (*Alchemilla*), legte ihr ein Blatt in die Hand und meinte, sie solle sich doch die Form genauer ansehen, sie gleiche doch ein wenig dem Unterleib, wo sie auch ihre stärkste Wirkkraft entfalte. Die Kräuterfrau riet der Mutter eindringlich, sie solle sich jeden Tag einen Tee mit gleichen Teilen Frauenmantel und Schafgarbe kochen und diesen trinken. Nach zwei Monaten waren die Schmerzen deutlich erträglicher und seltener geworden, nur ganz so wie früher ist es nicht mehr geworden.

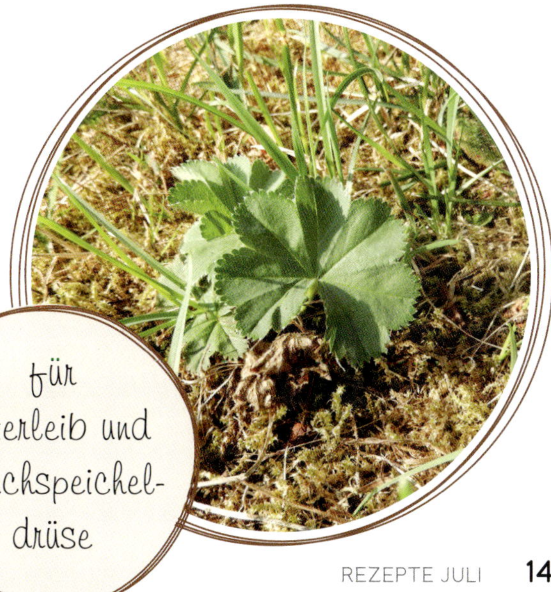

für Unterleib und Bauchspeicheldrüse

Pflanzen erzählen uns vom vorherrschenden Klima

Beim genauen Betrachten der Natur und der Landschaft lässt sich so einiges daraus ablesen. Betrachten wir z. B. die **Schafgarbe** (*Achillea*) genauer, dann können wir an ihr das derzeit vorherrschende Klima ablesen. In kalten Regionen sind ihre gefiederten Blätter sehr klein, die astartigen Fiederpaare der Blätter sind eng aneinandergereiht, gehen sozusagen auf *Kuschelkurs*. In wärmeren Regionen sind die Blätter größer und die Abstände zwischen den Fiederpaaren auffallend groß. So kommt es, dass die Schafgarbenblätter in manchen wärmeren Regionen *Mäuseleiter* genannt wurden. Die gefiederten Blätter wurden als mögliche Leiter für die jungen Mäuse assoziiert. Diese Unterschiede im Wachstumsverhalten je nach Wärme oder Kälte lassen sich bei vielen Pflanzen beobachten.

Schafgarben-Bad

für den Unterleib

Zutaten: *1 Handvoll Schafgarbenblüten (Achillea), 2–3 l Wasser*

So wird's gemacht: Die Blüten zur Mittagszeit an einem sonnigen, trockenen Tag sammeln. Früher wurden mehr von den rosarötlichen Pflanzen gepflückt. Mit einem abgekochten, jedoch nur mehr heißen Wasser übergießt man die geernteten Blüten und lässt sie zugedeckt für 15–20 Minuten ziehen, ehe man sie abseiht. Die Blüten kann man für ein weiteres Bad verwenden.

Anwendung: Bei sogenannten *Mutterleiden*, einer beginnenden Gebärmuttersenkung, bei Hämorrhoiden, bei Unterleibskrämpfen, bei Nieren- und Blasenproblemen oder bei Gicht gibt man dieses Schafgarbenwasser dem möglichst warmen Badewasser zu und badet darin 20–25 Minuten.

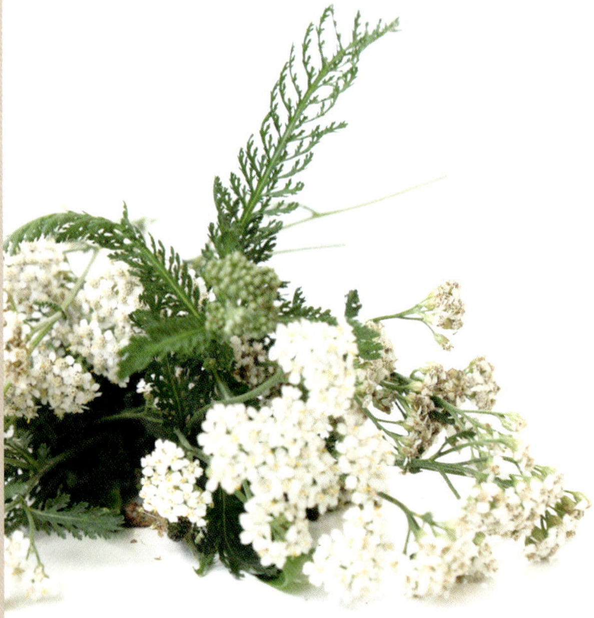

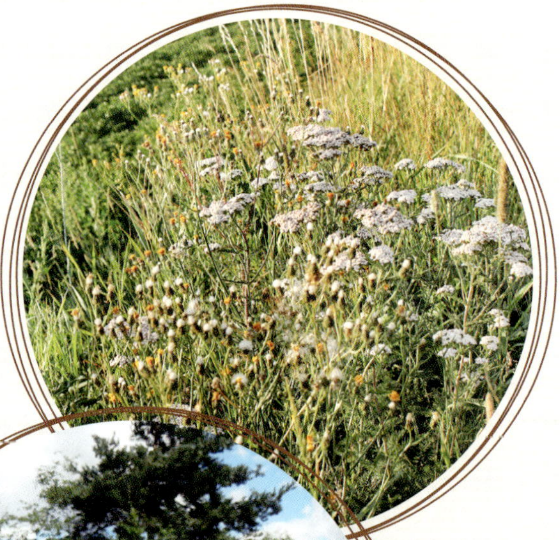

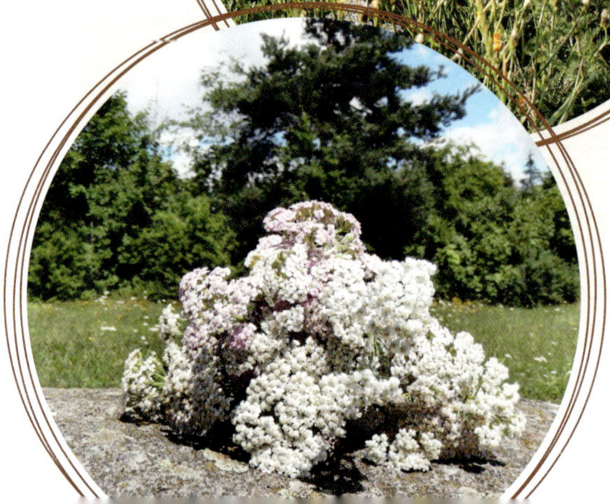

zur Wundheilung

Schafgarben-Essigwickel

Zutaten: *1 Handvoll Schafgarbe (Achillea), ½ l Wasser, 1 EL Apfelessig*

So wird's gemacht: Von der Schafgarbe Blüten und Blätter an einem sonnigen, trockenen Tag zur Mittagszeit oder am frühen Nachmittag ernten, etwas zerkleinern und mit dem abgekochten, aber nur mehr heißen Wasser übergießen. 15 Minuten ziehen lassen. Danach abseihen und den Apfelessig dazugeben.

Anwendung: Die Pflanze wirkt blutstillend, entzündungshemmend und wundheilend, selbst die Verletzungen der Zimmermannsleute kurierte man früher mit der Schafgarbe aus. Zur Unterstützung der Wundheilung oder nach Operationen bereitet man einen Wickel aus dem Schafgarben-Essigwasser und gibt diesen auf die gewünschte Körperstelle. Darüber wickelt man ein dünnes Tuch und lässt dies für 25–30 Minuten wirken. Bei Wunden 2 Mal am Tag wiederholen.

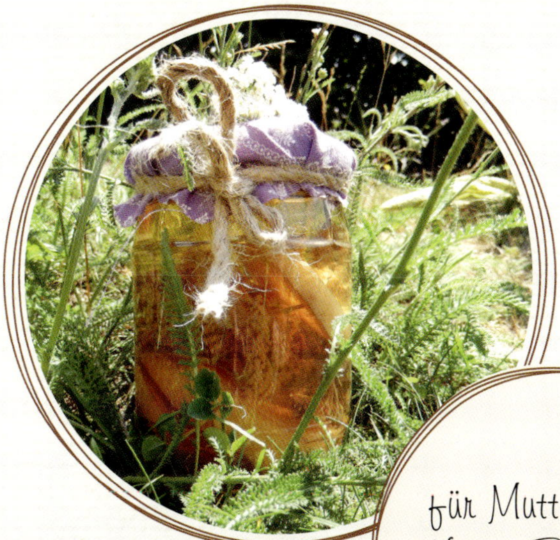

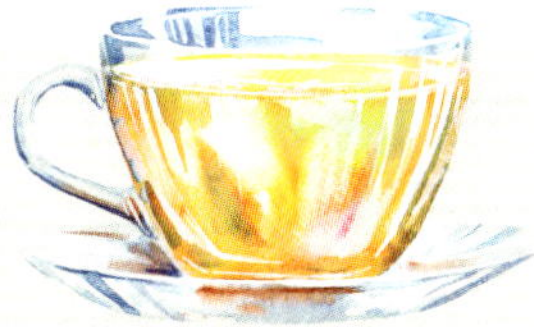

Schafgarben-Tee

Zutaten: *1 geh. EL Schafgarbe (Achillea), 1 l Wasser*

So wird' s gemacht: Es können alle oberirdischen Teile der Schafgarbe frisch oder auch getrocknet verwendet werden. Man erntet sie an einem sonnigen, trockenen Tag. Die händisch etwas zerkleinerten Schafgarbenpflanzenteile übergießt man mit abgekochtem, jedoch nur mehr heißem Wasser und lässt dies 3–5 Minuten ziehen. Die Schafgarbe schmeckt etwas herb, diese Geschmacksnote wird durch längeres Ziehenlassen des Tees intensiver. Bei einer Ziehzeit von nur 3 Minuten schmeckt er lieblich, bei 5–6 Minuten wird die Bitter-Nuance stärker. Die Pflanzenteile können in der Folge noch einmal für einen Tee mit heißem Wasser übergossen werden.

Anwendung: Bei sogenannten *Mutterleiden*, bei Problemen mit der Monatsblutung, seien sie schmerzhafter oder krampfartiger Natur, bzw. bei Unregelmäßigkeiten, Stimmungsschwankungen, vermehrter Müdigkeit, bei Nieren- und Blasenproblemen trinkt man bereits 3–4 Tage, bevor die nächste Monatsblutung einsetzt, täglich ½ Liter des Schafgarben-Tees. Bei *Gicht* oder *Gereiztheit* nimmt man den Schafgarben-Tee kurmäßig zu sich, täglich in der Früh und am Abend eine große Tasse davon für 3 Wochen. Dann folgt eine Pause. Diese Kur macht man 3 Mal im Jahr für je 3 Wochen: Im Frühling, sobald die Schafgarbenblätter zu finden sind, dann im Sommer, sobald sich die Blüten zeigen, und Anfang September, wo man in den Tee auch ein Stück der Schafgarbenwurzel hinzugibt. Zur *Verdauungsanregung* sowie bei *Leberproblemen* trinkt man schluckweise über den Tag verteilt mindestens ½ Liter Schafgarbentee, der wegen der Bitterstoffe nicht gesüßt werden soll!

für Mutterleiden, Niere, Blase, bei Gicht und Gereiztheit

Die Augenwannen

Beim Entrümpeln der Speisekammer ihrer Großmutter fand eine Frau zwei Glasbehälter, die wie ovale Schnapsgläser aussahen, daneben lagen einige **Kamillenblüten** (*Matricaria chamomilla*) und **Augentrostpflanzenteile** (*Euphrasia*). Lange Zeit rätselte die Frau, was ihre Großmutter wohl mit diesen Utensilien gemacht haben könnte, auch die Mutter konnte sich die Verwendung dieser Gefäße nicht erklären. Nach einiger Zeit war die Neugierde der Frau so groß, dass sie sich mit den beiden Gebinden und den Kräutern auf den Weg zu einer etwas mürrischen älteren Frau im Nachbardorf machte, die sich mit Kräutern und Anwendungen sehr gut auskannte, doch nicht gerne in ihrer Ruhe gestört wurde. Zaghaft klopfte die junge Frau an die hölzerne Eingangstür des baufälligen Gebäudes, eine kräftige Stimme wies sie an einzutreten. Am Küchentisch und Fensterbrett standen alle möglichen verschiedenen Kräuterölauszüge und Tinkturen herum. Vorsichtig fragte die junge Frau die Kräuterdame, was es mit diesen beiden Gläsern und den Kräutern auf sich haben könnte. „Früher", so meinte die Kräuterfrau, „verwendete man sogenannte Augenwannen." Sie erklärte der junge Frau, dass ihre Großmutter mit der Flüssigkeit der Augen ein Problem gehabt habe, deshalb kochte sie sich gerne einen Tee aus 1 Teelöffel Kamillenblüten und 1 Teelöffel Augentrost auf ½ Liter Wasser, ließ alles 6 Minuten ziehen und seihte den Tee dann ab. Verwendet wurde er erst, wenn er handwarm war. Diesen Tee füllte man in die Augenwannen ein und stellte diese an die geöffneten Augen. Dabei legte sich die Großmutter für 10 Minuten auf die Küchenbank. Auch nach der Heuernte hatte die Großmutter oft Probleme mit den Augen, weil zu wenig Flüssigkeit darin war. Auch in diesem Fall verwendete sie die Augenwannen zum Reinigen der Augen.

Kamille und Augentrost in sogenannten Augenwannen zur Reinigung der Augen.

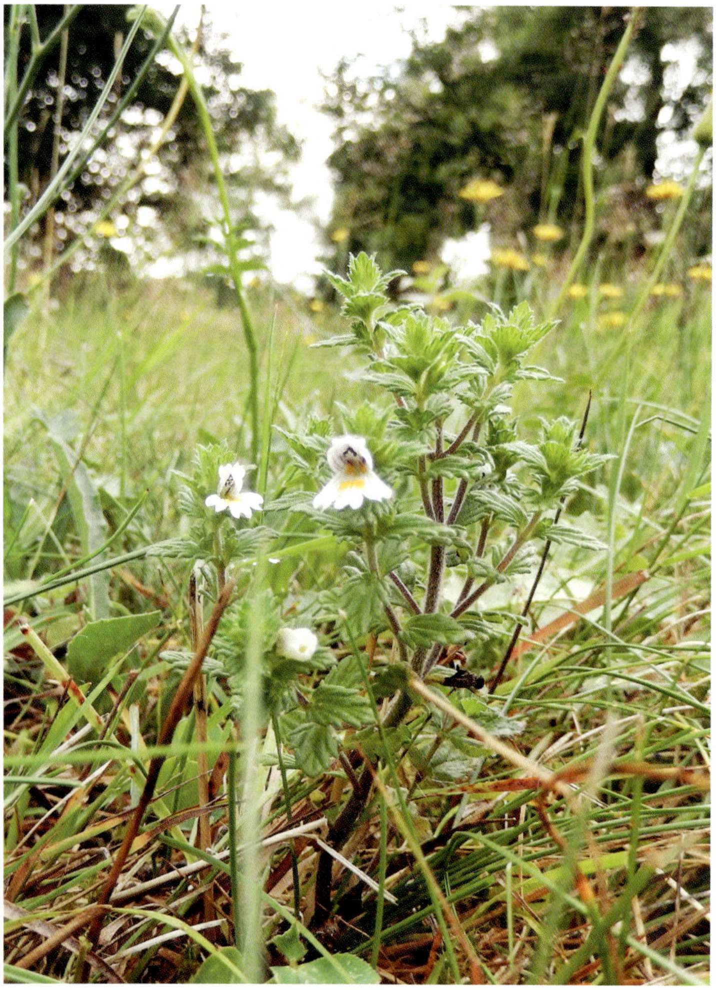

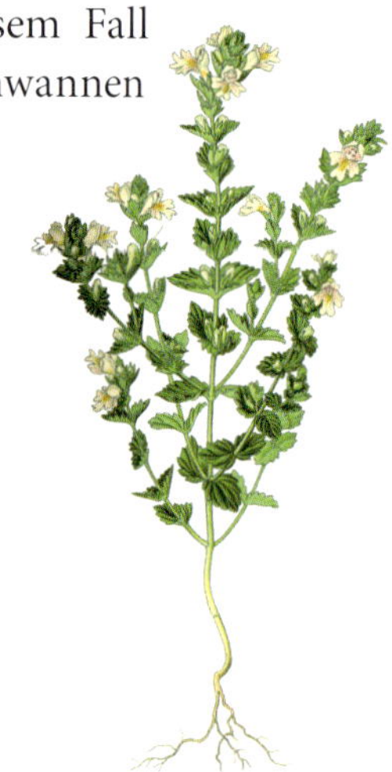

für die Augen

Augentrost-Umschläge

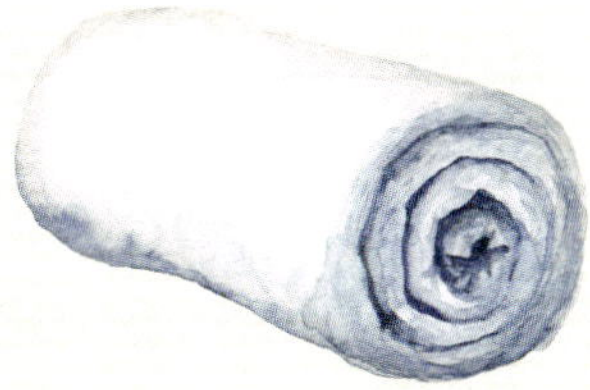

Zutaten: *1–2 TL Augentrost (Euphrasia), ¼ l Wasser, ¼ l Milch*

So wird's gemacht: Vom Augentrost sammelt man zur Blütezeit die oberirdischen Pflanzenteile in den Mittagsstunden und lässt sie für 1 Stunde im Schatten *antrocknen*, ehe sie mit abgekochtem, aber nur mehr heißem Wasser übergossen werden. Für 20 Minuten ziehen lassen. Nach 10 Minuten gibt man die handwarme Milch hinzu, danach abseihen.

Anwendung: Bei Bindehautentzündung, Gerstenkorn, Augenschwellung, überanstrengten, müden Augen, Tränensäcken, Entzündungen im Augenbereich, Problemen mit dem Augendruck sowie der Augenflüssigkeit bereitet man sich ein Leinentuch, taucht es in den Augentrost-Tee ein, presst es leicht aus und legt es noch lauwarm auf die geschlossenen Augen. Dieser Augentrost-Umschlag sollte für 20–30 Minuten wirken können, wobei man dabei in Ruhelage bleiben sollte.

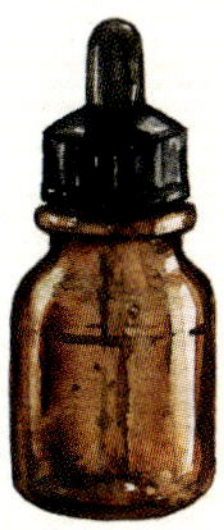

Augentrost-Essig-Tinktur

Zutaten: *3 Stk. ganze Augentrostpflanzen (Euphrasia) inkl. Wurzeln, ¼ l milder Apfelessig*

So wird's gemacht: Die frisch blühende Pflanze gräbt man mit der Wurzel in den späten Nachmittagsstunden an einem sonnigen, trockenen Tag. Die Augentrostpflanze lässt man eine Stunde im Schatten *antrocknen*, bis man den lieblichen, honigartigen Duft des Cumarins riecht (duftet wie Waldmeister, der auch Cumarin enthält). Dieser Geruch entfaltet sich erst im Verwelkungszustand der Pflanze. Nun zerkleinert man sie in grobe Stücke, gibt diese in ein verschließbares Glas und übergießt mit dem milden Apfelessig. Die Augentrost-Tinktur lässt man nun halbschattig für 4–6 Wochen reifen, danach abseihen und in Flaschen füllen.

Anwendung: Bei Erkältungskrankheiten oder Verdauungsproblemen nimmt man 20 Tropfen dieser Tinktur und trinkt ¼ Liter lauwarmes Wasser nach.

für die Verdauung

Die Hüterin des Arnikas – vom Rückzug wertvoller Pflanzen

„Die Mutter täte uns schicken und würde bitten, ob wir wieder ein wenig vom Arnika pflücken dürfen", meinte der Bub mit seiner kleinen Schwester an der Hand zur hochgewachsenen, hageren Frau auf dem Almhof, während er ihr als Dankeschön der Mutter einen weißen Würfelzucker in Stoff eingewickelt überreichte. Nach dem langen Fußmarsch der Kinder auf diese Alm zur Sommerhitze waren sie durstig geworden, liebevoll brachte ihnen die herzensgute Frau einen Krug kalten Tee zu trinken, während sie antwortete: „Der Zucker wäre doch nicht notwendig gewesen, den Arnika lässt der Herrgott doch für uns alle wachsen!" Gleich hinter jenem Almhof befand sich eine ganze Wiese voll mit **Arnikapflanzen** (*Arnica montana*), die unter dem persönlichen Schutz der Almbäuerin standen. Wollte jemand etwas davon ernten, wachte sie mit Argusaugen darüber, dass ja keiner zu viele Blüten von der Wiese nahm, damit jedes Jahr genug Arnika für alle wachsen konnte. Während die beiden Kinder in der Mittagshitze zur Wiese mit dem Arnika liefen, rief ihnen die hinterhereilende Bäuerin nach, dass sie ja nicht mehr pflücken dürften, als leicht in das kleine Körbchen hineinpasse, welches das Mädchen in der Hand hielt. Als die Kinder fertig waren, bedankten sie sich mit einem höflichen „Vergelt's Gott". Die Bäuerin meinte noch, sie sollen beim Hinunterge hen Richtung Tal ja gut auf die Blüten aufpassen, damit keine herausfalle, weil die Mutter würde sie dringend brauchen. Die Bäuerin beschützte diese wertvolle Arnikawiese so sehr, dass selbst ihr Mann nur ein Mal im Jahr, im September, wenn der Arnika bereits ausgesamt hatte, die Wiese mähen durfte. Nach einigen Jahren starb jene kluge Bäuerin, es achtete niemand mehr auf die besondere Arnikawiese, die Pflanzen wurden von Jahr zu Jahr weniger, bis sie schließlich ganz ausblieben. Nur die Erinnerung an jene Naturhüterin und ihre Arnikawiese blieb im ganzen Dorf erhalten. Durch die überdüngten Wiesen, die Monokulturen, das Verschwinden der Feldraine haben sich viele Pflanzen zurückgezogen. Spricht man mit Menschen aus den verschiedensten Regionen über ihre Erinnerungen an Hausmittel und Pflanzen, Menschen die heute so 80 oder 90 Jahre alt sind, dann erzählen alle sofort von der Arnika-Tinktur und davon, dass Arnika früher oft zu finden war. Heute, zwei Generationen später, ist Arnika unter Naturschutz, weil er so selten geworden ist. Es ist ein Dankeschön an die Natur, für alles, was wir uns von ihr nehmen, Pflanzen wie den Arnika in Gärtnereien oder auf Pflanzentauschmärkten zu erstehen und in der freien Natur wieder auszusetzen.

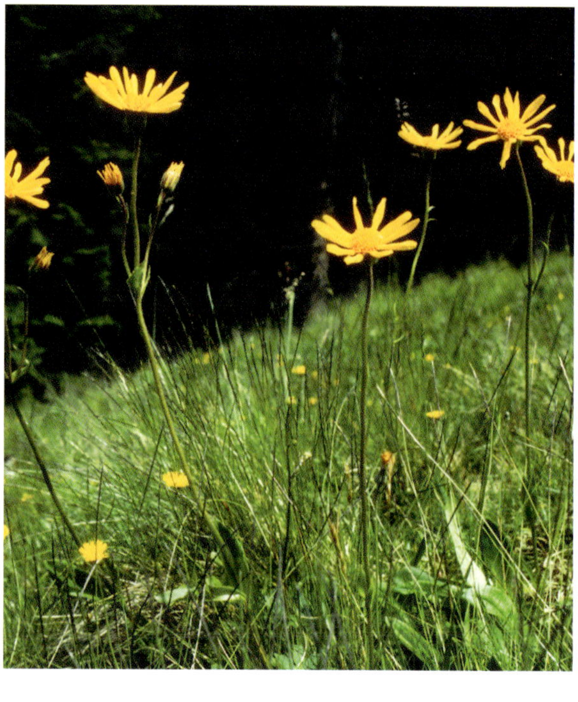

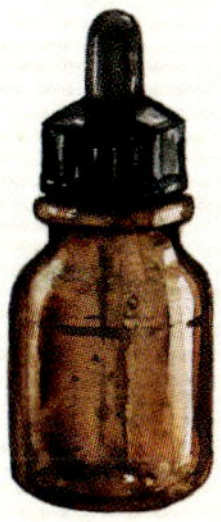

bei Verletzungen

Arnika-Tinktur

Zutaten: *2 EL Arnikablüten (Arnica montana), ½ l 40 %iger Alkohol (Korn oder Obstbrand)*

So wird's gemacht: Die Arnikablüten an einem sonnigen, trockenen Tag mittags, wenn sie geöffnet sind, sammeln. Man nimmt die Blütenblätter vom Kelch herunter und verwendet nur diese. In eine verschließbare Flasche füllen, den Alkohol darübergießen und für 6–8 Wochen ziehen lassen, danach abseihen.

Anwendung: Nach Unfällen, bei Schockzuständen, Überlastung, Stress, Nervosität, Nervenproblemen täglich in der Früh und am Abend 10 Tropfen Arnika-Tinktur einnehmen und ¼ Liter Wasser nachtrinken.

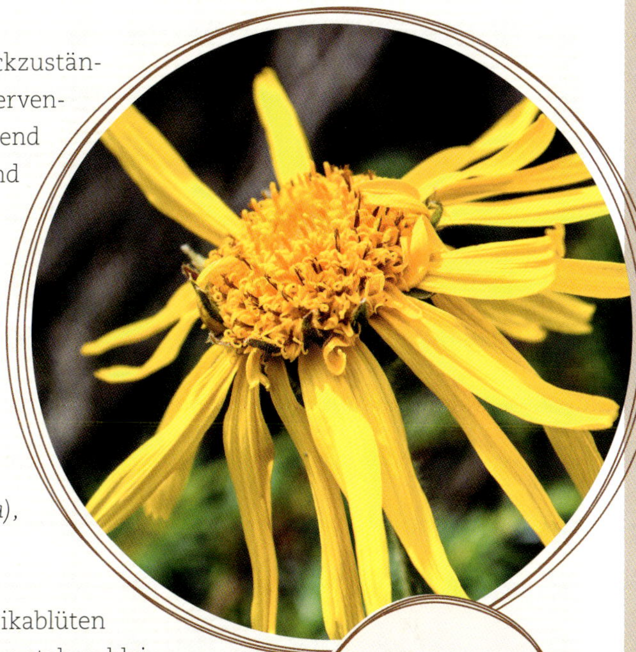

Arnika-Tee

Zutaten: *1 EL Arnikablüten (Arnica montana), ½ l Wasser*

So wird's gemacht: Bei der Ernte der Arnikablüten achten wir darauf, dass genügend Pflanzen stehen bleiben, damit die Population nicht gefährdet ist. Wir ernten nicht mehr als ein Drittel der vorhandenen Blüten, und diese um die Mittagszeit, bei sonnigem, trockenem Wetter. Für den Tee können sowohl getrocknete als auch frische Arnikablüten verwendet werden. Die Blüten mit abgekochtem, jedoch nur mehr heißem Wasser übergießen und 5–8 Minuten ziehen lassen, danach abseihen und wenn gewünscht mit Honig süßen.

regt die Nieren an

Anwendung: Zur Anregung des Kreislaufs, Anhebung des Blutdrucks, bei Nervosität, Husten und Erkältungen, zur Anregung von Blase und Niere sowie der Schweißabsonderung trinkt man täglich 2 Tassen des Tees.

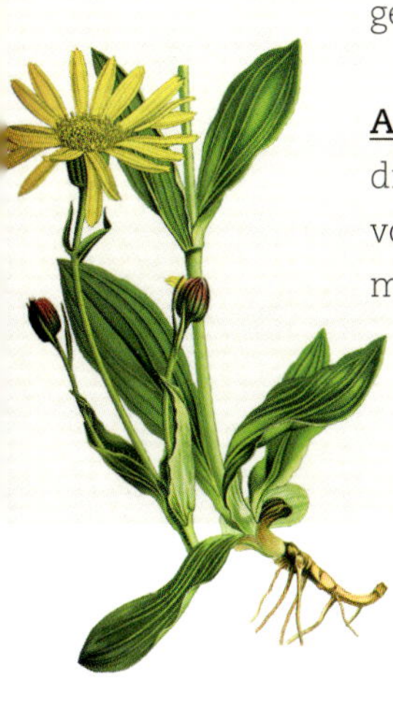

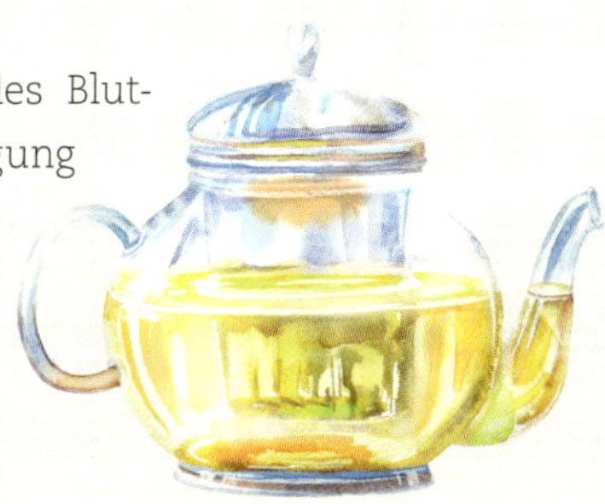

bei Gicht, Rheuma, Nervenproblemen

Arnika-Bäder

Zutaten: *1 Handvoll Arnikablüten (Arnica montana), 3 l Wasser*

So wird's gemacht: Die Arnikablüten zur Mittagszeit an einem sonnigen, trockenen Tag sammeln, mit einem abgekochten, jedoch nur mehr heißen Wasser übergießen, zugedeckt 15–20 Minuten ziehen lassen, danach abseihen. Die Arnikablüten kann man für ein weiteres Bad ein zweites Mal mit heißem Wasser übergießen.

Anwendung: Bei Gicht, Rheuma, Durchblutungsproblemen, Gefäßerkrankungen, Lähmungen, Kreislaufproblemen gibt man diesen Arnikaauszug in ein Vollbad und wiederholt das 2–3 Mal wöchentlich. Wer keine Badewanne hat, wäscht sich mit dem Arnikawasser (2 Esslöffel in ½ Liter Wasser geben).

Arnika-Kren-Wacholder-Bad

Zutaten: *2 EL Arnikablüten (Arnica montana), 1 EL Wacholderbeeren (Juniperus), 1 Stk. Krenwurzel (Meerrettichwurzel – Armoracia rusticana), 3 l Wasser*

So wird's gemacht: Von den Wacholderbeeren erntet man frische oder nimmt getrocknete und quetscht sie mit dem Mörser auf. Die Arnikablüten zur Mittagszeit an einem sonnigen, trockenen Tag sammeln, auch hiervon können frische oder getrocknete verwendet werden. Die Krenwurzel in kleine Scheiben schneiden, sie soll jedoch unbedingt frisch sein. Alle Zutaten in einen Topf geben, mit dem abgekochten Wasser übergießen und zugedeckt für 20 Minuten ziehen lassen, bevor man abseiht.

Anwendung: Bei Gelenks-, Schulter- und Rückenschmerzen gibt man diesen Aufguss dem Badewasser bei. Das Bad jeden zweiten Tag wiederholen.

bei Rückenschmerzen

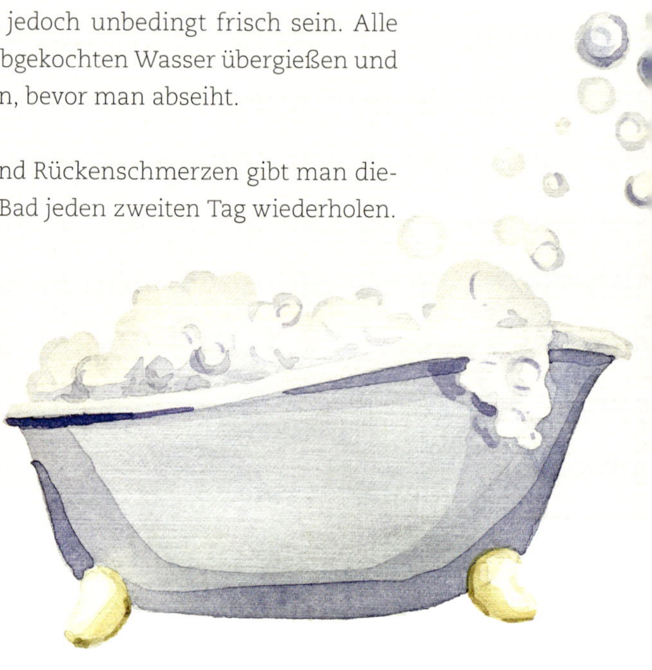

Arnika-Einreibung

bei Durchblutungsstörungen

Zutaten: *1 Handvoll Arnikablüten (Arnica montana), 1 l hochprozentiger Alkohol (Korn oder Obstbrand)*

So wird's gemacht: Die Arnikablüten mittags, wenn sie geöffnet sind, an einem sonnigen, trockenen Tag sammeln. Man nimmt die Blütenblätter vom Kelch herunter und verwendet nur diese. Dann gibt man sie in eine verschließbare Flasche, gießt den Alkohol darüber und lässt für 6–8 Wochen ziehen. Wer möchte, seiht sie danach ab. (Früher wurden sie eigentlich kaum abgeeiht. Beschriften war damals nicht üblich, ohne Etiketten und ohne wasserfeste Schreibutensilien wäre es auch ein schwieriges Unterfangen gewesen.) Die Leute erzählen von diesen Zeiten, dass sie die Flasche hochgehoben und anhand der Pflanzenteile, die sich im Alkohol befanden, erkannt haben, um welchen Ansatz es sich handelte. Bei Einreibungen und Tinkturen kann durch das Verbleiben der Pflanzen im Alkohol nichts passieren, der Alkohol konserviert einerseits die Pflanzen und andererseits kann er eine gewissen Menge an Inhaltsstoffen aufnehmen. Hat er seinen Sättigungsgrad erreicht, nimmt er nichts mehr auf. Somit können die Blüten ruhig im Alkohol verbleiben, solange sie davon bedeckt sind.

Anwendung: Zur Wundheilung, Desinfektion, Durchblutungsanregung, bei Narben, Gicht, Rheuma sowie Lähmungen, Gelenks- oder Rückenbeschwerden wurde die Arnikaeinreibung auf die betroffenen Körperteile einmassiert.

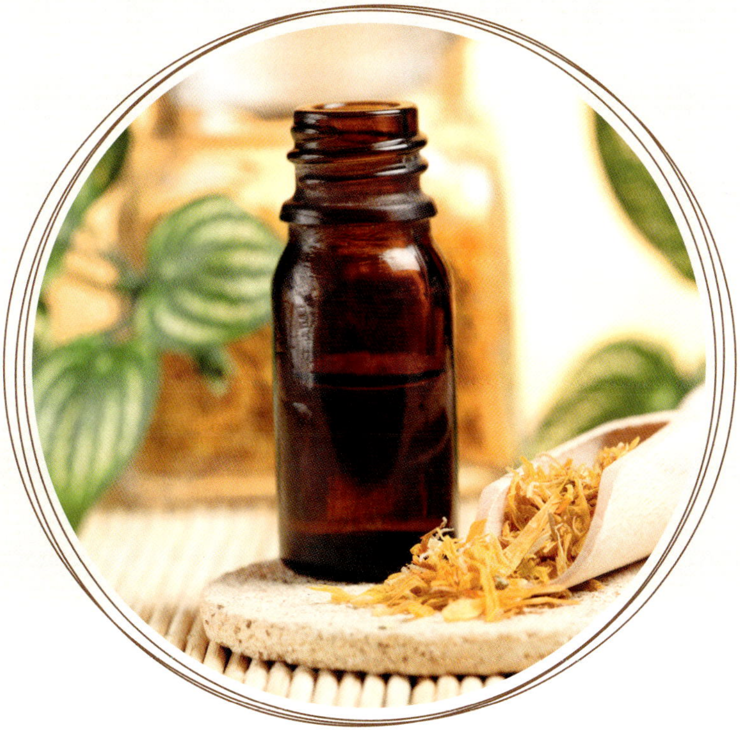

Roter Holler – Gift- und Wundermittel zugleich

Beim Holunder gibt es einen **Roten Holunder** (*Sambucus racemosa*) und einen **Schwarzen Holunder** (*Sambucus nigra*). Der rote ist bereits im Juli reif und zeigt kräftig rote Früchte, während der schwarze schöne dunkelblauschwarze Früchte trägt, die erst im August/September reifen. Fast jedes Haus hat seine Tradition bei der Verwendung des Schwarzen Holunders, sei es ein Sirup aus den Blüten oder eine Marmelade bzw. ein Hollerkoch aus den Beeren. Der rote Holunder hingegen galt vielerorts als giftig. Das war darauf zurückzuführen, dass speziell in Gebieten, wo Ackerbau betrieben wurde, die Erwachsenen tagsüber auf den Feldern und die Kinder auf sich alleine gestellt waren. So erklärten die Erwachsenen den Kindern bei allen Früchten des Waldes und der Wiese, die nicht in rohem Zustand unbedenklich genießbar waren, einfach, dass sie giftig seien und sie die Finger davon lassen sollten. Die Kinder wurden selbst erwachsen und gaben das Gelernte wiederum an ihre Kinder weiter. Der Rote Holunder ist aber ein wertvoller Vitamin-C-Lieferant. In den flacheren, niederen Regionen finden sich in der Natur viele Vitamin-C-Lieferanten wie die Hagebutte oder auch die Kornelkirsche. Somit waren die Menschen nicht auf das Vitamin C des Roten Holunders angewiesen. In Gebirgsregionen verhielt es sich anders, hier war die Auswahl an Vitamin-C-Lieferanten nicht so groß, die Menschen schätzten deshalb die Früchte des Roten Holunders besonders hoch.

Ein Mann aus dem Gebirge erinnerte sich, dass an der Grundgrenze zwischen seinem elterlichen Hof und dem Nachbarhof ein großer Roter Holunder stand. Beim Ernten der Beeren achteten die Frauen akribisch darauf, dass jeder nur von seiner eigenen Hälfte die Beeren erntete. Wehe auf einer Seite war der Wuchs stärker, da gab es oft heftige Streitereien zwischen den Frauen um die Früchte. Genügend Vitamin C bedeutete für die Familien vor allem frei sein von Erkältungskrankheiten, grippalen # oder sonstigen Krankheiten. Der Rote Holunder hat in den Kernen seiner Früchte allerdings einen bedenklichen Inhaltsstoff, der sich nicht durch Wärme herauslöst, wie es etwa beim Schwarzen Holunder der Fall ist. Es müssen die Kerne vor dem Verzehr entfernt werden. Wenn Marmeladen, Säfte oder das Öl gegen Fieberblasen und Wunden hergestellt wurde, drückten die Hausfrauen die Beeren nach dem Kochen durch ein Sieb oder die Flotte Lotte. Damit waren alle Kerne entfernt und erst dann wurden die Früchte weiterverarbeitet. So entwickelte sich über die Zeit hinweg in den flachen Regionen die Meinung, dass der Rote Holunder giftig sei, und in den Gebirgsregionen die Meinung, dass er eine der wertvollsten Pflanzen ist.

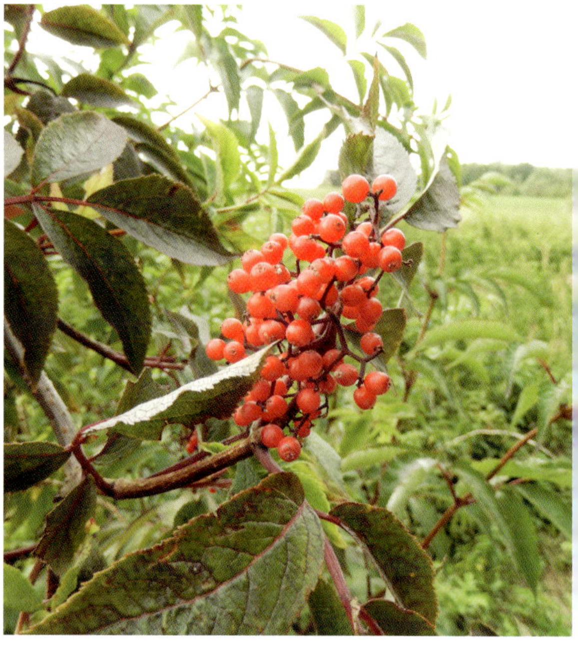

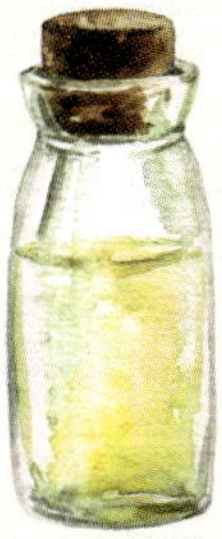

Rotes Holler-Öl

Zutaten: *3–4 Hände voll roter Hollerbeeren (Sambucus racemosa)*

So wird's gemacht: Die Beeren des Roten Holunders vorsichtig ernten, sie sind sehr ölhaltig. Drückt man beim Ernten zu fest zu, dann platzen sie auf und das wertvolle Öl ist weg. Zu Hause verarbeitet man die Beeren rasch, indem man sie durch ein mittelfeines Teesieb drückt, damit der Beerensaft von den Kernen und der Haut getrennt wird. Danach köchelt man den Saft auf kleiner Stufe am Herd so lange ein, bis sich an der Oberfläche die dunkelrot-orange Ölschicht absetzt. Das dauert so an die 2–3 Stunden. Diese Ölschicht schöpft man ab und gibt sie in ein verschließbares Gefäß.

Anwendung: Das rote Halleröl war immer schon etwas sehr Kostbares!!! Löffelweise eingenommen, hilft es gegen Halsschmerzen, bei Fieberblasen wird es direkt aufgetragen, bei Ohrenschmerzen gibt man etwas Öl auf einem Wattebausch in das Ohr, bei kleinen Verletzungen tupft man das Holleröl darauf.

bei Wunden und Fieberblasen

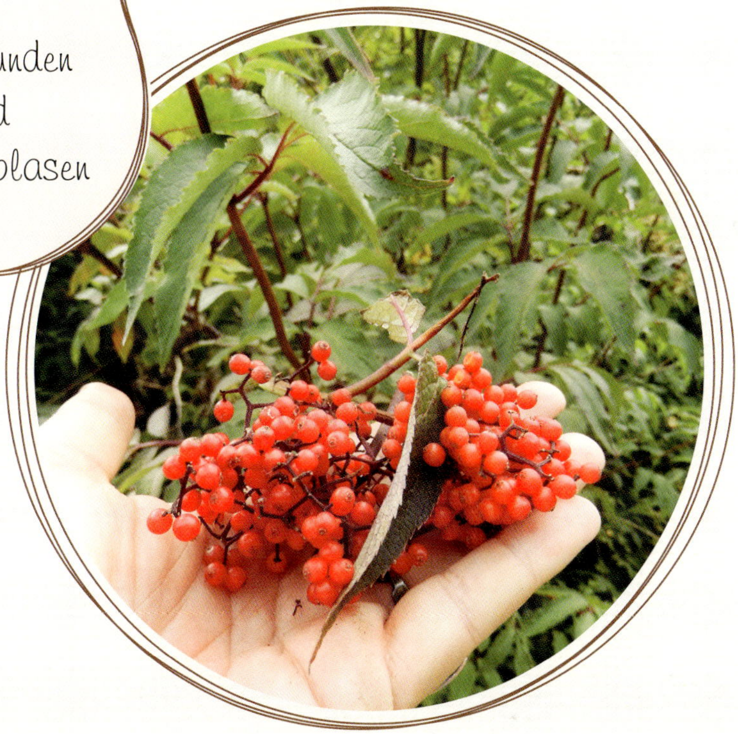

Die Tradition des Totkochens

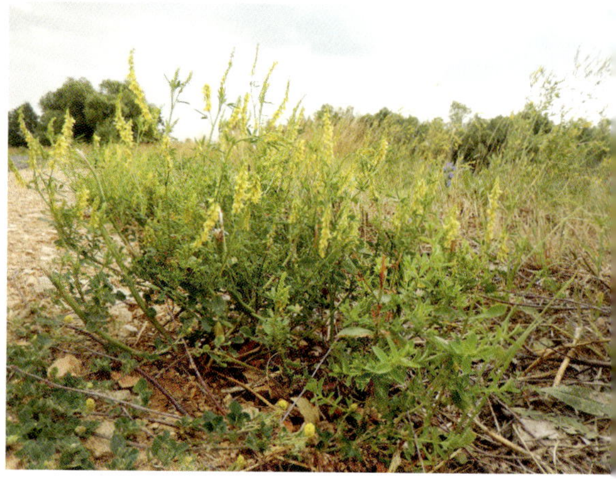

Eine sehr naturverbundene Frau erhielt nach dem Tod ihrer geliebten Tante deren alten Bauernhof als Erbe. Die Tante hatte keine Kinder und wusste, dass ihre Nichte mit dem Hof ihre Freude haben würde. Beim Ausräumen des Dachbodens fielen der Erbin ein paar handgeschriebene, bereits eingerissene Zettel mit Rezepten in die Hände. Neugierig geworden probierte sie eines nach dem anderen aus. Darunter war ein Rezept mit **Honigklee** (Steinklee), ein Suppenrezept, das die Erbin in eine Teezubereitung umwandelte. Sie kostete diesen Tee und gab voller Freude über den besonders lieblichen Geschmack auch ihrem Mann eine ganze Tasse davon ab. Kurze Zeit darauf bekam dieser Nasenbluten. Am nächsten Tag bereitete die Frau wieder einen Tee aus Steinklee zu, gab wieder ihrem Mann davon eine Tasse und dieser bekam wieder Nasenbluten. Etwas beunruhigt suchte die Erbin eine Kräuterfrau auf und erzählte ihr die mysteriöse Geschichte. Jedes Mal, wenn ihr Mann von dem Tee trank, begann sein Nasenbluten und sie hatte keine Symptome. Sie fragte, ob das Nasenbluten mit dem Tee zusammenhängen könnte. Die Erbin erzählte der Kräuterfrau, dass in dem Tee viel Steinklee drinnen wäre, welcher so gut honigartig rieche, und dass sie dieses Rezept auf dem Dachboden ihrer verstorbenen Tante gefunden habe. Beide gingen in das geerbte Bauernhaus, die Kräuterfrau betrachtete die Zettel mit den Rezepten, ehe sie der Erbin erzählte, was sich ablesen ließe ...

In den Kriegs- oder Zwischenkriegszeiten oder auch schon viel, viel früher in schlechten Erntejahren litten die Leute unter bedrohlichem Nahrungsmittelmangel. Als es noch keinen Supermarkt gab, war man, wenn man selbst nichts zu essen hatte, auf die Hilfe der Nachbarn oder Dorfleute angewiesen oder hatte eben nichts zu essen. Betraf die Hungerphase größere Gebiete, entwickelten die Menschen aus dem Überlebenstrieb heraus so manche Nothilfen. Als eine solche gilt heute die damalige Tradition des Totkochens, d.h. des Genießbarmachens von Pflanzen, die eigentlich nicht unbedenklich essbar sind, jedoch in großen Mengen zur Verfügung standen. Wie z. B. beim bis zu 2 Meter hohen **Honigklee** (Steinklee – *Melilotus*). Er enthält Cumarin, das ein Inhaltsstoff ist, der das Blut fließfreudiger macht. Nimmt jemand Blutverdünnungsmittel, dann ist es für ihn ratsam, bei Pflanzen, die Cumarin enthalten, vorsichtig zu sein. So gab man damals den Steinklee in einen Topf mit Wasser und stellte ihn auf den alten Holzöfen an den hinteren Rand, wo dieser dann stundenlang oder auch manchmal tagelang stehen blieb. Das Wasser wurde einfach wenn notwendig wieder aufgefüllt. So waren nach dieser Kochtortur die bedenklichen Inhaltsstoffe totgekocht und der Inhalt genießbar. Heute wissen wir nichts mehr von dieser früheren Tradition des Totkochens, kennen solche Anwendungen nicht mehr. So wie die Erbin kochen wir unbedacht frühere Rezepte nach, übergießen wie gewohnt mit heißem Wasser, lassen 3–5 Minuten ziehen, seihen ab und trinken. Hier sind natürlich die Inhaltsstoffe noch in beachtlicher Dosis drinnen, welche bei dem ursprünglichen Rezept durch das Totkochen zerstört worden waren. Deshalb wäre es wichtig, wenn wir alte Rezepte finden, auch die früheren Umstände zu kennen. Wer waren die Leute, die diese Rezepte verwendeten? Waren es Arme am Lande oder vielleicht in den Grenzregionen lebende Personen oder begütertere Stadtmenschen? Welche Zeit war damals, herrschte Armut aufgrund von Kriegszeiten? Welche Pflanzen kommen in dem Rezept vor und welche Inhaltsstoffe haben sie? Wie genau war die Art der Zubereitung des Rezeptes? Wann wurden die Pflanzen gepflückt? In manchen Texten stehen Besonderheiten wie Hinweise auf die Erntezeit oder Verarbeitung in irgendeiner Form dabei, gerade diese Feinheiten machen die alten Rezepte so interessant!

für die Venen

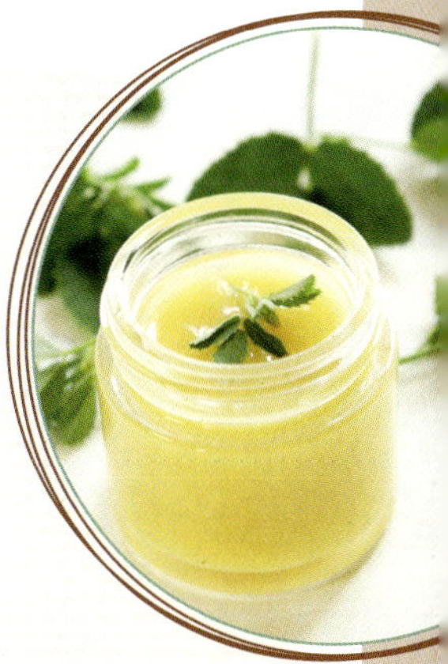

Steinklee-Salbe

Zutaten: *1 Handvoll Steinklee (Melilotus), 100 ml kalt gepresstes Öl (Olivenöl, Sonnenblumenöl), 5 g Bienenwachs*

So wird's gemacht: Der Steinklee blüht weiß oder gelb. Für die Salbe können beide Arten verwendet werden. Die Pflanzenteile mit den Blüten etwas zerkleinern, für 1 Stunde schattig antrocknen lassen, danach in ein verschließbares Glas geben, mit dem Olivenöl übergießen und geschlossen mindestens 28 Tage – einen Mondzyklus – reifen lassen. Danach abseihen und das Steinkleeöl am Herd erwärmen, das Bienenwachs hinzugeben. Sobald dieses geschmolzen ist, rasch die fertige Salbe in Tiegel füllen.

Anwendung: Diese Salbe bei Venenproblemen 3–4 Mal täglich direkt auf die Haut auftragen und einmassieren.

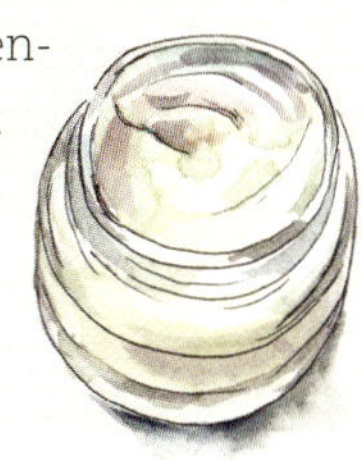

Wenn der Steinklee riecht, schlägt das Wetter um

In einer Zeit, wo es kein Radio gab, keinen Fernseher und kein Handy, wussten die Menschen die Wetterprognosen aus der Natur abzulesen. Wenn sich beim ersten Betreten der Wiese die Gänseblümchenblüten oder die Ringelblumenblüten geschlossen zeigten, wurde das Wetter schlecht. In manchen Höfen hängte der Bauer im schmalen, langen Hauseingang – heute würden wir Vorzimmer dazu sagen – einen großer Strauß mit **Steinklee** (*Melilotus*) auf. Steinklee entfaltet einen lieblich honigartigen Duft, wenn er verwelkt oder getrocknet ist. Feuchte Luft transportiert Gerüche gut, trockene nicht. Wenn der Bauer durch das Vorzimmer schritt und es lag ein süßlicher Duft in der Luft, wusste er, dass die Luftfeuchtigkeit stieg und es Regen geben könnte. Dann beeilte er sich, die Ernte vom Feld in den Hof zu bringen. Schritt er durch das Vorzimmer und der Steinkleegeruch war nicht wahrnehmbar, dann blieb das Wetter schön.

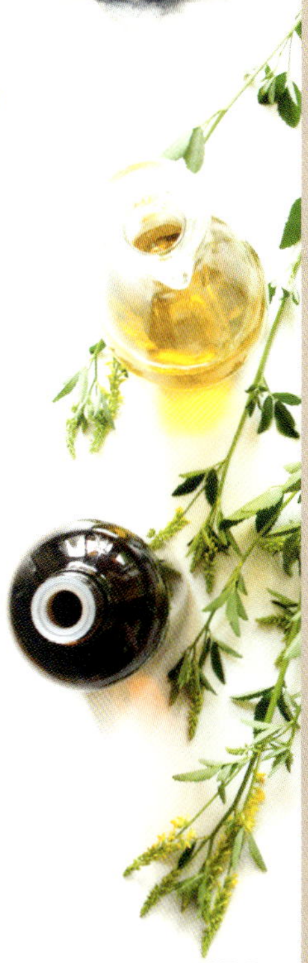

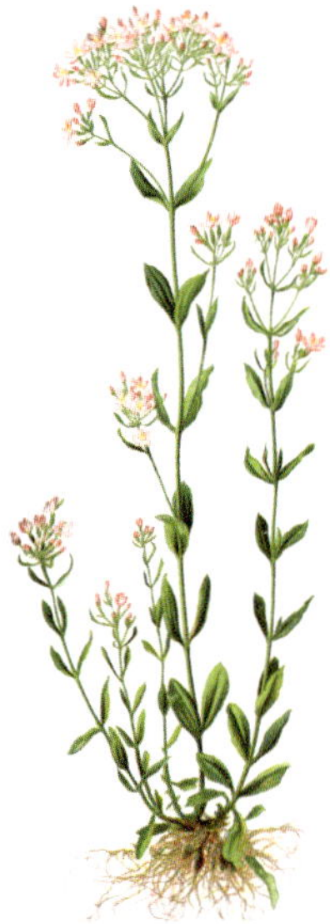

Über das Teekochen

Für die Winterzeit hatte jedes Haus seinen sogenannten Haustee. Dazu wurden die Pflanzen, die rund ums Haus zu finden waren, getrocknet und in einem Behälter zusammengemischt aufbewahrt. Das Mengenverhältnis zwischen den Pflanzen variierte jedes Jahr. Mal sammelte die Hausfrau von der einen Pflanze etwas mehr, mal von der anderen. Auch der Pflanzenwuchs war und ist jährlich verschieden. Mal wächst von der einen Pflanze mehr, weil es im Frühling viel Regen oder viele Sonnenstunden gab. Dafür hat sich eine andere Pflanze bei den Witterungsbedingungen nicht so wohlgefühlt, deswegen gibt es von ihr ein geringeres Vorkommen. Im Jahr darauf ist es wieder umgekehrt. So entstand von Natur aus jedes Jahr ein eigener Haustee. Für Einzeltees hätte man mehr Behältnisse und Platz zum Aufbewahren benötigt. Sie findet man nur bei Pflanzen, die als besonders heilkräftig überliefert waren, wie es z. B. beim **Tausendgüldenkraut** (*Centaurium*) ist.

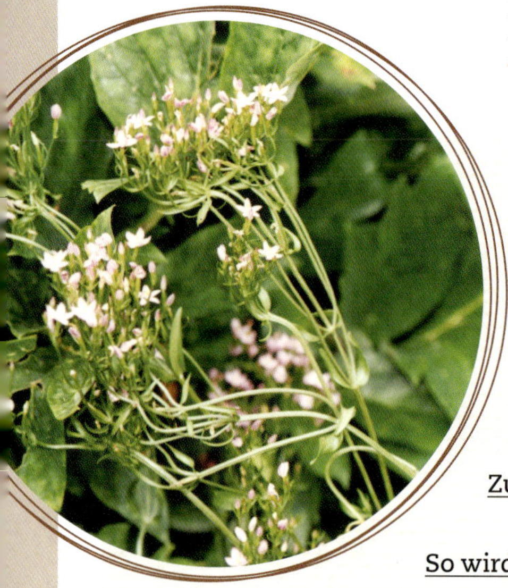

bei Zahnschmerzen

Tausendgüldenkraut-wurzel kauen

Zutaten: *Wurzeln des Tausendgüldenkrautes (Centaurium)*

So wird's gemacht: Die Wurzel erntet man vor oder nach der Blütezeit in den Morgen- oder Abendstunden. Leidet man jedoch unter akuten Zahnschmerzen, dann gräbt man sie, wenn sie gebraucht wird! Mit einer groben Bürste entfernt man Erdteile oder andere Verunreinigungen und spült die Wurzel kurz unter kaltem Wasser ab.

Anwendung: Bei Eiterungen im Mundraum oder Zahnschmerzen schneidet man die Wurzel in Stücke und kaut sie oder steckt sie zwischen die schmerzenden Zähne.

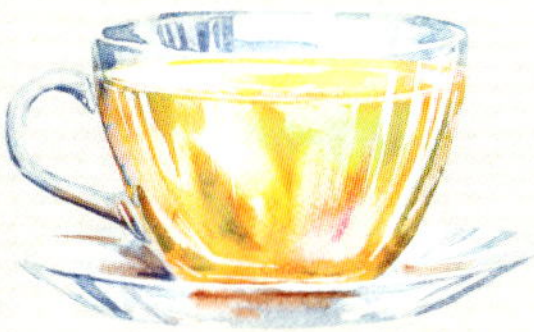

Tausendgüldenkraut-Tee

zur Verdauung, bei Schwangerschafts-übelkeit und Magersucht

Zutaten: *1 TL Tausendgüldenkraut (Centaurium), ½ l Wasser*

So wird's gemacht: Vom Tausendgüldenkraut sammelt man ein Drittel der Pflanze spätnachmittags, zerkleinert die Pflanze etwas und gießt das handwarme Wasser darüber. Bis in die Morgenstunden des folgenden Tages rasten lassen, danach abseihen.

Anwendung: Bei träger Verdauung, Appetitlosigkeit, Kraftlosigkeit, Fieber, Schwangerschaftsübelkeit, Magersucht trinkt man schluckweise täglich 1 Tasse Tausendgüldenkraut-Tee, der nicht gesüßt werden sollte!

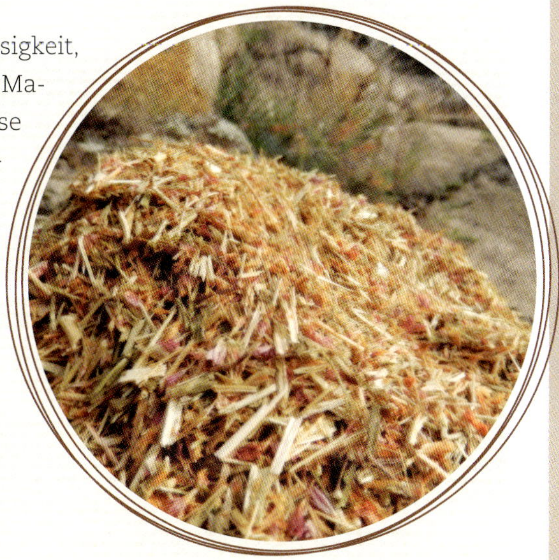

Tausendgüldenkraut-Umschläge

Zutaten: *Wurzel des Tausendgüldenkrautes (Centaurium), etwas Wasser*

So wird's gemacht: Die Wurzel erntet man vor oder nach der Blütezeit in den Morgen- oder Abendstunden. Im Akutfall gräbt man sie, wenn sie gebraucht wird! Mit einer groben Bürste entfernt man Erdreste oder andere Verunreinigungen und spült die Wurzel kurz unter kaltem Wasser ab. Im Mörser quetscht man die Stücke unter ein wenig Wasserzugabe zu einer breiartigen Masse.

Anwendung: Bei Wunden, besonders schlecht heilenden Wunden, Eiterungen, Ekzemen, Furunkeln, eitrigen Hautausschlägen gibt man diesen Brei auf die betroffene Hautstelle, deckt mit einem Tuch oder Verband ab und lässt ihn einwirken, bis er trocken geworden ist. Das dauert ca. 20 Minuten. Je nach Bedarf wiederholen.

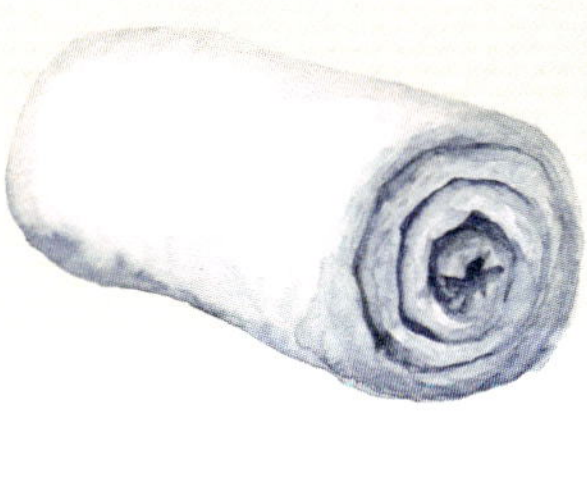

bei Wunden und Eiterungen

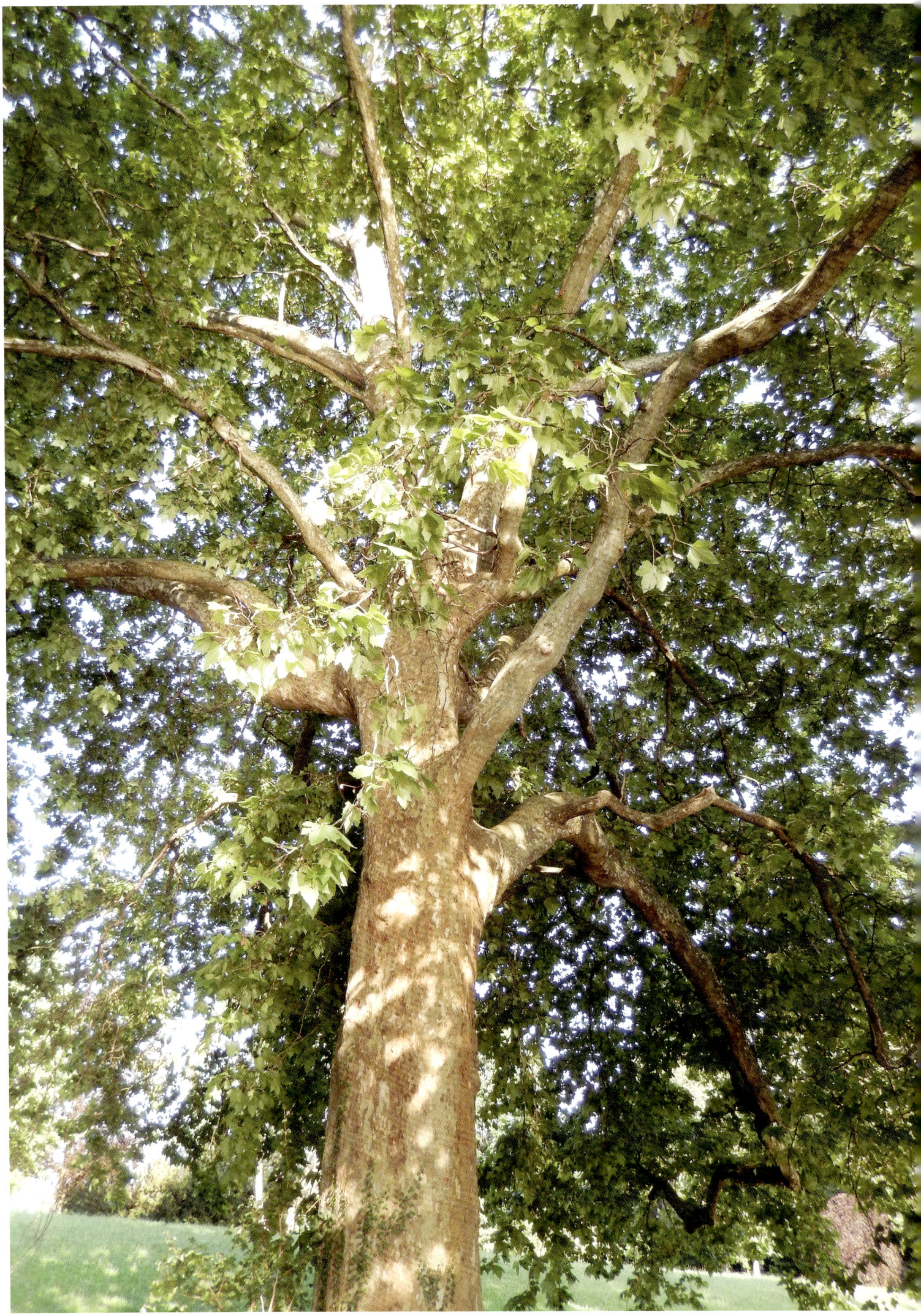

August

Die Kamille galt lange Zeit als wertvollste Pflanze

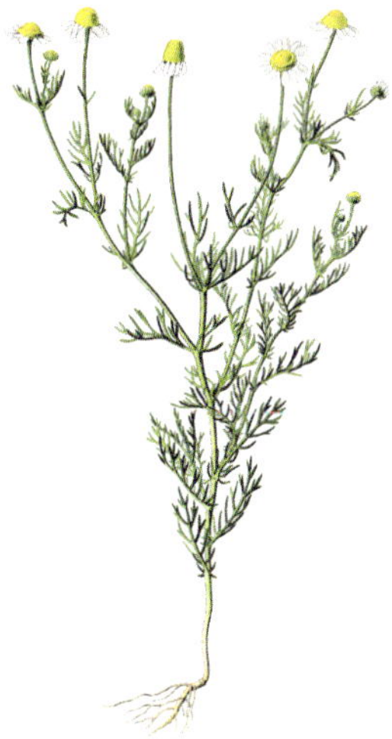

Der **Kamillen-Tee** (*Matricaria chamomilla*) war früher in fast jeder Familie als wichtiges Hausmittel bekannt und durfte in keiner Hausapotheke der Großmütter und Mütter fehlen! Im Gegensatz zu heute wuchs die Kamille einst in jedem Garten, am liebsten jedoch auf den Getreidefeldern, war den ganzen Sommer über zu ernten und konnte jederzeit frisch verwendet werden. Die Pflanze ist nicht nur ein natürliches Antibiotikum, sondern hat so viele verschiedene wertvolle Inhaltsstoffe, dass ihr Einsatzgebiet breit gefächert ist. Sie wirkt beruhigend, entzündungshemmend, wärmend, krampfstillend, Magen und Darm regenerierend, bei Frauenbeschwerden im Unterleib, bei Erkältungskrankheiten, bei Hautproblemen, bei Muskelverspannungen sowie bei Problemen im Mundraum und für Ohren und Augen. Die wertvolle Kamille ist ihrer Mannigfaltigkeit bereits eine eigene Wildnisapotheke!

Die wertvolle Kamille ist ihrer Mannigfaltigkeit bereits eine eigene Wildnisapotheke!

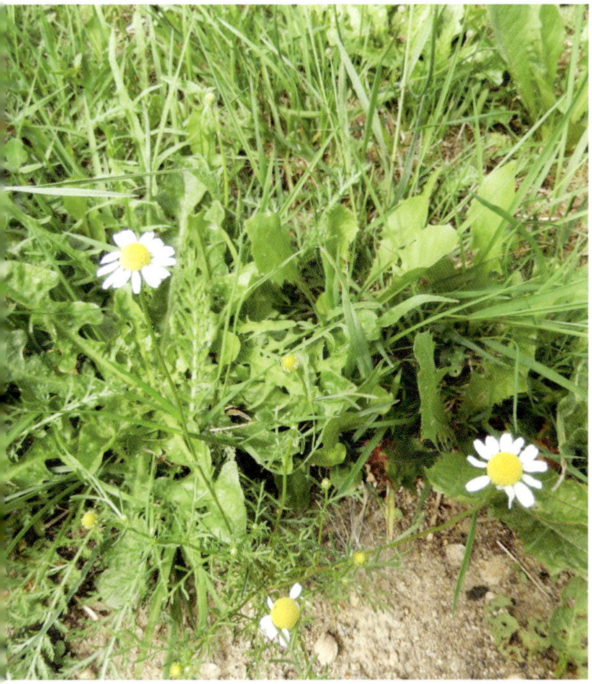

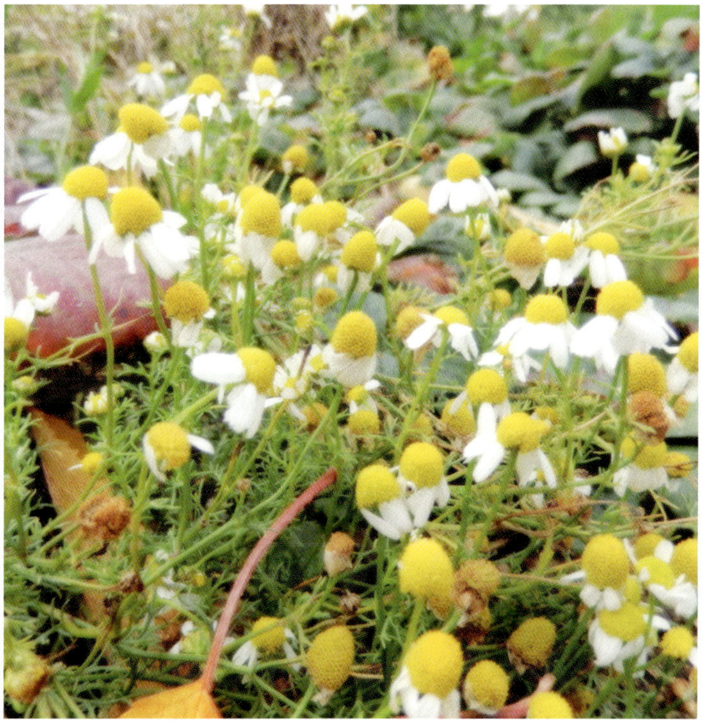

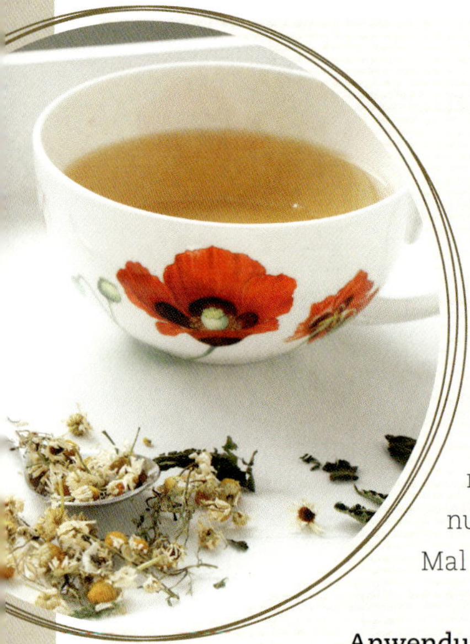

das Allroundmittel

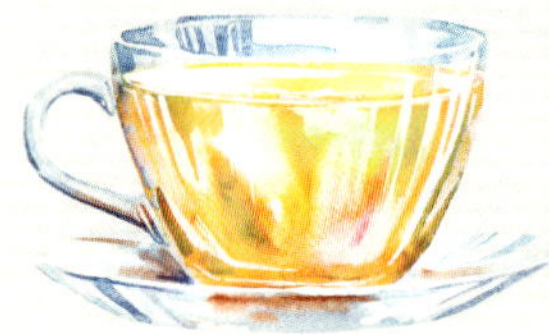

Kamillen-Tee

Zutaten: *1 EL Kamillenblüten (Matricaria chamomilla), 1 l Wasser*

So wird's gemacht: An einem sonnigen, trockenen Tag sammelt man die Kamillenblüten zur Mittagshitze, übergießt sie mit dem abgekochten, noch heißen Wasser und lässt sie 3–5 Minuten ziehen. Die Kräuter können nach dem Abseihen ein weiteres Mal mit heißem Wasser übergossen werden.

Anwendung: Der Kamillentee war in der Volksheilkunde stets ein Allroundmittel – im Zweifelsfall bekam der Kranke einen Kamillentee. Ob als schweißtreibendes, krampflösendes, beruhigendes, blähungstreibendes, durchfalllinderndes Mittel oder bei Grippe, Erkältung, Unwohlsein, Verdauungsproblemen, Trübsal, Hautproblemen oder anderen Problemen – man erhielt einen Kamillentee.

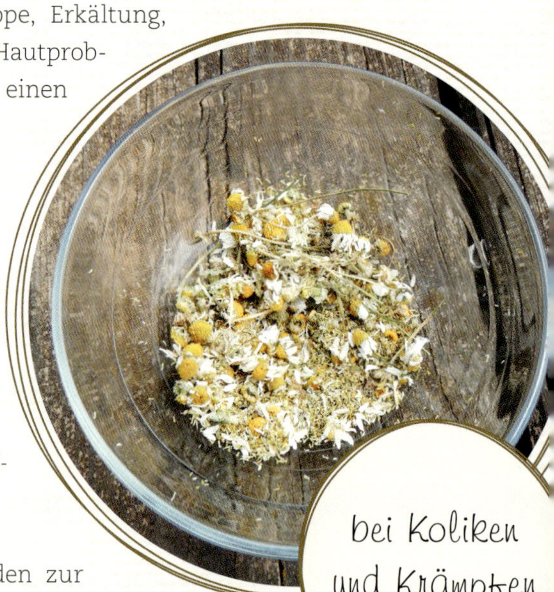

bei Koliken und Krämpfen

Kamillenblüten-Wickel

Zutaten: *2 EL Kamillenblüten (Matricaria chamomilla), 1/8 l Wasser*

So wird's gemacht: Die Kamillenblüten werden zur Mittagszeit an einem sonnigen, trockenen Tag geerntet. Dann sind sie schön geöffnet. Hierfür können frische und ebenso getrocknete Blüten verwendet werden. Diese übergießt man mit dem abgekochten Wasser, rührt einige Male um und lässt das Ganze für 15 Minuten zu einem Brei einziehen.

Anwendung: Bei eitrigen Wunden, Geschwüren, Beulen, Furunkeln, Abszessen oder Gelenksentzündungen, Krämpfen gibt man diesen Brei direkt auf die betroffenen Körperstellen, legt ein Tuch oder einen Verband darüber und lässt den Brei für 20–25 Minuten einwirken. Bei Gelenksentzündungen legt man ein Meerrettichblatt über den Kamillenblüten-Brei und lässt diesen 20 Minuten einziehen.

Kamillenblüten-Waschungen

Zutaten: *1 EL Kamillenblüten (Matricaria chamomilla), ¼ l Wasser*

So wird's gemacht: An einem sonnigen, trockenen Tag sammelt man die Kamillenblüten zur Mittagshitze, übergießt sie mit dem abgekochten, noch heißen Wasser und lässt das Ganze 3–5 Minuten ziehen. Die Kräuter können nach dem Abseihen ein weiteres Mal mit heißem Wasser übergossen werden.

Anwendung: Bei Hautunreinheiten, im Speziellen auch bei jugendlicher Pubertätsakne, wäscht man sich morgens und abends mit diesem Kamillenblütenwasser.

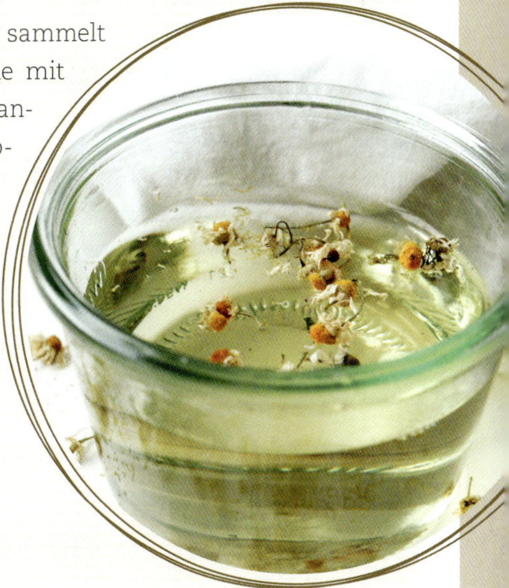

Kamillen-Wickel

Zutaten: *1 Handvoll Kamillenblüten (Matricaria chamomilla), ¼ l Weißweinessig*

So wird's gemacht: Man nimmt hierzu getrocknete oder frische Kamillenblüten. Den Weißwein in einem Topf am Herd erwärmen, er soll heiß sein, aber nicht kochen! Die Kamillenblüten dazugeben, bei mittlerer Hitze für 15 Minuten am Herd belassen, danach die Kamillenblüten mit einem Siebschöpfer aus dem Essig holen, noch möglichst warm in ein Leinentuch legen und dieses einschlagen.

Anwendung: Bei Halsentzündungen, Mandelproblemen, Angina sowie rauer Stimme wickelt man sich diesen Umschlag um den Hals und lässt ihn für 25–30 Minuten wirken. Wer möchte, kann noch einen warmen Schal darübergeben.

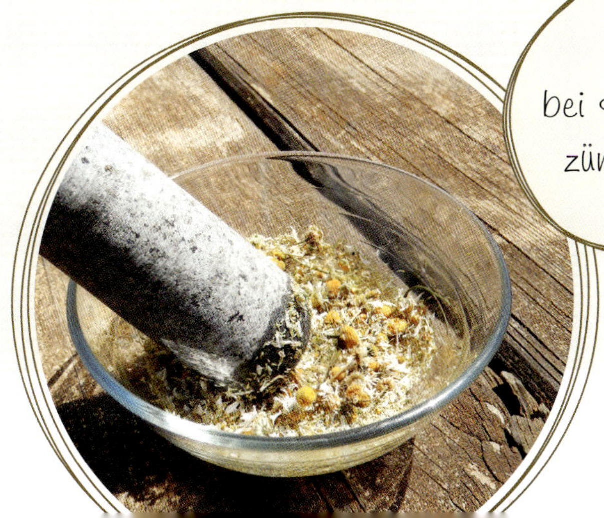

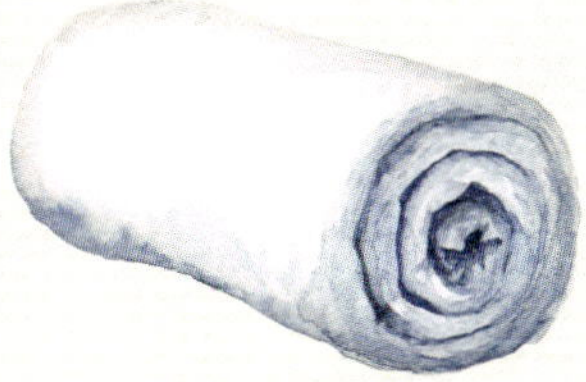

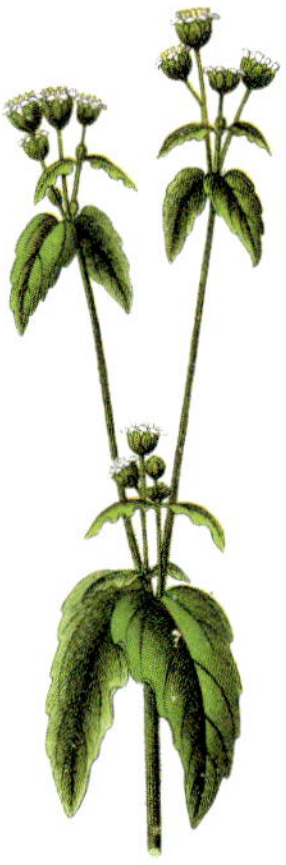

Das Kleinblütige Knofkraut – wie es zum Namen Franzosenkraut kam

Das **Franzosenkraut**, das eigentlich **Kleinblütiges Knopfkraut** (*Galinsoga parviflora*) heißt, ist eine köstliche, aromatische Pflanze, die liebend gerne zwischen oder am Rand von Kartoffelfeldern wächst. Hausmittel finden sich um diese Pflanzen sehr wenige, da sie zu den sogenannten Einwandererpflanzen zählt, die nach Christoph Kolumbus' Entdeckung von Amerika über den Schiffsverkehr nach Europa gekommen sind. Ein Pfarrer soll zur Zeit der Franzosenkriege so erstaunt über die rasante Ausbreitung des Knopfkrautes gewesen sein, dass er meinte, die Pflanze würde so schnell wuchern, wie sich die französischen Truppen fortbewegten. Das gab ihr den eigentlich als Schimpf-Namen gedachten Namen *Franzosenunkraut*.

für Magen und Verdauung

Franzosenkraut naschen

Zutaten: *Kleinblütiges Knopfkraut – Franzosenkraut (Galinsoga parviflora)*

So wird's gemacht: Das Kraut erntet man zur Mittagszeit bei geöffneter Blüte. Es werden alle oberirdischen Pflanzenteile verwendet. Die Pflanze kann roh gegessen, Salaten oder Suppen, Kartoffelspeisen, Aufläufen beigegeben werden. Es schmeckt herrlich würzig!

Anwendung: Das Kleinblütige Knopfkraut wirkt blutreinigend, blutdrucksenkend, enthält Vitamin C, Magnesium, Calcium, Phosphor und andere wertvolle Inhaltsstoffe. Bei Verdauungsproblemen kaut man die jungen, frischen Blätter.

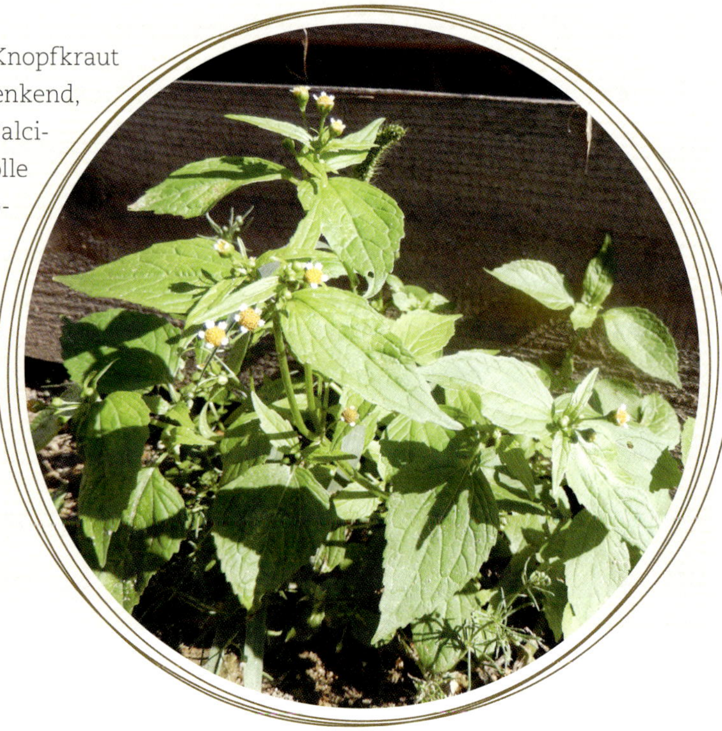

Der Lauch darf das Dreschen nicht hören

Der **Wiesenlauch** soll alten Bauernweisheiten zufolge vor dem Dreschen, vor der Getreideernte geerntet und kurz nach der Getreideernte angebaut werden.

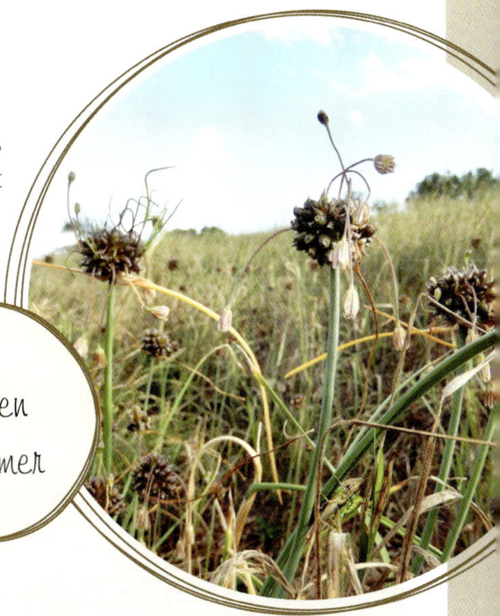

gegen Würmer

Wiesenlauch-Milch

Zutaten: *1 Stk. Wiesenlauch, ¼ l Milch*

So wird's gemacht: Man erntet eine ganze Wiesenlauchpflanze samt Wurzel, schneidet sie in kleine Stücke und gibt sie in die Milch. Diese kocht man nun am Herd auf.

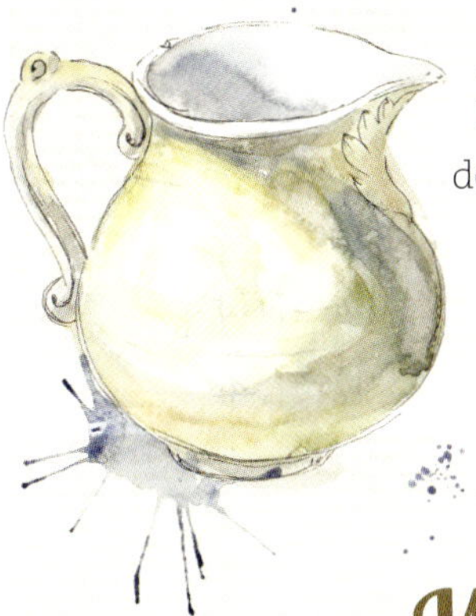

Anwendung: Bei Würmern oder Parasiten morgens und abends 1 Esslöffel dieser Wiesenlauch-Milch zu sich nehmen. Wer möchte, kann den Wiesenlauch in der Milch mittrinken, wer es nicht mag, seiht die Milch einfach ab.

bei Verschleimung

Wiesenlauch gebraten

Zutaten: *1 Stk. Wiesenlauch*

So wird's gemacht: Man erntet einen ganzen Wiesenlauch samt Wurzel und schneidet ihn in kleine Stücke. In einer Pfanne erwärmt man ganz wenig Fett und röstet darin die Wiesenlauchteile.

Anwendung: Gegen Verschleimung, Husten und Erkältungen isst man mittags und abends eine gebratene Wiesenlauchpflanze.

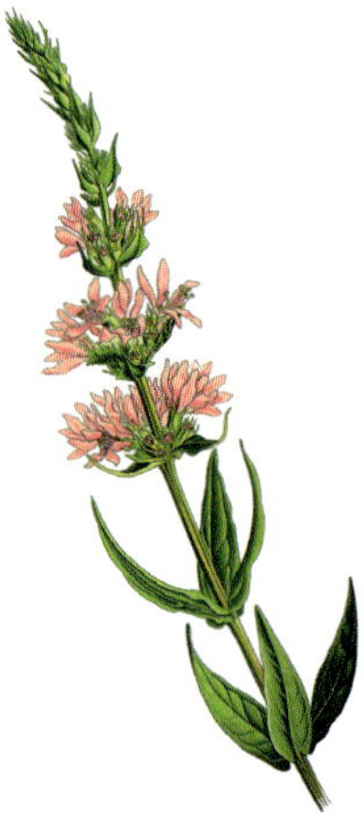

Blutweiderich – die Pflanze zum Ledergerben und Holzimprägnieren

Der Name Blutweiderich bedeutet „der Herr des Blutes".

Der **Blutweiderich** – die Wortendung *rich* bedeutet so viel wie *Herr des*, der Name Blutweiderich bedeutet demnach *der Herr des Blutes*, so wie der Name Spitzwegerich *der Herr des Weges* bedeutet. Die Pflanze enthält eine hohe Dosis an Gerbstoffen, die blutstillend wirken. Hierzu quetscht man die Blätter der Pflanze mit den Fingern, bis etwas des kostbaren Pflanzensaftes austritt. Diesen gibt man über die blutende Körperstelle, über Verletzungen oder Insektenstiche. Gerbstoffe wirken desinfizierend und zusammenziehend, was nicht nur für die Gesundheit des Menschen, sondern auch zum Schutz des Holzes oder des Leders genutzt wurde. Für das Holz wurden einige Blätter zerstampft. Zum Ledergerben wurden nach alten Erzählungen Tierhäute in ein Wasser gelegt, worin Blutweiderich vorher ausgekocht worden war.

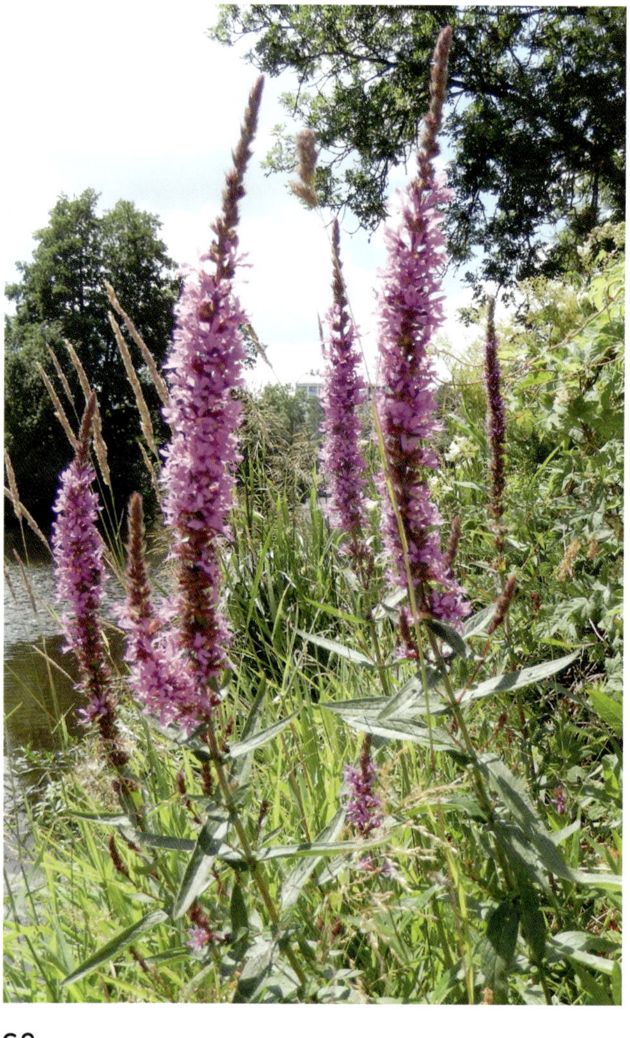

Blutweiderich-Bäder

Zutaten: *3 TL Blutweiderichkraut inkl. Blüten (Lythrum salicaria), 2 l Wasser*

So wird's gemacht: Man erntet die Blutweiderichpflanze zur Blütezeit, zerkleinert sie in grobe Stücke und übergießt mit abgekochtem, jedoch nur mehr heißem Wasser, lässt dies 15 Minuten ziehen und seiht ab.

Anwendung: Bei Scheidenentzündungen, Scheidenjucken, Pilzerkrankungen, Weißfluss gießt man den Blutweiderichauszug in das Badewasser und nimmt für 2 Wochen täglich ein Bad.

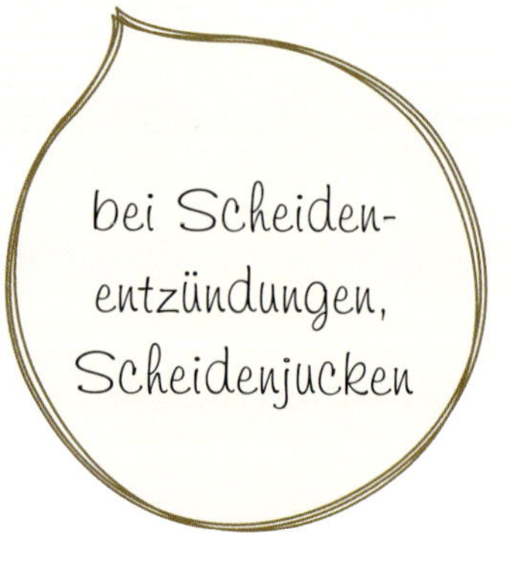

bei Erkältung

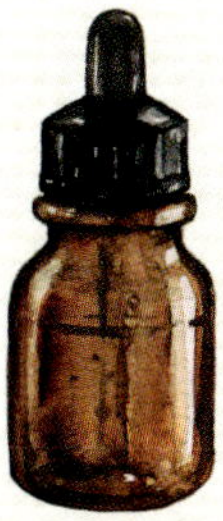

Blutweiderich-Tinktur

Zutaten: *1 TL Blutweiderichblüten (Lythrum salicaria), ¼ l Weinessig*

So wird's gemacht: Für die Blutweiderich-Tinktur verwendet man Blüten, die an einem sonnigen, trockenen Tag geerntet werden. Man gibt sie in eine Flasche, gießt den Essig darüber und lässt dies stehen, bis die Blüten keine Farbe mehr haben.

Anwendung: Bei Erkältungen, Halsschmerzen, unregelmäßiger Verdauung, Durchfall nimmt man 2 Mal täglich 10 Tropfen in ¼ Liter warmem Wasser.

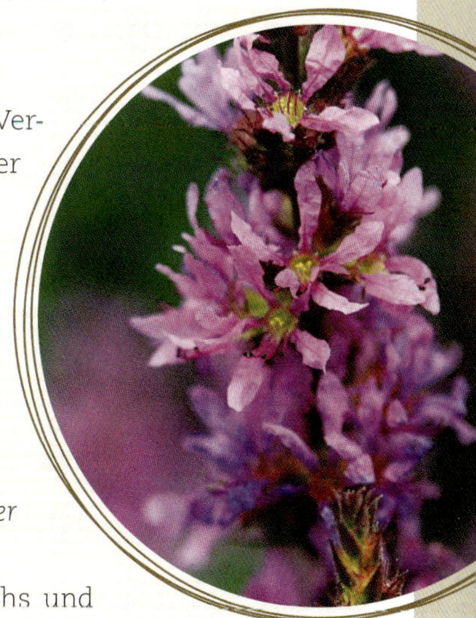

bei zu starker Menstruation

Blutweiderich-Tee 1

Zutaten: *1 TL Blutweiderichblüten (Lythrum salicaria), ½ l Wasser*

So wird's gemacht: Man erntet die Blüten des Blutweiderichs und übergießt sie mit abgekochtem, jedoch nur mehr heißem Wasser, lässt 15 Minuten ziehen und seiht ab.

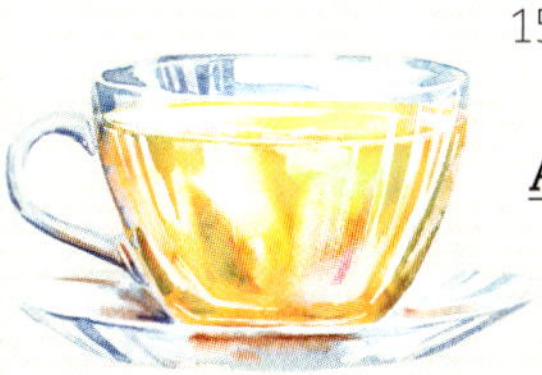

Anwendung: Von diesem Tee trinkt man bei Menstruationsbeschwerden oder Diabetes täglich 1–2 Tassen schluckweise.

bei Diabetes

Blutweiderich-Tee 2

Zutaten: *1 TL Blutweiderichblüten (Lythrum salicaria), ¼ l Wasser*

So wird's gemacht: Die roten Blüten des Blutweiderichs übergießt man mit heißem Wasser und lässt sie 10–15 Minuten ziehen.

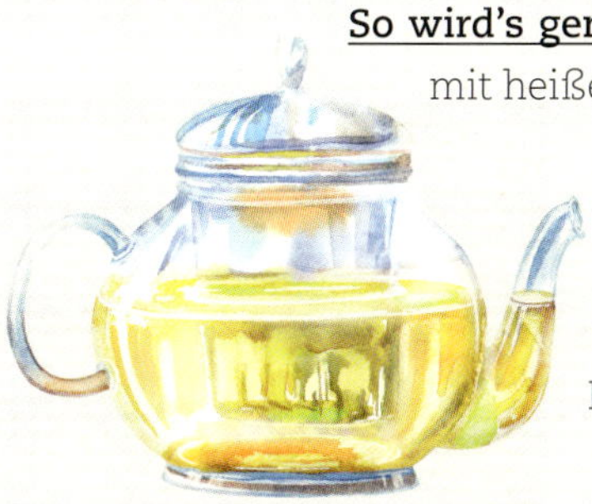

Anwendung: Diesen Tee trinkt man bei Diabetes zur besseren Verdauung und Unterstützung der Bauchspeicheldrüse 10–15 Minuten vor jeder Mahlzeit. (Dieser Tee ersetzt keine Insulintherapie!)

Eisenkraut – Das unermüdliche Stehaufmanderl

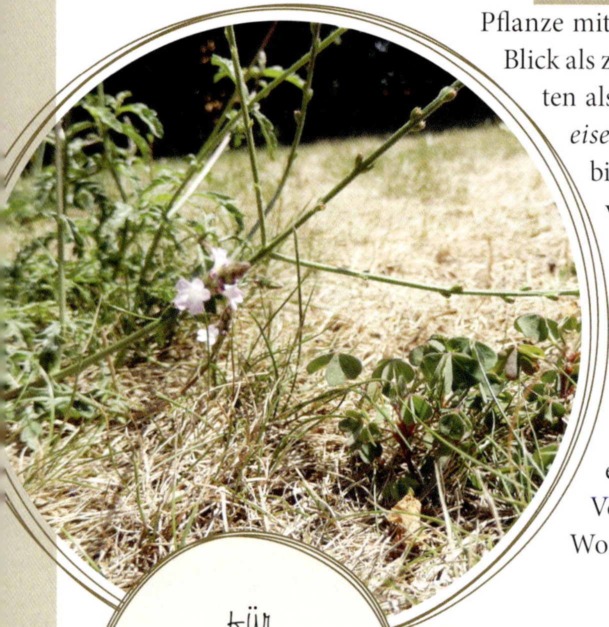

Das **Echte Eisenkraut** (*Verbena officinalis*) ist eine unscheinbare, zarte Pflanze mit lieblichen kleinen zartrosa Blüten. Doch was auf den ersten Blick als zart erscheint, entpuppt sich bei näherem Betrachten oder Ernten als knorrige, harte Pflanze, die sich durch ihren dünnen, doch *eisernen* Stiel bei jedem Unwetter und Sturm derart geschickt zu biegen vermag, dass sie daraus heil und wieder aufgerichtet hervorgeht. Selbst wenn man unabsichtlich auf eine Eisenkrautpflanze tritt, richtet sie sich kurz danach bereits wieder auf. Die scheinbare Unverwundbarkeit der Pflanze versuchten die Menschen für sich zu nutzen, indem sie einen (blühenden!) Eisenkrautzweig am Körper oder als Kopfschmuck trugen. Eisenkraut wurde als Tee zur Beschleunigung der Geburt oder bei Rheumaerkrankungen eingesetzt. Das Kauen von Eisenkrautzweigen sollte Menschen, die gerne leere Versprechungen aussprachen, zu ehrlicheren, zuverlässigeren Worten verhelfen.

für Konzentration, Nerven, bei Stress

Eisen-kraut-Tee

Zutaten: *1 EL Eisenkrautpflanze (Verbena officinalis), 1 l Wasser*

So wird's gemacht: Vom Eisenkraut können alle Pflanzenteile geerntet werden. Man übergießt sie mit abgekochtem, jedoch leicht überkühltem Wasser und lässt es für 5 Minuten ziehen, danach abseihen.

Anwendung: Das Eisenkraut wirkt krampflösend, entzündungshemmend, schmerzstillend und blutreinigend. Bei Nervosität sowie längeren stressigen Phasen trinkt man täglich 2–3 Tassen Eisenkraut-Tee schluckweise.

Eisenkraut-Trunk

Zutaten: *1 Handvoll Eisenkraut (Verbena officinalis), 1 l lieblicher Weißwein*

So wird's gemacht: Vom Eisenkraut verwendet man die ganze Pflanze, sie kann getrocknet oder auch frisch sein. Man schneidet sie in 1 cm große Stücke und kocht diese zusammen mit dem Weißwein am Herd auf. Daraufhin schaltet man auf mittlere Hitze zurück und lässt für weitere 15 Minuten am Herd ziehen. Der Eisenkrautwein wird nun abgeseiht und in Flaschen gefüllt.

Anwendung: Zur Anregung der Leber, Galle, Milz, bei Schlaflosigkeit sowie bei Kopfschmerzen trinkt man von diesem Eisenkraut-Trunk täglich 2 Mal 2 Esslöffel.

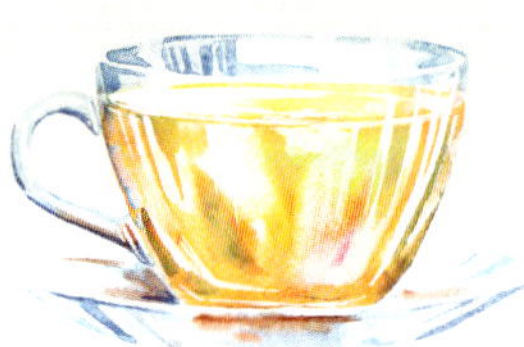

für Leber, Galle, bei Kopfschmerzen und Schlaflosigkeit

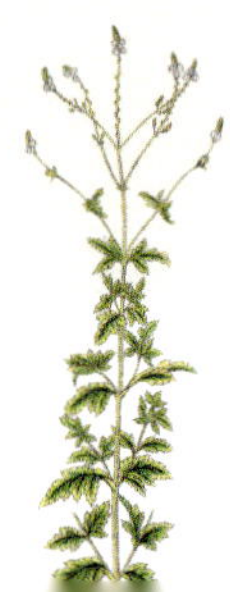

bei hartnäckigen Erkältungen

Eisenkraut-Salbe

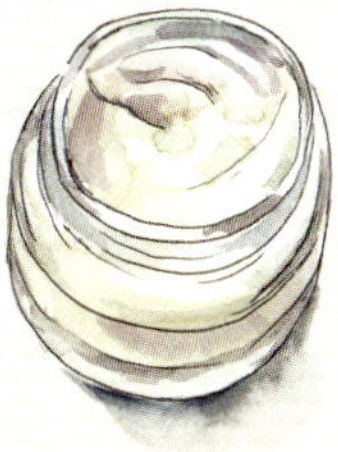

Zutaten: *3 EL Eisenkraut (Verbena officinalis), 100 ml kalt gepresstes Öl (Olivenöl, Sonnenblumenöl), 5 g Bienenwachs*

So wird's gemacht: Vom Eisenkraut können alle Pflanzenteile geerntet werden. Diese inkl. Blüten etwas zerkleinern und in ein verschließbares Glas geben, mit dem Olivenöl übergießen und geschlossen mindestens 28 Tage – einen Mondzyklus – reifen lassen. Danach abseihen und das Eisenkrautöl am Herd erwärmen, das Bienenwachs hinzugeben. Sobald dieses geschmolzen ist, rasch die fertige Salbe in Tiegel füllen.

Anwendung: Bei hartnäckigen Erkältungen, Bronchitis, Keuchhusten die Salbe auf der Brust massieren und danach den Körper warm halten.

bei Unregelmäßigkeiten der Monatsblutung

Eisenkraut-Tinktur

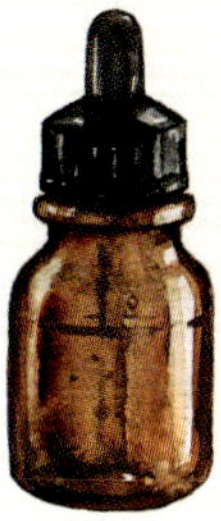

Zutaten: *1 TL Eisenkraut (Verbena officinalis), ¼ l Alkohol 40 %ig (Obstbrand, Ansatzkorn)*

So wird's gemacht: Für die Eisenkraut-Tinktur verwendet man alle oberirdischen Pflanzenteile zur Blütezeit, schneidet diese in kleine Stücke und gibt sie in eine Flasche. Dann gießt man den Alkohol darüber und lässt dies stehen, bis die Blüten keine Farbe mehr haben, das dauert ca. 4–5 Wochen. Man seiht die Tinktur ab und füllt sie in Flaschen.

Anwendung: Bei Wechseljahresbeschwerden, Leberschwäche sowie unregelmäßiger Monatsblutung nimmt man täglich 20 Tropfen Eisenkraut-Tinktur zu sich.

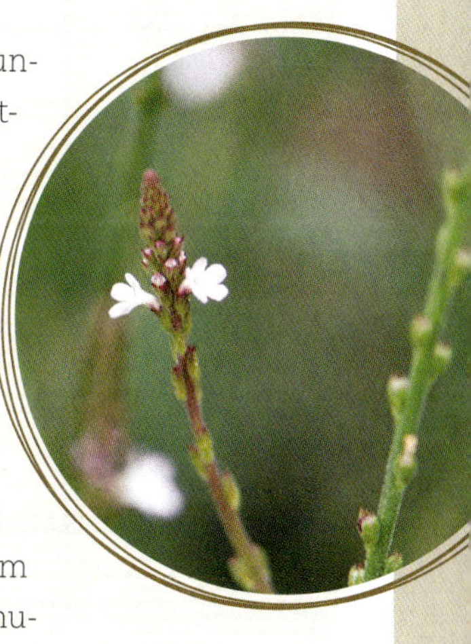

Eisenkraut-Umschläge

Zutaten: *2 EL Eisenkraut (Verbena officinalis), ½ l Wasser*

So wird's gemacht: Vom Eisenkraut können alle Pflanzenteile geerntet werden. Die zerkleinerten Pflanzenteile kocht man mit dem Wasser am Herd auf, schaltet auf mittlere Hitze zurück und lässt für weitere 15 Minuten am Herd ziehen, ehe der Auszug durch ein feines Sieb gegossen wird.

Anwendung: Bei schlecht heilenden Wunden, Blutergüssen, Prellungen oder Hautausschlägen bereitet man einen Wickel aus dem Eisenkraut-Absud und legt diesen für 30 Minuten über die betroffenen Körperstellen.

bei schlecht heilenden Wunden

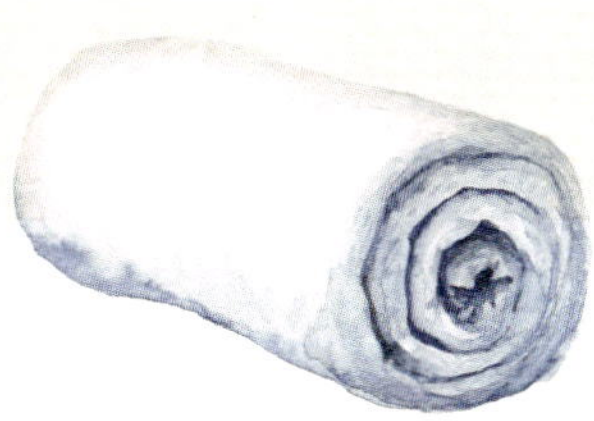

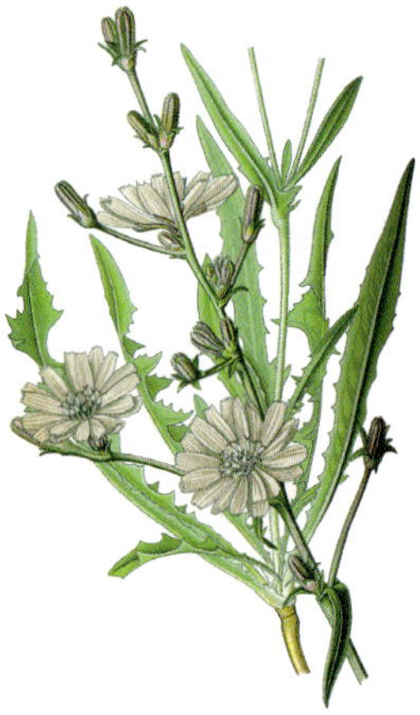

Wegwarte, die Gewitterblume

Die **Wegwarte** (*Cichorium intybus*) mit ihren schönen blauen Blüten soll das Haus vor Unwettern schützen. Bei diesen oder Gewittern pflückte die Bäuerin ein paar kleinere Zweige der Wegwarte mit möglichst vielen Blüten darauf, band diese mit einer Schnur zusammen und hängte sie in das Fenster. Dies sollte nun das Haus und die Menschen darin beschützen. Mancherorts hängte man die Wegwarte auch in den Stall, um den Tieren Schutz zu vermitteln.

fürs Herz
und bei
Liebeskummer

Wegwartenblüten-Pulver

Zutaten: *1 Teil Wegwartenblüten (Cichorium intybus), 3 Teile Zucker*

So wird's gemacht: Die Wegwartenblüten sammelt man bei sonnigem, trockenem Wetter in den späten Vormittagsstunden und trocknet sie für einen halben Tag im Halbschatten. Danach gibt man etwas vom Zucker und die Blüten in den Mörser und verreibt beides, bis sich die Blüten mit dem Zucker verbunden haben.

Anwendung: Bei Liebeskummer sowie zur Stärkung des Herzens 1 Teelöffel bei Bedarf zu sich nehmen.

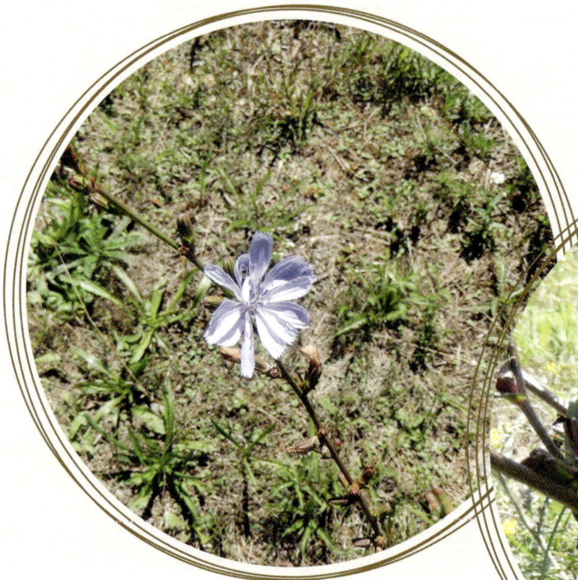

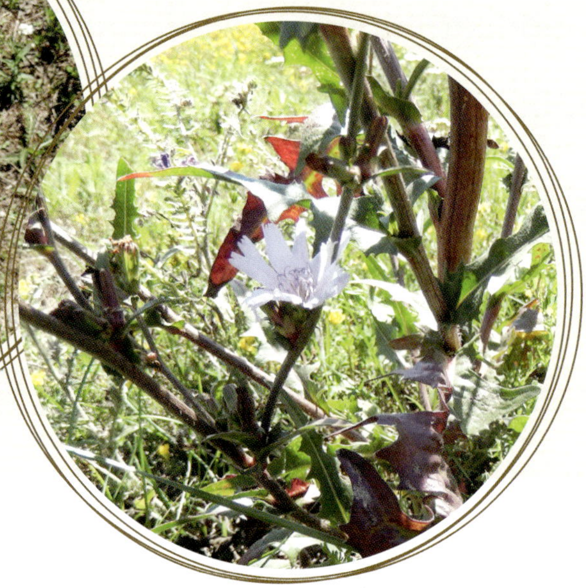

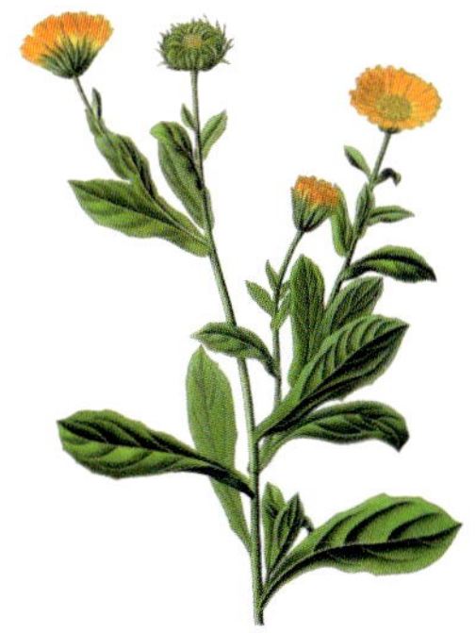

Die Ringelblume als Bodenheilerin

Die **Ringelblume** (*Calendula officinalis*) wurde mancherorts auch Totenblume genannt. Dieser Begriff soll nicht sagen, dass die Blume jemandem schlecht bekommen wäre, sondern wenn Menschen dachten, vergiftet worden zu sein oder sich gröbere Magen-Darmverstimmungen zugezogen hatten, dann tranken sie einen Ringelblumentee zum Regenerieren. Und weil so mancher dadurch noch einmal vom Totenbett heruntergeklettert ist, erhielt sie den umgangssprachlichen Beinamen *Totenblume* – im Sinne von „*die Blume, welche die Toten zurückholt*". Ringelblumen pflanzte man früher, um den Boden zu regenerieren, um ihn *auszuheilen*. Hatte ein Feld ein paar Jahre die gleiche Fruchtfolge, streute der Bauer zum Regenerieren des Bodens viele Ringelblumensamen aus und ließ diese Blume 1–2 Jahre auf dem Boden wachsen, ehe er eine andere Feldfrucht pflanzte. Dadurch wurde die nächste Frucht kräftiger. Zeigte ein Baum, dass er nicht gesund sei, fielen die Blätter frühzeitig ab oder gab es andere Anzeichen, dann sagten die Bauern nicht, dass der Baum krank sei, sondern sie dachten, dass der Boden nicht in Ordnung wäre, auf dem der Baum stand. Um den Boden *auszuheilen*, streuten sie rund um den Baum einen breiten Streifen Ringelblumensamen aus und ließen diese schöne Farbenpracht wachsen. Die Blüten wurden von der Bäuerin zur beliebten Ringelblumen-Salbe verarbeitet.

Ringelblumenblüten-Tee

ein Allround-tee

Zutaten: *3 EL Ringelblumenblüten (Calendula officinalis), 1 l Wasser*

So wird's gemacht: Die Ringelblumenblüten, an einem sonnigen, trockenen Tag gesammelt, mit abgekochtem, jedoch nur mehr heißem Wasser übergießen, 5–8 Minuten ziehen lassen und abseihen. Für den Tee können frische und auch getrocknete Blüten verwendet werden.

Anwendung: Bei Blutdruckproblemen, Gallenbeschwerden, Krampfadern, Hautproblemen, zur Anregung der Lymphe, bei Kreislaufproblemen sowie Wechseljahresbeschwerden täglich einen Liter Tee über den Tag verteilt schluckweise trinken. Bei Magen- und Darmbeschwerden jeweils eine Tasse 10 Minuten vor dem Essen trinken. Bei Schlaflosigkeit abends eine Stunde vor dem Schlafengehen eine Tasse warmen Ringelblumenblüten-Tee ebenso schluckweise trinken.

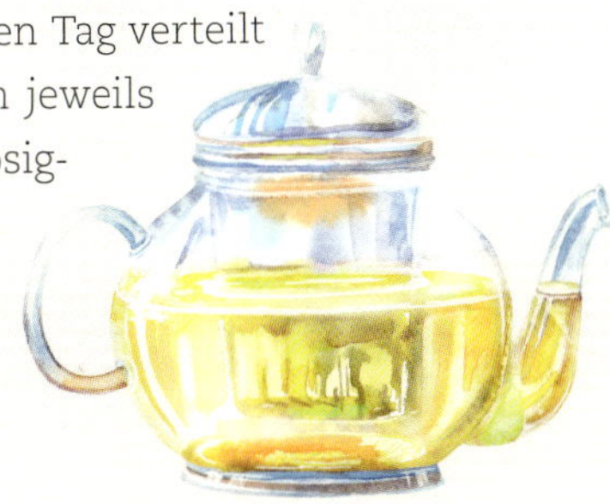

Großmutters besondere Salbe bei schwereren Verletzungen

Die **Ringelblumen** blühen über die Sommermonate bis in den Herbst hinein. Jedes Mal wenn einige Blüten zum Ernten waren, kochte die Großmutter die Ringelblumen-Salbe aus dem Schweineschmalz. Nach dem Abseihen verblieb noch einiges an Schmalz auf den Blüten, diese wurden für die besondere Salbe verwendet. Wenn wieder einige Ringelblumen blühten, braute die Großmutter erneut etwas von der Salbe und jedes Mal hob sie nach dem Abseihen der Salbe die Blüten in einem Gefäß auf. Bis in den Herbst sammelten sich so Blüten an, welche die ganzen Wochen hindurch den Restbestand vom Schweineschmalz vermehrten. Dieses konnte so ganz langsam die Inhaltsstoffe der Ringelblume in sich aufnehmen. Im Herbst wurde jenes Gefäß in einen Kochtopf gegeben und bei kleiner Hitze erwärmt, bis sich das Schmalz von den Blüten löste. Nun war es Zeit für die besondere Zutat – etwas Nadelbaumharz. Hatte jemand kleine eitrige Wunden oder Einschlüsse wie Schiefer oder Stachel im Körper, drückte man etwas Nadelbaumharz mit den Fingern flach und legte es über Nacht mit einem Tuch fixiert darauf. Aufgrund der ziehenden, desinfizierenden Wirkung verließ der unerwünschte Eindringling den Körper rasch auf natürliche Weise. Nebenbei erhielt die Salbe durch den traumhaften Duft des Harzes auch einen guten Geruch. Dieses Nadelbaumharz kam in das flüssige Schmalz mit den Blüten, bis es sich durch die Wärme aufgelöst hatte, dann wurde die Salbe abgeseiht und in einen besonderen Tiegel gefüllt, damit jeder gleich wusste, dass dies die Salbe für Notfälle war. Kam dann ein Kind mit aufgeschlagenen Knien zur Oma, dann nahm diese nicht die alltägliche Ringelblumen-Salbe, sondern jenen speziellen Topf mit der wertvollen Salbe.Diese besondere Handlung war schon ein Schritt in Richtung Genesung, abgesehen von den hochwertigen Inhaltsstoffen.

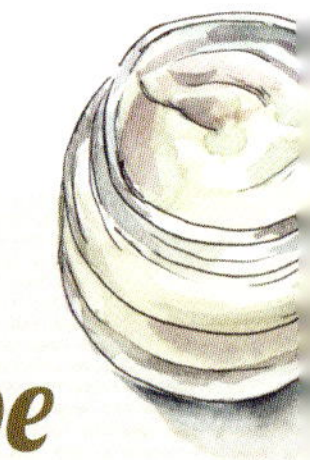

Ringelblumen-Salbe
(altes Rezept)

Zutaten: *1 Handvoll Ringelblumenblüten (Calendula officinalis), ¼ kg Schweineschmalz*

So wird's gemacht: Die Ringelblumenblüten an einem sonnigen, trockenen Tag ernten, es sollte auch am vorherigen Tag nicht geregnet haben, damit die Blüten eine hohe Qualität an Inhaltsstoffen haben. Das Schweineschmalz am Herd erwärmen, die Ringelblumenblüten hinzugeben und für 5–6 Minuten ziehen (nicht kochen!) lassen. Die Herdplatte abschalten und die Masse über Nacht rasten lassen. Am nächsten Tag erwärmen und abseihen.

Anwendung: Bei Verbrennungen, Hautproblemen, Pigmentflecken und Ausschlägen wird die Ringelblumen-Salbe auf die betroffene Körperstelle aufgetragen.

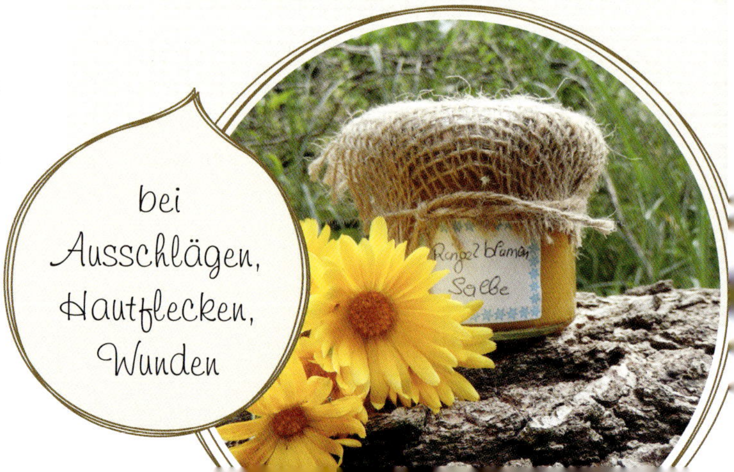

Der untreue Wächter des Ribisel-Weins

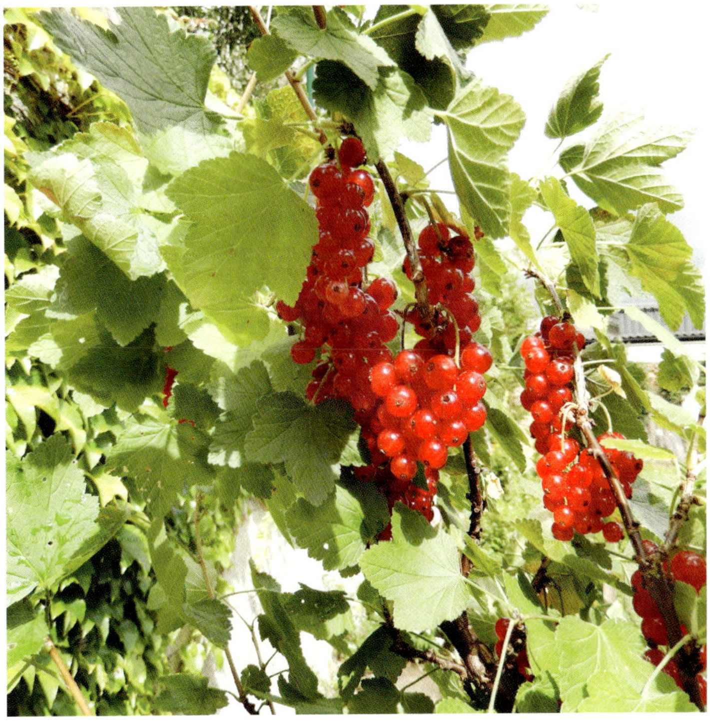

Ein Bauer wollte sich auf Ribiseln spezialisieren, genau genommen auf die Produktion von **Ribisel-Wein** (Johannisbeer-Wein – *Ribes rubrum*). Die Ernte der Roten Ribiseln war in jenem ersten Versuchsjahr sehr gut, so halfen alle am Hof fleißig zusammen, daraus den Wein herzustellen. Nur der älterer Knecht, der war ob der Idee des Bauern etwas skeptisch, verrichtete zwar emotionslos die Arbeit, die ihm vom Bauern geheißen, doch nur weil er sich dem Hofherrn nicht zu widersprechen traute. Der Wein wurde in Fässern im hinteren Keller gelagert. Als er endlich fertig war, kostete der Bauer und war von Qualität und Geschmack entzückt. Die ersten Flaschen wurden verkauft und auch die Kunden waren von dem köstlichen Ribisel-Wein begeistert. Der Bauer machte sich mit einer Ladung Ribisel-Wein auf die Reise, um ihn von Haus zu Haus zu verkaufen. Einstweilen sollte der ältere Knecht auf die beiden Fässer mit dem Wein achtgeben. Obwohl auch im Ort alle von jenem Ribisel-Wein schwärmten, weigerte sich der Knecht, jene Kostbarkeit zu probieren. Im Ort gab es eine Gruppe junger Burschen, die schon so manchen Schabernack getrieben hatten. Als Bauer und Bäuerin abwesend waren, besuchten sie den Knecht, halfen ihm scheinheilig dabei, seine Arbeit schneller fertig zu bekommen und fragten dann, ob sie nicht die Fässer mit dem Ribisel-Wein sehen könnten. Leichtgläubig führte der Knecht die Buben zu den Fässern. Sie redeten so lange auf den Knecht ein, bis dieser für sich selbst ein Glas aus dem Fass nahm und auch ihnen etwas davon gab. Angeheitert zogen die Burschen von dannen und auch der Knecht legte sich auf sein Bett. Kaum war der Bauer wieder auf Reisen und die Bäuerin außer Haus, standen die frechen Burschen wiederum beim Knecht, halfen ihm bei der Arbeit und wollten als Belohnung etwas von dem Wein haben. Das ging über ein paar Wochen so, bis dem Knecht bewusst wurde, dass mittlerweile einiges an Ribisel-Wein aus dem Fass fehlte. Der Bauer hatte bisher den Wein noch aus dem anderen Fass abgefüllt, doch bald würde er das zweite Fass benötigen. So beschloss der Knecht, einfach den fehlenden Wein durch Wasser zu ersetzen. Als die Burschen wiederkamen, versuchte der Knecht ihnen zu erklären, dass er ihnen nichts mehr geben könne, doch die schlauen Köpfe meinten, wenn sie nichts mehr bekämen, würden sie dem Bauern die Wahrheit erzählen. Eingeschüchtert erhielten sie vom Knecht doch wieder etwas vom Wein und er füllte sogleich die fehlende Menge wieder mit Wasser auf. Der Bürgermeister des Ortes feierte Geburtstag und bestellte beim Bauern für dieses große Fest einige Flaschen Ribisel-Wein. Das erste Fass war leer, der Bauer füllte die Flaschen für das Fest des Bürgermeisters aus dem zweiten Fass ab. Er wollte sie schon zur Gaststätte, die nur ein Haus entfernt war, bringen, als der Knecht all seinen Mut zusammennahm und dem Bauern von den wöchentlichen Ribiseltrinkgelagen sowie seinem Auffüllen mit Wasser erzählte. Daraufhin sagte der Bauer dem Bürgermeister schnell, dass er leider keinen Wein mehr hätte, er sei bereits ausverkauft. Als die Burschen am folgenden Mittwoch auf den Hof kamen, wieder dem Knecht bei der Arbeit halfen, um danach in den Keller zum Weinfass zu gehen, wartete der Bauer in einem dunklen Eck, bis sie alle ein Glas mit Wein in der Hand hatten und hielt ihnen danach eine Standpauke. Er drohte, ihren Eltern davon zu erzählen. Und es waren manch angesehene Eltern dabei, wie z. B. der Herr Bankdirektor. Nun meinte der Bauer, er würde nur dann nichts weitergeben, wenn die Burschen nächstes Jahr die Ribisel von den Stauden ernten würden – und das war ein ganzes Feld. Die Burschen willigten ein, das nächste Jahr kam, die Ribiselernte stand an und wirklich, es waren alle Burschen gekommen, um dem Bauern bei der Ernte zu helfen. Die Dorfleute wunderten sich, warum die Burschen auf einmal so hilfsbereit waren …

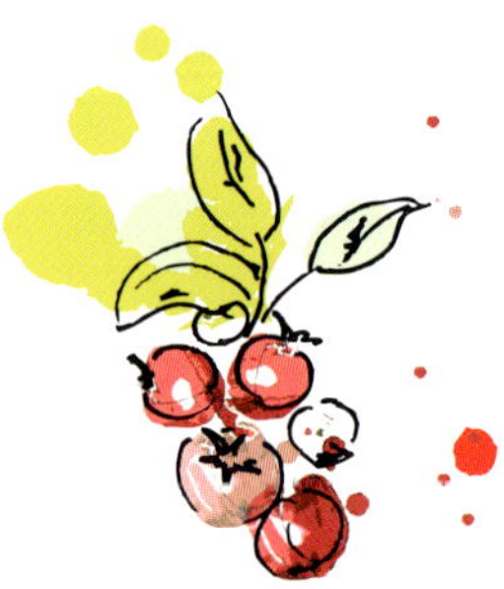

Roter-Johannisbeer-Essig

Zutaten: *1 Handvoll Rote Johannisbeere (Ribes rubrum), 1 l milder Apfelessig*

So wird's gemacht: Man erntet die Roten Johannisbeeren, nimmt die Früchte vom Stiel, gibt sie in eine Flasche und gießt mit dem Essig auf. Wichtig ist hierbei, einen milden, nämlich einen Essig mit wenig Säure zu verwenden, da die Johannisbeere ja selbst einen Säuregehalt aufweist. Dass Ganze lässt man 6–8 Wochen stehen, der Essig nimmt dann die rote Farbe der Johannisbeeren an.

Anwendung: Die Rote Johannisbeere enthält Eisen für die Konzentration und die Sauerstoffversorgung der Körperzellen, Magnesium für unsere Muskulatur, Vitamin C für unseren Abwehrmechanismus, Kalium für die Regulierung des Wasserhaushalts. Zur Beruhigung nimmt man 10 Tropfen Essig, zum besseren Einschlafen 30 Minuten vor dem Zubettgehen 10 Tropfen Johannisbeer-Essig. Dieser Essig kann auch beim Kochen, z. B. zum Würzen des Salats, verwendet werden.

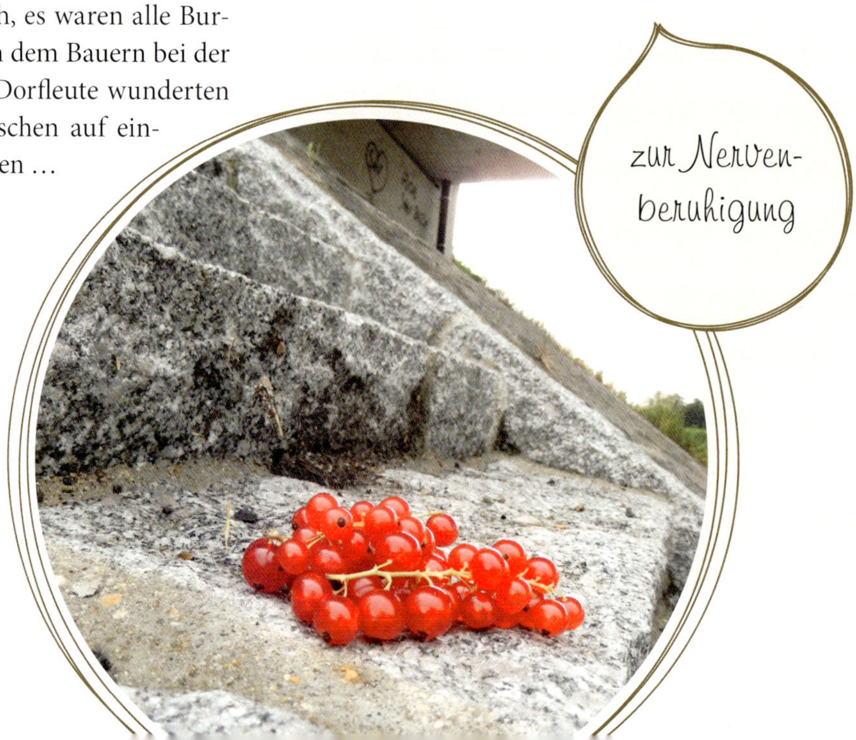

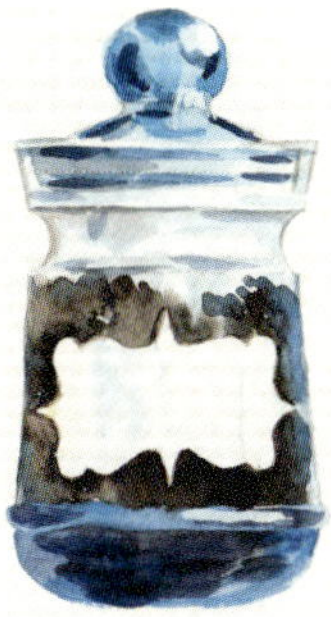

Roter-Johannisbeer-Sirup

für Blutdruck und Cholesterinspiegel

Zutaten: *1 kg Rote Ribisel (Ribes rubrum), 250 g Zucker*
So wird's gemacht: Die reifen Früchte der Roten Johannisbeere ernten, die Früchte von den Stielen klauben. In ein verschließbares Gefäß gibt man die Hälfte des Zuckers, darüber die Johannisbeeren und wieder den Zucker. Die erste und letzte Schicht soll Zucker sein, damit die Beeren nicht schimmeln können! Dies stellt man nun für 4 Wochen aufs Fensterbrett, danach seiht man den fertigen Sirup durch ein Sieb ab und füllt ihn in Flaschen.
Anwendung: Die Roten Johannisbeeren senken Blutdruck und Cholesterinspiegel und sind gut für das Herz-Kreislauf-System. Von diesem Sirup gibt man eine 1–1,5 cm hohe Schicht in ein ¼-l-Glas und gießt mit warmem Wasser auf.

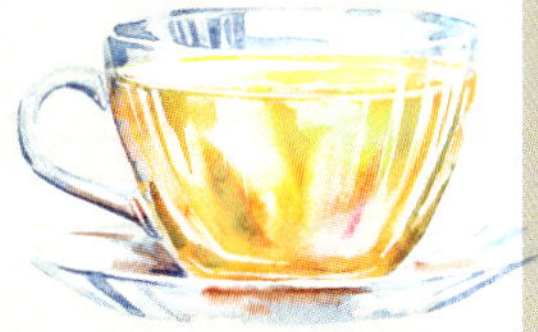

Schwarze-Johannisbeerblätter-Tee

bei Heiserkeit, rkältung, Fieber und für die Abwehrkräfte

Zutaten: *1 Handvoll Blätter der Schwarzen Johannisbeere (Ribes nigrum), 1 l Wasser*
So wird's gemacht: Die Blätter der Schwarzen Johannisbeere in den Morgen- oder Abendstunden pflücken, mit abgekochtem, jedoch nur mehr heißem Wasser übergießen und 5–8 Minuten ziehen lassen, danach abseihen.
Anwendung: Bei Heiserkeit, Erkältung oder Fieber trinkt man vor allem nachmittags und abends 2–3 Tassen vom entzündungshemmenden, schmerzlindernden Johannisbeerblätter-Tee. Die letzte Tasse vor dem Zubettgehen zu sich nehmen.

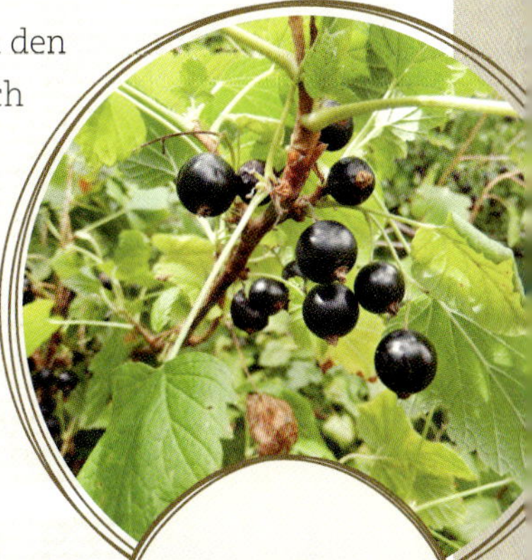

Schwarze Johannisbeeren naschen

bei Halsschmerzen

Zutaten: *Beeren der Schwarzen Johannisbeere (Ribes nigrum)*
So wird's gemacht: Man erntet die reifen Beeren der Schwarzen Johannisbeere und trocknet sie für den Wintervorrat im Backofen oder Dörrgerät.
Anwendung: Die Schwarze Johannisbeere ist ein sehr wertvoller Lieferant von Vitamin C, das für unser Abwehrsystem notwendig ist. Überdies enthält sie ein Cortison, das entzündungshemmend und schmerzlindernd wirkt, und Mangan, das für Herz und Konzentration wichtig ist. Hierzu isst man die Beeren möglichst roh! Bei Halsschmerzen kauen wir entweder die getrockneten Johannisbeeren oder essen die frische Johannisbeere roh.

Wunde Füße von den Getreidefeldern

Die Getreidefelder waren einst ein beliebter Spielort der Kinder. Früher erreichte das Getreide eine viel größere Wuchshöhe, wodurch es bei Stürmen und Unwettern leichter umknickte. Daher züchtete man dann unser heutiges, modernes, niederes Getreide, das nicht mehr so bruchempfindlich ist. Die frühere Wuchshöhe bot den Kindern herrliche Versteckmöglichkeiten. Ende Juli, Anfang August schnitten die Männer das Getreide mit einer Sense knapp über dem Boden ab. Die Frauen banden es zu Bündeln und hängten es zum Trocknen auf Holzgestellen am Feld auf. Vom Schnitt blieben über dem Ackerboden nur die abgeschnittenen Halme übrig. Für die Kinder waren die Holzgestelle ein Paradies an Spiel- und Versteckmöglichkeiten. Schuhe waren allerdings als Luxusgut nur für den Schulweg und den sonntäglichen Kirchgang da, ansonsten liefen die Kinder mit den nackten Füßen herum. „Sind wir dann beim Spielen barfuß über den Acker gelaufen, dann haben uns die stehen gebliebenen Halme in die Füße gestochen. Das tat fürchterlich weh", erzählt eine Frau aus ihrer Kindheit. Manchmal haben sich diese Verletzungen auf der Fußsohle dann auch noch entzunden, dann konnten die Kinder oft tagelang nicht richtig auftreten. Zwischen den Feldern blieben schmale Grünstreifen stehen, darin wuchs oftmals die **Fetthenne** (*Hylotelephium telephium*). Die Eltern sagten den Kindern, wenn sie von diesen Halmresten Verletzungen an den Füßen erlitten hatten, dann sollten sie von der Fetthenne ein Blatt herunternehmen, dieses in der Mitte auseinanderreißen und den Pflanzensaft direkt auf die Wunde geben. Das wirkte angenehm kühlend und entzündungshemmend.

Der Saft der Fetthenne wirkt angenehm kühlend und entzündungshemmend bei Wunden.

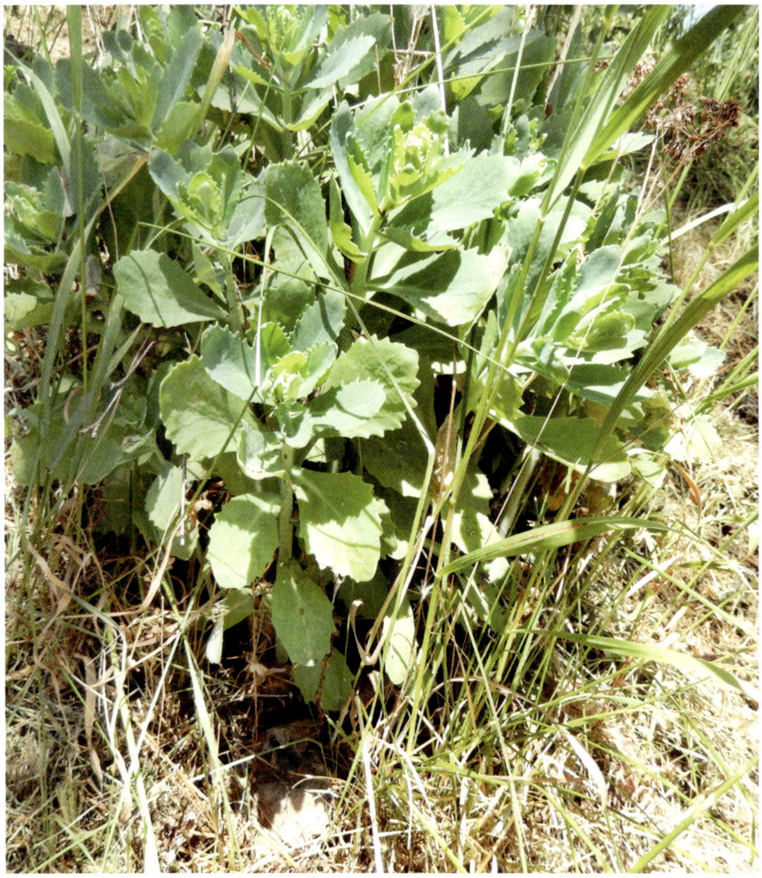

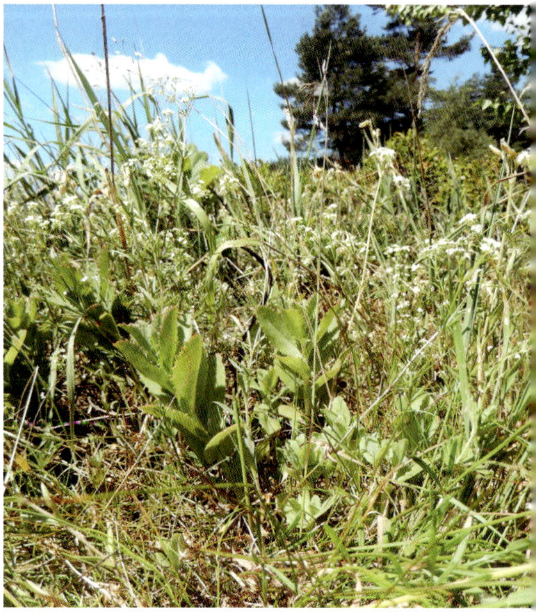

Fetthennenpflanzen-Wickel

für Wunden, Muskeln, Knochen

Zutaten: *1 Handvoll Fetthennenkraut (Hylotelephium telephium)*

So wird's gemacht: Man erntet die fleischigen Blätter der Fetthenne, zieht die Haut ab, schneidet das Innere in grobe Stücke und quetscht es im Mörser zu einer breiartigen Masse. Wer möchte, kann noch ein paar Tropfen Wasser hinzugeben, damit es homogener wird.

Anwendung: Diesen kühlenden, blutstillenden, wundheilenden Fetthennenpflanzen-Brei bei Knochenproblemen, Wunden, Brüchen, Narben, Venenproblemen auf die betroffenen Körperstellen auflegen, mit einem Tuch abdecken und für mindestens 20 Minuten einwirken lassen.

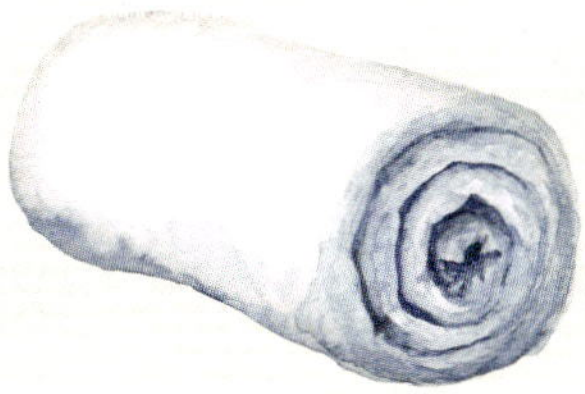

Fetthenne-Umschläge

Zutaten: *2 Handvoll Fetthennenkraut (Hylotelephium telephium), 1 l Wasser*

So wird's gemacht: Die Blätter der Fetthenne ernten, in grobe Stücke schneiden und mit dem Wasser am Herd zum Kochen bringen, 10 Minuten köcheln lassen und danach abseihen.

Anwendung: Bei Hautproblemen, Hautausschlägen, Warzen, die vom Körper abstehen, sowie Akne, Furunkeln, Abszessen macht man auf den betroffenen Körperstellen Umschläge aus dem Fetthennen-Absud und lässt diese für 15–20 Minuten einwirken. Die Umschläge wiederholt man täglich, bis Besserung eintritt.

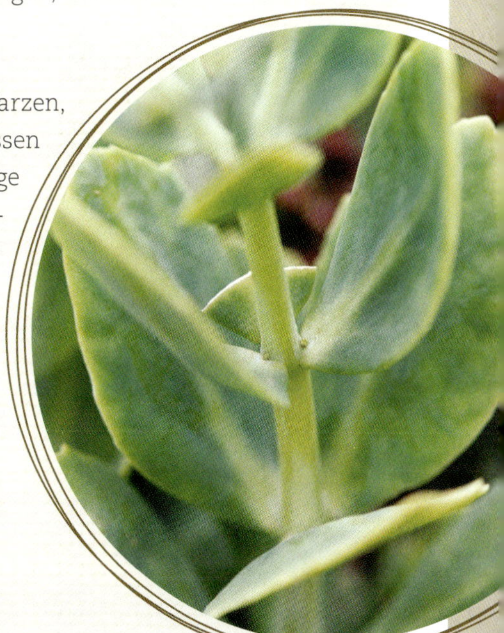

bei Hautproblemen

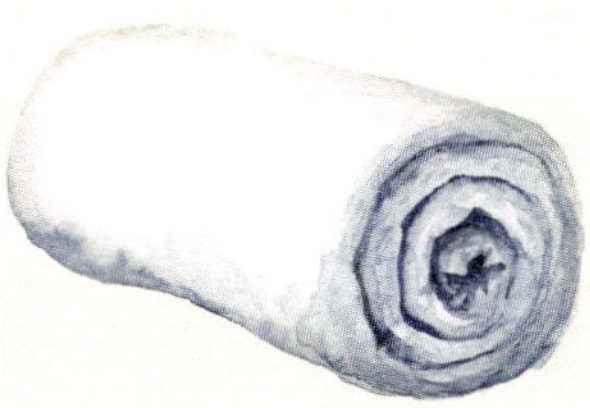

Rainfarn statt Wermut

„Wenn dir so richtig übel ist, kochst du dir eine Tasse Wermuttee. Der schmeckt zwar gar nicht gut, doch nachher ist gleich wieder alles in Ordnung. Doch trink nur eine Tasse davon!", hörte ich bereits einige Male bei meinen Gesprächen mit Leuten über ihre Hausmittel. Andere Familien wiederum erzählten, dass sie zum Auskurieren des Magens und Darms eine **Wermut-Teekur** (*Artemisia absinthium*) von 2–3 Wochen machten und danach länger pausierten. Der Gedanke, dass ich so unterschiedliche Informationen bekommen hatte, beschäftigte mich lange, ehe mir bei einer sehr lieben älteren Dame der Zusammenhang klar wurde. Auch sie erzählte mir, dass vom Wermut ja nur eine Tasse getrunken werden dürfe, aber die bringe wieder alles in Ordnung. Ich verabschiedete mich nach dem Gespräch von ihr, sie begleitete mich noch durch ihren Garten hinaus, und während sie mir noch einen schönen Tag wünschte, griff sie mit der Hand über eine 2 Meter hohe, gelb blühende Pflanze und sprach „Der Duft des Wermuts! Ich rieche ihn so gerne!" Ich sah die Frau verwundert an, sah die Pflanze an, sah wieder die Frau an –, ehe ich vorsichtig nachfragte: „Sie meinen diese Pflanze mit dem Wermut?" Wie selbstverständlich bejahte die Frau: „Ja natürlich, das ist unser Wermut."

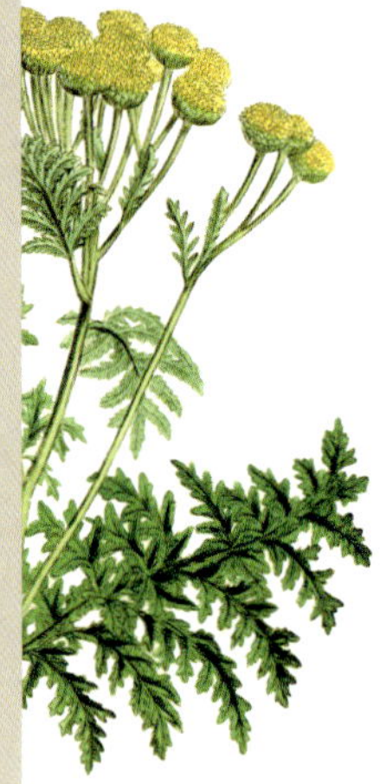

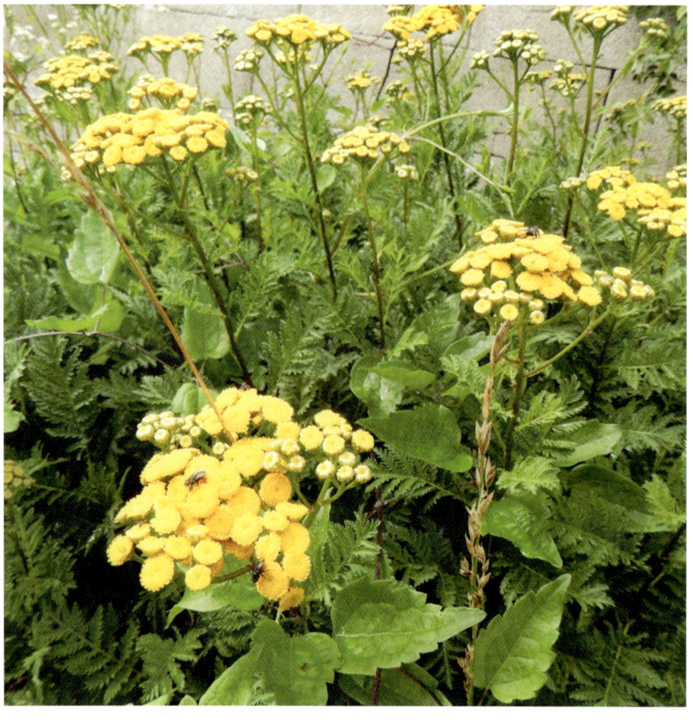

Nun wurden mir die Zusammenhänge klar. Die Frau strich über den Rainfarn. Sie hatte von ihren Eltern gelernt, dass dies der Wermut sei und dass sie davon ja nur eine Tasse trinken dürfe. Der richtige Wermut wächst in dieser Gegend in der freien Natur nicht, die Menschen nahmen irgendwann den **Rainfarn** (*Tanacetum vulgare*) als Ersatzpflanze und nannten ihn Wermut. Ich besuchte daraufhin all jene Familien erneut, die mir erzählt hatten, dass sie bei Darmbeschwerden vom Wermut nur eine Tasse trinken würden, und bat sie, mir den Wermut zu zeigen. Alle diese Personen meinten eigentlich den Rainfarn. Ich besuchte auch all jene, die gemeint hatten, den Tee müsse man 2–3 Wochen einnehmen, und hier zeigte sich einheitlich, dass sie den richtigen Wermut meinten. In den jeweiligen Familien war die genaue Rezeptur weitervererbt worden. Der Name der Pflanze war zweitrangig, sie wussten, wie die Pflanze aussieht und wo sie wächst. Erst wenn derartige Rezepte weitererzählt werden, kommt die Bedeutung des Namens ins Spiel. Wir finden immer wieder Beispiele, wo der Volksmund eine Pflanze anders benennt, als es die Wissenschaft tut, daher ist es gut, sich die Pflanzen dazu auch zeigen zu lassen, wenn man mit den Menschen über ihre Hausmittel spricht.

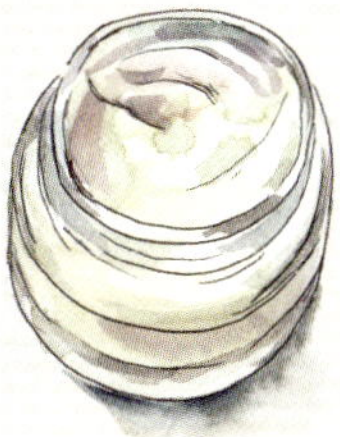

Rainfarn-Salbe

bei Weißfluss und Fußpilz

Zutaten: *2 EL Rainfarnblüten (Tanacetum vulgare), 2 EL Rainfarnblätter, 100 ml kalt gepresstes Öl (Olivenöl, Sonnenblumenöl), 5 g Bienenwachs*

So wird's gemacht: Man erntet vom Rainfarn ebenso viele Blätter wie Blüten, schneidet sie in grobe Stücke, gibt sie in ein verschließbares Glas und übergießt sie mit Öl. Dieses Rainfarnöl lässt man geschlossen mindestens 28 Tage – einen Mondzyklus – reifen. Danach abseihen und am Herd erwärmen, das Bienenwachs hinzugeben, sobald dieses geschmolzen ist, rasch die fertige Salbe in Tiegel füllen.

Anwendung: Bei Fußpilz, Scheidenpilz oder Weißfluss die betroffenen Körperstellen 3–4 Mal täglich mit der Salbe einreiben.

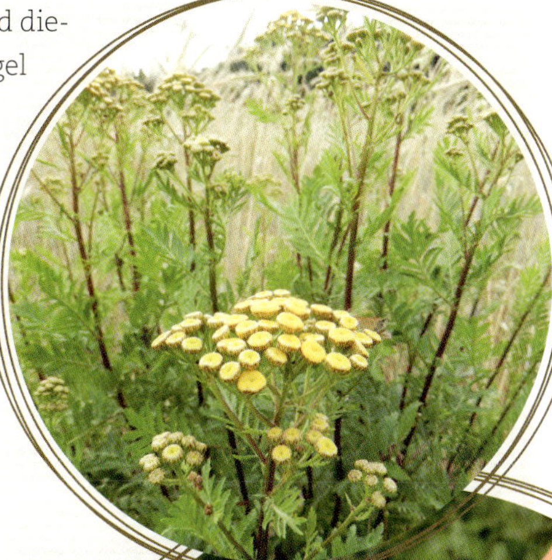

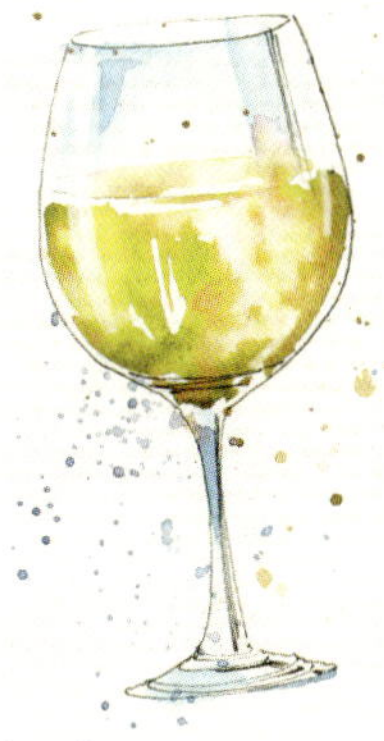

Rainfarn-Weißwein

Zutaten: *5 Stk. Rainfarnblätter (Tanacetum vulgare), 4 Rainfarnblüten, 1 l lieblicher Weißwein*

So wird's gemacht: Die Rainfarnblätter und -blüten gibt man in eine Flasche und gießt den Weißwein darüber. Diesen Rainfarn-Wein lässt man 6 Wochen am Fensterbrett rasten, ehe er abgeseiht und in kleine Flaschen gefüllt wird.

Anwendung: Bei Haarwuchsproblemen, Haarausfall und Krätzen zwei Mal täglich ein wenig von dem Rainfarn-Wein mit den Fingerspitzen in die Kopfhaut massieren, danach die Haare gut kämmen.

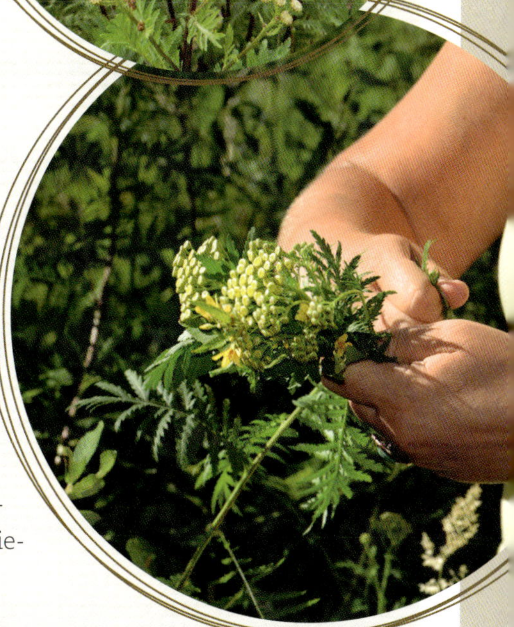

bei Haarausfall

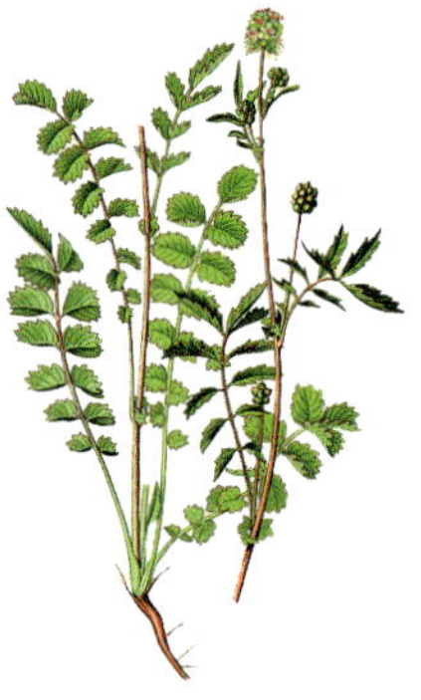

Vom Teekochen – Rezepte erzählen aus dem Leben

In alten Kräuterbüchern finden wir beim Teekochen oft den Vermerk, dass das Wasser aufgekocht und dann über die Kräuter gegossen werden soll. Jede Zeit hat ihre Lebensumstände und auch Rezepte erzählen darüber, wenn man beginnt, die angeführten Wörter zu hinterfragen. Für einen Tee müsste ja eigentlich kein kochendes Wasser verwendet werden, die Kräuter sollen mit heißem, aber unbedingt **nicht** kochendem Wasser übergossen werden. Die Rezepte beziehen sich auf die einstige, sehr bedenkliche Wasserqualität. Das Wasser musste wegen seiner Verschmutzung vorher abgekocht werden, damit es trinkbar war und dann daraus ein Tee bereitet werden konnte.

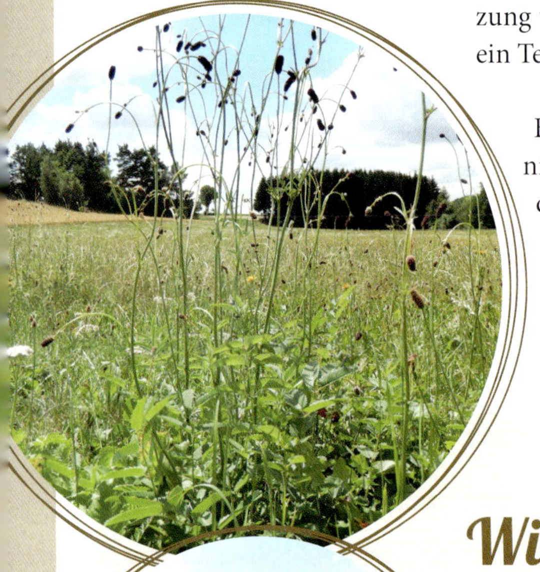

Bier und Wein, die damals nicht so alkoholhaltig und bei Weitem nicht so wohlschmeckend waren, wie wir sie heute kennen, wurden deshalb in größeren Mengen getrunken, weil das Wasser einfach nicht trinkbar war. In den alten Rezepten wurde hierauf hingewiesen, indem man vermerkte, dass das Wasser unbedingt ordentlich abgekocht werden müsse.

bei übermäßigen Monatsblutungen

Wiesenknopf-Tee

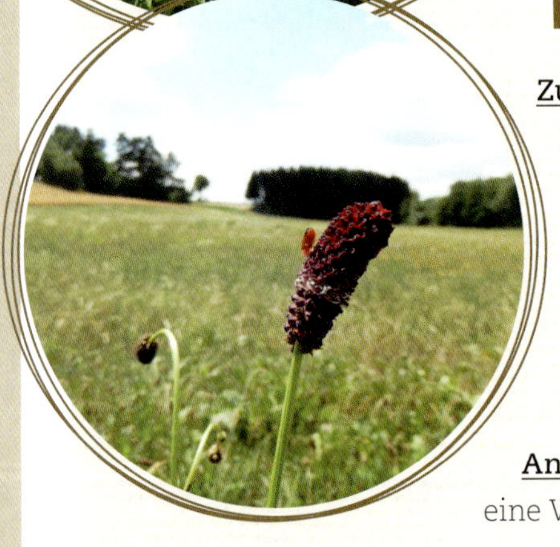

Zutaten: *2 EL Wiesenknopf-Blätter (Sanguisorba), 1 l Wasser*

So wird's gemacht: Die Blätter des Wiesenknopfs erntet man in den Vormittagsstunden, reißt sie mit den Fingern in grobe Stücke, übergießt sie mit abgekochtem, jedoch nur mehr heißem Wasser, lässt 5 Minuten ziehen und seiht ab.

Anwendung: Bei Neigung zur übermäßigen Monatsblutung trinkt man bereits eine Woche davor täglich 2 Tassen Wiesenknopfblätter-Tee.

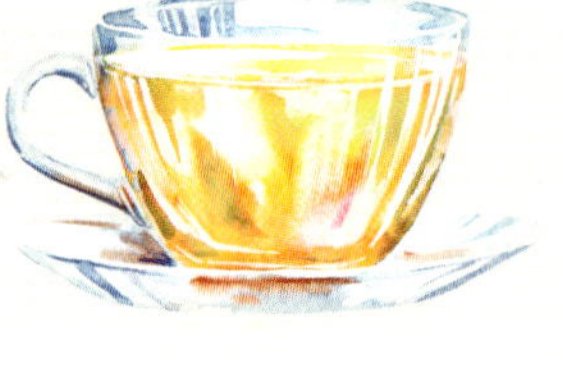

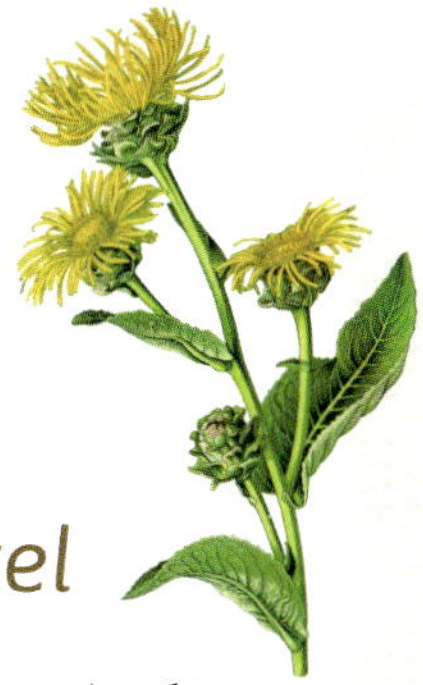

Der Alant – das alte Allheilmittel

Die **Alantwurzel** (*Inula helenium*), die Edelwurz oder edle Wurz wurde früher als Gewürz in der Küche ebenso verwendet wie als Färbemittel, als Räuchermittel und als wichtigste Zutat der Hausapotheke. Ob als Waschung oder Umschlag bei Hautproblemen, ob Blatt-Umschlag bei Ekzemen, als Salbe bei diversen Hautausschlägen und Erkältungen, als Tinktur bei Gemütsverstimmungen, als Tee oder Weinansatz bei Husten, gekaut zur Verdauungsanregung – unsere Vorfahren schätzten diese wertvolle Pflanze über alles, sie war durchwegs Bestandteil der Gärten.

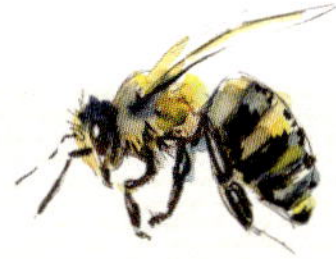

bei Husten

Alantwurzel-Honig

Zutaten: *1 Stk. Alantwurzel (Inula helenium), 500 g Honig*

So wird's gemacht: Die Wurzel, gleich nach der Blütezeit gegraben, reinigt man mit einer groben Bürste, schneidet sie in dünne Scheiben und quetscht sie mit dem Mörser auf. Danach gibt man sie in ein verschließbares Glas und gießt den Honig darüber, bis alle Wurzelstücke mit Honig bedeckt sind. Man verschließt das Glas und lässt den Honig für 4 Wochen im Dunklen rasten.

Anwendung: Der Honig wird bei schwerem Husten und Erkältungskrankheiten teelöffelweise eingenommen.

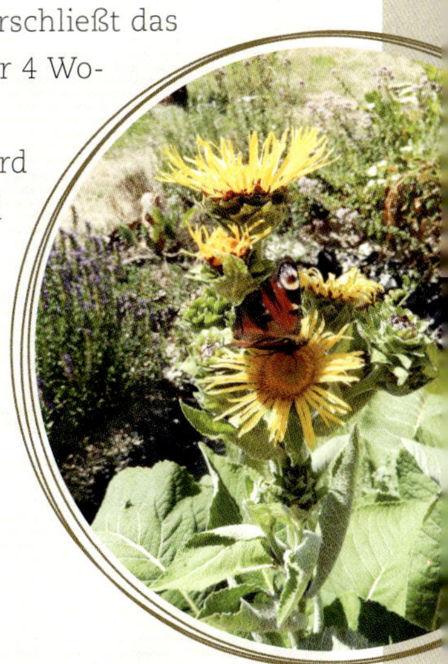

Alant-Tee

Zutaten: *1 Stk. Alantwurzel (Inula helenium), 1 EL Thymian, 1 l Wasser*

So wird's gemacht: Die Alantwurzel gräbt man gleich nach der Blüte, putzt sie mit einer groben Bürste ordentlich ab und schneidet sie in kleine Stücke. Vom Thymian erntet man die Blätter und die Blüten. Die Pflanzenteile können frisch und auch getrocknet verwendet werden. Die Alantwurzelstücke sowie die Thymianblüten und -blätter übergießt man mit abgekochtem, heißem Wasser und lässt dies für 10 Minuten ziehen. Danach abseihen.

Anwendung: Bei schweren Hustenerkrankungen, Asthma, Bronchialkatarrhen trinkt man von diesem Alant-Thymiantee 1 Liter mit Honig gesüßt über den Tag verteilt. Die letzte Tasse soll man unmittelbar vor dem Schlafengehen zu sich nehmen.

mit Thymian bei Asthma, Bronchialkatarrh

Alant-Wein

Zutaten: *1 Stk. Alantwurzel (Inula helenium), 0,5 l lieblichen Rotwein, 2 EL Honig*

So wird's gemacht: Die Alantwurzel, gleich nach der Blütezeit gegraben, reinigt man mit einer groben Bürste, schneidet sie in dünne Scheiben, quetscht sie mit dem Mörser auf und gibt sie in eine Flasche. Man gießt den Honig darüber und im Anschluss den Rotwein, bis alle Pflanzenteile bedeckt sind. Dieser Wein rastet für 8–10 Wochen.

Anwendung: Nach langen Krankheiten, bei Schwächezuständen, zur Stärkung der Lunge, zur Blutreinigung trinkt man von diesem Wein täglich 2 Esslöffel vor dem Zubettgehen.

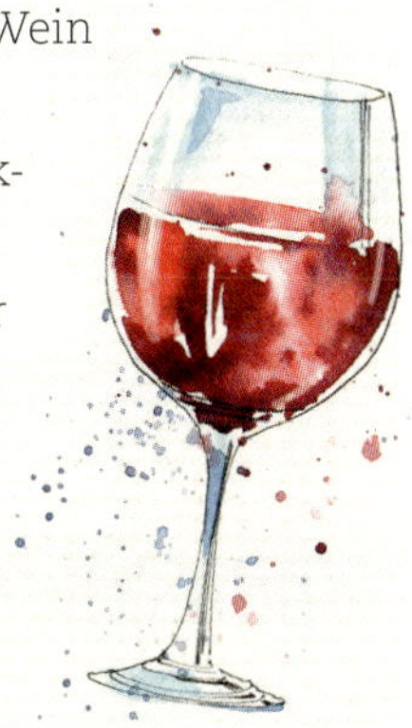

für den Magen

Weidenröschen für den Mann vom Dorf

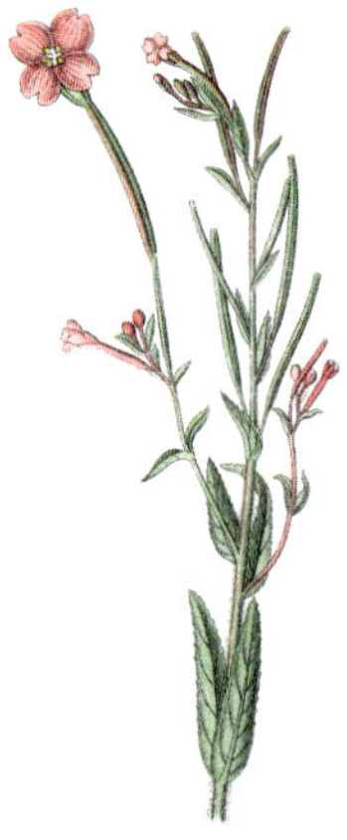

Das Weidenröschen ist ein typisches Männerkraut.

Durch das Dorf am Rande der Anhöhe fließt ein kleiner Bach. Viele Nadelbäume und ein paar Birken wachsen hier und die stete Feuchtigkeit ist ein Paradies für eine wichtige Männerpflanze, die eigentlich von einer sehr weiblichen Blühfarbe ist – das **Kleinblütige Weidenröschen** (*Epilobium parviflorum*).

Einst lebte hier ein älterer, gutmütiger Mann, der immer nett zu den Kindern war. Eines Tages hieß es, dass er schwer erkrankt sei. Er war immer groß und stämmig gewesen, sah aber binnen kurzer Zeit gebrechlich aus. Er hatte stark abgenommen und war nicht mehr so zum Scherzen aufgelegt wie früher. Sogar die Kinder bekamen mit, dass mit ihm etwas nicht stimmte. Im Dorf hieß es, der Mann habe es „mit der Prostata zu tun bekommen". Eine Kräuterfrau im Dorf riet dem Mann, er solle dem Bachlauf bis zum Waldanfang folgen und sich von dort jeden Tag frische Weidenröschen holen. Die oberen Spitzen der Pflanzen solle er abpflücken und zu einem Tee kochen. Möglichst frisch solle das Kraut noch sein, er müsse also jeden Tag sammeln gehen. Der Mann vertraute der Kräuterfrau und tat, wie ihm geheißen. Für 3 Wochen ging er täglich zu jener besagten Stelle und pflückte sich die Pflanzenspitzen, um sich daraus jenen herb schmeckenden Tee zu kochen. Wie die Kräuterfrau vorhersagte, wurde er sichtbar kräftiger und sein Gemüt wieder fröhlicher. Der tägliche Ausflug zum Weidenröschen hat auch seiner Seele gutgetan. Er wurde wieder ganz gesund. Von Zeit zu Zeit machte er dann immer wieder eine Weidenröschenteekur.

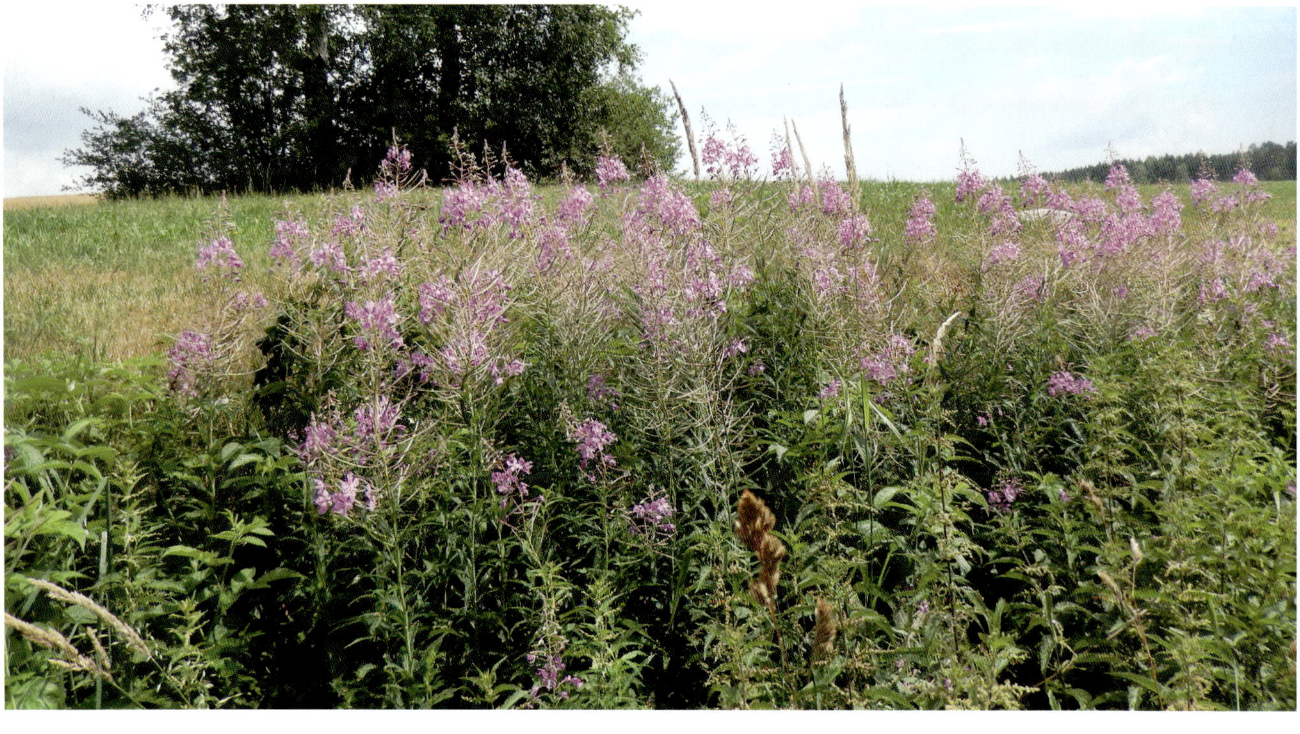

Weidenröschen-Fäden

als Docht

Zutaten: *Samenhaare des Weidenröschens (Epilobium parviflorum)*

So wird's gemacht: Man erntet die Samenhaare des Weidenröschens.

Anwendung: Die Samenhaare des Weidenröschens sind von beachtlicher Länge und Stabilität. Diese verwendete man früher als Stopfmaterial für Decken und Pölster sowie als Dochte für die Kerzen.

Weidenröschen-Tee

die Pflanze für die Männer

Zutaten: *1 EL Weidenröschenpflanze (Epilobium parviflorum), 1 l Wasser*

So wird's gemacht: Man erntet alle oberirdischen Pflanzenteile des Weidenröschens zur Blütezeit. Dann schneidet man sie in grobe Stücke, übergießt mit dem abgekochten, heißen Wasser und lässt alles für 5–8 Minuten ziehen. Danach seiht man ab.

Anwendung: Das Kleinblütige Weidenröschen ist ein typisches Männerkraut. Bei Prostatabeschwerden, Prostatavergrößerung, Blasenproblemen und Stimmungsschwankungen sollen Männer täglich 1 Liter des Weidenröschen-Tees schluckweise über den Tag verteilt trinken.

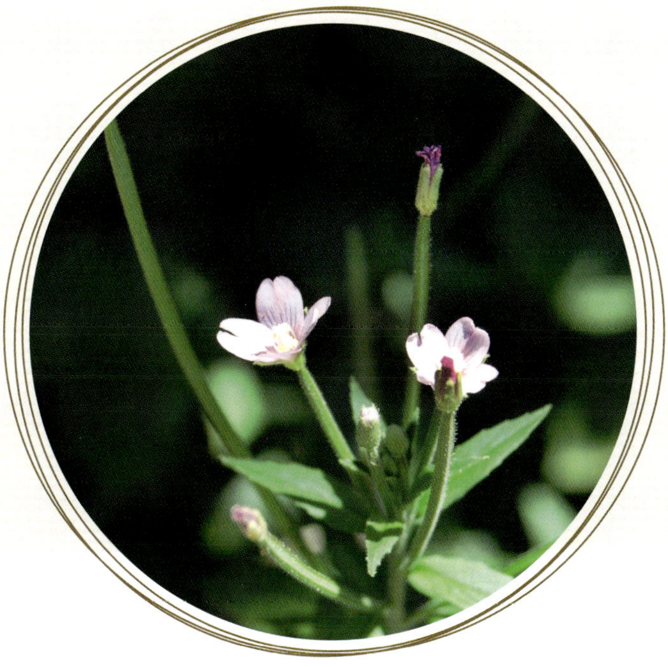

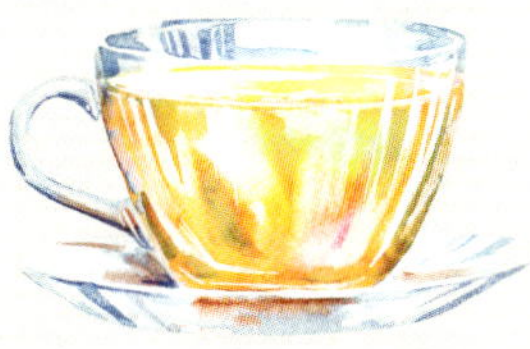

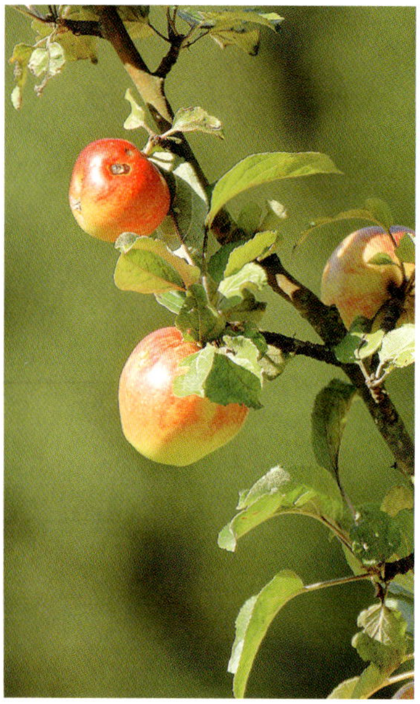

Grüne Äpfel zum Einkochen

Ehe es fertige Einkochhilfen zu kaufen gab, wurde die Marmelade mit unreifen, noch grünen, sauren, harten **Äpfeln** (*Malus*) eingekocht. Entweder die Äpfel wurden mitgekocht oder es wurde beim Einkochen größerer Marmelademengen vorab eine Gelierflüssigkeit zubereitet. Hierzu nahm man zwei Hände voll grüner, unreifer Äpfel, viertelte sie und kochte sie leicht bedeckt für 20 Minuten im Wasser. Dann gab man dieses Apfelkoch in ein Leinentuch, band dieses an den Enden zusammen und nahm einen dünnen Stock sowie einen Behälter oder einen Kübel. Den Stock zog man durch die Bindestelle des Leinentuchs, hängte dieses über den Kübel und ließ es mindestens einen Tag „aushängen“. Die Flüssigkeit des Kübels wurde dann erneut auf den Herd gestellt und so lange köcheln gelassen, bis der Wassergehalt um ein Viertel verdampft war. Die verbleibende Flüssigkeit war stark pektinhältig und wurde einfach beim Marmeladenkochen im Verhältnis 1:1 hinzugegeben.

Apfel-Umschläge

Zutaten: *angeschlagene Äpfel (Malus)*

So wird's gemacht: Von Äpfeln, die braune Stellen, allerdings keine fauligen, haben, schneidet man diese braunen Stellen großzügig heraus und gibt sie in einen Waschhandschuh, sodass dieser zu 20 % gefüllt ist. Der Apfel-Waschhandschuh wird im Backrohr auf Handtemperatur erwärmt.

Anwendung: Bei Mittelohrentzündungen, Ohrenschmerzen oder anderen Problemen mit den Ohren, legt man diesen warmen Waschhandschuh auf das schmerzende Ohr und lässt ihn für 20 Minuten wirken.

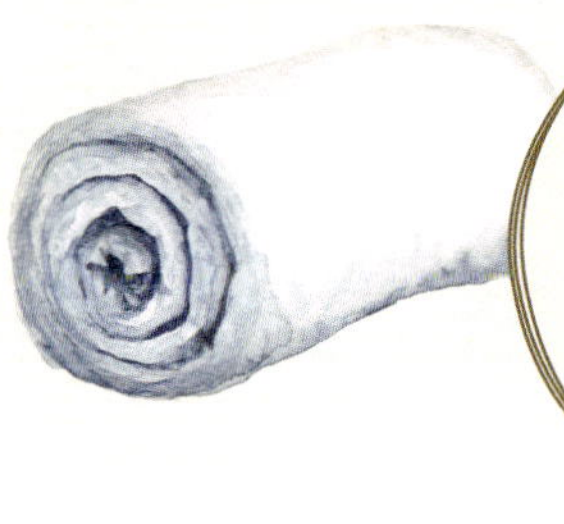

bei Ohrenschmerzen

Dörrapfel-Zucker

Zutaten: *süßliche Äpfel*

So wird's gemacht: Vor allem Klaräpfel eignen sich besonders hierfür. Süße Sommeräpfel müssen schneller verarbeitet werden, da sie sich nicht so lange halten. Man schneidet die Äpfel in dünne Scheiben und trocknet sie im Backrohr oder Dörrgerät, bis sie knusprig sind, lässt sie auskühlen und mahlt sie im Anschluss in der Küchenmaschine zu feinem, mehligem Pulver.

Anwendung: Diesen Apfelzucker kann man wie Zucker zum Backen verwenden, kann Getränke oder Süßspeisen damit süßen oder ihn pur essen.

gesunde Süße

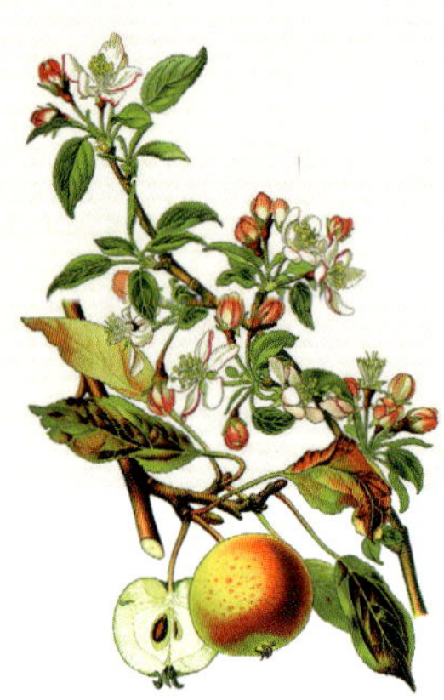

Dörrobst

entschlackend, Abwehrkräfte steigernd, Verdauung unterstützend

Zutaten: *reife Äpfel, Birnen, Zwetschken*
So wird's gemacht: Äpfel, Birnen und Zwetschken, die rasch verarbeitet gehören, schneidet man in kleine Scheiben und trocknet sie im Backrohr bei niedriger Temperatur zu Dörrobst.
Anwendung: Dieses getrocknete Obst isst man ab dem Herbst zur Steigerung der Abwehrkräfte, zur Unterstützung der Verdauung sowie als wertvollen Mineralstoff- und Vitaminlieferanten.

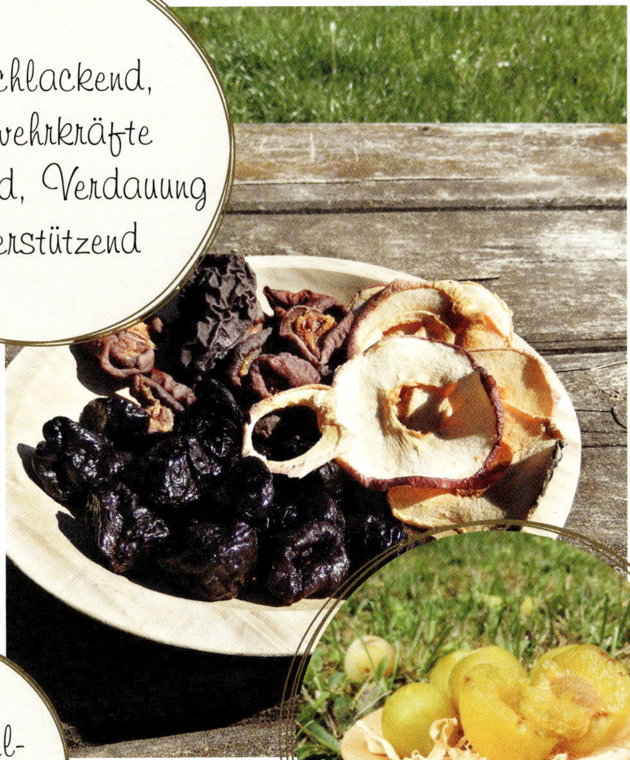

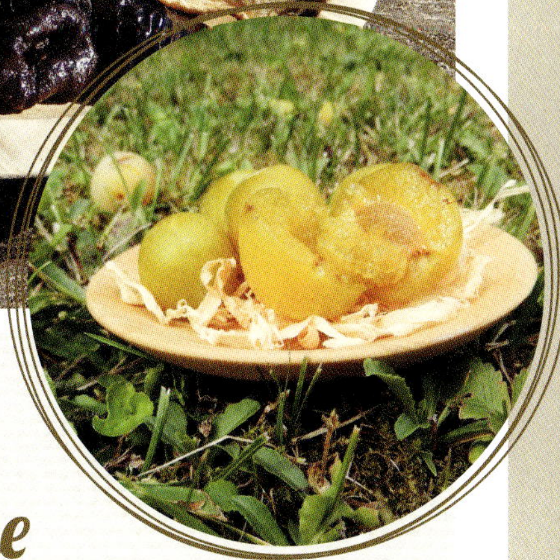

bei Stuhlproblemen

Pflaumen-Brühe

Zutaten: *10 Stk. Pflaumen, Wasser, 3 EL Honig*
So wird's gemacht: Die Pflaumen in einen Kochtopf geben, so viel an Wasser darauffüllen, dass alle Früchte ordentlich mit Wasser bedeckt sind. Bei mittlerer Hitze so lange köcheln lassen, bis das Fruchtfleisch der Pflaumen ganz weich ist, ca. 20–25 Minuten. Dann seiht man das Pflaumenwasser ab, erwärmt es erneut am Herd, um den Honig mit einem Löffel unterzurühren, bis sich dieser zur Gänze aufgelöst hat. Danach füllt man die Pflaumenbrühe in eine Flasche.
Anwendung: Bei Stuhlproblemen, vor allem bei hartem oder zu wenig Stuhl, trinkt man davon 3 Mal täglich eine Tasse.

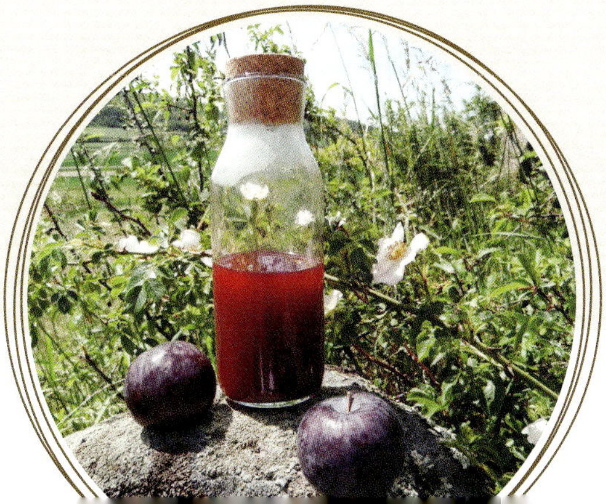

Obstkerne

Zutaten: *Obstkerne*
So wird's gemacht: Obstkerne von nicht steinlöslichen Früchten wie Zwetschken oder Kriecherln werden getrocknet.
Anwendung: Bei langen Wanderungen hatten die Menschen früher Obstkerne mit. Gingen die Wasservorräte zur Neige oder mussten sie für die Wegstrecke genau eingeteilt werden, überbrückte man den Durst durch das Lutschen des Obstkernes im Mund. So wird die Speichelproduktion angeregt und das Durstgefühl vermindert sich. Kerne von nicht steinlöslichen Früchten nimmt man deshalb, weil hier immer ein wenig vom Fruchtfleisch daran bleibt, welches durch das Trocknen mitgetrocknet wird. Beim Lutschen des Kernes ergibt dies einen angenehm fruchtigen Geschmack im Mund.

gegen den Durst

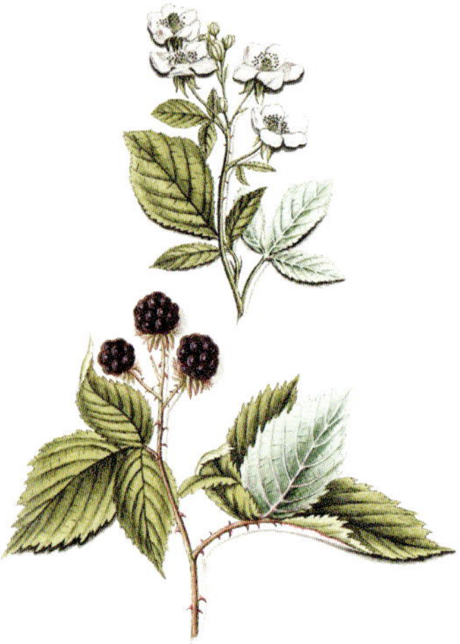

Getrocknete Brombeeren gegen Darmerkrankung oder Durchfall.

Brombeeren als Notnahrung

Im Spätsommer trockneten die Tagelöhnerinnen die reifen **Brombeeren** (*Rubus sectio Rubus*) gegen Durchfallerkrankungen und hoben sie für den Fall auf, dass eines ihrer Kinder oder sie selbst an Darmerkrankungen oder Durchfall leiden würden. Dann wurden die getrockneten Brombeeren gekaut. Brombeeren und Wildfrüchte waren für uns Menschen immer lebenswichtig. Einige Generationen vor uns waren Brombeeren, Hagebutten oder Weißdornfrüchte „Nahrung" für die armen Leute, für die Bettler, das herumziehende Volk und die Tagelöhnerinnen. In den Zwischenkriegs- und Nachkriegszeiten, als die Menschen kaum etwas zu essen hatten, besann man sich in vielen Gegenden wieder auf die Wildfrüchte, begann sie zu ernten und zu verarbeiten. Speziell die Brombeeren wurden getrocknet, so waren sie gut und lange haltbar und als Notnahrung kaute man sie einfach oder kochte sie in Wasser oder Milch. So war der Körper mit wichtigen Mineralstoffen versorgt, mit Eisen, Magnesium, Kalium, mit den Vitaminen C, E und den B-Vitaminen.

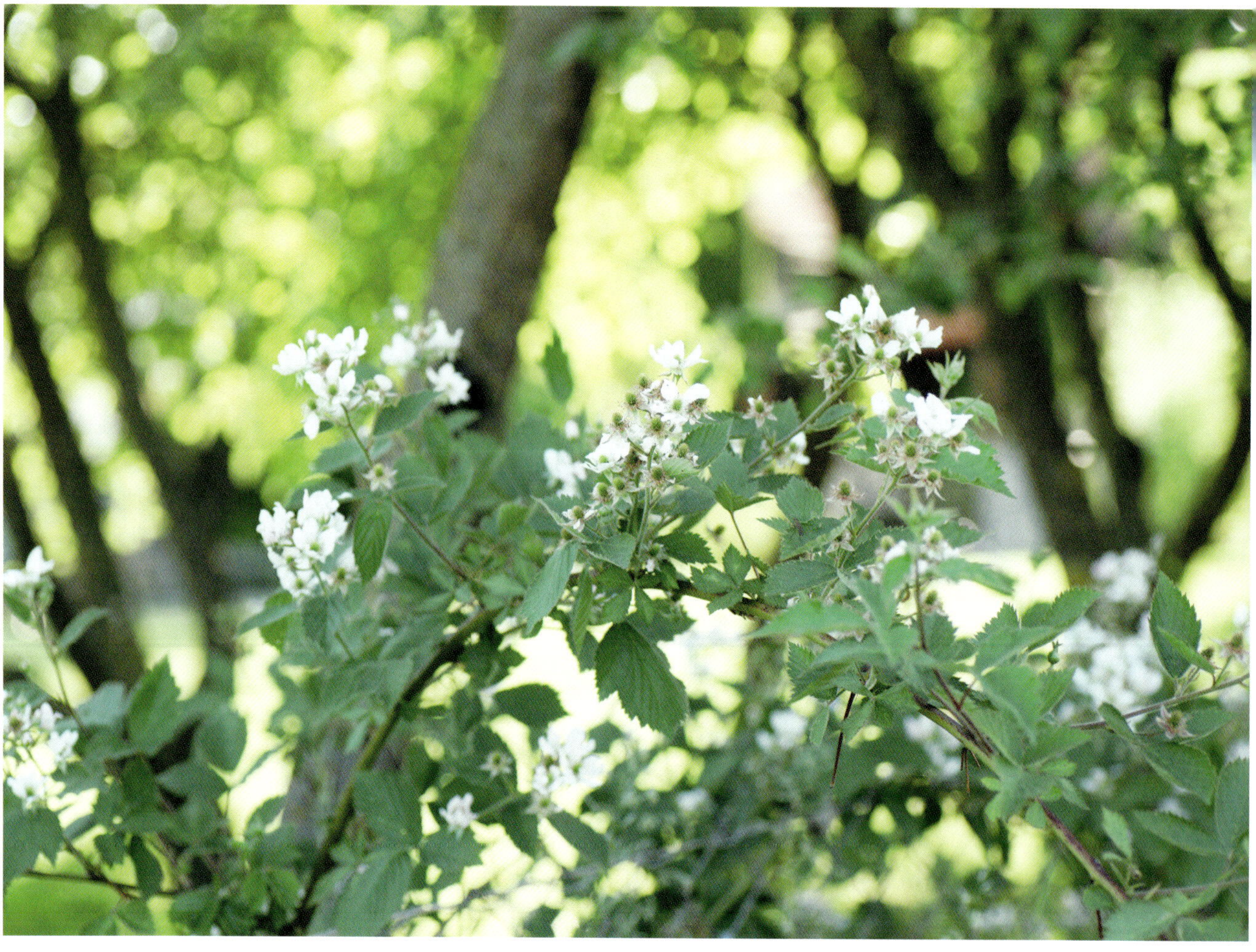

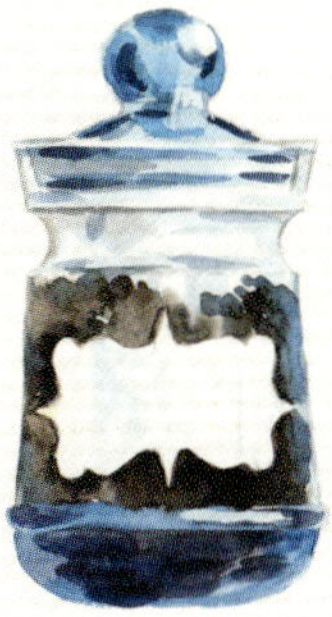

bei Husten

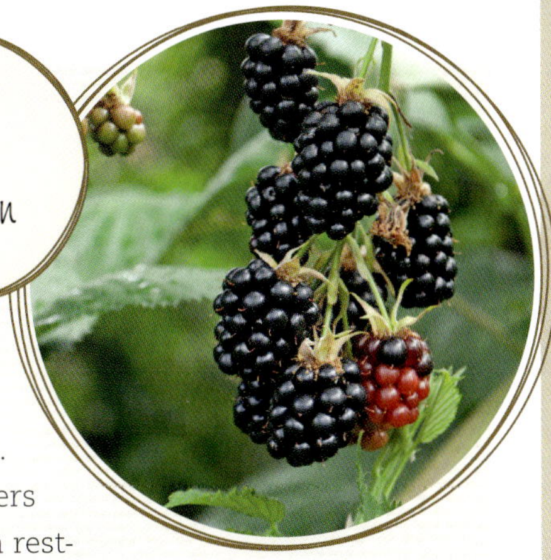

Brombeer-Saft

Zutaten: *1 kg Brombeeren (Rubus sectio Rubus), 0,4–0,5 kg Zucker*

So wird's gemacht: Die saftigen, reifen Brombeeren ernten. In ein verschließbares Gefäß gibt man die Hälfte des Zuckers hinein, darüber alle Brombeeren und als letzte Schicht den restlichen Zucker. Dies lässt man 4–6 Wochen rasten. Danach durch ein Sieb oder ein Tuch seihen und der Brombeersaft ist fertig.

Anwendung: Bei Hustenerkrankungen, langwierigen Katarrhen, Halsproblemen und als Beruhigungsmittel gibt man in ein ¼-l-Glas eine 1,5 cm hohe Schicht Brombeersaft und darauf warmes Wasser. Dies trinkt man 2 Mal am Tag. Bei Einschlafproblemen vor dem Zubettgehen trinken.

zur Magenstärkung

Brombeer-Tinktur

Zutaten: *1 Handvoll Brombeeren (Rubus sectio Rubus), 1 l Alkohol, 2 EL Honig*

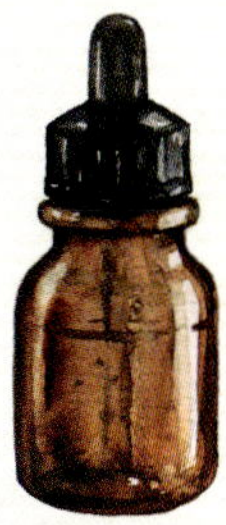

So wird's gemacht: Die reifen, saftigen Brombeeren in eine Flasche geben, den Honig dazu und mit dem Alkohol übergießen. Dies für 8–10 Wochen reifen lassen. Wenn man will, abseihen, die Früchte können aber auch im Gefäß bleiben.

Anwendung: Von der Brombeer-Tinktur nimmt man täglich 1 Esslöffel voll als stärkendes Mittel für den Magen.

Wermut-Brombeer-Tee

bei Würmern

Zutaten: *2 EL Wermutblätter (Artemisia absinthium), 1 Handvoll Brombeeren (Rubus sectio Rubus)*

So wird's gemacht: Vom Wermut die kleineren, frischen Blätter ernten. Die saftigen, reifen Brombeeren pflücken. Die Wermutblätter zerkleinern und mit den Brombeeren in ein Gefäß geben, das abgekochte, heiße Wasser darübergießen und für 10 Minuten ziehen lassen. Danach abseihen.

Anwendung: Zur Entwurmung und bei Parasiten von diesem Tee morgens und abends eine Tasse schluckweise ungesüßt trinken.

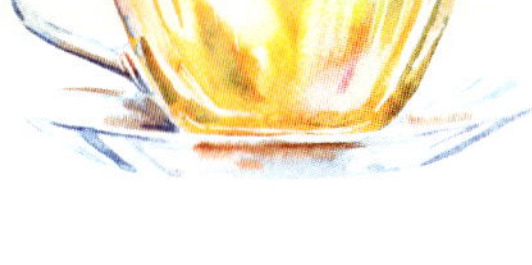

Die Brennnesselsamen für die Pferde

Um das Keuschheitsgebot der Mönche nicht zu gefährden, sollen sie früher ein Verbot zum Essen von **Brennnesselsamen** (*Urtica*) gehabt haben. In den Berggegenden werden die Brennnesselsamen wegen ihrer allgemein belebenden Wirkung heute umgangssprachlich als *Alpenviagra* bezeichnet. Waren Personen nach langer Krankheit körperlich schwach oder von Haus aus kränklich, gab man ihnen über längere Zeit Brennnesselsamen zu essen. Aus dem Burgenländischen ist Folgendes überliefert: Die weitläufige Steppenlandschaft des Seewinkels war stets eine typische Pferderegion. Früher benötigten die Menschen die Pferde als Lastenträger, Fortbewegungsmittel und für die Feldarbeit. Wie es halt bei uns Menschen auch ist, werden die Pferde mit der Zeit älter und können ihre Alltagsaufgaben nicht mehr so flink erledigen. Heute würde man solche Pferde zum „Abdecker" bringen. Früher verband die Leute mit den Tieren ein Gefühl der Dankbarkeit für die schwere, zuverlässige Arbeit, die sie den Menschen abgenommen hatten. Aus dieser respektvollen Haltung gegenüber dem Tier und andererseits doch der Notwendigkeit, dass die Arbeit getan werden musste, ohne dass man sich ein jüngeres Tier anschaffen musste, entstand in einem Pferdebesitzer eine einzigartige Idee. Wenn das alte Pferd jünger aussehen würde, dann könnte er es in der nahen Großstadt Wien am Markt verkaufen und das Pferd könnte vielleicht noch weiterleben. Selber würde man genug Geld erhalten, um sich ein jüngeres Pferd kaufen zu können. 2–3 Monate, ehe sich der Pferdebesitzer mit dem alten Gaul auf den Weg zum Markt machte, fütterte er diesen mit Brennnesselsamen. Das Fell des Pferdes wurde dichter und glänzte wieder schön. Der Körper steigerte sich zu einer ansehnlichen Statur. Der Gesamteindruck des Pferdes wurde kräftiger, gesünder. Mit diesem *verschönerten* Pferd reiste er nach Wien auf den Wochenmarkt und hoffte, dass er einen Käufer finden würde, der sich mit Pferden nicht auskannte und noch einen guten Preis bezahlte. Der Käufer wusste um die Brennnesselsamen nicht, daher fütterte er sie auch nicht und das Pferd fiel bald in seinen einstigen Zustand zurück. Er wunderte sich nach einigen Wochen, warum das Tier schwächer und das Fell matter wurde, bis er irgendwann erkannte, dass er einem Schwindel hereingefallen war.

Brennnesselsamen

Zutaten: *1 Handvoll Brennnesselsamen (Urtica)*

So wird's gemacht: Die reifen Samen der Brennnessel können roh gegessen oder beim Kochen dem Essen zugegeben werden. In etwas Butter angeröstet, schmecken sie noch nussartiger.

Anwendung: Nach langwierigen Krankheiten, bei Schwächezuständen, Stress, Überlastung und zur Steigerung der männlichen Potenz, der Leistungsfähigkeit sowie bei Haarausfall isst man täglich 1 Esslöffel Brennnesselsamen.

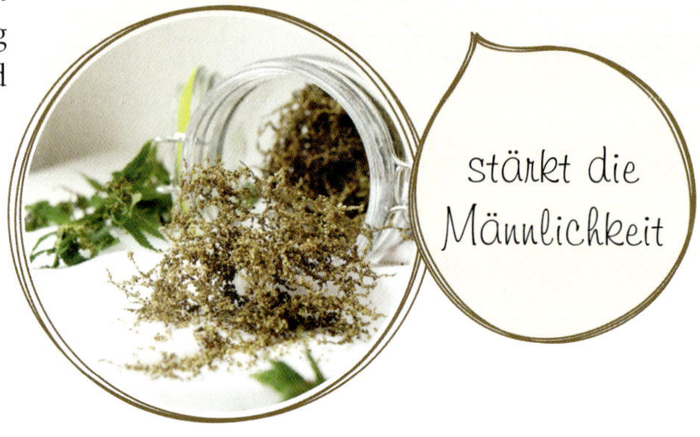

Die Beifußsamen in den Socken

Sind wir in der wirklich kalten Winterzeit längere Zeit im Freien, ziehen wir heute aus modernsten Materialien hergestellte Thermokleidung an. Wie konnten unsere Vorfahren die damals noch wirklich kalten und schneereichen Winter nur überleben ohne diesen modernen Luxus? Indem sie die Natur zu nutzen verstanden, indem sie wussten, welche Pflanzen sie für was verwenden konnten. Ohne Gefriertruhe kamen die Menschen damals gar nicht in Versuchung, im Winter körperkühlende Erdbeeren zu essen, weil es schlichtweg nicht möglich war. In unserem Überfluss an Lebensmittel essen wir in der kalten Jahreszeit derartige Speisen und wundern uns danach, warum uns so kalt ist. Der Beifuß hat ab Mitte August bis Ende September, Anfang Oktober seine silbernen Samenkügelchen, die wärmende ätherische Öle beinhalten. Diese Samenkügelchen ernteten die Menschen früher und bewahrten sie für den Winter auf. Eine ältere Frau praktiziert dies heute noch, indem sie die **Beifußsamen** (*Artemisia vulgaris*) in einem Papiersackerl aufhebt und ehe sie an die kalte Luft geht, einen Esslöffel der Samen mit dem Mörser quetscht und in ihre Socken hineingibt. Die Samen befinden sich nun zwischen Haut und Socken, die wärmenden ätherischen Öle werden durch die Fußsohlen aufgenommen und gelangen so auch in den Körper, wo sie ihre wärmende Wirkung entfalten können. Eine modernere Nutzung dieses alten Hausmittels ist das Beifußsamenöl im folgenden Rezept.

Der Beifuß hat ab Mitte August bis Ende September, Anfang Oktober seine silbernen Samenkügelchen, die wärmende ätherische Öle beinhalten.

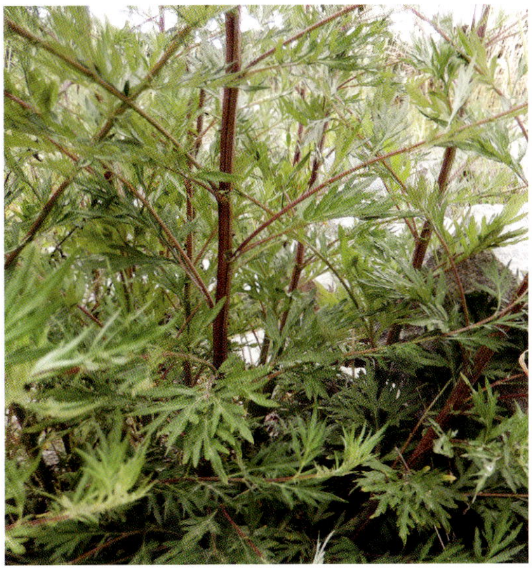

Beifußsamen-Öl

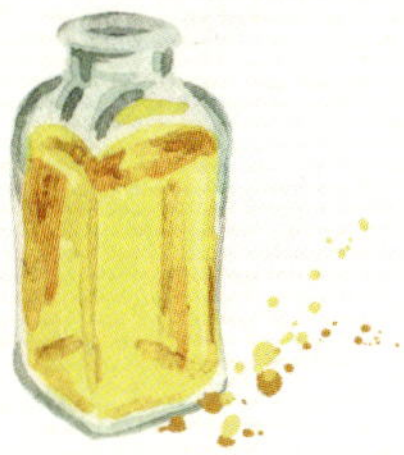

Zutaten: *1EL Beifußsamen (Artemisia vulgaris), ¼ l kalt gepresstes Öl*

So wird's gemacht: Die Samen des Beifuß im Mörser quetschen und in ein Glas geben. Mit dem Öl übergießen und für 6–8 Wochen stehen lassen.

Anwendung: Die Beifußsamen wirken wärmend. Mit dem Öl morgens und abends die Füße einmassieren.

Kraftquelle Samen

Samen sind lebende Nahrung! Kraftpakete, welche die geballte Lebenskraft der künftigen Pflanze enthalten, alles was die künftige Pflanze zum Wachsen und Gedeihen an Starthilfe braucht. Wir essen Samen wie Hülsenfrüchte oder Nüsse, ebenso können wir die wertvollen Samen der Wiesenpflanzen zu uns nehmen. **Wegerichsamen** (*Plantago*) regen durch ihre Ballaststoffe unsere Verdauung an, **Brennnesselsamen** (*Urtica*) machen uns leistungsstark, **Nachtkerzensamen** (*Oenothera biennis*) helfen bei Menstruationsbeschwerden und sind gut für die Konzentration, die **Samen der Melde** (*Artiplex hortensis*) enthalten die für unsere Leber und die Nerven wichtigen B-Vitamine, **Königskerzensamen** (*Verbascum*) wirken schmerzstillend, **Kümmelsamen** (*Carum carvi*) sowie die **Samen der Dille** (*Anethum graveolens*) schmecken sehr gut und regenerieren unsere Verdauung. **Beifußsamen** (*Artemisia vulgaris*) wärmen unseren Körper und regen die Verdauung an. Wichtig ist dabei immer, die Samen mit den Zähnen gut aufzubeißen.

Wir essen Samen wie Hülsenfrüchte oder Nüsse, ebenso können wir die wertvollen Samen der Wiesenpflanzen zu uns nehmen.

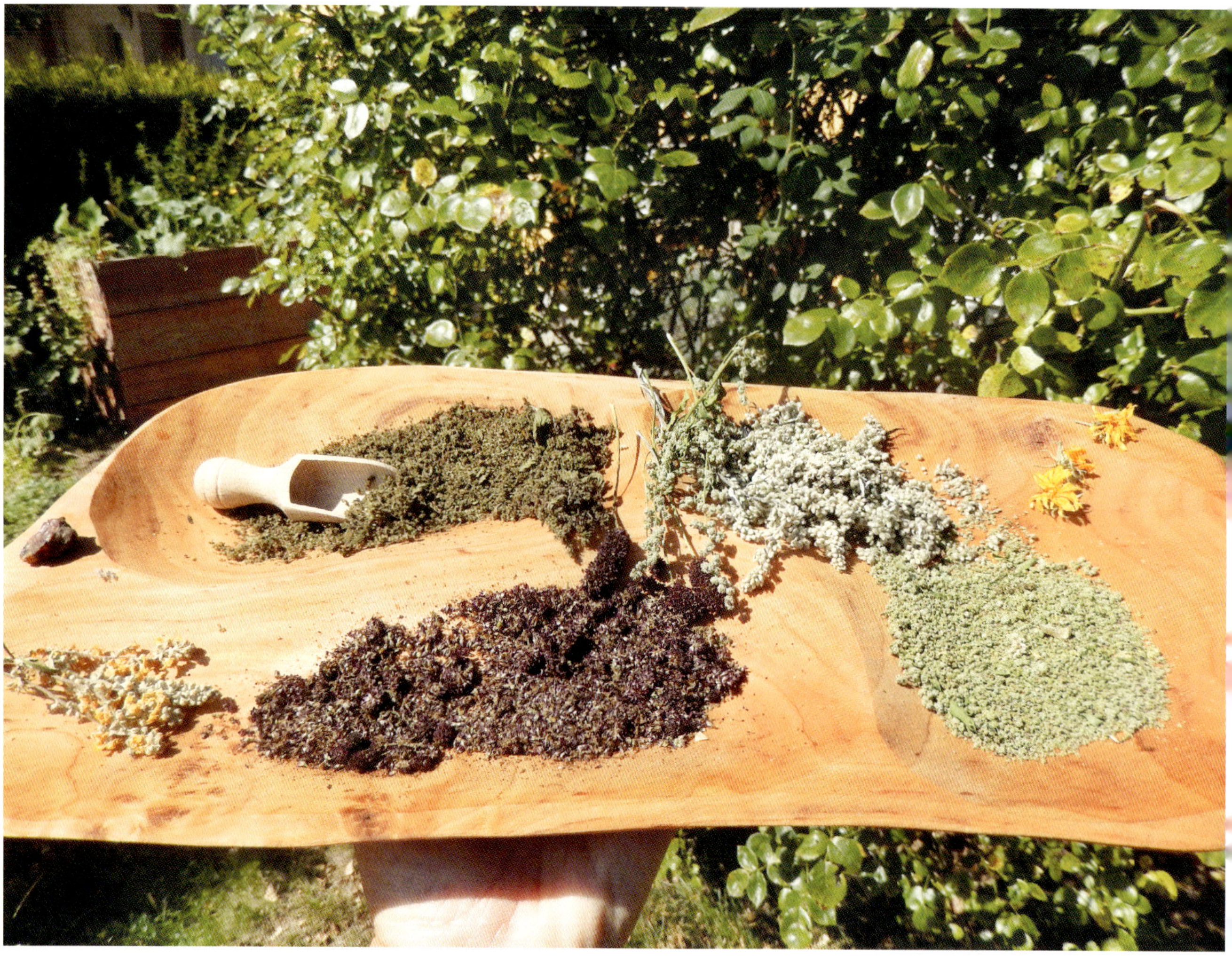

für die Verdauung

Wegerichsamen

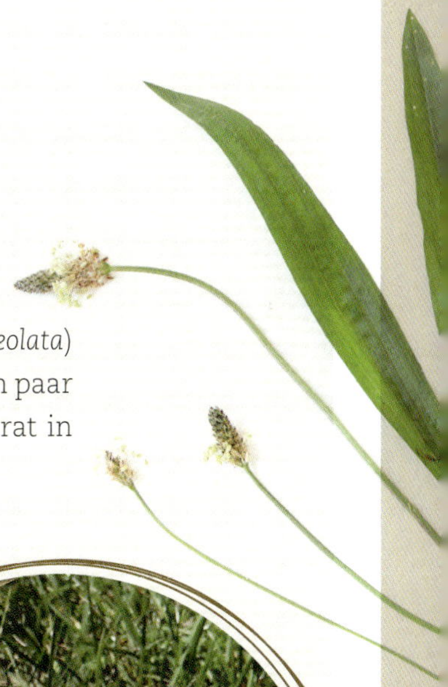

Zutaten: *1 TL Wegerichsamen (Plantago)*

So wird's gemacht: Die Samen vom Spitzwegerich (*Plantago lanceolata*) oder auch vom Breitwegerich (*Plantago major*) werden geerntet und ein paar Tage auf Butterbrotpapier zum Trocknen aufgelegt, danach als Vorrat in ein Glas gegeben.

Anwendung: Zur Anregung der Verdauung und bei schwachem Stuhlgang nimmt man 1 Teelöffel vom Wegerichsamen und trinkt sofort ¼–½ Liter Wasser nach. Die Samen nehmen das Wasser in sich auf und hierdurch gewaltig an Volumen zu, vergleichbar mit einem Reis beim Kochen. Diese überdimensionalen Wegerichsamen putzen nun wie lauter kleine Besen den Darm durch.

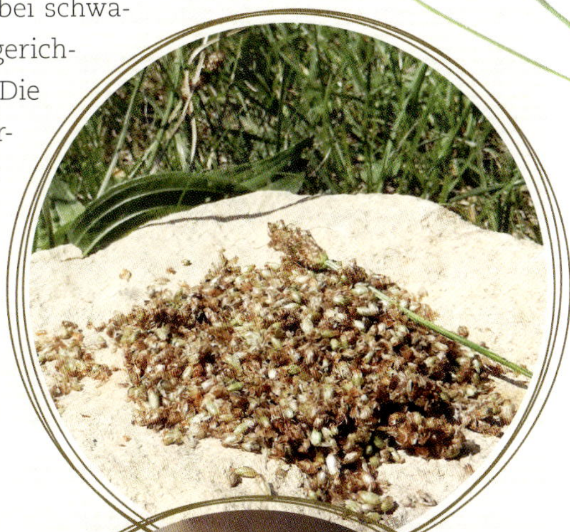

Anissamen

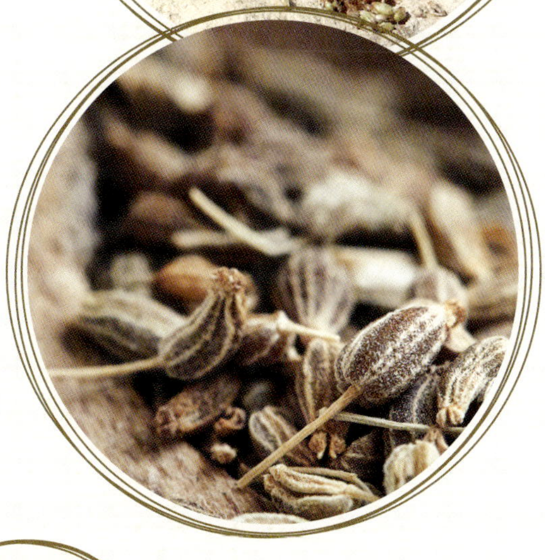

Zutaten: *3–4 Anissamen (Pimpinella anisum)*

So wird's gemacht: Hierzu kann man entweder frische oder getrocknete Anissamen verwenden.

Anwendung: Bei Einschlafproblemen nimmt man vor dem Zubettgehen 3–4 Anissamen und kaut sie ganz langsam im Mund.

bei Einschlafproblemen

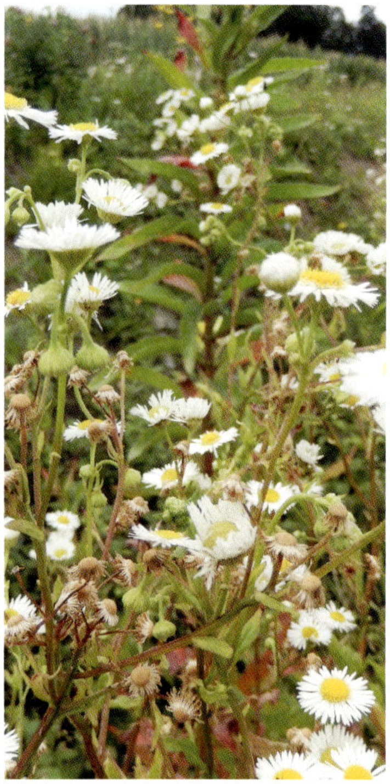

Die Berufkräuter

Wenn man heute den Begriff *Berufkräuter* liest, dann haben diese Pflanzen nichts mit unserem heutigen Wort *Beruf* für Arbeit, Ausbildung oder Tätigkeit zu tun, sondern sie erzählen von einer Zeit, wo man den Gedanken pflegte, dass, wenn jemandem etwas Schlimmes passierte oder jemand schwer erkrankte, dieser Mensch von einem anderen Menschen verhext worden sein könnte. Oder dass dieser gegenüber dem kranken Menschen böse Gedanken gehegt oder gar noch viel schlimmer, ihm böse, schadende Worte nachgerufen hätte. Dieses Nach-Rufen oder auch Be-Rufen, Be-Schreien nannte man kurzerhand einheitlich Be-Rufen, im Sinne der schadhaften üblen Nachrede. Gewisse Kräuter sollten vor Schaden durch solche bösen Wörter schützen – man nannte sie einheitlich *Berufkräuter*, die Pflanzen gegen üble Nachrede. Der Feinstrahl, der Rainfarn und das Leinkraut waren z. B. solche Berufkräuter.

Berufkraut-Bad

bei Hautproblemen

Zutaten: *1 Handvoll Berufkraut (Erigeron), 3 l Wasser*

So wird's gemacht: Man erntet vom Berufkraut, sobald es blüht, alle oberirdischen Teile in der Nachmittagssonne an einem trockenen Tag. Die Pflanzenteile zerkleinern und im Wasser am Herd aufkochen, die Herdplatte abschalten, jedoch den Topf noch 10 Minuten auf der abkühlenden Herdplatte stehen lassen, danach abseihen.

Anwendung: Bei unreiner, trockener Haut, bei Hautausschlägen oder Erkältungskrankheiten gibt man den Berufkraut-Absud dem Badewasser bei und badet schön heiß.

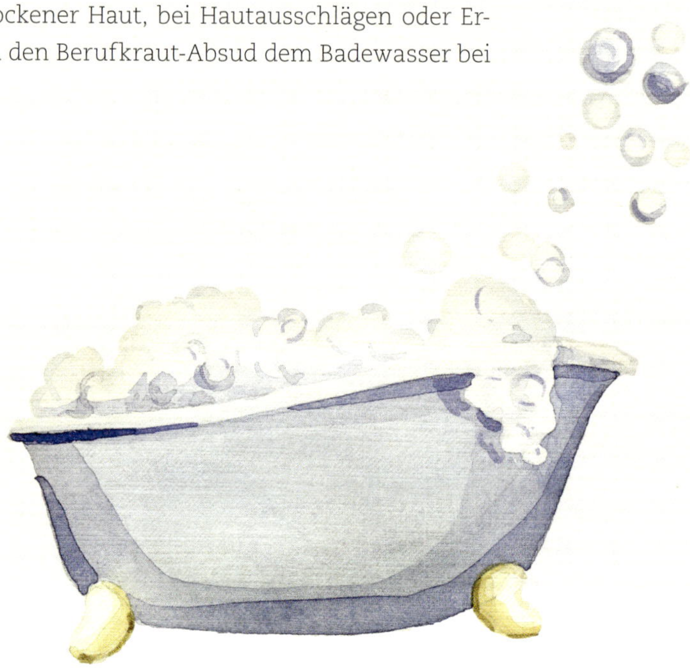

Berufkraut-Tee

fördert das Schwitzen und hilft bei Durchfall

Zutaten: *3 EL Berufkraut (Erigeron), 3 l Wasser*

So wird's gemacht: Man erntet vom Berufkraut, sobald es blüht, alle oberirdischen Teile in der Nachmittagssonne an einem trockenen Tag. Die Pflanzenteile zerkleinern, mit dem abgekochten, jedoch nur mehr heißen Wasser übergießen und 5–10 Minuten ziehen lassen, danach abseihen.

Anwendung: Bei Magen-Darm-Erkrankungen oder Durchfall trinkt man täglich 2 Tassen Berufkraut-Tee schluckweise. Bei Husten, Erkältungskrankheiten und Fieber nimmt man 1 Liter Berufkraut-Tee über den Tag verteilt zu sich.

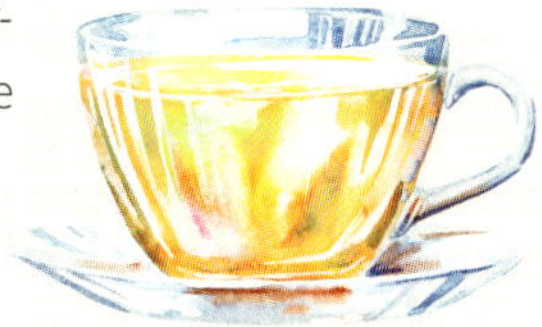

Berufkraut-Salbe

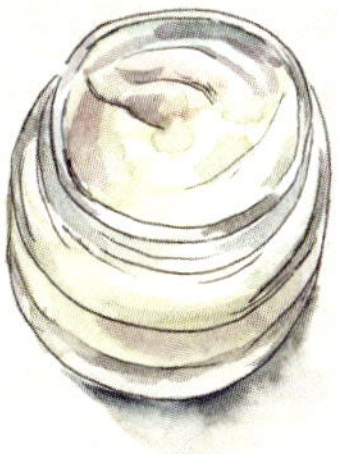

Zutaten: *1 Handvoll Berufkraut (Erigeron), 2 EL Butter*

So wird's gemacht: Das Berufkraut samt den Blüten in den frühen Morgenstunden ernten und in grobe Stücke zerkleinern. Die Butter über Nacht bei Zimmertemperatur stehen lassen. Die Pflanzenteile im Mörser vermahlen, die weiche Butter zugeben und beides miteinander vermischen.

Anwendung: Bei Unterleibsschmerzen, Menstruationsbeschwerden, Gallenproblemen den Unterbauch mit dieser Berufkraut-Salbe vor dem Schlafengehen sanft einmassieren.

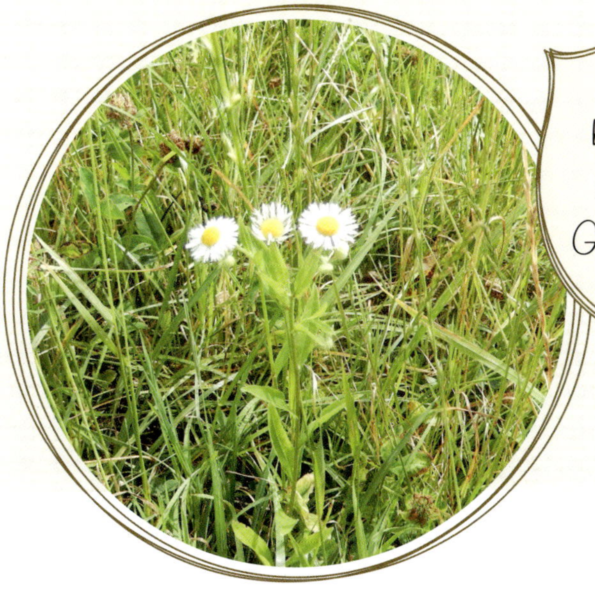

bei Unterleibsschmerzen und Gallenproblemen

Der Lein – auch für Rinder eine wertvolle Medizin

Der Flachs, auch **Lein** (*Linum*) bezeichnet, wurde früher nicht nur wegen seiner Fasern zum Leinenstoffmachen verwendet, seine Früchte dienten dem Menschen und den Tieren als Nahrung und auch als Medizin bei Magen- und Darmbeschwerden.

Das Rotwasser, eine Rinderkrankheit, war gefürchtet, nur wenn man es gleich erkannte, gab es Hilfe für das Tier, ansonsten war es verloren. Dabei hört der Magen des Tieres einfach zu arbeiten auf und sein Blut rinnt in den Harn, bis es langsam verblutet ist. Äußerlich sieht man nur, dass im Harn Blut ist. Beobachtete jemand vom Hof zufällig, wenn die Kuh auf die kleine Seite ging und dass der Harn rötlich durch Blut war, dann lief man sofort zum Vorratsspeicher um Leinsamen. In einen Kochtopf füllte man Wasser mit dem Leinsamen, ließ das Ganze mindestens ein halbe Stunde kochen, füllte die nun gallertartige Masse in eine Flasche und verabreichte dem kranken Tier dieses Gebräu in großen Mengen in das Maul, damit der Magen wieder funktionierte. Mit dem Leinsamen wurde versucht, dass die Verdauung nicht ganz zum Stehen kam. So konnten viele Tiere gerettet werden. Generell wurde den Tieren dieses Leinsamengebräu bei Verdauungsstörungen, wenn der Wiederkäuermagen nicht optimal funktionierte, verabreicht.

Ins Blaue fahren

Der Ausdruck „ins Blaue fahren“ gründet noch aus der Zeit der Sommerfrischler. Die Großstädter, die am Wochenende mit der Pferdekutsche in das Mostviertel unterwegs waren, zu der Zeit, als der Flachs – der Lein – für 3–4 Wochen in seinem wunderschönen Blau blühte, fuhren im wahrsten Sinn des Wortes in das Blaue, in die blauen Felder der **Leinblüte** (*Linum*).

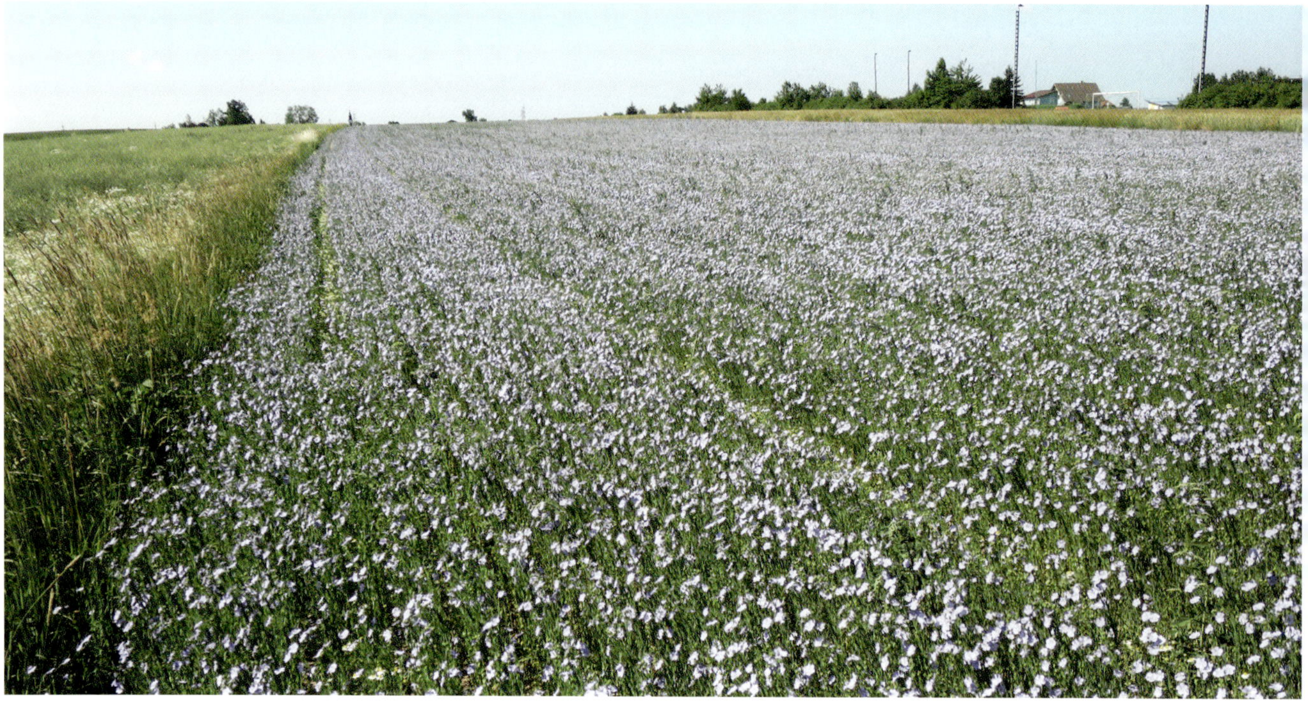

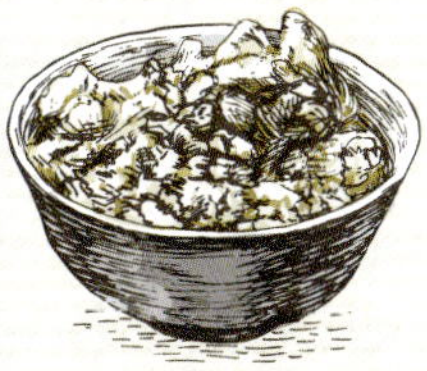

Leinsamen-Brei

für Magen und Darm sowie bei Erbrechen

Zutaten: *1 EL Leinsamen (Linum), 250 g Wasser*

So wird's gemacht: Das Wasser wird am Herd erwärmt, der Leinsamen hinzugegeben und so lange weiterköchelt, bis daraus eine gallige, dickliche Masse entstanden ist.

Anwendung: Bei Magen-Darm-Erkrankungen, Sodbrennen, Entzündungen, Darmgrippe oder Erbrechen isst man diesen Leinsamenbrei noch lauwarm.

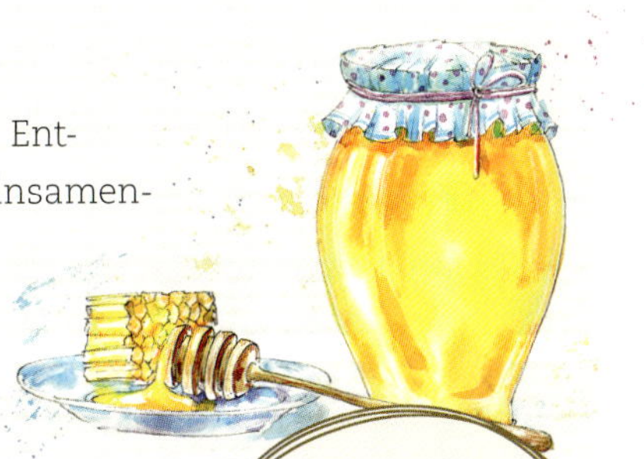

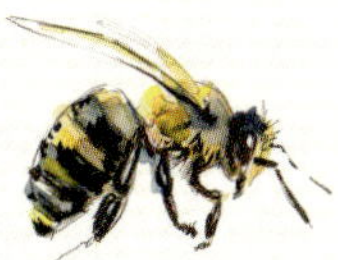

Leinsamen-Honig

bei verschleimten Bronchien und Husten

Zutaten: *1 EL Leinsamen (Linum), 250 g Honig*

So wird's gemacht: Den Leinsamen im Mörser quetschen und in ein Glas geben, mit dem Honig übergießen und über mindestens eine Nacht stehen lassen. Man kann ihn auch als Wintervorrat aufheben.

Anwendung: Bei verschleimtem Husten, Bronchienproblemen, Halsschmerzen oder Keuchhusten nimmt man diesen Leinsamen-Honig je nach Bedarf löffelweise ein.

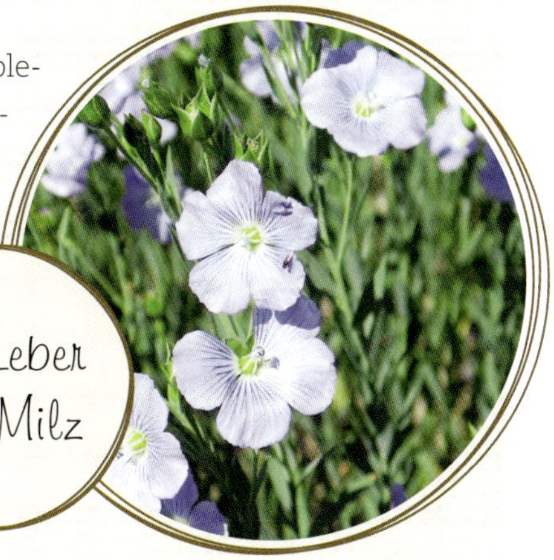

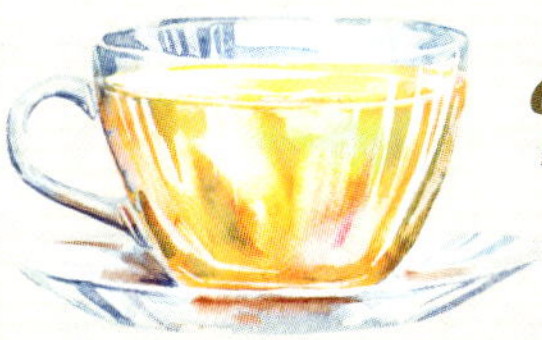

Leinkraut-Tee

für Leber und Milz

Zutaten: *2 EL Leinkraut (Linum), 0,5 l Wasser*

So wird's gemacht: Das Leinkraut zur Blütezeit samt der Blüte ernten, mit dem abgekochten, jedoch nur mehr heißen Wasser übergießen und 10 Minuten ziehen lassen, danach abseihen.

Anwendung: Zur Stärkung und Kräftigung der Leber und der Milz trinkt man täglich 2 Tassen Leinkraut-Tee über 4 Wochen.

bei Nebenhöhlenentzündungen, Prellungen

Leinsamen-Umschläge

Zutaten: *1 Handvoll Leinsamen (Linum), ein Leinentuch*

So wird's gemacht: Den Leinsamen gibt man in das Leinentuch, faltet es zusammen, legt dieses in das bei 150 Grad vorgeheizte Backrohr und stellt eine Kaffeetasse gefüllt mit Wasser dazu, damit der Feuchtigkeitsgehalt im Backrohr für den Leinsamen passt. Sobald das Tuch und die Leinsamen schön heiß sind, nimmt man beides wieder heraus.

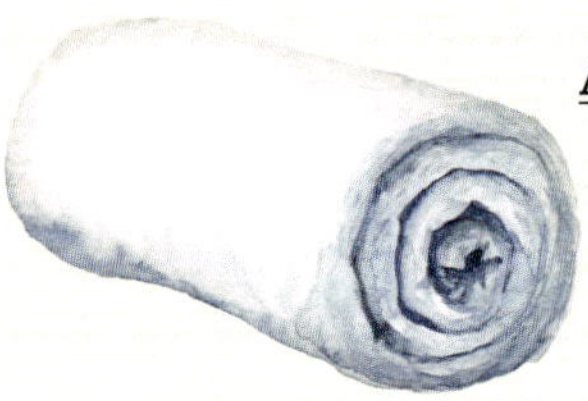

Anwendung: Diesen Leinsamen-Umschlag legt man nun bei Prellungen, Nebenhöhlenentzündungen, Ohrenproblemen oder Erkältungen auf die betroffenen Körperstellen auf, gibt ein Handtuch darüber und lässt es so lange wirken, bis es ausgekühlt ist.

bei trockener Haut

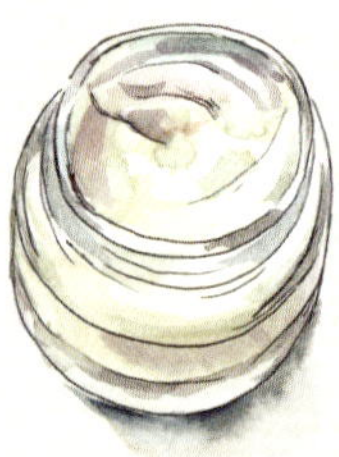

Leinsamen-Salbe

Zutaten: *1 Handvoll Leinsamen (Linum) 0,5 l kalt gepresstes Speiseöl (früher wurde statt dem Öl einfach Butter verwendet), 25 g Bienenwachs*

So wird's gemacht: Die Leinsamen im Mörser quetschen, das Öl am Herd erwärmen, die gequetschten Leinsamen hineingeben und für 15 Minuten am Herd bei mittlerer Hitze köcheln lassen, danach abseihen. Erneut auf den Herd stellen, das Bienenwachs hinzugeben und rasch in Tiegel füllen.

Anwendung: Bei trockener, rissiger Haut, bei Flechten oder Schuppen die Salbe mehrmals am Tag dünn auftragen. Bei extrem trockener Haut die Salbe nach alter Rezeptur statt des Öles mit Butter machen.

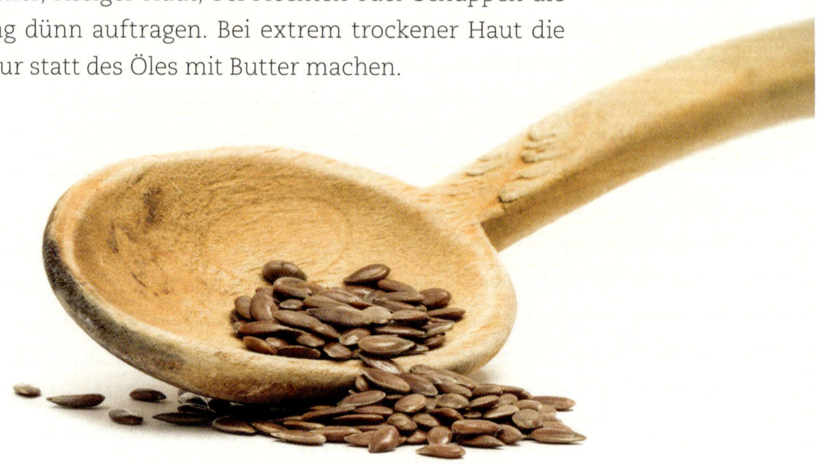

Mädesüß für die Grippezeit

Mädesüß und Weidenrinde haben einen Inhaltsstoff aus dem einst unser heute gebräuchliches Aspirin entwickelt wurde.

Zutaten: *Blüten des Mädesüß (Filipendula ulmaria)*

So wird's gemacht: Die Blüten des Mädesüß erntet man um die Mittagszeit, wenn sie schön geöffnet sind. Dann legt man diese an einem schattigen, jedoch luftigen Platz zum Trocknen auf. Wer keinen solchen Platz hat, der trocknet sie in der Wohnung. Mädesüß hat einen herrlich angenehm honigartigen Duft. Diese beruhigende Note umspielt beim Trocknen im Wohnraum unsere Nase, sobald wir den Raum betreten. Sind die Blüten trocken, geben wir sie in verschließbare Gläser und stellen sie dunkel, damit die Inhaltsstoffe gut erhalten bleiben.

Anwendung: Noch ehe die Erkältungszeit richtig losgeht, werden die Mädesüßblüten den Teemischungen beigegeben. Bei Erkältungen, Grippe, Husten wirkt Mädesüß als Tee getrunken unterstützend. In Teemischungen kann Mädesüß schon zu Beginn der Kältezeit öfters getrunken werden, z.B. in der Kombination von 1 TL Thymian, 1 TL Majoran, 1 TL Mädesüßblüten. Als Einzeltee trinkt man Mädesüß bei Bedarf, dann wenn eine Erkältung oder Grippe da ist. Nimmt jemand Blutverdünnungsmittel, dann muss er mit Mädesüß generell aufpassen, weil diese Pflanze ebenfalls eine blutverdünnende Wirkung hat.

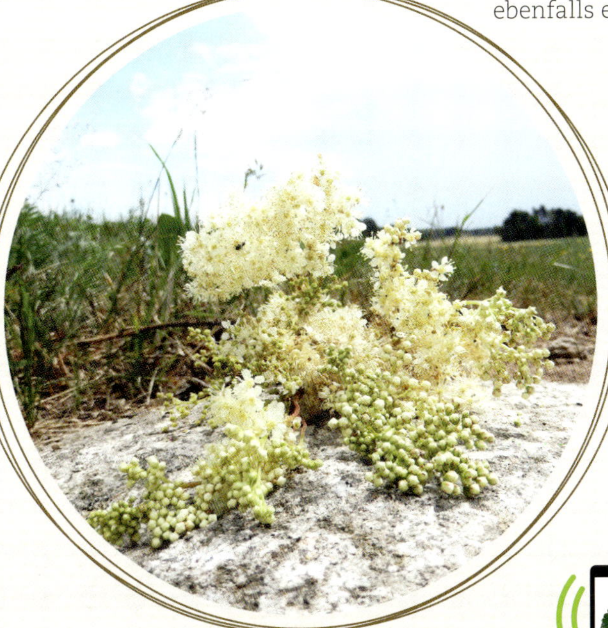

***TIPP:** Im September, oder sobald das Mädesüß verblüht ist, können auch die Wurzeln für Wintertees ausgegraben werden, diese sind von der Wirkung ähnlich wie die Blüten, doch die harntreibende Wirkung ist stärker ausgeprägt.*

Video: Das Mädesüß

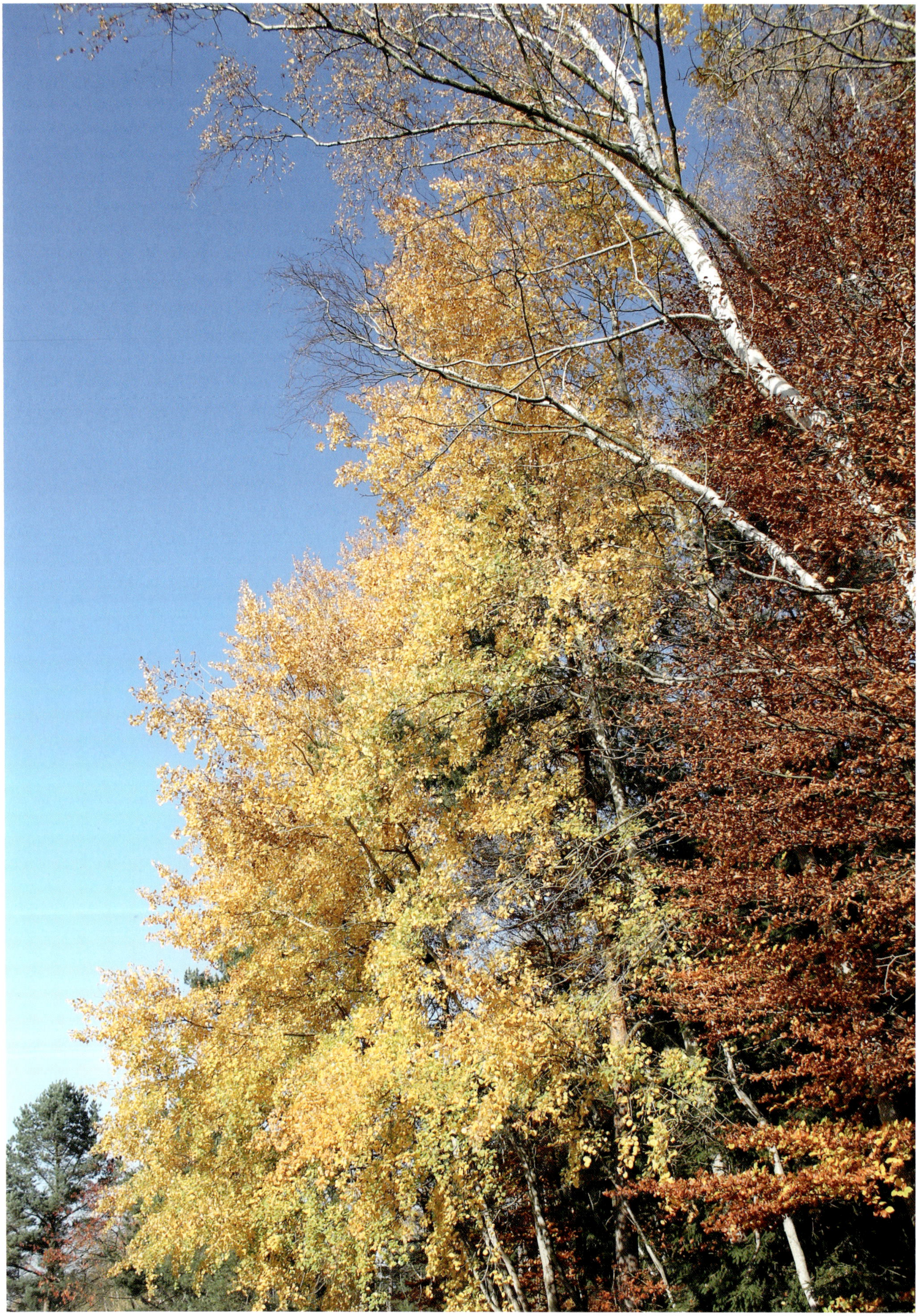

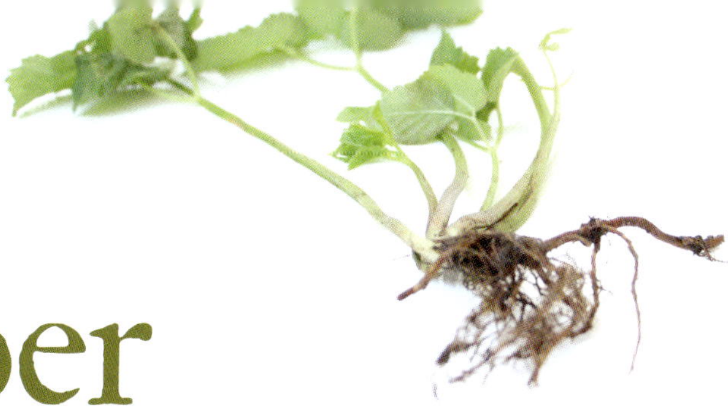

September

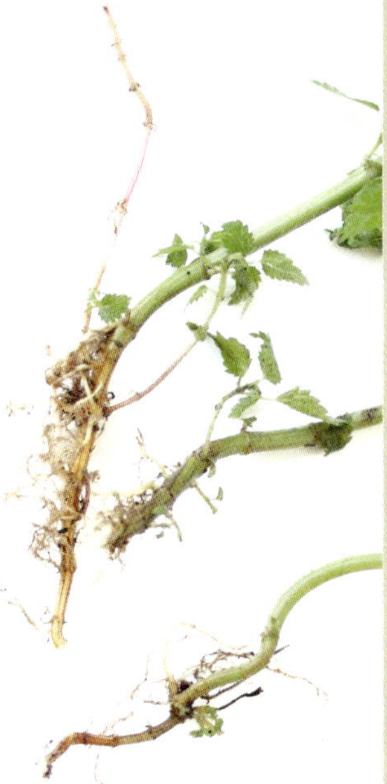

Herbstzeit ist Wurzelzeit

Jetzt ist die beste Zeit gekommen, die Wurzeln der Pflanzen zu graben. Die Wurzeln könnten zwar auch zeitig im Frühling, ehe die Blätter austreiben, geerntet werden, hierzu muss man jedoch die Örtlichkeiten, die Gegend sehr gut kennen und wissen, wo welche Pflanze wächst, sonst findet man die Wurzel ohne die sich über dem Erdreich zeigenden Blätter kaum. Ohne oberirdische Blattteile sind sie vor allem auch nicht so leicht zuzuordnen. Im Herbst sehen wir noch Restbestände der oberirdischen Pflanzenteile und können die Pflanze somit eindeutiger bestimmen und vor allem auch lokalisieren. Die **Kardenwurzel** (*Dipsacus fullonum*) benutzte man bei Entzündungen, bei Erkältungen, bei Grippe, die **Wegwartenwurzel** (*Cichorium intybus*) regt durch ihre Bitterstoffe die Verdauung an, die **Löwenzahnwurzel** (*Taraxacum officinale*) fördert den Appetit und unterstützt bei Magenproblemen, **Spitzwegerichwurzel** (*Plantago lanceolata*) kräftigt die Lunge, **Weißdornwurzel** (*Crataegus*) ist ein altes Wundheilmittel und **Brombeerwurzeln** (*Rubus sectio Rubus*) kaut man gegen Mundgeruch.

Wir finden in den überlieferten Rezepten viele Verwendungen für Wurzeln aus einer Zeit, in der Pflanzenöle eine Seltenheit waren, zum Kochen Schmalz verwendet wurde, Alkohol viel zu kostbar war, als dass Pflanzen darin haltbar gemacht wurden, und maximal Essig oder Schmalz zur Konservierung von Hausmitteln zum Einsatz kamen. In dieser jahrhundertelangen Zeitspanne, als es keine Kühltruhe oder gar Gefriertruhe gab, waren die Menschen gezwungen, zu jeder Jahreszeit für ihre Gesundheit und Ernährung frische Zutaten in ihrer näheren Umgebung zu finden. Hatten sich die oberirdischen Pflanzenteile zurückgezogen, war es selbstverständlich, ja auch lebensnotwendig, die Wurzeln zu graben und zu verwenden. Heute, in einer Zeit des Überangebots, sollten wir wieder lernen, die einfachen Gaben der Natur um uns herum zu nutzen.

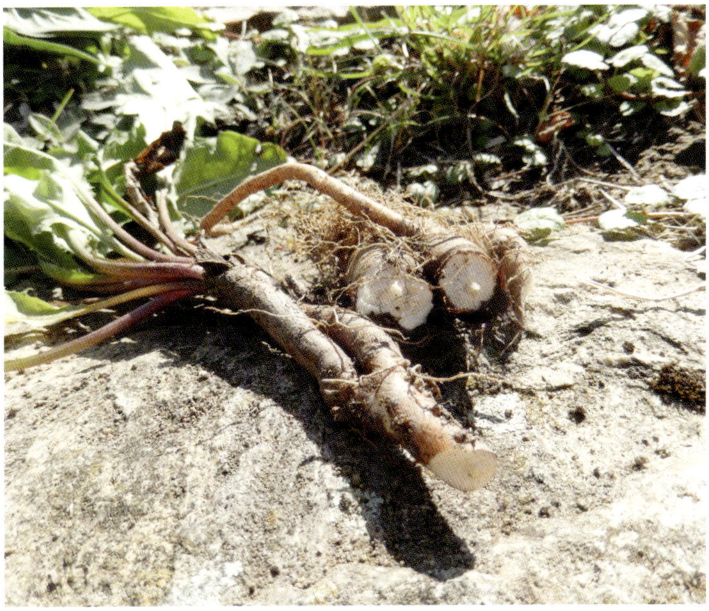

Walderdbeerwurzel-Bad

bei Hautproblemen kleiner Kinder

Zutaten: *1 EL Walderdbeerwurzeln (Fragaria vesca) oder Gartenerdbeerwurzeln, 1 l Wasser*

So wird's gemacht: Die Wurzeln der Walderdbeeren gräbt man zu Herbstbeginn an jenen Stellen, wo mehrere Pflanzen wachsen, damit genügend davon verbleiben, die sich vermehren können. Mit einer groben Bürste reinigt man sie von Erdresten und schneidet sie im Anschluss in grobe Stücke, übergießt sie mit heißem Wasser, lässt dies für 15 Minuten ziehen und seiht ab. Für dieses Rezept können auch Gartenerdbeeren genommen werden.

Anwendung: Bei Hustenerkrankungen, bei trockenem Husten sowie bei Hautproblemen gibt man diesen Wurzel-Tee in das möglichst warme Badewasser und bleibt für 20 Minuten in der Badewanne. Danach in eine warme Decke einwickeln.

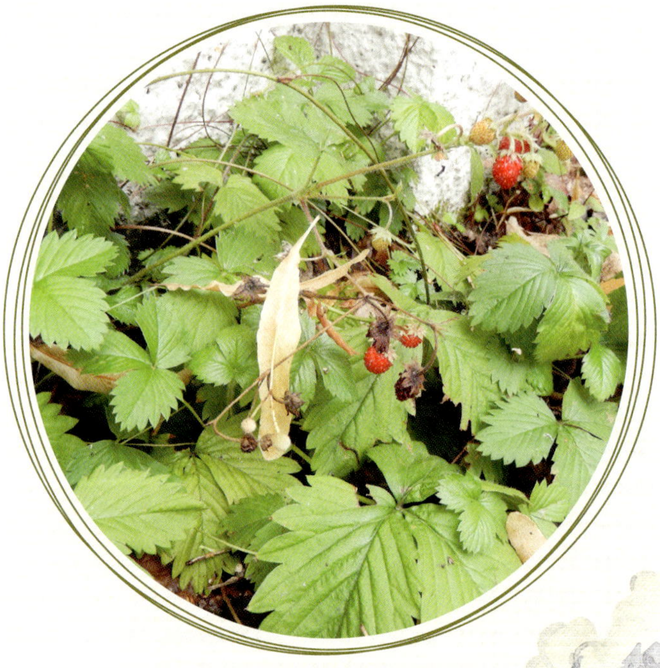

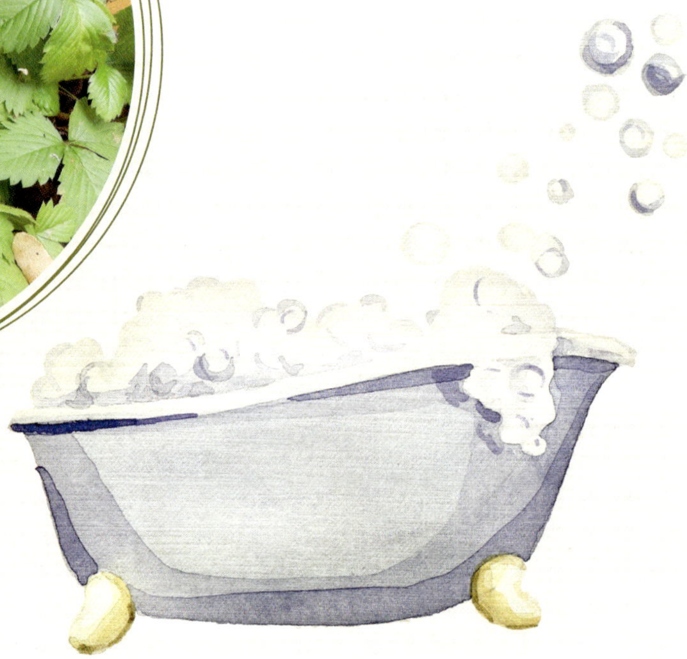

Die Kräuterfrau und das „Recht" zum Zapfensammeln

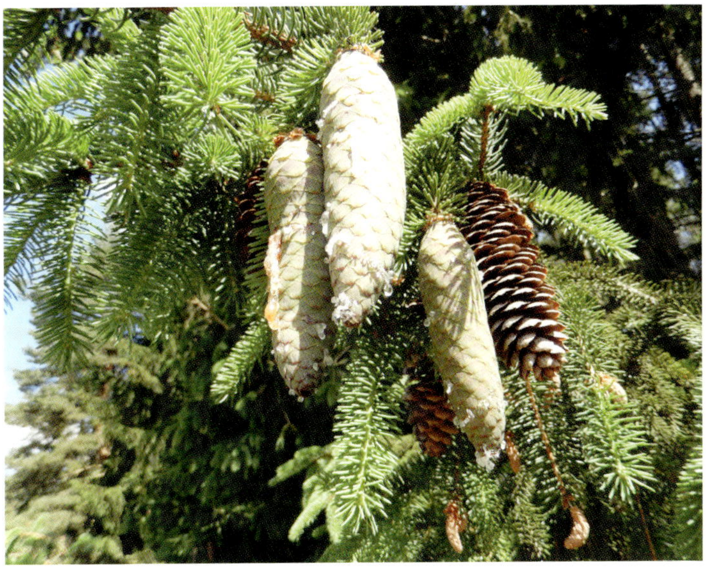

Die Kräuterfrauen wurden früher eher skeptisch und mit innerlichem Sicherheitsabstand betrachtet. Wenn sie in der Lage waren, bei Gesundheitsproblemen zu helfen, dann müssten sie ja auch in der Lage sein, solche zu verursachen … Und doch berichten die Leute in ihren Erzählungen immer wieder davon, dass diese *sonderbaren* Kräuterfrauen als Dank für ihre Hilfe von den Dorfleuten immer wieder mit Essen versorgt wurden. Sich herumliegende Zapfen oder Äste aus dem Wald einfach mitzunehmen war strengstens verboten. Die Erlaubnis, Holz und Äste sammeln zu dürfen, wurde eigens vergeben. Und selbst hier durften die Äste, welche mitgenommen wurden, eine bestimmte Größe nicht überschreiten.

Es lebte einst ein recht mürrischer alter Land- und Waldbesitzer. Die Kräuterfrau seiner Umgebung wohnte am Rand seines Waldes in einer kleinen, ärmlichen Hütte, in seinen Worten ausgedrückt „wurde sie geduldet". Sie war kinderlos, bereits etwas gebrechlich und ernährte sich großteils von dem, was ihr die Dorfbewohner vor die Türe legten. Mal waren es ein paar Eier, das nächste Mal ein Brot oder etwas Milch. Beim Brennholz hoffte sie jedes Jahr aufs Neue, dass jemand aus dem Dorfe ihr seinen Knecht oder ein Kind mit dem Auftrag „Hol dir deinen Schubock (Schiebetruhe aus Holz) und führ dir etwas von unserm Holz aus dem Wald heim" zu ihr schickte. Solche Tätigkeiten überanstrengten ihren ins Alter gekommenen Körper sehr, doch um bei den eisigen Temperaturen nicht zu frieren, blieb ihr nichts anderes übrig, als sich das Holz nach Hause zu holen. Linderung gegen die Schmerzen brachte ihr das Harz der Zapfen, wofür sie am Herd Schweineschmalz mit den Zapfen darin erwärmte, bis sich das Harz aus den Zapfen löste und somit im Schmalz war. Mit dieser schmerzlindernden, wärmenden, desinfizierenden, muskelentspannenden Salbe behandelte sie nach solch anstrengenden Tätigkeiten ihren Rücken, die Schultern und die Beine. Es war für die Frau immer eine Herausforderung, zu den harzigen Zapfen zu gelangen. Aus dem Dorf konnte sie niemanden darum fragen, Rezepte wurden von diesen Frauen meist, wenn überhaupt, erst kurz vor ihrem Ableben weitergegeben, waren diese Mittelchen doch der Garant dafür, dass sie von den Dorfleuten mit Essen versorgt wurden, solange sie ihnen gesundheitlich helfen konnten. Der Wald hinter ihrem Haus gehörte jenem mürrischen, alten Landbesitzer, der jeden Schritt in sein Reich mit Argwohn betrachtete, es könnte ihm etwas gestohlen werden. Doch wuchsen gerade in jenem Wald die schönsten harzigen Fichtenzapfen. Als die durch ihren körperlichen Zustand nicht mehr so bewegungsfähige Frau wieder einmal in den Wald schlich, um sich ihre Zapfen zu holen, ging ihr doch just dieser unwirtliche Mann nach, beobachtete sie, wie sie sich mühsam eine paar Fichtenzapfen holte, wartete, bis sie durch das Unterholz zurück zu ihren Haus ging und stellte sie vor ihrem Haus mit bedrohlicher Gestik zur Rede, dass sie ihn bestohlen hätte. Die kluge Kräuterfrau brachte den Landbesitzer dazu, ihr in ihr Haus zu folgen, und erklärte ihm, dass das Harz der Zapfen das einzige sei, was ihrem Körper Linderung von den Schmerzen verschaffe. Der Mann wurde ruhig und gestand ihr, dass auch er unter erheblichen Gelenksschmerzen leide. Sie gab ihm das letzte fertige Bisschen ihrer Schweineschmalz-Zapfenharz-Salbe und sagte, er möge sich damit einmassieren. Nach einem Monat besuchte sie der mürrische Mann erneut und bedankte sich in einer für ihn freundlich zu deutenden Weise für ihre Hilfe. Wenn sie ihm jährlich etwas davon geben würde, dürfe sie sich in Zukunft wieder ein paar seiner **Fichtenzapfen** holen …

Ernten von harzigen Zapfen

Die harzigen Zapfen müssen nicht unbedingt vom Baum gepflückt werden. Wenn stärkere Regenfälle oder Winde herrschen, fallen oftmals Zapfen von den Bäumen herunter. Diese nimmt man für die Herstellung des Öls mit. Bei Schlägerungen von Fichten kann man sich ebenso ein paar Zapfen nehmen. So wird genutzt, was die Natur gerade zur Verfügung stellt.

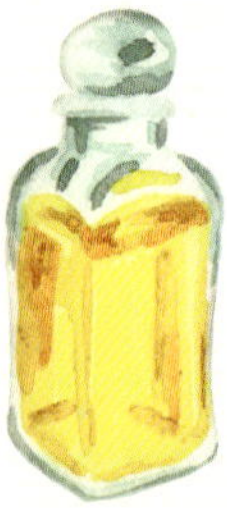

Zapfenharz-Öl

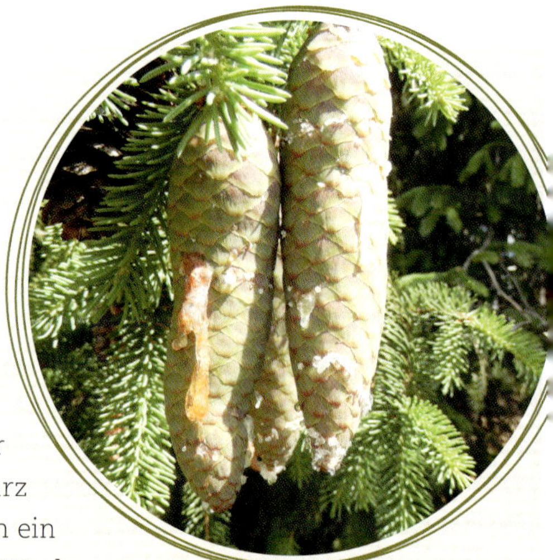

Zutaten: *2 harzende, grüne Zapfen (Fichte – Picea), ¼ l kalt gepresstes Speiseöl*

So wird's gemacht: Man sieht und riecht das Harz der jungen, grünen Zapfen. Beim Sammeln einen Korb nehmen. Hält man die Zapfen länger in der Hand, löst sich durch die Körperwärme das Zapfenharz heraus und klebt dann auf den Fingern. Die Zapfen in ein verschließbares Glas geben, mit Öl aufgießen, 6–8 Wochen stehen lassen, danach durch ein Sieb filtern und in Flaschen füllen.

Anwendung: Das Zapfenharzöl wirkt lindernd bei verschiedensten Schmerzen, wie Rücken- und Gelenksschmerzen, Gicht sowie bei Erkältungskrankheiten. Bei Letzteren Hals oder Brust, ansonsten die betroffenen Körperstellen mit dem Öl massieren.

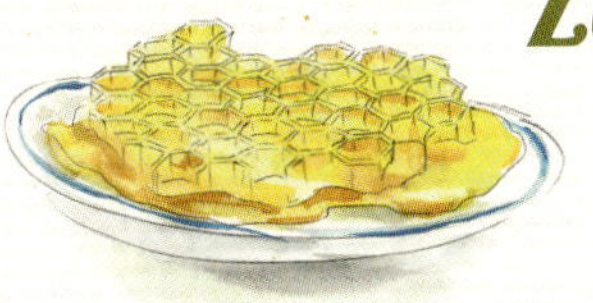

Zapfenharzöl-Salbe

für Gelenke, bei Entzündungen und bei Erkältung

Zutaten: *das links beschriebene Zapfenharz-Öl (Fichte Picea), 10 g Bienenwachs*

So wird's gemacht: Das Zapfenharzöl wird am Herd erwärmt, es soll nicht kochen. Sobald es handwarm ist, wird das Bienenwachs hinzugegeben und wenn dieses geschmolzen ist, füllt man die fertige Salbe rasch in Tiegel ab. Es ist die perfekte Notfall-Salbe für die Handtasche, hierzu einfach ein wenig davon in einen ganz kleinen Tiegel füllen, der leicht einzustecken ist.

Anwendung: Bei Muskel- oder Gelenksschmerzen, bei Blutergüssen in den Gelenken die betroffenen Stellen damit mehrmals täglich einmassieren. Bei Erkältungen die Brust damit einstreichen, bei Halsschmerzen etwas davon auf den Hals geben, bei Fieberblasen die Salbe auftupfen, bei eitrigen Finger- oder Zehennägeln sowie bei eitrigen Verletzungen die Zapfenharzöl-Salbe über Nacht daraufgeben.

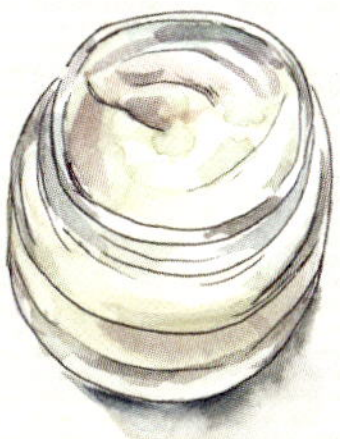

Zapfenharz-Salbe (altes Rezept)

Zutaten: *2 harzige, grüne Fichtenzapfen (Picea), ¼ kg Schweineschmalz oder Butter*

So wird's gemacht: Die harzigen, grünen Zapfen werden in grobe Stücke geschnitten. Das Schweineschmalz oder die Butter am Herd erwärmen, die Zapfenteile zugeben, die Temperatur auf mittlere Hitze zurückschalten und den Topf bis zum nächsten Tag auf der auskühlenden Herdplatte stehen lassen. Am nächsten Tag erneut erwärmen und abseihen.

Anwendung: Da das Schweineschmalz sehr schnell tief in den Körper vordringen kann, ist diese Salbe besonders bei Entzündungen im Knochen- und Gelenksbereich, bei Prellungen oder Zysten, sehr wertvoll.

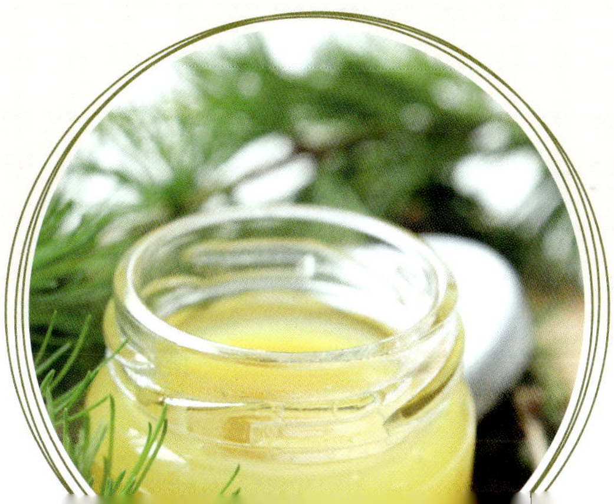

bei Gelenksentzündungen, Zysten

Zapfenharz-Hustensirup

Zutaten: *3 harzige, grüne Fichtenzapfen (Picea), ¼ kg brauner Zucker oder Honig*

So wird's gemacht: Man nimmt ein hohes Glas, gibt die harzigen Zapfen als Ganzes hinein und übergießt sie mit dem Zucker oder dem Honig. Das Ganze lässt man, solange es noch Sonnenstunden gibt, am Fensterbrett stehen, später stellt man es in die Nähe eines Heizkörpers. Sobald sich der Zucker aufgelöst hat, wird der Sirup abgeseiht. Wenn es mit Honig gemacht wird, lässt man es für 4 Wochen reifen, danach abseihen.

Anwendung: Bei Erkältungskrankheiten, Husten, Grippe, Halsschmerzen, Bronchitis nimmt man diesen Zapfenharzsirup je nach Bedarf teelöffelweise ein.

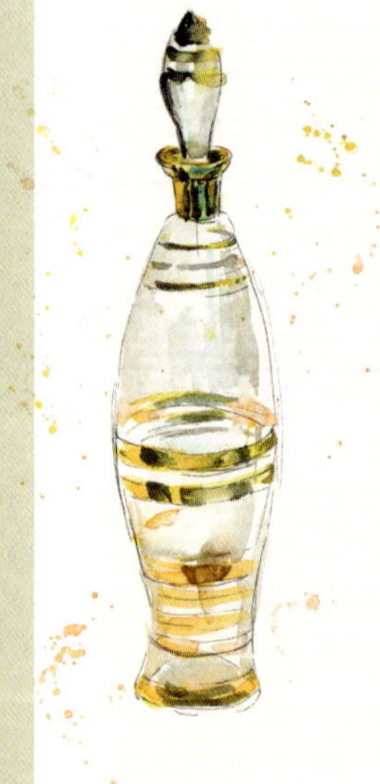

Zapfenharz-Schnaps

Zutaten: *2–3 harzige, grüne Fichtenzapfen (Picea), 1 l hochprozentiger Obstbrand, 1 EL Honig*

So wird's gemacht: Die harzigen Zapfen in ein hohes, verschließbares Glas geben und mit dem Alkohol übergießen, bis sie bedeckt sind, für 4–6 Wochen reifen lassen, danach abseihen. Wird der Schnaps als Einreibung verwendet, dann können die Zapfen als Ganzes in das Glas gegeben werden. Bei einem Schnaps zum Trinken nimmt man einen 40 %igen Alkohol und schneidet den mittleren, hellen Strunk der Zapfen heraus, sonst würde der Schnaps sehr bitter schmecken. Dann kann er als Verdauungsschnaps getrunken werden.

Anwendung: Der Zapfenharz-Schnaps hat eine schleimlösende, kühlende, antibakterielle, durchblutungsfördernde, entzündungshemmende Wirkung. Er lindert Muskelkater, Prellungen und Zerrungen. Die gewünschten Körperstellen einfach einmassieren. Zur Konzentrationsförderung das Genick, bei Gelenksschmerzen die Gelenke, bei Erkältung die Lunge und den Hals, bei Hexenschuss den Rücken, bei Muskelkater die Beine, Schultern oder Arme damit behandeln.

Brombeeren – der Schutz für die kleinen Bäume

Ein alter Bäckersmann erzählte Folgendes von seinen Naturbeobachtungen. Von seinem Vater erhielt er einen größeren Wald, den er nur so weit bewirtschaftete, wie es unbedingt notwendig war, weil er die Natur beobachten wollte. In den Wäldern findet man manchmal riesige Brombeerflächen. So auch bei ihm. Mussten ein paar ältere Bäume geschlägert werden, dann füllten die **Brombeeren** rasch diese freien, sonnengefluteten Flächen auf. Sie wuchsen vor allem um die kleinen, jungen Bäume herum und verminderten sozusagen die Lichtzufuhr, was normalerweise durch die großen Bäume geschah. Die kleinen Bäume sollten nicht zu schnell wachsen und später bei Stürmen oder Schneelasten brechen. Durch die Brombeeren schaffen es nur die starken Jungbäume hindurchzuwachsen, das ist die natürliche Auslese in der Wildnis. Haben die stärksten der Jungbäume die Brombeerhöhe überwunden, bietet ihnen die breite Front an stacheligen Äste der Brombeere noch lange einen Fraßschutz vor Wildverbiss. Erst wenn die Bäume eine gewisse Höhe erreicht hatten und der Lichteinfall am Waldboden schwächer wurde, zogen sich die Brombeeren wieder etwas zurück. Nur wenn die Brombeerfront zu sehr ausartete, fuhr der Bäckersmann in den Wald, um sie etwas einzudämmen.

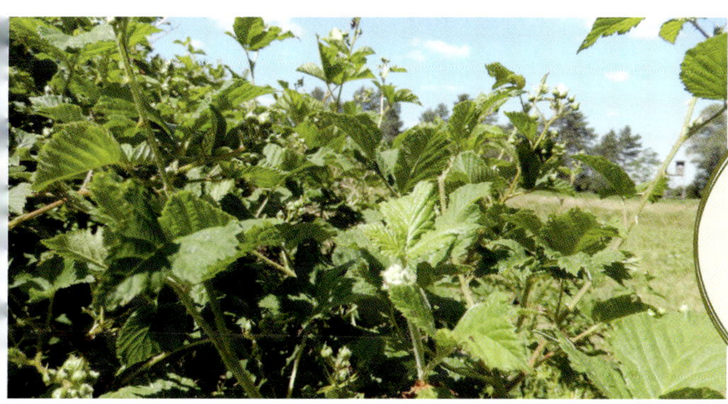

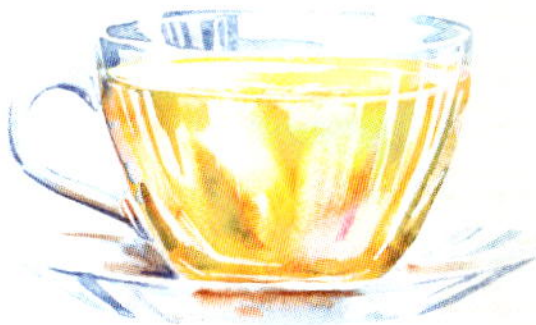

Brombeerwurzel-Tee

Zutaten: *2 EL Brombeerwurzelstücke (Rubus sectio Rubus), 1 l Wasser*

So wird's gemacht: Die Wurzeln einer jungen Brombeerpflanze ausgraben, mit einer Bürste reinigen, in grobe Stücke schneiden und im Wasser am Herd aufkochen, die Herdplatte auf mittlere Hitze zurückschalten und für weitere 10 Minuten köcheln lassen. Danach abseihen.

Anwendung: Bei Nierengrieß oder Nierenbeschwerden täglich 1 Liter von dem Tee warm und rasch trinken.

bei Nierengrieß

Brombeerwurzeln kauen

Zutaten: *1 Stk. Brombeerwurzel (Rubus sectio Rubus)*

So wird's gemacht: Von einer jungen Brombeerpflanze gräbt man die Wurzel aus, reinigt sie mit einer groben Bürste, spült sie unter kaltem Wasser ab und schneidet sie in 1 cm lange Stücke.

Anwendung: Leidet jemand unter Mundgeruch oder Halsschmerzen, steckt er sich die Wurzelstücke als Vorrat in die Hosentasche und kaut je nach Belieben an einem Stück. Hat man ein Date und möchte unbedingt Mundgeruch vermeiden, dann kaut man 2 Stunden davor jede halbe Stunde ein Brombeerwurzelstück.

bei Mundgeruch und Halsschmerzen

Beim Holunderbeerenkochen sollst du das Fenster kippen

Die **schwarzen Holunderbeeren** (*Sambucus nigra*) enthalten die für uns unbekömmliche Blausäure, daher ist es ratsam, sie nicht roh zu essen, sondern stets zu kochen. Die Blausäure ist wärmelöslich, wodurch sie in die Luft gelangt und die Beeren von uns Menschen unbedenklich gegessen werden können. Man sollte deswegen beim Holunderbeerenkochen die ersten Minuten den Kopf nicht direkt über den Topf halten, da ja die Blausäure aus in die Luft aufsteigt. Wurde eine größere Menge Holunder am Herd gekocht, dann kippte man früher das Fenster, damit der so entstehende leichte Luftzug die gerade in die Raumluft abgegebene Blausäure gleich in die Frischluft befördert. Heute schalten wir einfach den Dunstabzug ein.

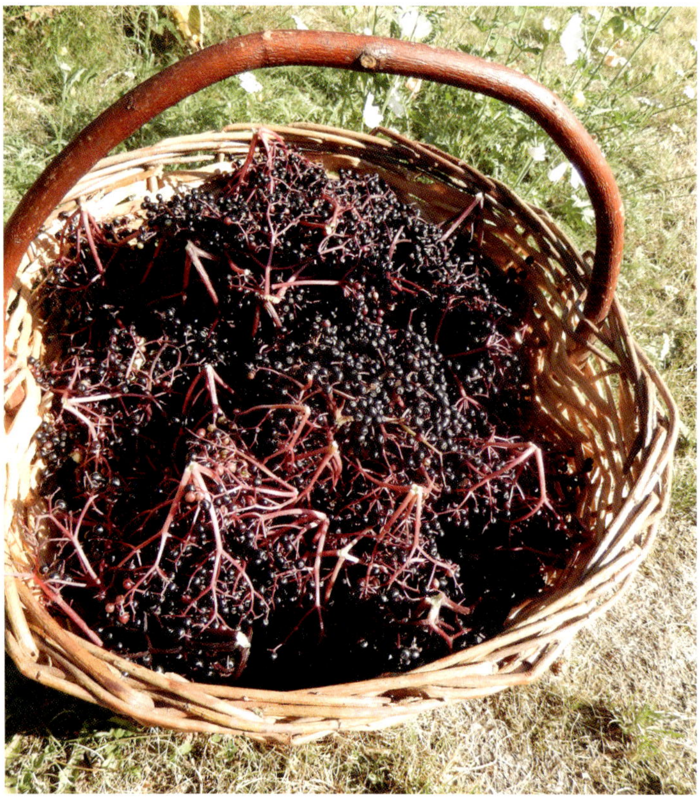

Zwetschken zeigen, wann das Holunderkoch fertig ist

In einer Zeit, in der es keine Uhren gab, in der das Essen oft lange alleine am Herd stand und die Köchin nur zwischendurch danach sah, weil wichtigere Arbeiten erledigt werden mussten, entwickelten die Menschen Hilfsmittel, um ein Gefühl für den Reifegrade zu erhalten. So wurden etwa beim Holunderbeerenkochen ein paar ganze Zwetschken hinzugegeben und mitgekocht. Dazwischen wurden andere Arbeiten erledigt. Waren die Zwetschken beim nächsten Nachschauen zerkocht, löste sich das Fleisch vom Kern, dann war das Holunderkoch fertig und genug Zeit vergangen, dass die Blausäure sicher ausgekocht war. Waren sie noch hart, wurde einfach umgerührt und zu einem späteren Zeitpunkt wieder nachgesehen.

In diesen alten Zeiten wurde auf einem Holzofen gekocht, die Wärme war deshalb absolut nicht so dosierbar wie heute auf unseren E-Herden. Auch aus dieser Sicht waren die Zwetschken eine große Hilfe.

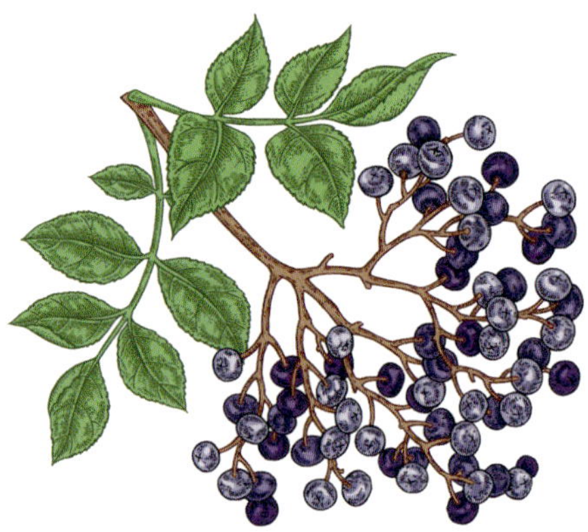

Holunderkoch

bei Lungenentzündung, zur Nerven- und Kreislaufstärkung

Zutaten: 2 Handvoll abgerebelte Hollerbeeren (*Sambucus nigra*), 1 Handvoll mit zerkleinerten Zwetschken, Birnen und Äpfeln, 2 Zimtstangen, etwas Zucker

So wird's gemacht: Man nimmt die abgerebelten Hollerbeeren, die Zwetschken im Ganzen, die klein geschnittenen Birnen und Äpfel, gibt diese in einen Kochtopf, übergießt mit Wasser und fügt Zimtstangen und etwas Zucker bei. Nun köchelt man die mit Wasser bedeckte Masse bei mittlerer Hitze am Herd, bis sich die Zwetschken aufgelöst haben. Dann dreht man die Masse durch die Flotte Lotte, stellt sie nochmals auf den Herd und verrührt entweder nach alter Rezeptur mit wenig Mehl und Sauerrahm zu einer cremigen Masse, um sie einzudicken. In der moderneren Version dickt man die Masse mit etwas Vanillepulver ein.

Anwendung: Ein Holunderkoch stärkt die Abwehrkräfte und den Kreislauf, kräftigt den Körper und die Nerven. Es wurde früher speziell bei Lungenentzündungen und schweren Lungenkrankheiten verordnet. Es kann pur genossen oder zu Süßspeisen wie Kaiserschmarrn, Grießknödeln oder warmem Apfelstrudel gegessen werden.

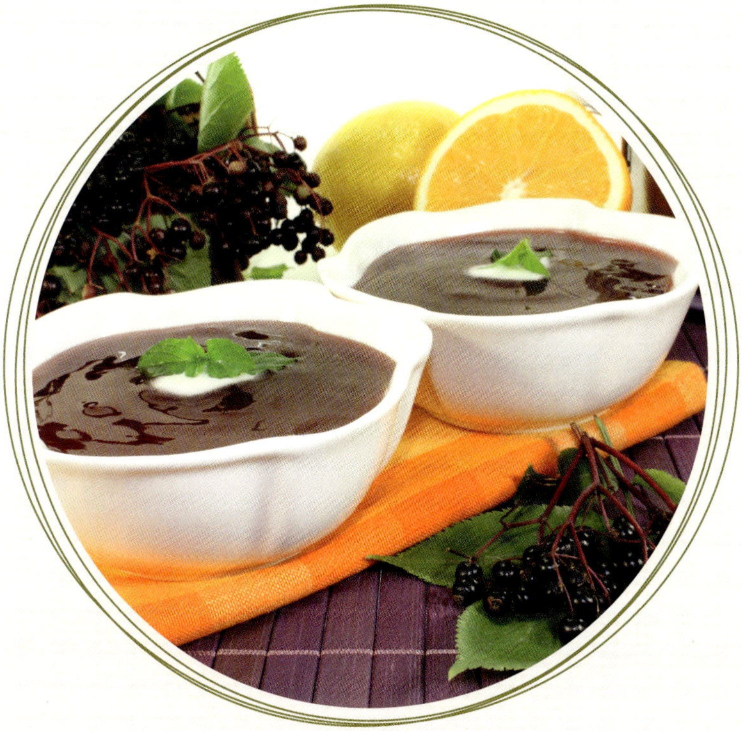

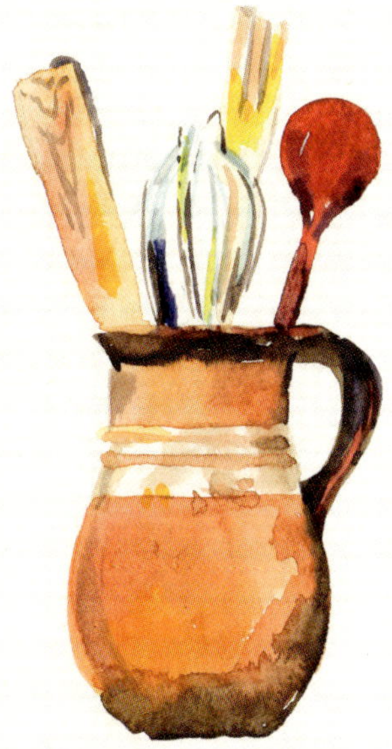

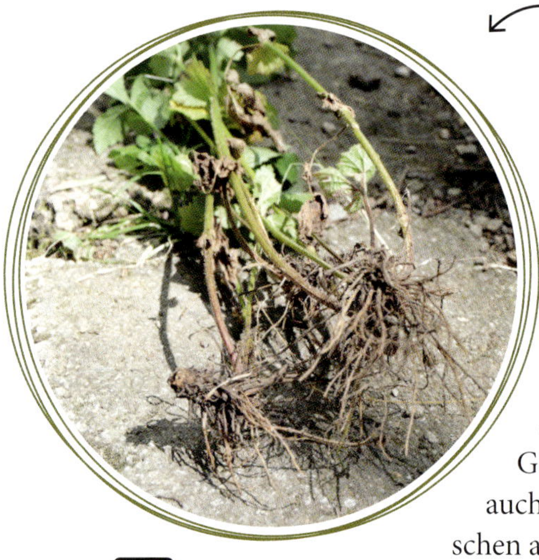

Video: Die Nelkenwurz

Geheimzutat fürs Blaukraut

Damit das Blaukraut einen besonderen Geschmack bekam, grub die Köchin früher ein Stück **Nelkenwurzwurzel** (*Geum urbanum*) aus, säuberte sie, schnitt sie in 2–3 grobe Stücke und kochte sie mit dem Blaukraut mit. Danach entfernte sie die Wurzelstücke wieder, damit niemand ihr Geheimnis um den köstlichen Geschmack der Speise erraten konnte. Die Nelkenwurz enthält wie auch die Gewürznelke den Inhaltsstoff Eugenol, welcher für den typischen aromatischen Geschmack verantwortlich ist.

Nelkenwurz-Auszug

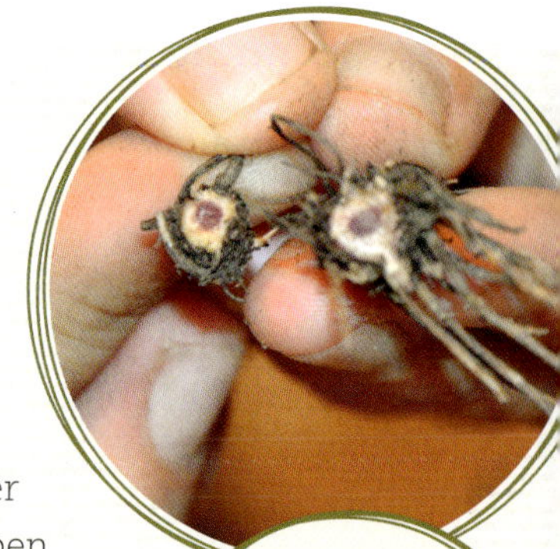

Zutaten: *1 EL Nelkenwurz-Wurzeln (Geum urbanum), 1 l Wasser, 3 EL Alkohol oder Essig*

So wird's gemacht: 1 Esslöffel Nelkenwurz-Wurzeln in das kochende Wasser geben. Für 15 Minuten ziehen lassen, danach abseihen, in eine Flasche füllen und mit dem kochenden Wasser übergießen. Den Alkohol oder Essig zwecks Haltbarkeit hinzugeben.

Anwendung: Der Nelkenwurz-Auszug wirkt schmerzstillend, entzündungshemmend, antibakteriell und pilztötend. Bei Zahnschmerzen damit den Mund spülen, bei Halsschmerzen damit gurgeln.

bei Zahn- und Hals-schmerzen

Nelkenwurz-Pulver

Zutaten: *2 Handvoll Nelkenwurz-Wurzeln (Geum urbanum), etwas Wein oder Milch*

So wird's gemacht: Die Nelkenwurz-Wurzel hat in ihrer Mitte eine kräftig rote Färbung, hierin ist das schmerzstillende, entzündungshemmende Eugenol. Man verwendet nur jene Wurzeln, die in der Mitte schön rot gefärbt sind, da für dieses Pulver der Eugenol-Gehalt der Wurzel wichtig ist. Die Wurzeln von den feinen Seitenwurzeln befreien, mit einer groben Bürste säubern und in Scheiben schneiden. Mit der Küchenmaschine zu feinem Pulver mahlen und auf einem mit Butterbrotpapier ausgelegten Backblech bei Zimmertemperatur 1–2 Tage trocknen lassen, danach in Gläser füllen.

Anwendung: Zur Stärkung des Körpers nach langen Erkrankungen, bei längeren psychischen Belastungen, bei Überlastung, bei Dauerstress – der sogenannten Managerkrankheit – nimmt man täglich eine Messerspitze von dem Nelkenwurz-Pulver, vermischt dieses mit einem Esslöffel milden Weißwein oder Milch und trinkt es.

bei Dauer-stress und Über-belastung

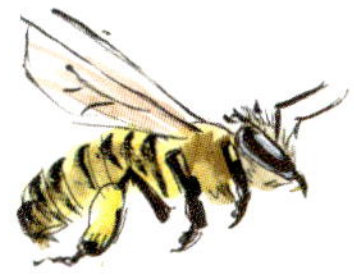

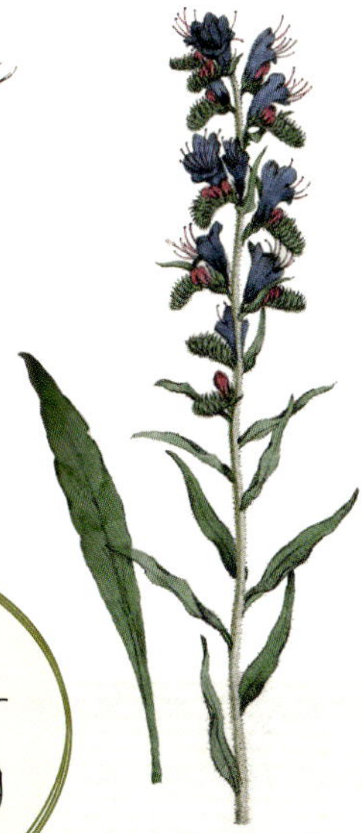

Die rosa Blüten für die Bienen

Die **Natternwurz** (*Echium vulgare*) hat wie auch das Lungenkraut (Hänsel und Gretel) rosa und blaue Blüten gleichzeitig. Die rosa Blüten sind die jungen, nektarhaltigen und die blauen Blüten die alternden verblühenden Blüten. Bienen und Hummeln sind intelligente Tiere, beobachtet man sie, kann man erkennen, dass sie die rosa Blüten anfliegen.

zur Blutreinigung

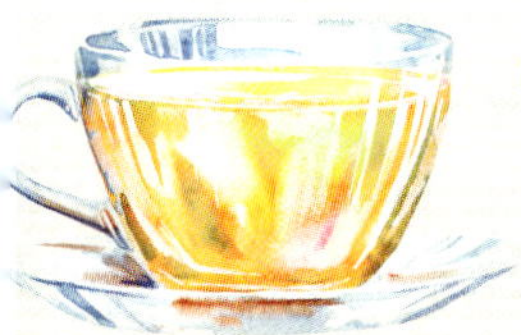

Natternwurz-Tee

Zutaten: *2 TL Natternwurz (Echium vulgare), 1 l Wasser*

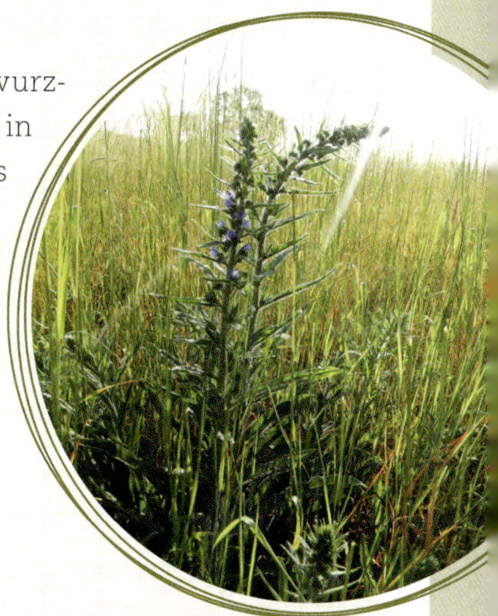

So wird's gemacht: Man gräbt die Wurzeln von jüngeren Natternwurzpflanzen aus, reinigt sie mit einer groben Bürste, schneidet sie in kleine Stücke, übergießt sie mit kochendem Wasser und lässt alles 15 Minuten ziehen, danach abseihen.

Anwendung: Zur Blutreinigung trinkt man für 2 Wochen täglich 2 Tassen Natternwurz-Tee schluckweise.

Natternwurzpulver-Trunk

Zutaten: *Natternwurz (Echium vulgare), etwas milden, lieblichen Weißwein*

So wird's gemacht: Die Wurzeln von jüngeren Natternwurzpflanzen gräbt man vorsichtig aus, reinigt sie mit einer groben Bürste, schneidet sie in kleine Stücke und lässt sie 1–2 Tage trocknen. Danach vermahlt man sie in der Küchenmaschine zu feinem Pulver. Man lässt das Pulver einen Tag bei Zimmertemperatur nochmal trocknen, ehe es als Vorrat in Gläser gefüllt wird.

Anwendung: Bei längeren Darmproblemen und Magenbeschwerden entzündlicher Art nimmt man eine Messerspitze Natternwurzpulver, wärmt den Weißwein auf, rührt das Pulver in den warmen Wein und trinkt diesen schluckweise. Danach legt man sich für 30 Minuten warm zugedeckt ins Bett, um zu schwitzen.

bei Darmbeschwerden

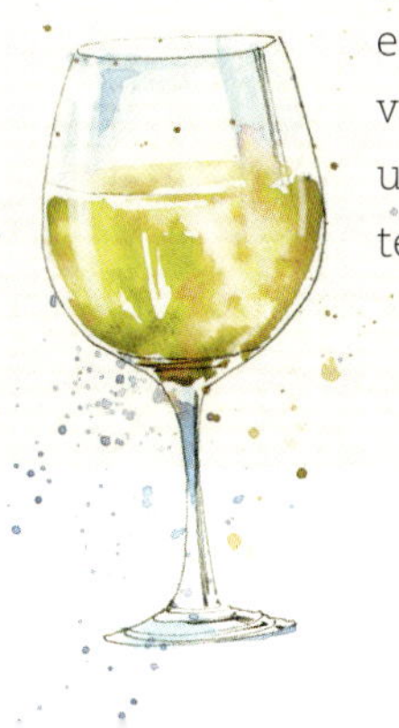

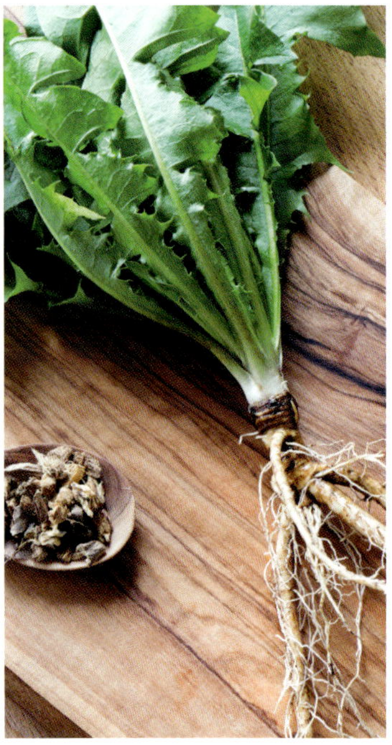

Radiergummi aus Löwenzahnwurzeln

Aus **Löwenzahnwurzeln** (*Taraxacum officinale*) kann man schnell einen Radiergummi selbst herstellen. Man nimmt eine Handvoll Wurzeln, reinigt sie mit einer groben Bürste, schneidet sie in kleine Stücke, gibt ⅛ Liter Wasser dazu und püriert alles mit dem Küchenmixer. Es entsteht nun eine braune Soße. Diese filtert man durch ein Leinentuch, gibt in das gereinigte Löwenzahnwurzelwasser einen größeren Schuss Essig und rührt ein paar Mal um. So trennt sich der weiße Milchsaft der Löwenzahnwurzel von der restlichen braunen Soße. Den Milchsaft schöpft man mit einem Löffel heraus und formt daraus den Radiergummi. Man lässt ihn an der Luft trocknen und fertig ist der natürliche Schulartikel!

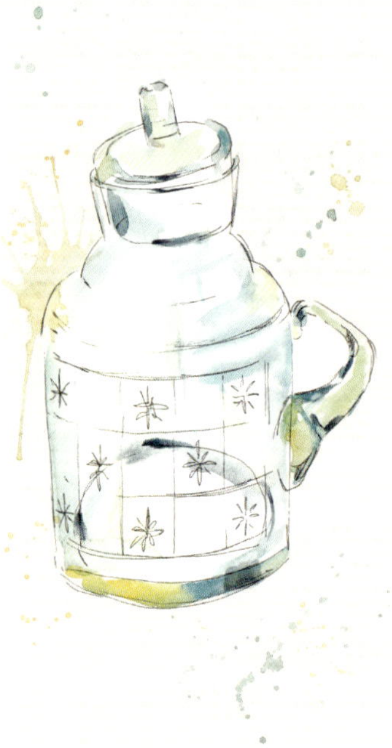

Löwenzahnwurzel-Stärkungstrunk

Zutaten: *2 Stk. Löwenzahnwurzel (Taraxacum officinale), 1 EL Wermutkraut (Artemisia absinthium), 1 Stk. Liebstöckelwurzel (Levisticum officinale), 1 EL Melissenblätter (Melissa officinalis), 1 l Weißwein*

So wird's gemacht: Die Pflanzenteile in grobe Stücke zerkleinern, in eine Flasche geben, mit dem Wein übergießen und am Fensterbrett für 6–8 Wochen ziehen lassen, danach abseihen.

Anwendung: Bei Müdigkeit, Stress, Unruhe und Überforderung trinkt man täglich in der Früh und vor dem Schlafengehen jeweils 1 Esslöffel dieses Stärkungstrunks.

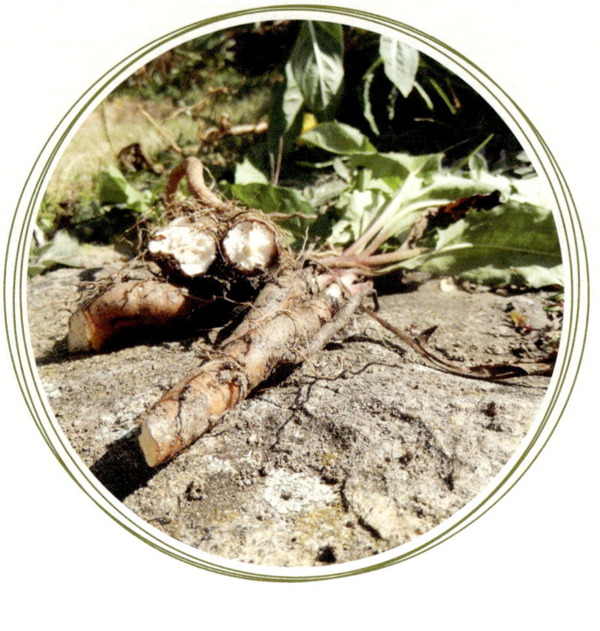

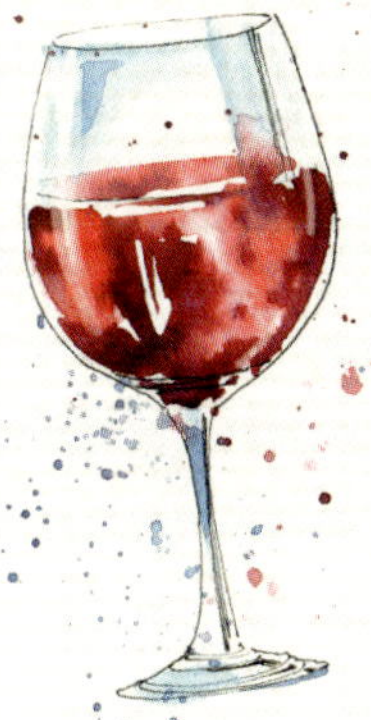

für die Galle

Löwenzahnwurzel-Wein

Zutaten: *2 l Qualitäts-Rotwein, 3 Stk. Löwenzahnwurzeln (Taraxacum officinale), je nach Belieben 100 g Zucker oder ¼ kg Honig*

So wird's gemacht: Die Löwenzahnwurzeln in kleine Stücke schneiden und mit dem Wein auf mittlerer Stufe 15 Minuten köcheln lassen. Den Zucker oder Honig zugeben und so lange weiterköcheln lassen, bis dieser sich aufgelöst hat. Abseihen und möglichst heiß in Flaschen füllen.

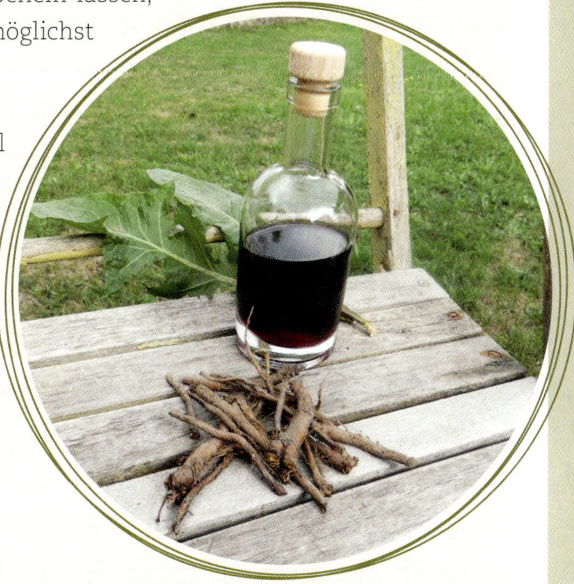

Anwendung: Vor jeder Mahlzeit einen Esslöffel davon trinken tut der Verdauung und der Galle gut.

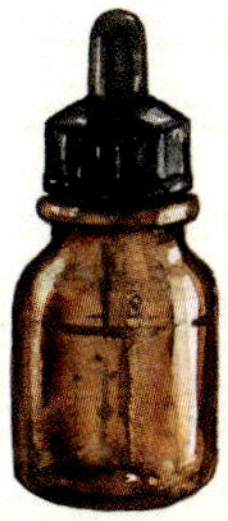

Löwenzahnwurzel-Tinktur

Zutaten: *1 Stk. Löwenzahnwurzel (Taraxacum officinale), ¼ l 80 %iger Alkohol*

So wird's gemacht: Die gereinigten Löwenzahnwurzelstücke klein schneiden, in eine Flasche geben, mit dem Alkohol übergießen und 10 Tage in einem dunklen Raum reifen lassen. Danach abseihen.

Anwendung: Bei Verdauungs- sowie Leber- und Gallenproblemen, Stimmungsschwankungen, Liebeskummer und traurigem Herzen nimmt man von dieser Löwenzahnwurzel-Tinktur täglich 10 Tropfen morgens und 10 Tropfen abends.

bei traurigem Herzen

Das ältere Rezept bei Lungenproblemen ist das Löwenzahnwurzel-Pulver

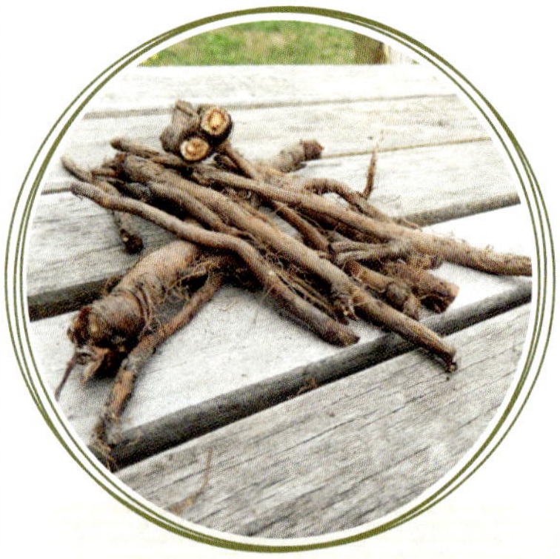

Löwenzahnpflanzen (*Taraxacum officinale*) waren und sind überall zu finden. Somit waren sie auch für die arme Bevölkerungsschicht als Mittel bei Lungenleiden stets verfügbar. Früher wurde lediglich die Wurzel klein geschnitten, getrocknet und als Tee oder direkt verwendet. In späterer Folge, als Honig leichter erhältlich war, verbesserte man die Rezeptur, indem man die Wurzeln in Honig legte.

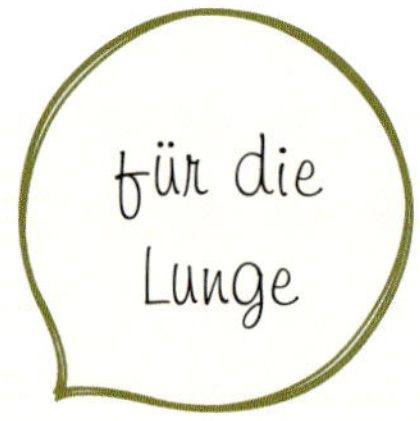

Löwenzahnwurzel-Pulver

Zutaten: *Löwenzahnwurzeln (Taraxacum officinale)*

So wird's gemacht: Die Löwenzahnwurzeln werden zu Herbstbeginn gegraben, mit einer Bürste gereinigt, in Scheiben geschnitten und in der Küchenmaschine fein gemahlen. Früher wurde die Wurzel nur in möglichst kleine Stücke geschnitten. Dann trocknet man das Löwenzahn-Pulver für 1–2 Tage bei Zimmertemperatur und füllt es in ein Tongefäß oder ein Glas.

Anwendung: Bei Bronchitis, Asthma, Erkältungen, Lungenerkrankungen oder Verdauungsproblemen nimmt man eine ordentliche Messerspitze dieses Pulvers und trinkt lauwarmes oder warmes Wasser nach. Es kann auch Tee nachgetrunken werden. Das Pulver kann ebenso in Speisen vermengt werden.

Löwenzahnwurzel-Honig

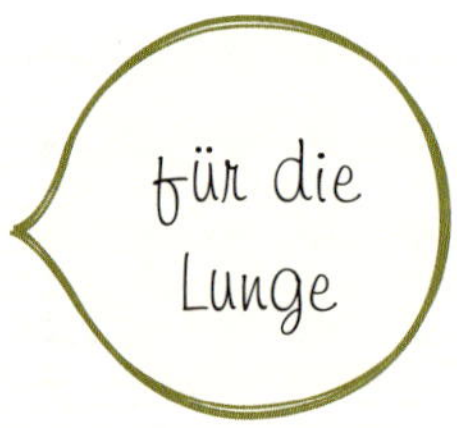

Zutaten: *3 Stk. Löwenzahnwurzeln (Taraxacum officinale), 250 g Honig*

So wird's gemacht: Die Löwenzahnwurzeln mit einer groben Bürste sauber reinigen, in kleine Scheiben schneiden, in ein verschließbares Glas geben und mit dem Honig übergießen. Für 3–4 Wochen reifen lassen.

Anwendung: Zur Kräftigung der Lunge, bei längeren Lungenerkrankungen, bei Erkältungen oder Husten täglich 3 Mal einen Teelöffel von diesem Löwenzahnwurzel-Honig zu sich nehmen.

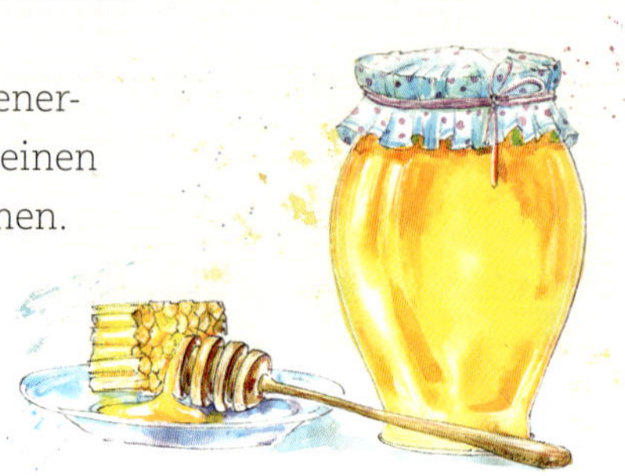

Für ein langes Leben denke daran: Der Tag hört auf, der Tag fängt an, mit einer Prise Baldrian.

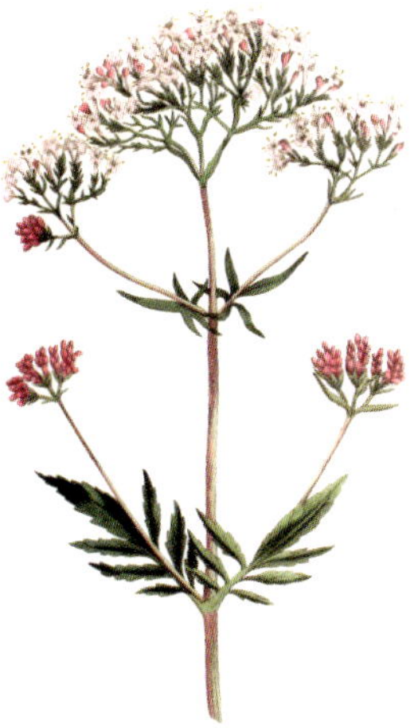

Baldrian (*Valeriana officinalis*) findet man in feuchten Wiesen oder an Uferzonen. Er hat eine beruhigende, entspannende Wirkung, den Tee trinkt man vor allem bei Überlastung oder Nervosität. Der Rat, den Tag mit einer Tasse beruhigendem Tee zu beginnen, ist heute wertvoller denn je. Dieser schöne Spruch stammt aus dem Buch der bekannten Kräuterfrau Siegrid Hirsch (Die Kräuter in meinem Garten, Freya Verlag).

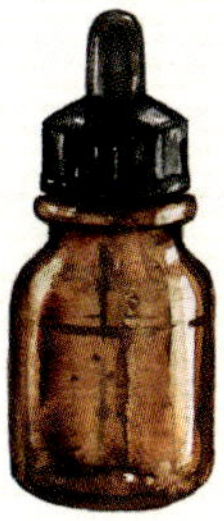

Baldrian-Essig-Tinktur

Zutaten: *1 Teil Baldrianwurzeln (Valeriana officinalis), 4 Teile Apfel- oder Weinessig*

So wird's gemacht: Den Baldrian lässt man im ersten Jahr wachsen und gräbt seine Wurzel erst im zweiten Jahr aus. Diese reinigt man mit einer groben Bürste und schneidet sie in Scheiben. Die Stücke werden in ein verschließbares Glas gegeben, mit dem Essig übergossen und 2 Wochen reifen gelassen, danach abseihen.

Anwendung: Bei Kopfschmerzen, Migräne, Prüfungsangst, Ängstlichkeit, innerer Unruhe nimmt man 15 Tropfen in ¼ Liter lauwarmem Wasser ein. Je nach Bedarf wiederholen.

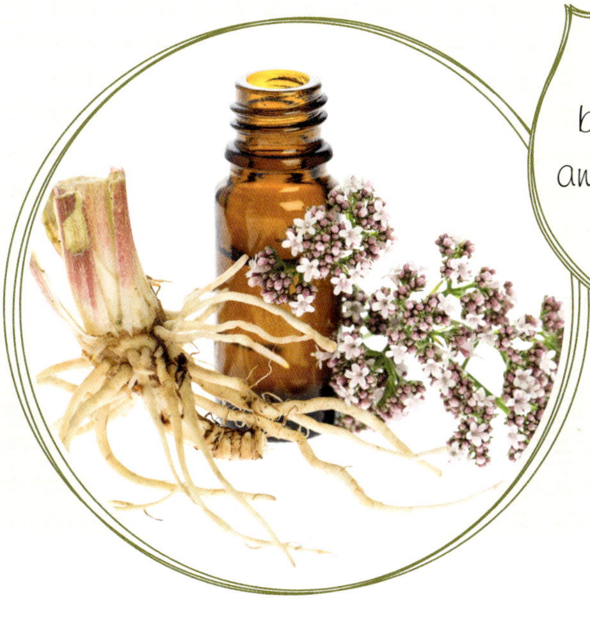

bei Prüfungsangst und Kopfschmerzen

Baldrian-Aniswurzel-Pulver

zur allgemeinen Entspannung, bei Ängsten

Zutaten: *4 Stk. Baldrianwurzel (Valeriana officinalis), 4 Stk. Aniswurzel*

So wird's gemacht: Die Wurzeln an einem trockenen Herbsttag graben, in möglichst kleine Stücke schneiden. Wer das Pulver ganz fein haben möchte, der gibt die Wurzelstücke in die Küchenmaschine und mahlt sie mehlig.

Anwendung: Dieses Baldrian-Aniswurzel-Pulver nimmt man bei Ängstlichkeit, Schreckhaftigkeit sowie zur Entspannung bei Überlastung und Überreizung. Täglich eine Messerspitze dieses Pulvers in ¼ Liter heißes Wasser geben, ein paar Minuten ziehen lassen und noch warm trinken.

Baldrianwurzel-Tee

Zutaten: *1 EL Baldrianwurzelstücke (Valeriana officinalis), 1 l Wasser*

So wird's gemacht: Die getrockneten oder frischen Baldrianwurzelstücke mit abgekochtem, heißem Wasser übergießen und 10 Minuten ziehen lassen. Danach abseihen.

Anwendung: Bei nervlichen Überlastungen, Koliken, Seitenstechen, Unterleibskrämpfen, Einschlafproblemen sowie Fieber täglich 1–2 Tassen Baldrianwurzel-Tee trinken.

beruhigend und hilft beim Einschlafen, bei Fieber und Nervenüberlastung

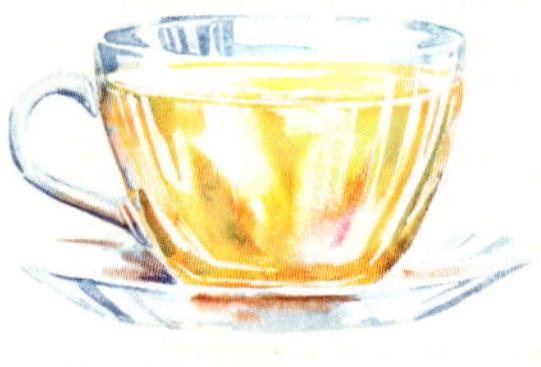

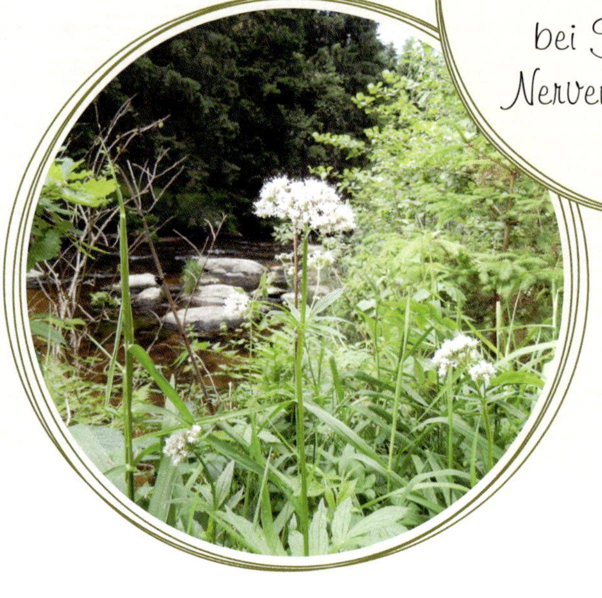

Kalmus findet man an stehenden Gewässern

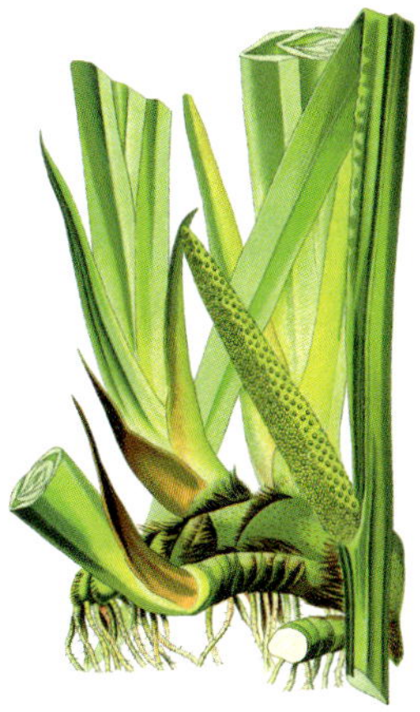

Der **Kalmus** (*Acorus calamus*) wächst am Rand von stehenden Gewässern, oftmals unter dem Schilf. Seinen Wurzelstock sammelt man im Frühling oder im Herbst vor allem bei langwierigen Magenbeschwerden. Er hat einen auffallend würzigen Geruch und bitterwürzigen Geschmack.

Kalmuswurzel-Auszug

Zutaten: *1 TL getrocknete Kalmuswurzelstücke (Acorus calamus), ¼ l Wasser*

So wird's gemacht: Die getrockneten Kalmuswurzelstücke werden mit dem Wasser in einen Topf gegeben, am Herd aufgekocht und bei mittlerer Hitze weitere 25 Minuten ziehen gelassen, danach abseihen.

Anwendung: Bei Magen- und Gallenbeschwerden, Blähungen, mangelnder Männlichkeit, Appetitlosigkeit sowie zur Kräftigung von schwächlichen Kindern nimmt man morgens, mittags und abends jeweils vor dem Essen 1 Esslöffel dieses Kalmuswurzel-Auszugs.

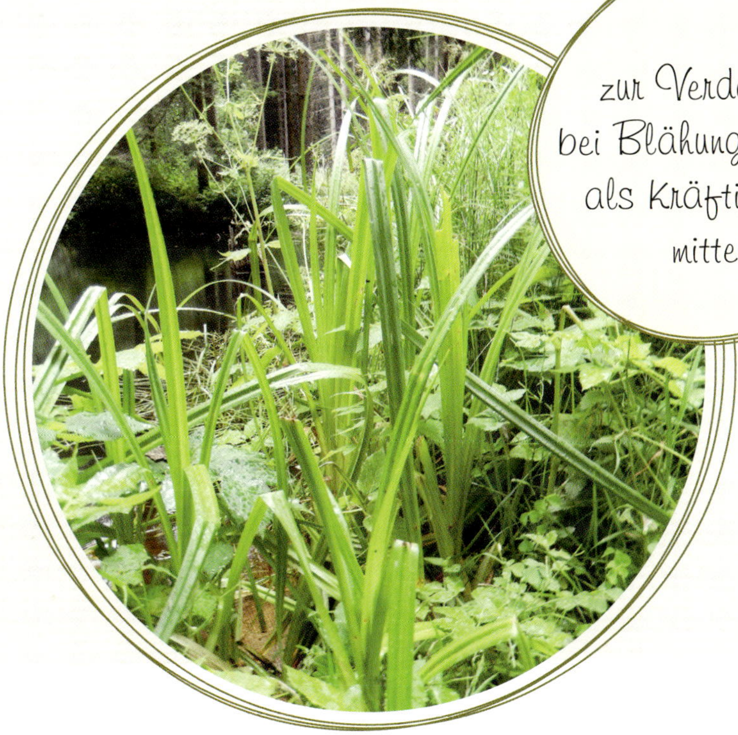

zur Verdauung bei Blähungen, auch als Kräftigungsmittel

Das Reinigen von Wurzeln

Die modere Technik verleitet manchmal zu den kuriosesten Ideen. Vor ein paar Jahren kam ein älterer Herr zu mir und meinte, er hätte einige **Karden** (*Dipsacus fullonum*) im Garten und möchte daraus eine Tinktur zubereiten. Er würde im Winter häufig an Erkältungen leiden und habe in Erinnerung, dass seine Großmutter die Wurzeln in Essig oder Alkohol gab und trank, nur hätte er leider das Rezept nicht mehr. Ich erklärte ihm, dass er die Wurzel ausgraben und danach reinigen solle …

Für mich war es selbstverständlich, dass Wurzeln generell mit einer groben Bürste abgerieben und kurz unter kaltem Wasser abgespült werden. So dachte ich leider nicht daran, dies auch dem Herrn gegenüber zu erwähnen. Es vergingen ein paar Wochen, der Herr kam erneut zu mir und zeigte mir voller Stolz ein Gurkenglas mit Alkohol und eine Handvoll hauchdünner, weißer Fäden darin. Er meinte, er wisse nicht, wie seine Großmutter das damals geschafft habe, er habe eine ganze Woche für die Zubereitung der Wurzeln gebraucht. Die hauchdünnen, zarten, weißen Fäden skeptisch betrachtend – haben Kardenwurzeln doch zeigefinger- bis kleinfingerdicke braune Wurzeln – fragte ich, ob er mir die Pflanze beschreiben könne, von der er die Wurzeln ausgegraben habe. Die Beschreibung traf eindeutig auf die Karde zu! Dieser Herr ist ein begnadeter Landschaftsmaler, in seinem Atelier liegt gleich neben dem Pinsel und dem Foto, das er gerade malt, eine Lupe, damit er auch alle Feinheiten der Landschaft in sein Bild übertragen kann. Er ist ein überaus genauer, korrekter Mensch. Um auch die Wurzeln wirklich sauber zu bekommen, hatte er jedes einzelne Karden-Wurzelstück mit dem Hochdruckreiniger gesäubert. Nach der Wäsche war von diesem fingerdicken Wurzelstück nur mehr das dünne weiße Innere der Wurzel übrig. Und weil das in der Flasche so wenig Wurzelstücke waren, ging er zu seinem Nachbarn und fragte, ob er für seine Tinktur auch dessen Kardenwurzeln ausgraben dürfe. So gruben der Herr Nachbar und er noch zahlreiche weitere Wurzeln aus, reinigten sie wieder mit dem Hochdruckreingier und gaben die minimalen Wurzelreste in den Alkohol …

Fazit: Es reicht, die Wurzeln mit einer groben Bürste zu reinigen und wenn notwendig mit etwas Wasser abzuspülen. Ist feuchte Erde an den Wurzeln, dann waschen wir sie herunter und trocknen die Wurzel mit einem Tuch gut ab …

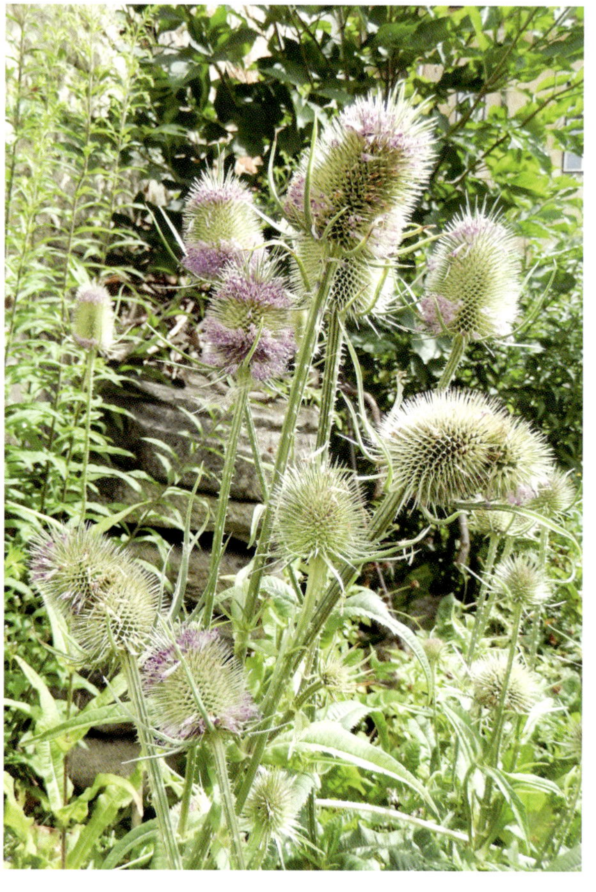

bei viralen Erkrankungen

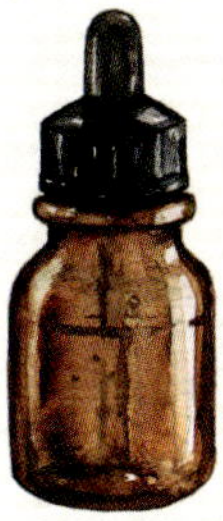

Kardenwurzel-Tinktur

Zutaten: *3–4 Stk. Wurzel der Karde (Dipsacus fullonum), ½ l 70 %iger Alkohol (oder Apfelessig)*

So wird's gemacht: Die Wurzeln der Karde gräbt man von den jungen Kardenpflanzen. Im ersten Jahr sieht man eine Blattrosette, an der Unterseite der Blätter ist ein sogenannter stacheliger, spitzer Drachenrücken. Erst im nächsten Jahr bilden sich der Stiel und das typische ovale Köpfchen. Die Wurzeln gräbt man noch, wenn sich nur die Blattrosette zeigt. Die gesäuberte, frische oder getrocknete Kardenwurzel schneidet man in grobe Stücke und gibt sie in eine Flasche, übergießt mit 70 %igem Alkohol und lässt dies für 8–10 Wochen ziehen.

Anwendung: Bei viralen Erkrankungen, Grippe, Erkältungen, Fieberblasen nimmt man 3 Mal am Tag 5 Tropfen in ¼ Liter lauwarmem Wasser.

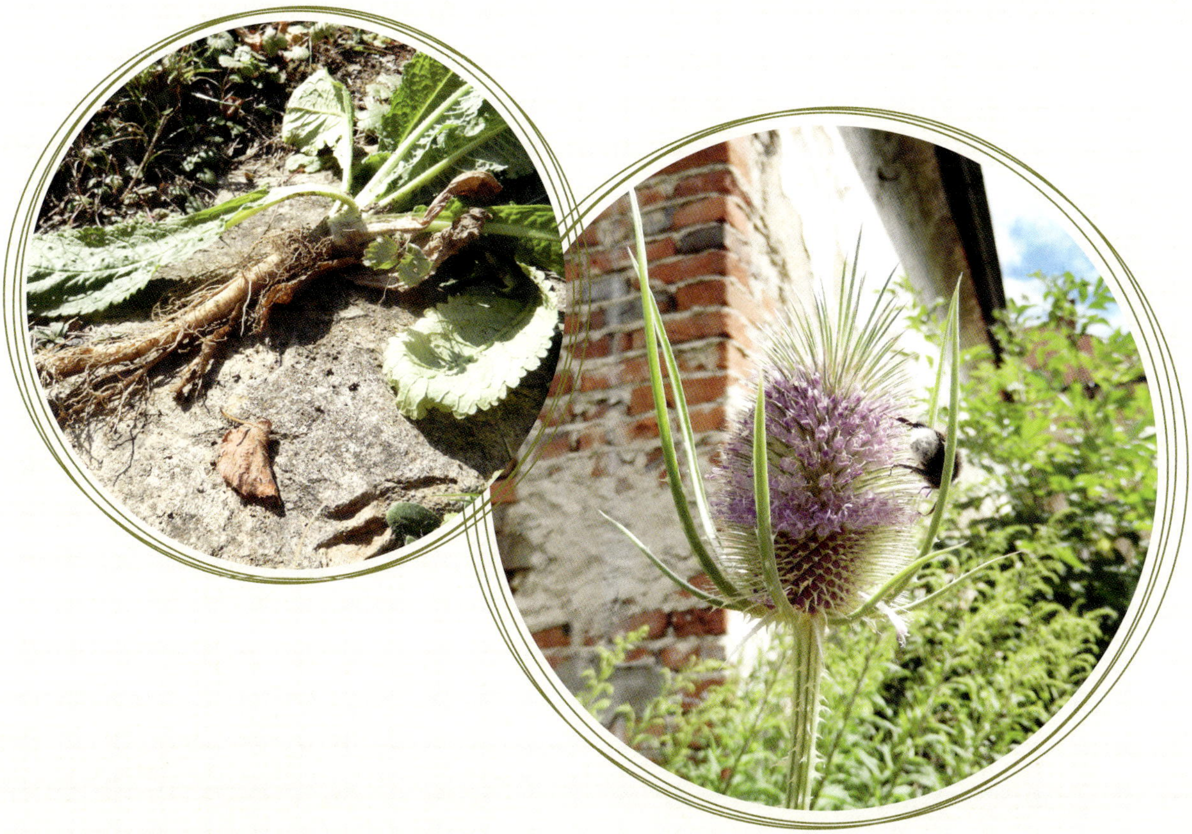

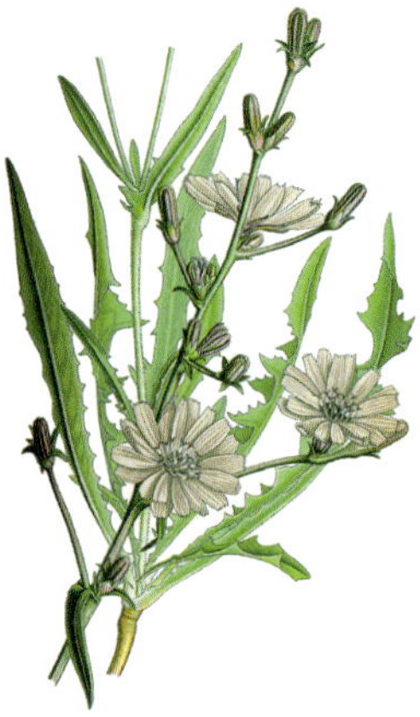

Der schlaue Geschäftsmann

In der Nachkriegszeit reichte das Geld kaum für das Lebensnotwendigste. Die Wurzeln der **Wegwarte** (*Cichorium intybus*) wurden gerne als billiger Kaffeeersatz verwendet. Dies brachte einen jungen Mann auf die Idee, eine Wegwarten-Plantage zu betreiben. Ein Gutsherr stellte ihm den Grund gegen gut bezahlte Pacht zur Verfügung. Liebevoll bewirtschaftete der junge Mann die Ackerflächen und bestückte sie mit jeder Menge Wegwarte. Im Herbst grub er die Wurzeln aus, um sie auf den Märkten zu verkaufen und wieder frische Pflanzen anzubauen. Zuerst waren die Menschen froh über das Angebot, doch dann folgte der Wirtschaftsaufschwung und die Leute konnten sich wieder richtigen Bohnenkaffee leisten, der geschmacklich deutlich attraktiver ist als der herb schmeckende Wegwartekaffee. Aus heutiger Sicht betrachtet ist Letzterer allerdings viel gesünder und röstet man ein paar Getreidekörner samt Wurzeln mit, schmeckt er auch attraktiver. Die in der Wurzel enthaltenen Bitter- und Gerbstoffe wirken verdauung- und stoffwechselanregend. Sie heben unsere Leistungsfähigkeit, ohne dass Coffein wie beim Bohnenkaffee im Spiel wäre – eigentlich eine sehr gesunde Alternative.

Die in der Wurzel enthaltenen Bitter- und Gerbstoffe wirken verdauung- und stoffwechselanregend.

bei Appetitlosigkeit

Wegwartenwurzel-Tinktur

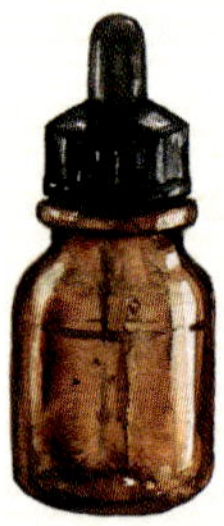

Zutaten: *1 halbe Handvoll Wegwartenwurzel (Cichorium intybus), 1 Kaffeetasse Apfelessig, 1 Tasse Wasser*

So wird's gemacht: Die getrockneten oder frischen Wurzelstücke der jungen Wegwarte mit dem Wasser in einen Kochtopf geben, am Herd aufkochen lassen, die Herdplatte auf mittlere Hitze zurückdrehen und für weitere 15 Minuten ziehen lassen, danach abseihen, den Essig hinzugeben und die Tinktur in Flaschen füllen.

Anwendung: Bei Appetit-, Lust- und Antriebslosigkeit 20 Tropfen Wegwartenwurzel-Tinktur 1 bis 2 Mal am Tag einnehmen.

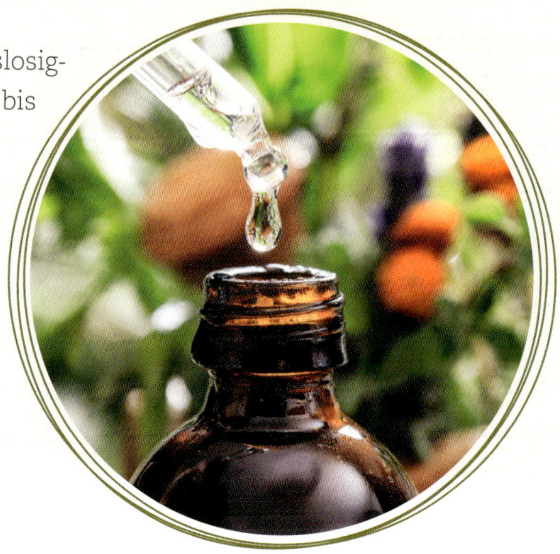

Wegwartenwurzel-Einreibung

Zutaten: *1 Handvoll Wegwartenwurzel (Cichorium intybus), 70 %iger Alkohol*

So wird's gemacht: Die frische Wegwartenwurzel schneidet man in grobe Stücke, gibt sie in eine Flasche, gießt den Alkohol darüber und lässt das ganze für 6–8 Wochen im Dunklen reifen. Danach seiht man die Wurzelstücke ab und verdünnt den Alkohol mit ¼ Liter abgekochtem Wasser.

Anwendung: Zur Anregung des Haarwuchses, bei Haarausfall und Jucken auf der Kopfhaut massiert man täglich morgens und abends mit dem Wurzelauszug die Kopfhaut ein. Im Anschluss die Haare gut bürsten, so wird die Kopfhaut nochmals angeregt.

Wegwartenwurzel-Kaffee

Zutaten: *Wegwartenwurzel, Wasser*

So wird's gemacht: Die frischen Wegwartenwurzeln (*Cichorium intybus*) werden klein-würfelig geschnitten und 2 Tage bei Zimmertemperatur trocknen gelassen. (Im Backrohr oder im Dörrgerät dauert der Trockenvorgang ca. 4 Stunden.) Man nimmt eine Pfanne, schaltet die Herdplatte ein, gibt die Wurzelstücke hinein, sobald die Platte warm ist, und röstet diese ohne Fettzugabe unter ständigem Umrühren dunkelgoldbraun. Dies dauert je nach Menge nur wenige Minuten. Man kann die gerösteten Wegwartenwurzelstücke so verwenden, wie sie sind, oder wer lieber feines Kaffeepulver haben möchte, der mahlt sie in der Küchenmaschine zu feinem Pulver.

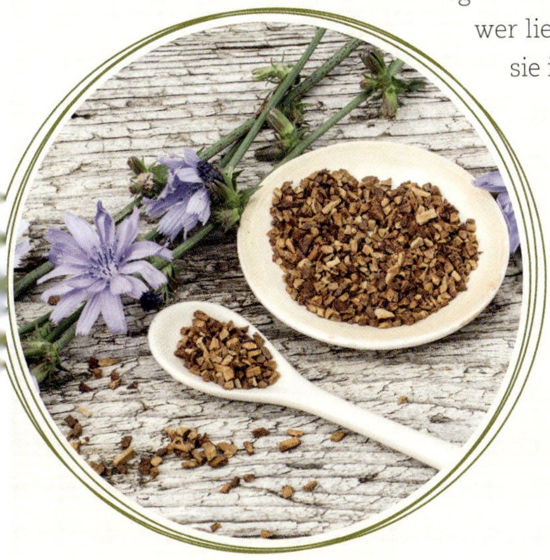

Anwendung: Für eine Tasse Wegwartenwurzel-Pulverkaffee nimmt man 1 Teelöffel geröstete Wegwartenwurzeln und kocht sie mit ¼ Liter Wasser einmal auf, seiht ab und trinkt. Dieser Kaffee regt die Magen- und Darmtätigkeit an und unterstützt bei Antriebslosigkeit.

Der Fußstapfen des weißen Mannes

Mit dem ersten Schiffsverkehr begann auch die weltweite *Wanderung der Pflanzen.* Neuartige Gewächse wie die Kartoffel, die Goldrute, die Springkräuter kamen nach Europa und Pflanzen wie das Johanniskraut oder die Wegeriche zeigten sich plötzlich in der Neuen Welt. Gerade das für uns so heilkräftige Johanniskraut bereitete den Viehbesitzern in Amerika größte Probleme. Vor allem hellhäutige Tiere reagierten auf das darin enthaltene Hypericin, sie bekamen nach dem Verzehr heftige Ausschläge, mit allen Mitteln versuchte man das sich rasant verbreitende Johanniskraut zu vernichten. In Europa nutzen wir das Johanniskraut seit ewigen Zeiten als eines der wertvollsten Heilkräuter, unser Körper, der Körper unserer Tiere hat gelernt, es zu nutzen. Für die Tiere in Amerika war dies ein neuartiger Inhaltsstoff, auf den sie reagierten. Wir kennen in Europa Gleiches mit dem Riesenbärenklau. Die Wegerichsamen verbreiten sich, indem sie an den Fußsohlen unserer Schuhe hängen bleiben, wenn wir beim Gehen auf sie treten oder auch über das Fell der Tiere, wenn diese auf die Pflanzen steigen. Irgendwann fallen die Samen wieder herunter und es kann eine neue **Wegerichpflanze** wachsen. Auf diesem Weg gelangten die Wegeriche auch nach Amerika. Dort verbreiteten sie sich überall, wo die *weißen* Männer erschienen. So erhielt die Pflanze den Namen *der Fußstapfen des weißen Mannes.*

In Europa nutzen wir das Johanniskraut seit ewigen Zeiten als eines der wertvollsten Heilkräuter, unser Körper, der Körper unserer Tiere hat gelernt, es zu nutzen.

Spitzwegerichwurzel-Pulver

für die Lunge

Zutaten: *Spitzwegerichwurzeln (Plantago lanceolata)*

So wird's gemacht: Die Spitzwegerichwurzeln werden zu Herbstbeginn gegraben, mit einer Bürste gereinigt, in Scheiben geschnitten und in der Küchenmaschine fein gemahlen. Früher wurde die Wurzel einfach in möglichst kleine Stücke geschnitten. Dann trocknete man das Löwenzahnpulver für 1–2 Tage bei Zimmertemperatur und füllte es in ein Tongefäß oder Glas.

Anwendung: Bei Husten, Bronchitis, Asthma, Halsschmerzen, Lungenerkrankungen, Erkältungen und Grippe nimmt man eine ordentliche Messerspitze dieses Pulvers und trinkt lauwarmes oder warmes Wasser nach. Es kann auch ein Tee nachgetrunken werden. Das Pulver kann zur Lungenstärkung in Speisen wie Soßen, Salaten, Müsli vermengt werden.

für die Lunge

Spitzwegerichwurzel-Honig

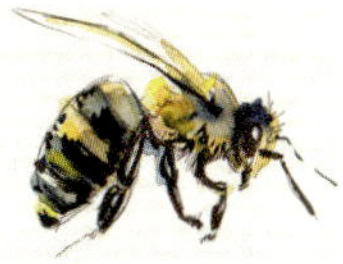

Zutaten: *4 Stk. Spitzwegerichwurzeln (Plantago lanceolata), 250 g Honig*

So wird's gemacht: Die Spitzwegerichwurzeln mit einer groben Bürste sauber reinigen, von den kleinen Seitenwurzeln befreien, in Scheiben schneiden, in ein verschließbares Glas geben und mit dem Honig übergießen. So für 3–4 Wochen reifen lassen.

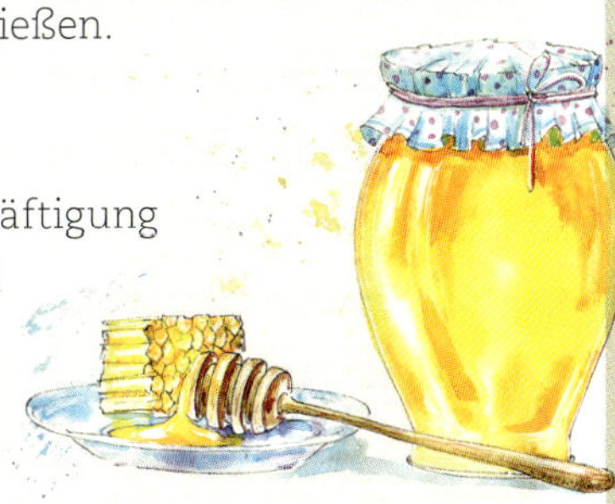

Anwendung: Bei schmerzhaftem Husten, Hustenreizen, zur Kräftigung der Lunge, zum Ausheilen nach längeren Lungenproblemen, bei Bronchitis und Keuchhusten täglich 3 Mal einen Teelöffel vom Spitzwegerichwurzel-Honig einnehmen. In akuten Fällen kann stündlich 1 Teelöffel zu sich genommen werden.

bei Ohrentzündungen

Spitzwegerichwurzel-Umschläge

Zutaten: *2 EL Spitzwegerichwurzeln (Plantago lanceolata), ein Leinentuch*

So wird's gemacht: Die in 1 cm lange Stücke geschnittenen Spitzwegerichwurzeln gibt man in das Leinentuch, faltet dieses zusammen und legt es in das bei 150 Grad vorgeheizte Backrohr. Für die notwendige Feuchtigkeit im Rohr stellt man eine Kaffeetasse gefüllt mit Wasser dazu. Sobald das Tuch und die Wurzeln schön heiß sind, nimmt man sie wieder heraus.

Anwendung: Diesen Spitzwegerichwurzel-Umschlag legt man bei Ohrentzündungen, Problemen mit dem Ohrenschmalz oder Nebenhöhlenentzündungen auf die betroffenen Körperstellen, gibt ein Handtuch darüber und lässt das Ganze so lange einwirken, bis es ausgekühlt ist.

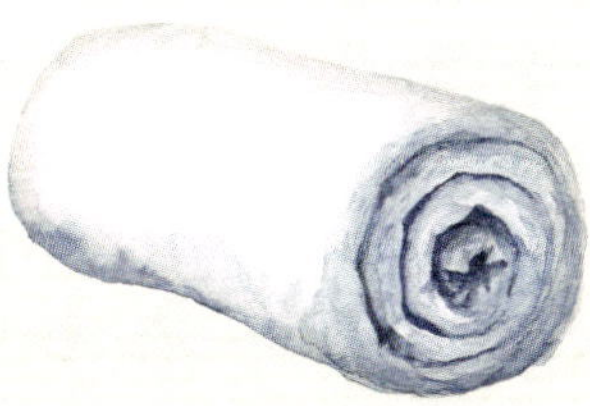

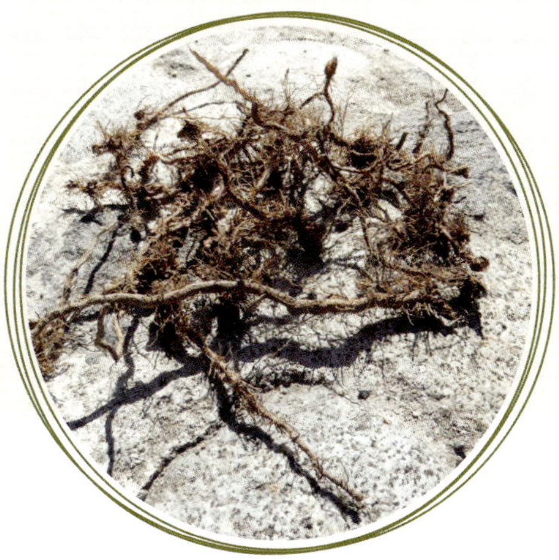

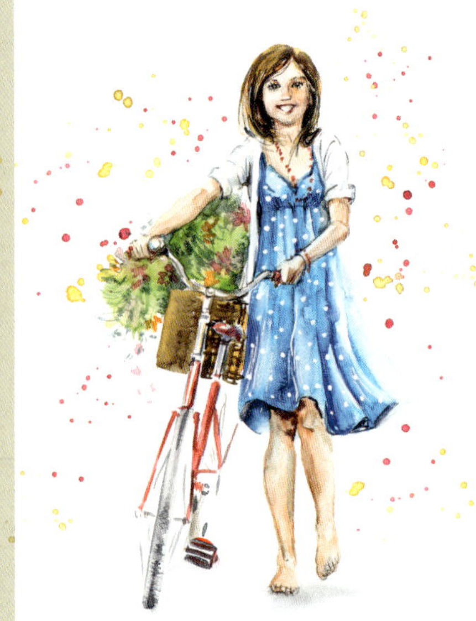

Mit offenen Augen durch die Natur gehen

Wildnisapotheke bedeutet, das zu nutzen, was die Wildnis, die Natur, der Garten rundum für uns bereithält. Mit offenen Augen durch die Natur zu gehen und jene Pflanzen, Wurzeln, Hölzer oder Früchte für uns und unsere Familie zu verarbeiten, die sich finden lassen. Kommen wir zum Beispiel im Herbst beim sonntäglichen Spaziergang durch den Wald an einer Holzschlägerungsstelle vorbei, können wir schauen, ob wir an den gefällten Bäumen ein paar harzige, grüne Zapfen oder vielleicht ein Stück Fichtenrinde finden, woraus wir eine Salbe oder ein Öl für die Gelenke bereiten können. Ebenso ist die Zubereitung eines Bades für unsere Haut oder eines Mundwasser zur Pflege des Zahnfleisches möglich, je nachdem was wir gerade für unsere Gesundheit brauchen.

Wald-Essig

bei Zahnfleisch-problemen

Zutaten: *2 Stk. grüne (harzige) Fichtenzapfen (Picea), 2 EL Fichtenrinde, ½ l Essig*

So wird's gemacht: Die grünen Fichtenzapfen sind noch sehr harzig. Sie werden mit der Fichtenrinde und dem Essig in ein verschließbares Gefäß gegeben und 4 Wochen stehen gelassen. Dann abseihen und in Flaschen füllen.

Anwendung: Bei Zahnfleischproblemen spült man mit diesem Wald-Essig den Mund aus. Bei Mundgeruch oder Halsproblemen gurgelt man damit. Vorbeugend kann auch etwas davon beim Zähneputzen in das Spülwasser gegeben werden.

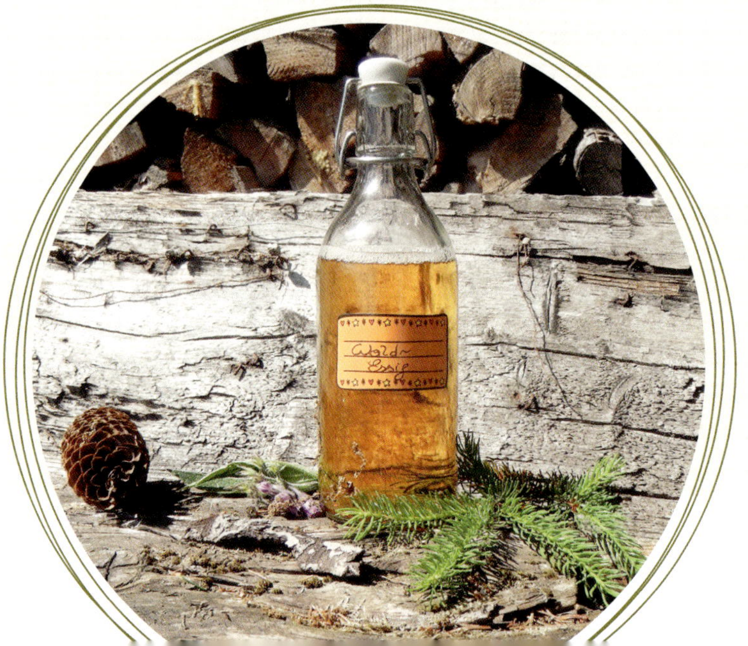

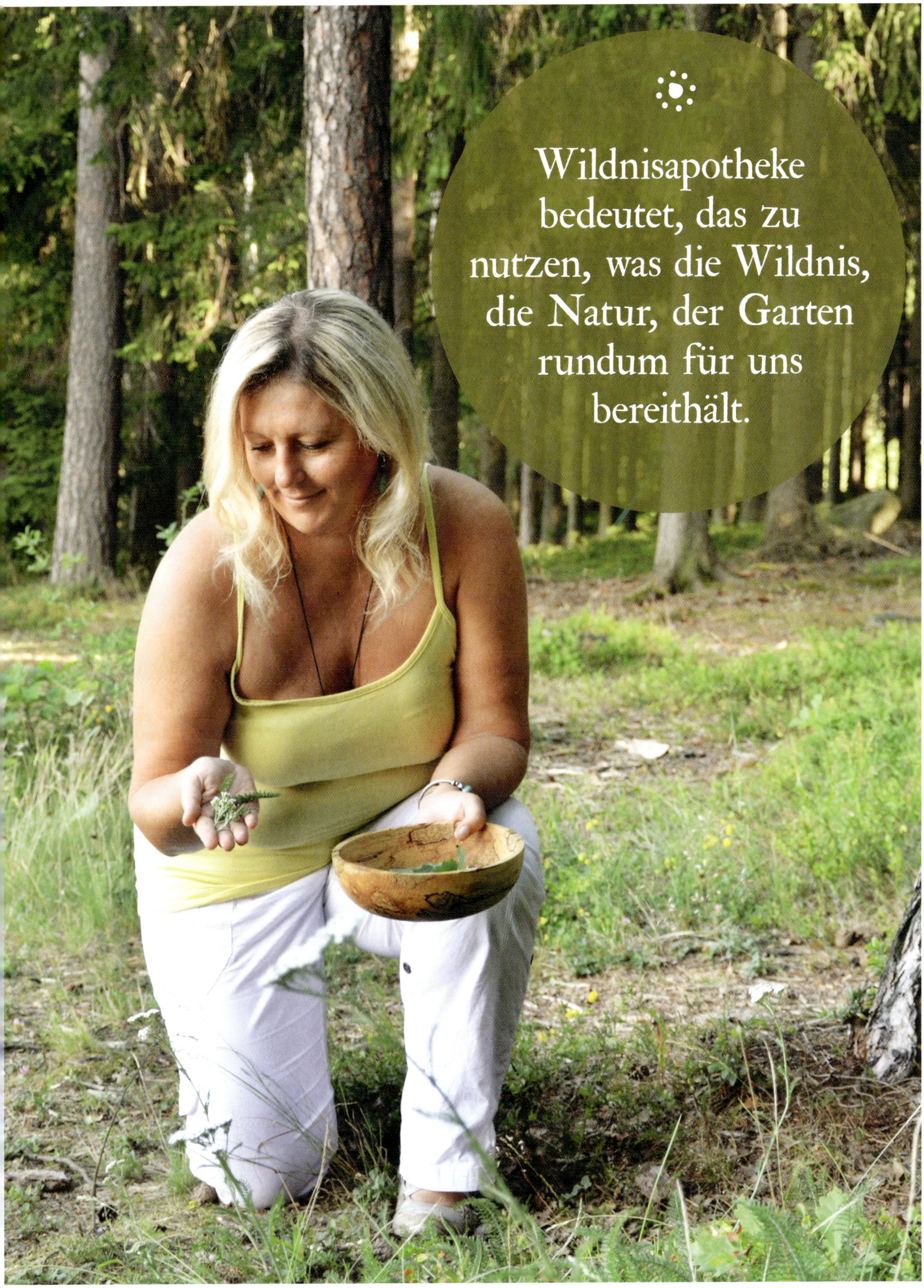
Wildnisapotheke
bedeutet, das zu
nutzen, was die Wildnis,
die Natur, der Garten
rundum für uns
bereithält.

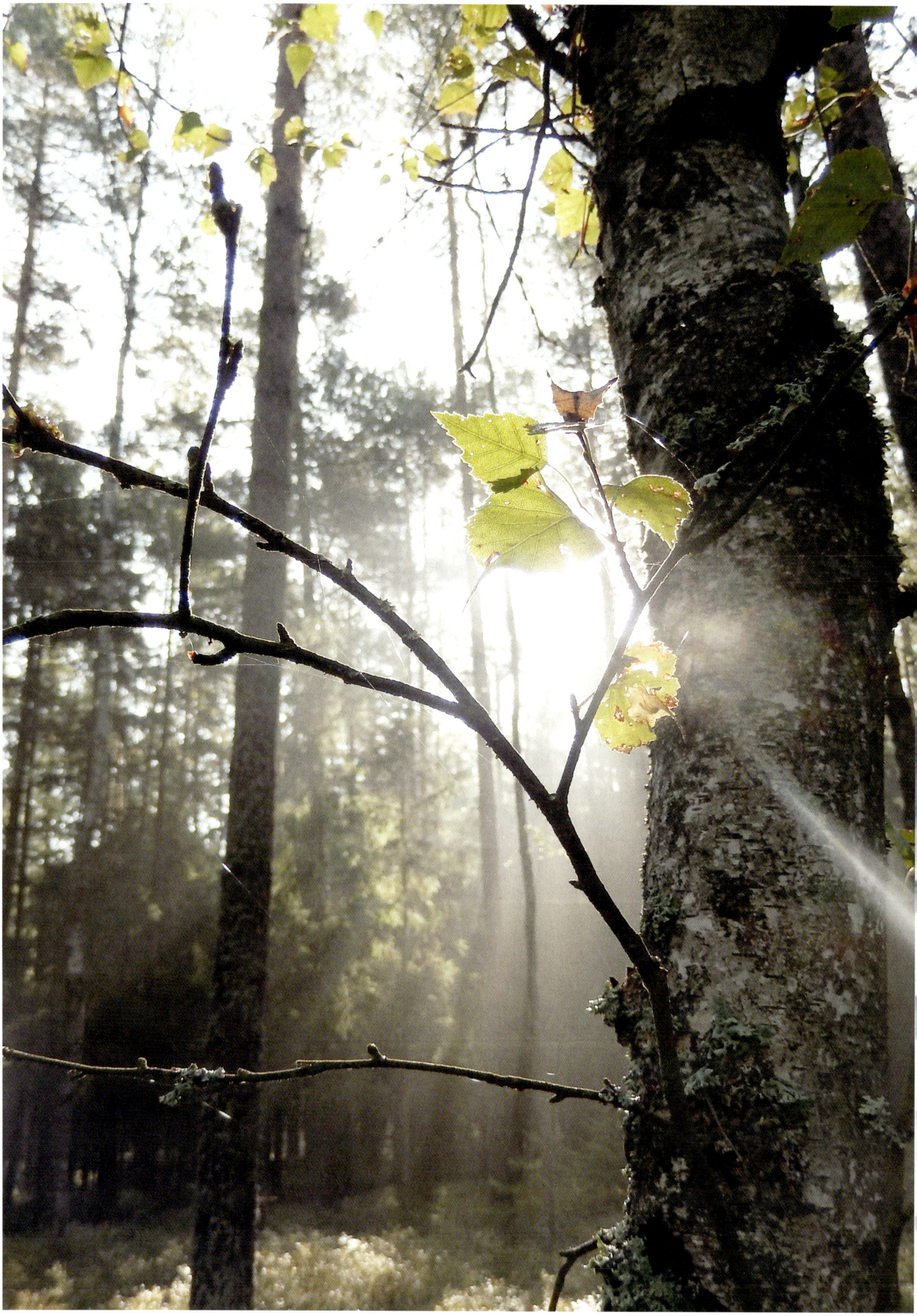

Oktober

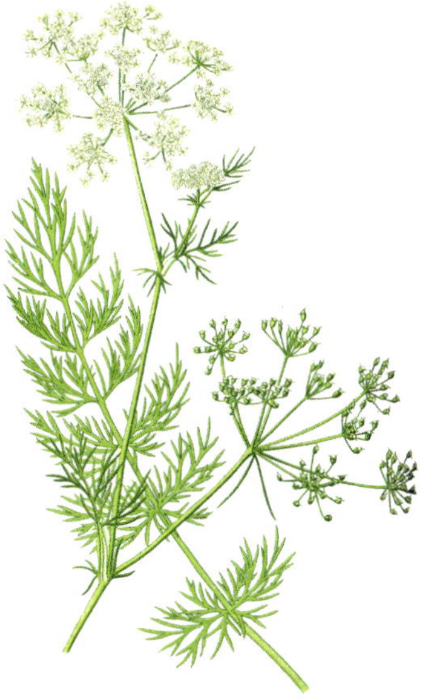

„Kümmel esse jeden Tag, er die Verdauung richten mag!"

Der **Wiesenkümmel** (*Carum carvi*) ist als Gewürz für Speisen ebenso wertvoll wie als Pflanze der Naturapotheke. Speziell bei Magen-Darmproblemen und bei Kopfschmerzen wurde der Kümmel früher von Personen aller Altersstufen verwendet. Sei es als Tee oder indem man die Körner kaute. Es finden sich einige Berichte, dass die Körner bei Kopfschmerzen und Migräne roh gekaut wurden. Wenn die Zähne nicht mehr gesund genug waren, wurden die Körner zuerst mit einem Löffel aufgedrückt. Waren die Zähne zu gering vorhanden, wurde Tee verabreicht. Selbst schwere Darmerkrankungen behandelte man mit mindestens 1 Liter Kümmel-Tee täglich und zusätzlich warmen Kümmel-Wickeln auf den Bauch.

Kümmelwasser

für die Verdauung

Zutaten: *1 TL Kümmelsamen (Carum carvi), ¼ l Wasser*

So wird's gemacht: Die Kümmelsamen mit einem Löffel oder einem Mörser leicht andrücken, mit heißem Wasser übergießen und 10 Minuten rasten lassen. Nach dem Abseihen ist das Kümmelwasser fertig.

Anwendung: Bei Darmproblemen, insbesondere bei Verstopfung schluckweise trinken. Bei Verstopfungen von Kleinkindern kann das Fläschchen ab ca. 1 ½ Jahren mit Kümmelwasser zubereitet werden.

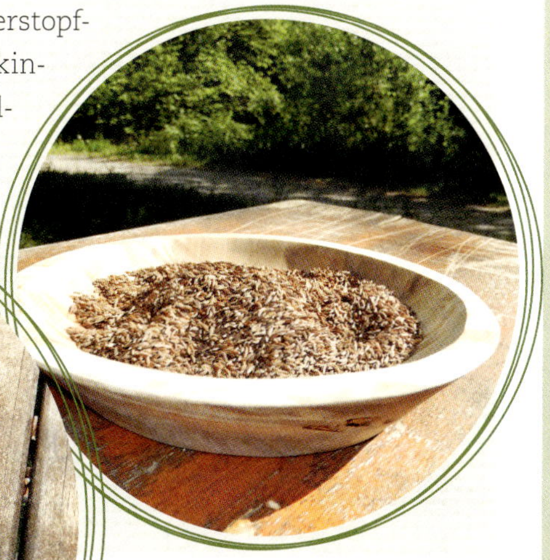

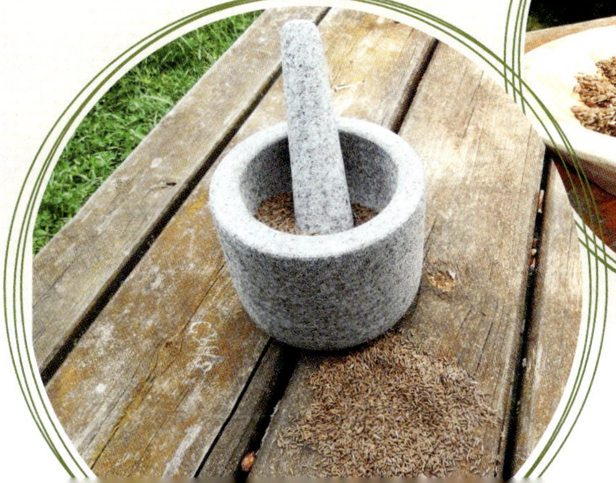

Hagebutten für den frechen Schuljungen

Ein Holzfäller erzählte, wie er einst seine Frau mit Hagebuttenkernen eroberte …

Ein Bursche in seiner Klasse war noch ein echter Lausbub! Dieser Junge vom Dorf unten war groß gewachsen, von kräftiger Körperstatur und mit einer tonangebenden Stimme ausgestattet – der geborene Rädelsführer. Seine körperliche Überlegenheit nutzte er, um den Schulkollegen seine Hausaufgaben und all jene Aufgaben erledigen zu lassen, die der Lehrer eigentlich ihm aufgetragen hatte.

Dann gab es da einen süßen Blondschopf, ein zierliches Mädchen mit auffallend großen, braunen Rehaugen. Ihre Eltern waren neu auf die Anhöhe über dem Dorf gezogen. Als der heutige Holzfäller beim ersten Aufeinandertreffen am Schulweg in ihre Augen blickte, war es um ihn geschehen. Seine Wangen liefen rot an, seine Gedanken wollten so gar keinen ganzen Satz finden und seine schon leise Stimme zog sich noch mehr zurück. In der Schule wurde natürlich auch der Rädelsführer auf das fesche Mädchen aufmerksam. Er nahm seinen ganzen Charme zusammen, um ihre Aufmerksamkeit zu erlangen und wich nicht mehr von ihrer Seite. Selbst am Heimweg begleitete er sie auf die Anhöhe, obwohl er ja wieder ins Dorf zurück nach Hause musste. Der zierliche Junge lag mit offenen Augen im Bett und überlegte, wie er den ihm körperlich überlegenen Konkurrenten austricksen könnte …

Am nächsten Morgen vor dem Unterricht machte der Junge einen Abstecher an den Waldrand zu den Wildrosenstauden, steckte ein Paar Früchte der Wildrose, ein paar Hagebutten ein, gab, während er dorfabwärts ging, die Kerne heraus und steckte sie in seine Hosentasche. Die Außentemperatur war um diese Jahreszeit schon niedrig, der Rädelsführer hatte an diesem Tag einen neuen Wollpullover angezogen. In der Unterrichtsstunde begann der Rädelsführer wie so oft mit seinem Sessel zu schaukeln. Der perfekte Augenblick für den zierlichen Jungen. Er holte die Hagebuttenkerne unauffällig aus seiner Hosentasche, wartete den Moment ab, als sich der Rücken des Rädelsführers durch das Schaukeln zu einem Hohlrücken formte, und schmiss ganz schnell alle Kerne in den vom Hals abstehenden Pullover. Das Schicksal nahm seinen unvermeidlichen Verlauf. Die Hagebuttenkerne harkten sich in den Wollpullover ein und verursachten ein unerträgliches Jucken auf der Haut des Rädelsführers. Der immer unruhiger Gewordene wurde wegen seines unpassenden Verhaltens zum Herrn Direktor zitiert und schließlich nach Hause geschickt. Zu Hause zog er den Pullover aus, seine Mutter sah den roten Rücken, vermutete einen Hautausschlag und verordnete ihm vorerst Bettruhe. Der spätere Holzfäller nahm all seinen Mut und nutzte die freigespielte Zeit, um das Mädchen mit seinem ganzen Charme zu beeindrucken. Heute sind sie seit 60 Jahren verheiratet …

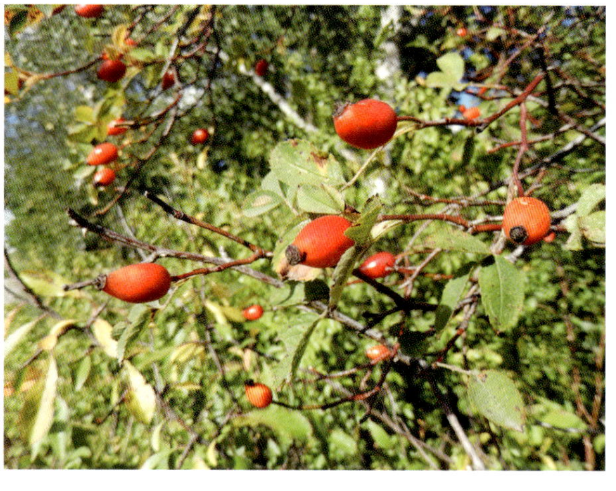

für die Haut, zur Faltenvorbeugung

Hagebuttenkern-Mehl

Zutaten: *Hagebutten (Rosa)*

So wird's gemacht: Für das Hagebuttenkernmehl erntet man die Hagebutten nach dem Frost, wenn sie schön weich sind. Nur wenn die Frucht reif ist, dann sind es auch die Kerne. Die geernteten Hagebutten werden mit Wasser bedeckt am Herd aufgekocht. Die Hagebutten-Wassermasse danach entweder durch die Flotte Lotte drehen oder durch ein Sieb drücken, dabei wird das Fruchtmark von den Kernen getrennt. Aus dem Fruchtmark kann Marmelade gekocht werden und die Kerne zerkleinert man in der Küchenmaschine, bis sie eine mehlartige Konsistenz haben. Das Mehl lässt man für einen Tag bei Zimmertemperatur trocknen und füllt es danach in Gläser ab.

Anwendung: Das Mehl schmeckt ähnlich wie getr. Tomaten. Bei Venenproblemen, Rheuma, Gicht oder zur Immunstärkung isst man jeden Tag eine Messerspitze voll und trinkt lauwarmes Wasser nach. Das Pulver kann auch dem Müsli, Joghurt oder Soßen beigegeben werden.

für die Venen und zur Immunstärkung

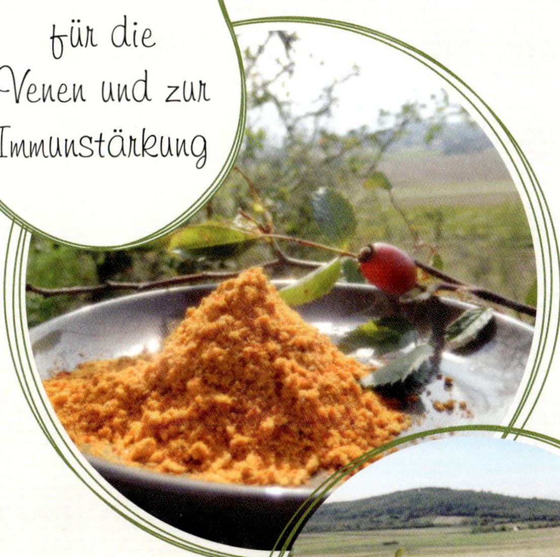

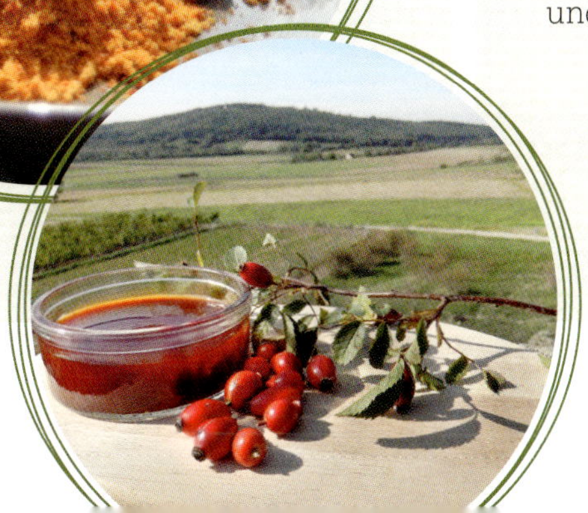

Hagebuttenkern-Ölauszug

Zutaten: *1 EL Hagebuttenkerne (Rosa), 250 g kalt gepresstes Speiseöl (Olivenöl, Sonnenblumenöl)*

So wird's gemacht: Das kalt gepresste Öl am Herd erwärmen, die Hagebuttenkerne hinzugeben und auf mittlerer Hitze für 15–20 Minuten ziehen lassen. Das Speiseöl bekommt von den Kernen eine rötliche Farbe.

Anwendung: Das Öl bei Narben, Ausschlägen, Schwangerschaftsstreifen, Hautproblemen, trockener Haut, Hautunreinheiten und zur Faltenvorbeugung dünn auf die Haut auftragen, vor allem für die Gesichtshaut ist dieses Öl besonders wertvoll. Nebenbei erhält die Haut einen schönen Teint.

für die reife Haut

Hagebuttenkernöl gepresst

Zutaten: *Hagebuttenkerne (Rosa)*

So wird's gemacht: Die Hagebuttenkerne werden im Kaltverfahren von einer Ölpresse ausgepresst.

Anwendung: Das ausgepresste Hagebuttenkernöl beschleunigt die Zellregeneration und versorgt die Haut mit wertvollen Inhaltsstoffen wie Vitamin C. Das Öl wird zur Pflege der „reifen Gesichtshaut" verwendet sowie als Narbenöl und Pflege bei Schwangerschaftsstreifen.

bei Lungenproblemen, für Blase und Niere

Hagebuttenkern-Honigmilch

Zutaten: *3 EL Hagebuttenkerne (Rosa), 1 l Milch, ¼ l Wasser, 2 EL Honig*

So wird's gemacht: Die Hagebutten werden mit Wasser bedeckt und am Herd aufgekocht. Die Hagebutten-Wassermasse danach entweder durch die Flotte Lotte drehen oder durch ein Sieb drücken. Dabei wird das Fruchtmark von den Kernen getrennt. Aus dem Fruchtmark kann Marmelade gekocht werden. Die Kerne mit der Haut der Hagebutten nimmt man aus dem Sieb heraus, gibt sie mit dem Wasser in einen Topf und kocht beides am Herd auf. Danach schaltet man den Herd auf mittlere Hitze zurück und lässt alles für 15 Minuten ziehen. Nach Zugabe der Milch lässt man für weiter 15 Minuten am Herd ziehen. Danach abseihen und den Honig zugeben.

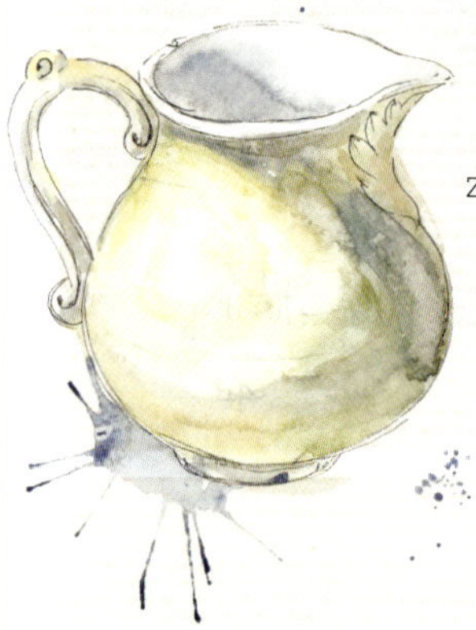

Anwendung: Bei Nierensteinen, Blasenproblemen, Reizblase oder Entzündungen im Nieren-Blasenbereich oder bei schmerzhaftem Husten sowie Lungenproblemen trinkt man täglich 2–3 Tassen dieser Milch. Den Rest stellt man in den Kühlschrank und erwärmt ihn am nächsten Tag vor dem Trinken auf die gewünschte Temperatur.

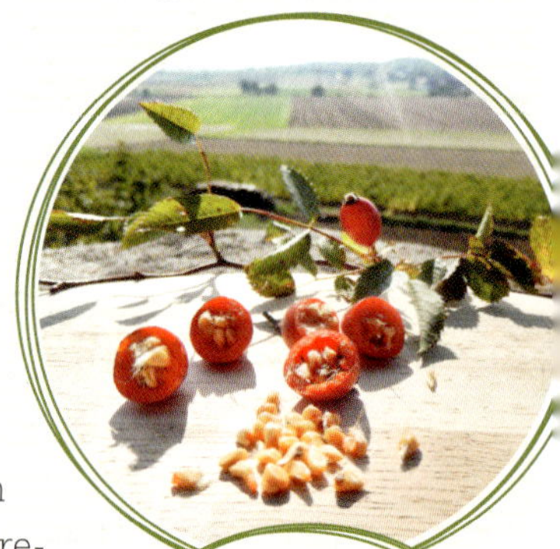

Hagebutten-Mus

stärkt den Körper, zur Grippevorbeugung

Zutaten: *Hagebutten (Rosa), Gelierzucker*

So wird's gemacht: Die reifen Hagebutten nach dem Frost, wenn sie schön weich sind, ernten. Mit Wasser bedeckt am Herd aufgekochen, danach entweder durch die Flotte Lotte drehen oder durch ein Sieb drücken. Dabei wird das Fruchtmark von den Kernen getrennt. Das Mark kann als Ketchup und Tomatenersatz verwendet oder mit Gelierzucker zu Marmelade gekocht werden. Man kann daraus ebenso eine Grillsauce zubereiten. Hierzu röstet man klein geschnittenen Zwiebel in einer Pfanne an, gießt das Hagebuttenmus darüber und würzt mit ein wenig dunkler Schokolade, Salz, Pfeffer und Chili. Fertig ist eine köstliche, farblich attraktive Grillsauce!

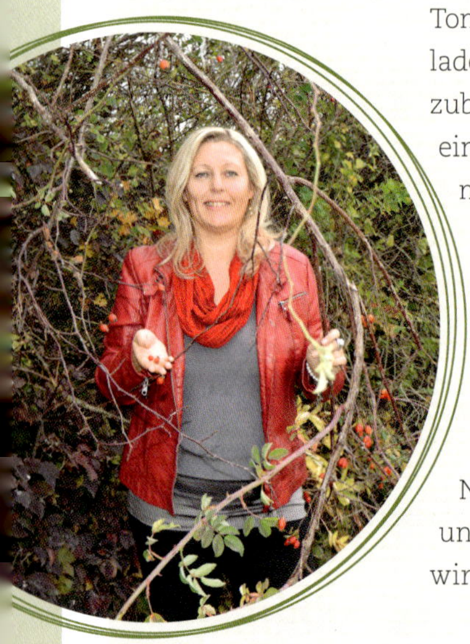

Anwendung: Zur Stärkung des Immunsystems isst man über die Wintermonate täglich 2–3 Hagebutten. Hierzu pflückt man weiche, vom Frost geküsste Früchte, saugt mit dem Mund das fruchtig-süße Mark heraus und spuckt die Kerne wieder in die Wiese. Die Kerne würden mit ihren Härchen im Hals kratzen, daher geben wir sie lieber der Natur zurück. Hagebutten haben einen sehr hohen Anteil an Vitaminen und Spurenelementen. Sie stärken das Bindegewebe, heben das Gemüt, wirken entwässernd und unterstützen bei Erkältungskrankheiten.

Alte Rezepte erzählen aus dem Leben

Es ist immer wieder spannend und interessant, alte, handgeschriebene Hefte über Hausmittel zu finden. Angeregt durch unten stehendes Wundsalben-Rezept begann eine junge Frau, ihre Familiengeschichte näher zu hinterfragen. Eines trüben Wintertages besuchte sie mich, um mir ein zerfleddertes Heft mit Rezepten in Kurrentschrift zu zeigen. Darin befanden sich einige Kochrezepte, viele Rezepte für Weihnachtsbäckerei sowie drei Seiten alter Hausmittel. Unter diesen wenigen Hausmitteln waren vier verschiedene Rezepte zur Wundbehandlung.

Das Heft stammte aus einer Zeit, in der Hausmittel mit einfachsten Zutaten zubereitet wurden. Hausmittelrezepte entwickelten sich aus der alltäglichen Notwendigkeit heraus. Hat eine Familie viele Rezepte für Wunden, dann erzählt dies, dass sich jemand in der Familie auffallend oft verletzt haben dürfte, sonst wären die Salben und Tinkturen zur Wundversorgung nicht notwendig gewesen. Eine Hebamme hätte zahlreiche Anwendungen zur Geburtshilfe in ihrem Büchlein stehen von Beifuß, Frauenmantel, Schafgarbe bis zum Sadebaum bei unerwünschten Schwangerschaften. Durch die auffallend vielen Wundrezepte neugierig geworden, besuchte die junge Frau ihre Großeltern und fragte nach ihren Vorfahren. Nach ein paar Wochen kam sie erneut zu mir und erzählt mir voller Stolz, dass ihr Urgroßvater, ein hochgewachsener, stattlicher Mann, weithin für sein Zimmermannsgeschick bekannt gewesen war und auf viele Höfe geholt worden ist. Er muss ständig die eine oder andere Verletzung davongetragen haben …

Wundsalbe/ Zugsalbe

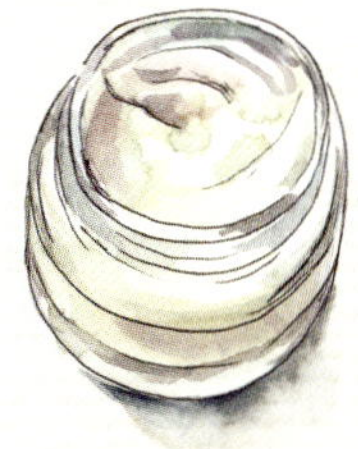

Zutaten: *1 daumengroßes Stück Weißdornwurzel (Crataegus), 100 ml Johanniskrautöl (Hypericum perforatum), 100 ml kalt gepresstes Speiseöl, 2 EL Hagebutten (Rosa), 1 kleiner, junger, daumenlanger Wildrosenzweig (Rosa), 8–10 g Bienenwachs*

So wird's gemacht: Die Hagebutten halbieren, den Wildrosenzweig und die Weißdornwurzel in 0,5 cm lange Stücke zerteilen. Das kalt gepresste Speiseöl mit den Weißdornwurzeln, den Hagebutten und den Wildrosenzweigstücken 15 Minuten am Herd erwärmen (nicht kochen, nur erwärmen) und eineige Stunden (über Nacht) bei Raumtemperatur stehen lassen. Danach durch ein Sieb seihen und mit dem Johanniskrautöl vermischen. Erneut am Herd erwärmen, das Bienenwachs zugeben, rühren und sobald es geschmolzen ist, rasch in Tiegel abfüllen.

Anwendung: Bei eitrigen Verletzungen, Schiefern oder eingewachsenen Zehennägeln, generell bei Wunden, auch schlecht heilenden Wunden, und zur Narbenbehandlung die Salbe dick auftragen, einen Verband darübergeben und einen Tag wirken lassen. Danach bei Bedarf erneuern.

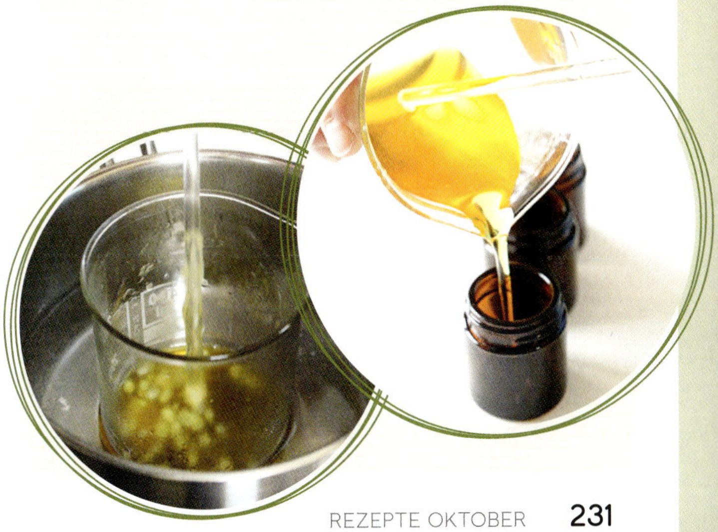

Weißdorn als Schutzsymbol

Mit Dornensträuchern grenzte man früher, ehe es Zäune gab, die Weideflächen ab. In den landwirtschaftlichen Regionen, wo vorwiegend Viehhaltung betrieben wurde, war es wichtig, die Herden einerseits vor wilden Tieren und vor Räubern zu schützen, andererseits sie in einem überschaubaren Gebiet halten zu können. Als erste Art der Einzäunung setzte man stechende, heckende Sträucher wie den **Weißdorn** (*Crataegus*) oder die Hagebutte (*Rosa*). Man pflanzte eine sogenannte Hecke, mancherorts auch Hag genannt. Aus diesem Grund entwickelte sich auch die Heckentradition in jenen Gebieten, wo Viehwirtschaft betrieben wurde. Die Ackerbauflächen wurden durch karg bewachsene Feldraine getrennt. Die Eingrenzungen der Weideflächen durch diese stechenden Sträucher brachten schnell positive Erfolge. Der Verlust von Herdetieren durch Wildtiere ging erheblich zurück, auch der Diebstahl nahm ab, da die Herden in dem eingegrenzten Gebiet überschaubarer und kontrollierbarer gehalten werden konnten. Der Weißdorn wächst rasch und unproblematisch, so entwickelte er sich zur willkommenen Pflanze für Einfriedungen. In einer Zeit voller Gefahren kam schnell der Gedanke auf, wenn diese Pflanze die Tiere beschützen konnte, dann vermochte sie ja auch den Menschen im Haus zu helfen. So setzte man rund um das Haus Weißdornsträucher, brachte Weißdorn über dem Hauseingang an, tischlerte die Kinderwiegen aus Weißdornholz. Überall wo es eines Schutzes bedurfte, wurde Weißdorn in jeglicher Form eingesetzt. Der einzige Ort, wo der Strauch keinen Schutz bietet, ist das Wasser. Weißdornholz hat die Eigenschaft, nicht zu schwimmen. Ein Floss oder ein Schiff, aus Weißdornholz gebaut, würde sehr schnell samt den darauf befindlichen Personen untergehen.

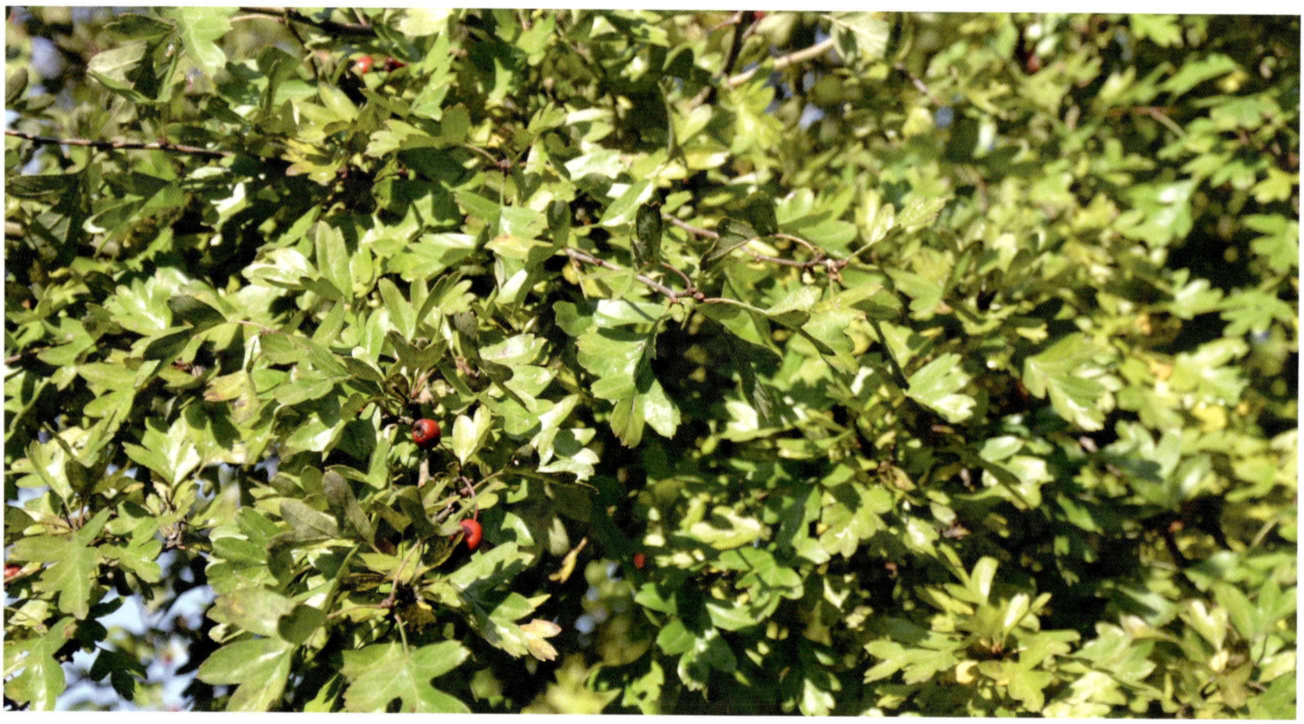

Weißdornwurzel kauen

bei eitrigen Wunden und gegen Durchfall

Zutaten: *1 Handvoll Weißdornwurzeln (Crataegus), ⅛ l Wasser*

So wird's gemacht: Bei Durchfall die jungen Weißdornwurzeln in 0,5 cm dicke Scheiben schneiden, trocknen und in Gläsern aufbewahren. Zur Wundbehandlung die Wurzeln in kleine Stücke schneiden, mit abgekochtem Wasser vermischen und im Mörser quetschen, bis eine breiige Masse entstanden ist.

Anwendung: Bei Durchfall kaut man kleine Stücke der Weißdornwurzel. Zur Wundbehandlung den Weißdornbrei auf die betroffenen Körperstellen auftragen, mit einem Tuch befestigen und über Nacht wirken lassen. Am nächsten Tag wiederholen.

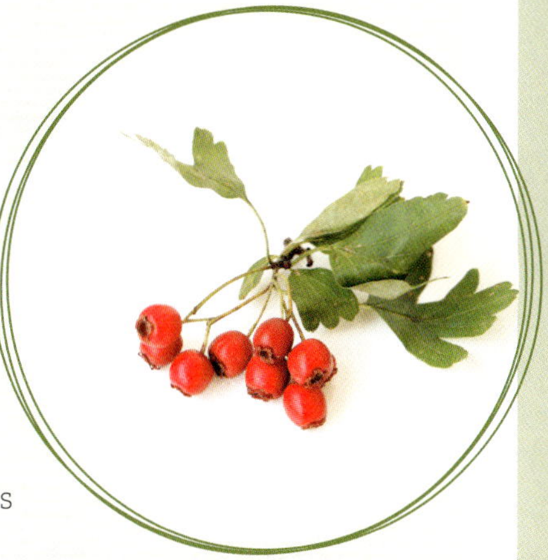

Weißdornfrüchte essen

Zutaten: *Weißdornfrüchte (Crataegus)*

So wird's gemacht: Die kleinen roten Früchte des Weißdorns erntet man, sobald sie weich sind.

Anwendung: Zur Stärkung des Immunsystems und der psychischen Belastbarkeit, zur Regulierung des Kreislaufs und des Blutdrucks, Vorbeugend gegen Arterienverkalkung, zur Steigerung der Leistungsfähigkeit und bei Liebeskummer isst man täglich ein paar reife Weißdornbeeren.

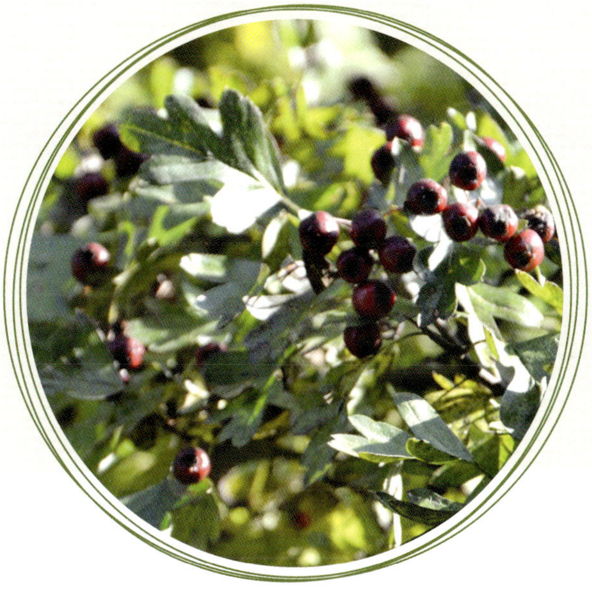

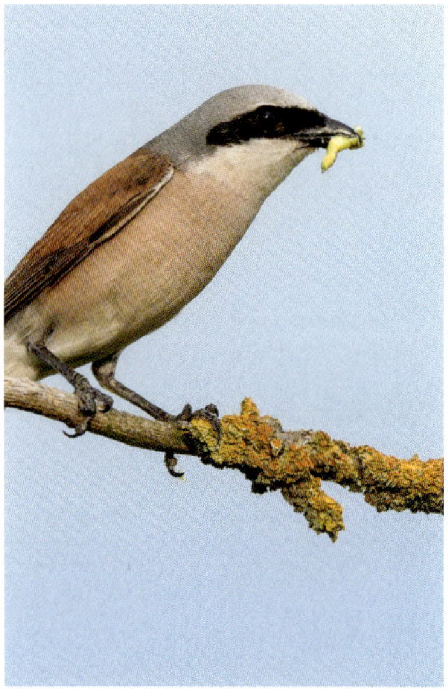

Dornen – die Speisekammer des Neuntöters

Der Schwarzdorn wird auch **Schlehe** genannt. Die langen Dornen des Schwarzdorns und auch des Weißdorns haben einen klugen, kleinen Vogel auf eine außergewöhnliche Idee gebracht. Der Vogel fängt verschiedene kleine Insekten als seine Nahrungsquelle. Um für Notzeiten gerüstet zu sein, holt er sich in guten Zeiten mehr Insekten, als er gerade fressen kann, und fliegt damit zu den Dornensträuchern. Er spießt diese Insekten auf die Dornen auf und lässt sie schlichtweg einfach lufttrocknen. In nahrungsmittelschwachen Zeiten fliegt er erneut zu seiner *dornigen* Speisekammer, um seinen Hunger zu stillen.

Getrocknete Schlehen

Zutaten: *Schlehen (Prunus spinosa)*

So wird's gemacht: Die Schlehen werden nach 2–3 Frösten geerntet und daheim zum Trocknen aufgelegt. Dies dauert bei Zimmertemperatur ca. 2–3 Tage. Danach in ein verschließbares Glas oder ein Papiersäckchen füllen.

Anwendung: Bei Neigung zum Zahnfleischbluten, Entzündungen im Mundraum/Zahnfleisch sowie Durchfall kaut man täglich ganz langsam 2–3 getrocknete Schlehenfrüchte.

bei Entzündungen im Mundraum und Zahnfleischbluten

Schlehen-Saft

Zutaten: *Schlehen (Prunus spinosa), Zucker*

So wird's gemacht: Die Schlehen erntet man nach dem Frost. In ein verschließbares Glas gibt man eine 1 cm hohe Schicht Zucker, darauf 5 cm Schlehenfrüchte, dann wieder 1 cm Zucker. Dies wiederholt man, bis die Früchte aufgebraucht sind oder das Glas voll ist. Die letzte Schicht soll Zucker sein. Sobald sich der Zucker gesetzt hat, gibt man ein Viertel der Glashöhe an abgekochtem, heißem Wasser darauf und lässt dies für 1 Woche stehen. Danach abseihen und der Sirup ist fertig.

Anwendung: Bei Appetitlosigkeit, Erkältungen, vorbeugend gegen Grippe und zur Stärkung des Immunsystems trinkt man täglich ein Glas Schlehensirup, das man je nach gewünschtem Geschmack mit heißem Wasser verdünnt.

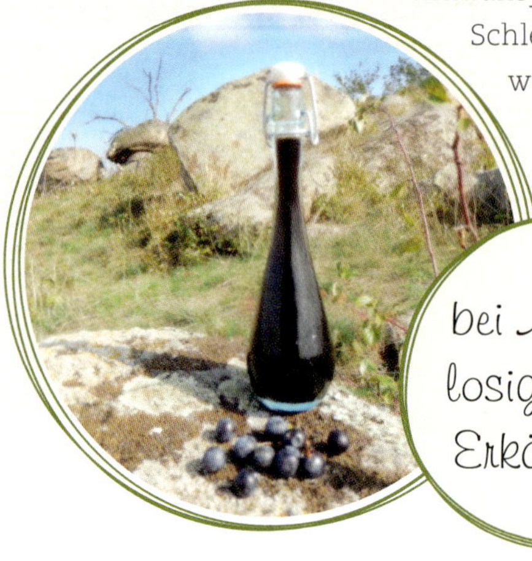

bei Appetitlosigkeit und Erkältungen

Der Stein für die Meerrettichwurzel

Normalerweise macht der **Meerrettich** (*Armoracia rusticana*), der Kren, eine lange, schlanke Wurzel, die beim Graben leicht abbricht. Dies ist zwar schön für den Meerrettich, weil er erneut wachsen kann, der Grabende ist jedoch zumeist darüber unglücklich, hat er doch nur ein kleines, dünnes Wurzelstückchen in Händen. So ersannen einst schlaue Köpfe einen Trick, um eine schöne dicke Wurzel zu erhalten. Im Frühling, Ende April, Anfang Mai, wenn die ersten Meerrettichblätter zu sehen sind, gräbt man die jungen Pflanzen samt der Wurzel ca. 15 cm tief aus, nimmt einen handflächengroßen, möglichst flachen Stein, legt diesen ganz unten in das Loch hinein, setzt die Meerrettichpflanze wieder liebevoll in das Loch, bedeckt sie mit Erde und lässt sie bis zum Herbst weiterwachsen. Durch den Stein kann sich die Wurzel nicht in die Länge ausdehnen, sondern in die Breite. Beim Ausgraben im Herbst hat man dann eine kurze, dicke Wurzel in der Hand.

Durch den Stein kann sich die Wurzel nicht in die Länge ausdehnen, sondern in die Breite. Beim Ausgraben im Herbst hat man dann eine kurze, dicke Wurzel in der Hand.

Meerrettich-Milch

(Kren-Milch)

bei Verstopfung

Zutaten: *½ Kaffeetasse Meerrettich (Armoracia rusticana), ¼ l Milch*

So wird's gemacht: Die Meerrettichwurzeln in Stücke schneiden, in einem Topf mit der Milch aufkochen und bei niedrigerer Temperatur weitere 5 Minuten ziehen lassen. Danach abseihen.

Anwendung: Bei Verstopfung diese Meerrettichmilch warm und in einem Zug austrinken.

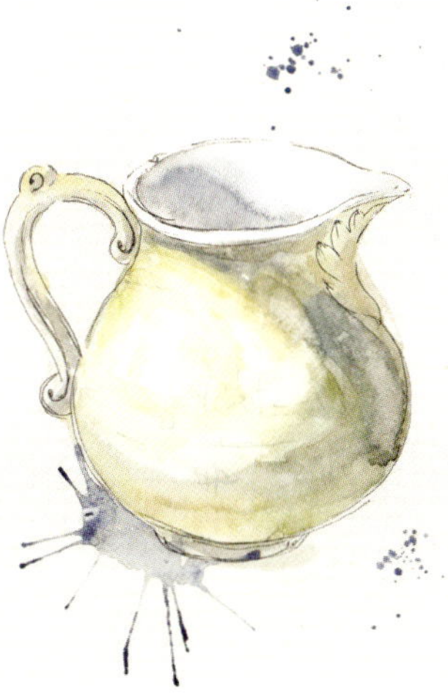

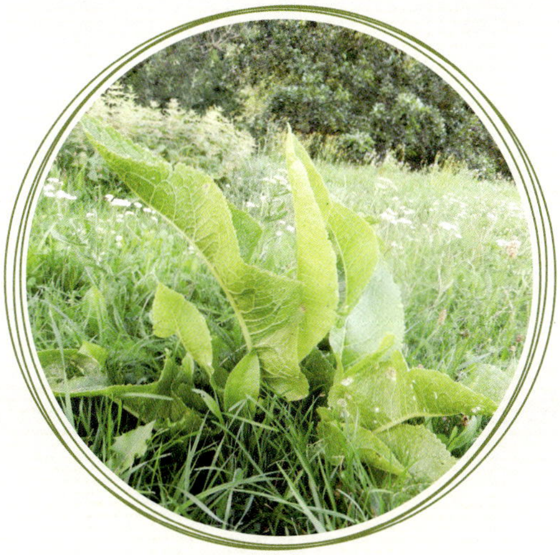

bei Erkältung und Fieber

Meerrettich-Kette
(Kren-Kette)

Zutaten: *1 Band oder eine Schnur, 1 Meerrettichwurzel (Armoracia rusticana)*

So wird's gemacht: Je nach Belieben schneidet man mit einem Messer eine oder mehrere 0,5–1 cm dicke Scheiben von der Krenwurz herunter. Man macht in der Mitte ein Loch und fädelt ein Lederband hindurch. Dann wird die Krenkette um den Hals gehängt, ihre Länge sollte so gewählt werden, dass die Scheiben sich in Lungenhöhe befinden.

Anwendung: Der Kren hat kräftige, desinfizierende Inhaltsstoffe, die unsere Zellwände durchdringen können. Das bedeutet, wir müssen ihn nicht essen, um seine Wirkung zu erfahren. Die Krenkette wird in Brusthöhe getragen, durch unsere Körperbewegungen entstehen beim Tragen kleine Mikroverletzungen der Wurzel. Aus diesen treten desinfizierende Inhaltsstoffe aus, durchdringen die Haut und wirken so genau dort – in Lungenhöhe –, wo sie gebraucht werden. So eine Krenkette sieht nett aus und unterstützt während der Erkältungszeit.

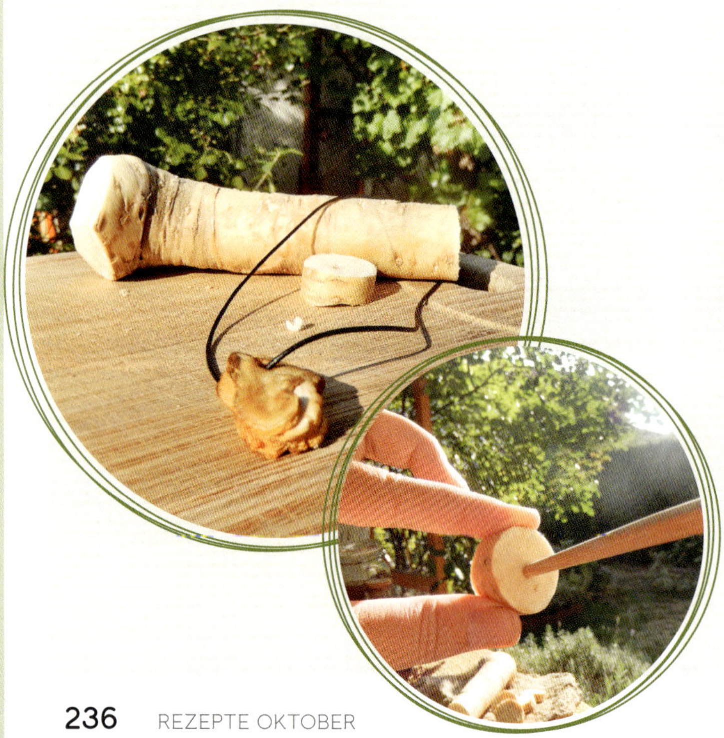

gegen Fieber und bei Gelenksschmerzen

Meerrettich-Wickel

Zutaten: *1 Meerrettichwurzel (Armoracia rusticana), 2–3 EL Mehl, ¼ l Wasser*

So wird's gemacht: Man hobelt die Meerrettichwurzel in kleine Stücke, kocht das Wasser an Herd auf, gibt unter ständigem Rühren das Mehl hinein, sodass es ein dicklicher Brei wird, nimmt den Topf vom Herd, gibt die Meerrettichstücke hinzu und rührt sie gut in die Masse hinein. Den dicken Meerrettichbrei streicht man auf zwei Leinentücher.

Anwendung: Diese Leinentücher mit dem Brei wickelt man sich um die Füße und zieht Socken darüber. Dies wird so lange wirken gelassen, bis der Umschlag ausgekühlt ist. Bei Gelenksschmerzen, Entzündungen sowie Halsschmerzen gibt man die Wickel um die gewünschten Körperstellen.

Meerrettich-Zwicker
(Kren-Zwicker)

Zutaten: *1 Meerrettichwurzel (Armoracia rusticana)*

Und so wird's gemacht: Man schneidet von der Meerrettichwurzel eine 1–1,5 cm dicke Scheibe herunter und macht einen Schnitt bis zur Mitte, damit man sie auseinanderbiegen kann.

Anwendung: Ist unsere Nase verstopft, dann stülpt man die Meerrettichscheibe auf die Nase wie einen Zwicker hinauf, lässt ihn für 1 Stunde oben und die desinfizierenden Inhaltsstoffe, die unsere Zellwände durchwandern können, machen die Nase sehr schnell wieder frei.

bei verstopfter Nase

Es wurde genutzt, was die Umgebung zur Verfügung stellte

Wenn wir heute eine Pflanzenanwendung oder ein Hausmittel bei z. B. Blutergüssen suchen, werden wir eine ganze Liste passender Pflanzen finden. Uns ist es möglich, die außergewöhnlichsten Pflanzen/Kräuter, und sei es aus anderen Erdteilen, zu erhalten. Die Wahl des Mittels war früher durch das Umfeld und die Jahreszeit begrenzt. Bei Blutergüssen können Wacholderbeere (*Juniperus*), Beinwellbätter (*Symphytum officinale*), Spitzwegerichblätter (*Plantago lanceolata*), **Lehm**, Essig und noch einiges mehr verwendet werden. Wenn der Mensch, der gerade an einem Bluterguss litt, in seinem Garten Spitzwegerichblätter hatte, aber keinerlei Wacholder, keinerlei Beinwell und der Lehm etwas weiter weg war, dann war für ihn im Frühling, Sommer, Herbst eindeutig der Spitzwegerich die beste Möglichkeit zur Hilfe. Dann zog der Winter übers Land und dieser Mensch stieß gegen eine Tischkante, hatte erneut einen Bluterguss. Zu dieser Jahreszeit ist der Spitzwegerich nicht verfügbar, somit griff man nun zum nächsten möglichen Mittel, dem Lehm, auch wenn er ein wenig entfernt zu finden ist, ist er nun die einfachste Möglichkeit. So hat jede Region je nach Vegetation und Jahreszeit ihre eigenen Hausmittel entwickelt. Hierzu gilt auch heute noch: Es wächst alles, was wir brauchen, in unserer Umgebung. Schauen wir uns bei Beschwerden in Fachbüchern an, welche Pflanzen uns helfen könnten, und als nächsten Schritt, welche davon in der eigenen Umgebung wachsen und gerade verfügbar sind, so finden wir schnell das optimale Mittel für uns.

Lehm-Essigwickel

Zutaten: *1 Handvoll Lehm, 1/8 l Essig, 1/4 l Wasser*

So wird's gemacht: Das Wasser erwärmen und vom Herd nehmen, den Essig hinzufügen, verrühren und so viel vom Lehm hineinrühren, bis ein dicklicher Brei entsteht.

Anwendung: Bei Geschwüren, eitrigen Körperstellen, Abszessen, eitrigen Hautleiden, Halsschmerzen oder Blutergüssen in den Gelenken legt man diesen Lehm-Essigwickel direkt auf die Haut auf und lässt ihn einwirken, bis er trocken ist. Je nach Bedarf wiederholen.

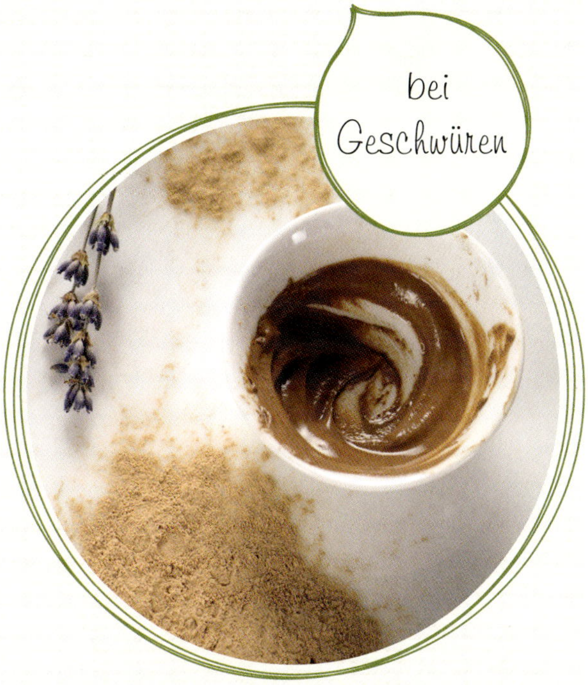

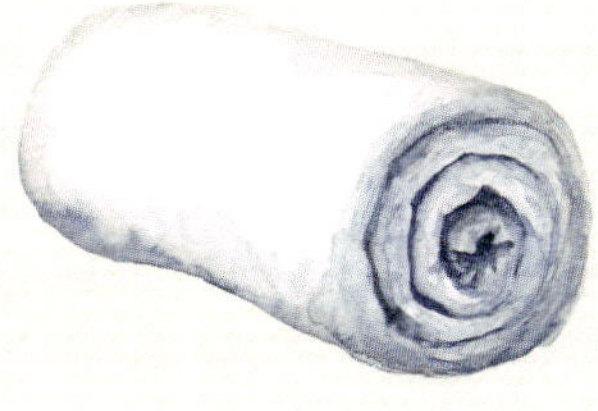

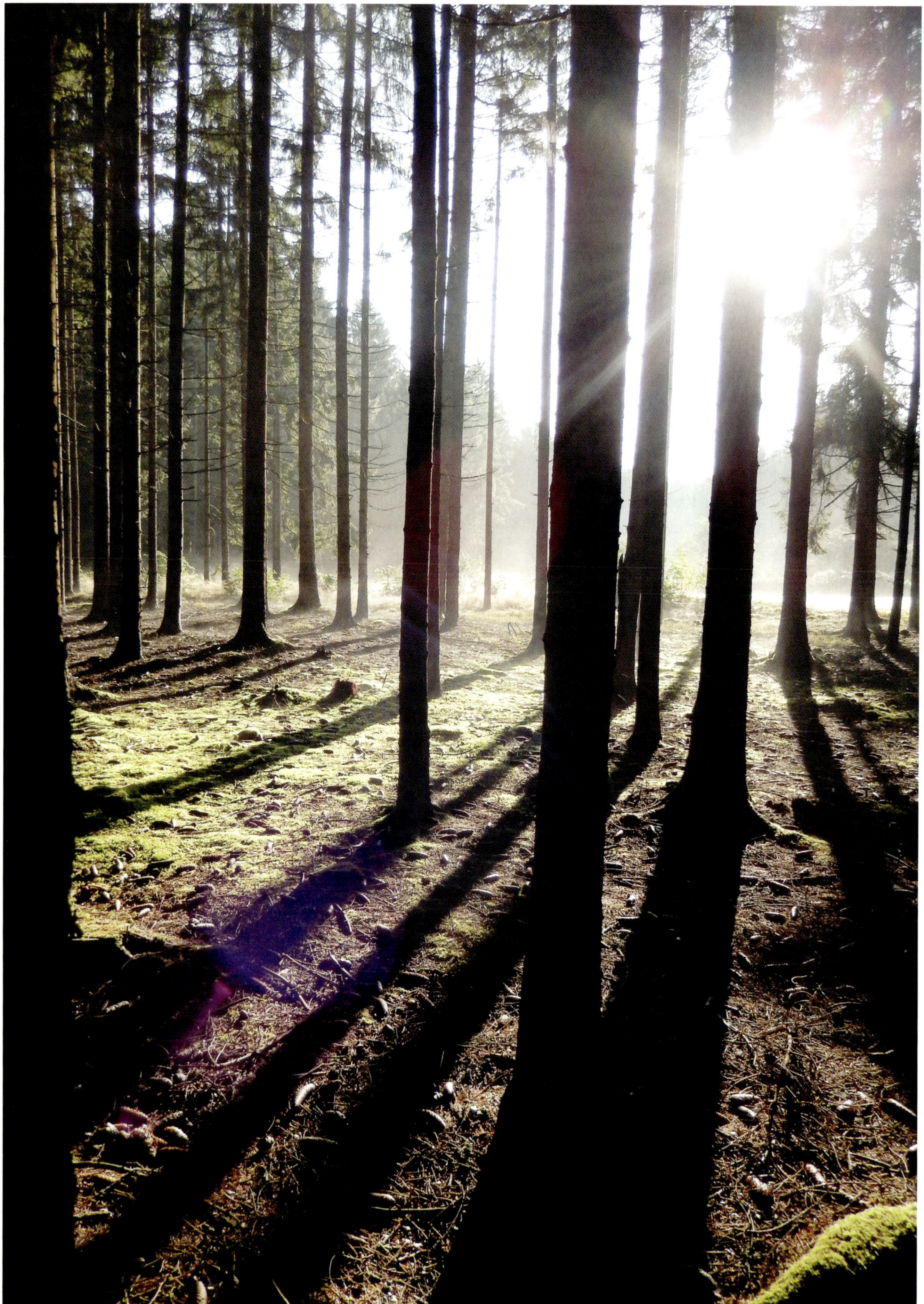

November

Die Zwiebel – eine Hausapotheke an sich

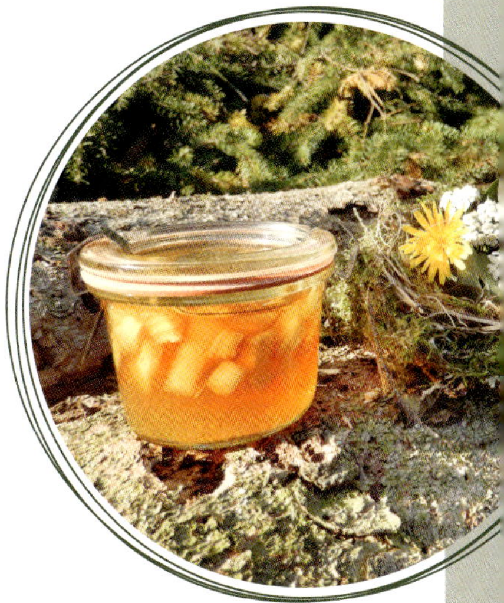

Die **Zwiebel** (*Allium cepa*) ist so vielseitig, dass sie alleine eine ganze Hausapotheke darstellt. Sie ist lange haltbar, daher stets leicht verfügbar. Die Zwiebel verwendet man bei Entzündungen aller Art, bei Verdauungsbeschwerden, zur Entwurmung, zur Blutzuckersenkung, Blutdruckregulierung, bei Kreislaufbeschwerden und bei Gefäßerkrankungen, indem man sie isst. Bei Husten kann sie gegessen und zudem äußerlich auf der Brust in etwas Schmalz angeröstet aufgetragen werden. Bei Haarausfall wird ihr Saft auf die Kopfhaut aufgetragen. Bei Gelenksbeschwerden wird die Zwiebel klein geschnitten in ein Leinentuch gegeben und aufgelegt. Bei Ohrenschmerzen werden kleine Zwiebelstücke in einen Teebeutel gefüllt und auf das Ohr gelegt, ebenso bei Nebenhöhlenentzündungen, hier wird der Teebeutel mit den Zwiebelstücken über den Nebenhöhlen positioniert. Bei Blasenentzündungen legt man Zwiebel-Umschläge über die Blase, bei Unterleibsbeschwerden massiert man den Saft der Zwiebel in die Haut in Höhe des Unterleibs ein. Frischen Zwiebelsaft trinkt man bei Wasseransammlungen im Körper, bei Fußpilz reibt man die Stellen mit Zwiebelsaft ein, schlecht heilende Wunden bestreicht man mit Zwiebel-Honig. Die Stirn mit Zwiebelsaft eingerieben, regt die Konzentrationsfähigkeit an.

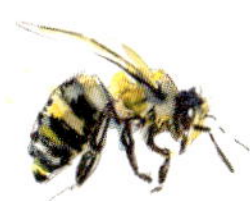

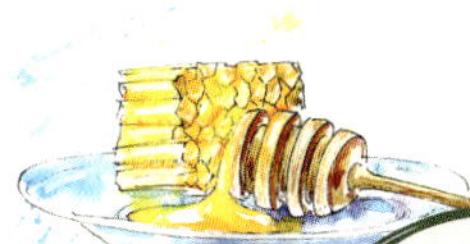

bei Husten, Erkältung und Wunden

Zwiebel bei Blutergüssen

Zutaten: *1 Stk. Zwiebel (Allium cepa)*

So wird's gemacht: Die Zwiebel schälen, halbieren und in 1 cm dicke Scheiben schneiden.

Anwendung: Die Zwiebelscheiben direkt auf die Blutergüsse legen, ein Tuch darübergeben und 15–20 Minuten liegen lassen. Je nach Bedarf wiederholen.

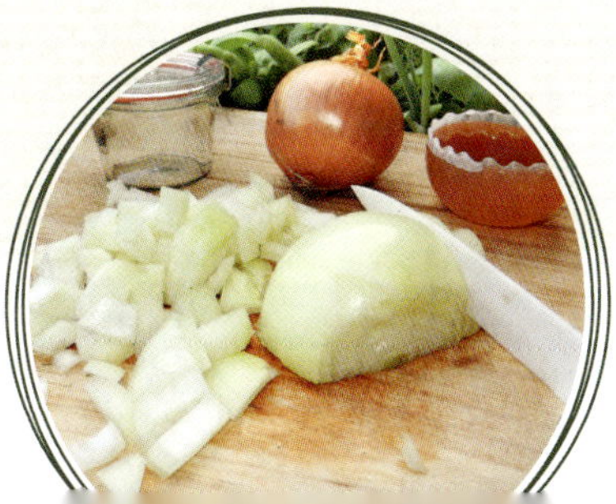

Zwiebel-Honig

Zutaten: *1 große Zwiebel (Allium cepa), 3 EL Honig*

So wird's gemacht: Die Zwiebel in kleine Würfel schneiden und in ein Glas geben, den Honig darübergießen und beides 6–8 Stunden im verschlossenen Glas rasten lassen. Man kann ihn jetzt pur verwenden.

Anwendung: Den Zwiebel-Honig nimmt man teelöffelweise bei Husten, Halsweh oder Erkältung und zur Anregung des Stoffwechsels sowie der Verdauung zu sich. Bei kleineren Verletzungen wird er auf die Wunde aufgetragen.

Rettung für das Lieblingshuhn

An jenem leicht bewölkten Nachmittag suchen die wohlbeleibten Hühner vor dem geöffneten, schweren Hoftor friedlich im Erdreich nach Nahrung, als sie durch ein paar lärmende, fremde Kinder aufgeschreckt werden und kurz planlos durcheinanderlaufen. Das Chaos überfordert den Hofhund und weckt seinen Jagdinstinkt. Er treibt die Hühner in seinem Ärger über die Störung seiner Ruhephase kläffend Richtung Stall. So schnell kann die Bäuerin gar nicht aus der Küche eilen, als das Malheur seinen Lauf nimmt. Schon im Halbflug, eigentlich bereits fast auf der rettenden Hühnerleiter angelangt, verfehlt das schöne bunte Lieblingshuhn der Bäuerin beim Anflug auf die Hühnerleiter in der Hektik um wenige Millimeter die Sprosse, rutscht ab und bleibt am Boden liegen. Der Hund stellt sich bedrohlich bellend über das Huhn, das wohl gerade glaubt, seine letzten Sekunden hätten geschlagen, als die Bäuerin schimpfend eingreift. Liebevoll drückt sie das zitternde Huhn an ihre großzügige Oberweite und bringt es in die Küchenstube. Bei näherer Betrachtung zeigt sich, dass der Fuß des Huhnes gebrochen ist. Normalerweise hätte dies den Tod des Huhnes bedeutet. Es wäre Sterbehilfe geleistet, ein Wasser über dem Holzofen erhitzt und das Hendl seines bunten Federnkleides entledigt worden. Die Federn hätten ein Familienmitglied in der Tuchent gewärmt und das Fleisch ein gutes Mittagsmahl ergeben. Doch einerseits war es ja das Lieblingshuhn der Bäuerin, andererseits war so ein Huhn lebendig wertvoller, die Eier konnten immer wieder zum Kochen und Essen verwendet werden, waren laufende Nahrungsquelle, das Fleisch wäre nur eine einmalige Mahlzeit gewesen. Die Magd lief sogleich zur Kräuterfrau, die mit einer schwarzen Wurzel wiederkam. Mit einem Messer teilte sie die knorrige Wurzel in zwei Stücke. Eine Hälfte schnitt sie flink in kleine Teile, zerstieß sie unter ein wenig Zugabe von Wasser zu einem Brei und bestrich damit den Fuß des Tieres. Mit der anderen Hälfte schiente sie das Bein, wickelte ein Tuch darüber und fertig war die Wundversorgung. Die nächsten beiden Tage blieb das humpelnde Tier zur Sicherheit bei der Bäuerin in der Stube, der Wurzelbrei wurde täglich erneuert. Nach 3–4 Tagen lief das Huhn wieder flott im Hof herum.

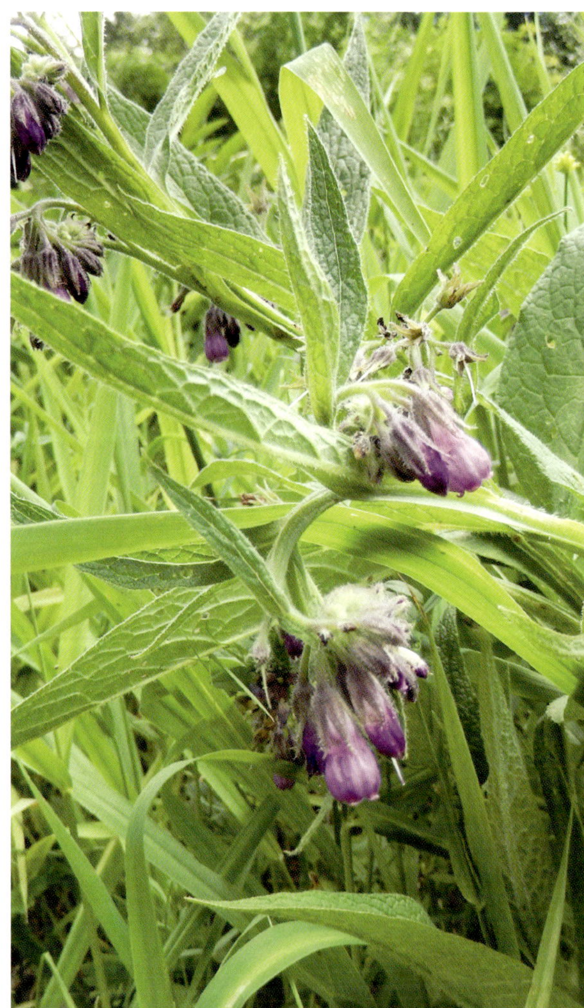

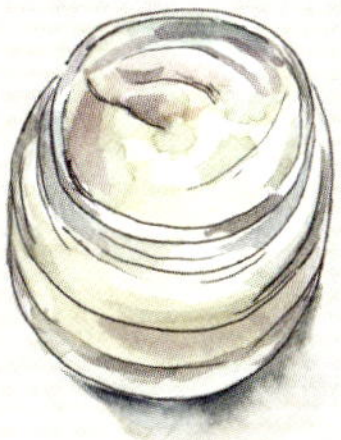

Beinwell-Salbe

für Muskeln, Sehnen, Knochen

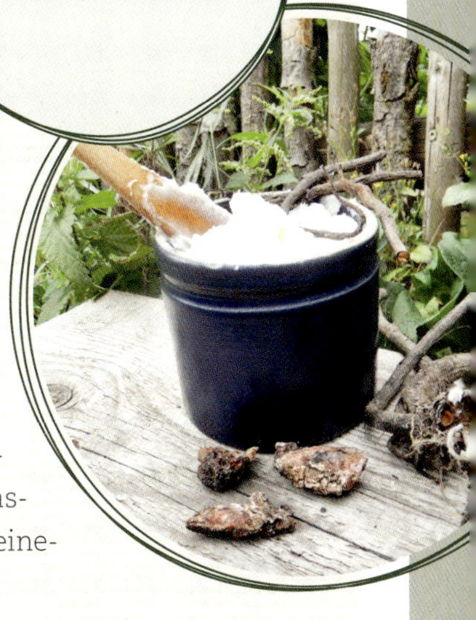

Zutaten: *2 Stk. Beinwellwurzeln (Symphytum officinale), 0,5 kg Schweineschmalz, 1 daumengroßes Stück Nadelbaumharz*

So wird's gemacht: Die Beinwellwurzeln an einem trockenen Tag graben. Wenn noch kleine Blätter daran sind, werden auch diese in die Salbe gegeben. Die Wurzeln in dünne Scheiben schneiden, die Blätter in grobe Stücke zerkleinern. In einem Topf das Schweineschmalz mit dem Baumharz erwärmen, sobald es flüssig wird, die Wurzelstücke und die Blatteile zugeben, die Herdplatte ausschalten und den Topf zum Abkühlen auf der Herdplatte stehen lassen. Am nächsten Tag erwärmt man den Topf erneut, bis das Schweineschmalz flüssig wird. Danach abseihen und in einen Tiegel füllen.

Anwendung: Vor allem bei Verletzungen, Muskel-, Sehnen-, Knochenproblemen, Verbrennungen, Verstauchungen, Prellungen, Zerrungen, Ausschlägen, eitrigen Wunden/Verletzungen, eingewachsenen, eitrigen Nägeln und bei Schiefern gibt man diese Salbe auf die betroffene Körperstelle.

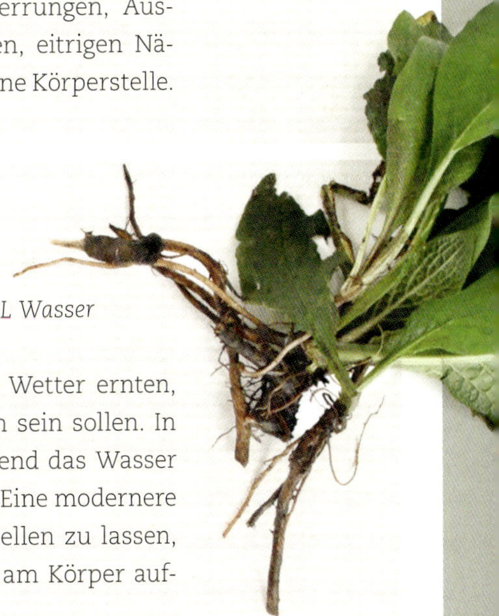

Beinwell-Wickel

Zutaten: *2 Stk. Beinwellwurzeln (Symphytum officinale), 3–4 EL Wasser*

So wird's gemacht: Die Beinwellwurzeln bei trockenem Wetter ernten, wobei auch die vorherigen beiden Tage regenfrei gewesen sein sollen. In kleine Stücke schneiden und im Mörser quetschen, während das Wasser zugegeben wird. Es entsteht eine schleimig-breiige Masse. Eine modernere Rezeptur ist es, die Wurzelstücke mit heißem Wasser quellen zu lassen, ein paar Tropfen Speiseöl hinzuzugeben und diesen Brei am Körper aufzulegen.

Anwendung: Zur Anregung der Wundheilung, des Knochen- und Muskelwachstums, bei Quetschungen und Verletzungen den Brei direkt auf die betroffene Körperstelle auflegen und ein Tuch darübergeben. Bei Gelenksproblemen, Rücken- und Schulterschmerzen den Brei in ein Leinentuch wickeln und auf die betroffene Körperstelle legen. Früher wurde der Beinwellbrei bei Brüchen sowie inneren Blutungen auf die betroffenen Körperstellen gegeben und oft stündlich erneuert. Heute können wir bei derart schweren Verletzungen das Krankenhaus bzw. den Arzt aufsuchen.

bei Quetschungen und Wunden

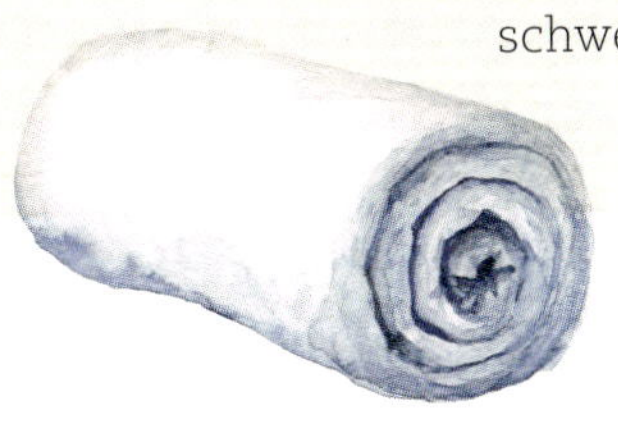

Beinwell apothekenpflichtig?

Äußerlich kann der **Beinwell** (*Symphytum officinale*) stets bedenkenlos angewandt werden, doch für innerliche Verwendungen wurde er apothekenpflichtig gestellt. Ihm wird ein krebsbegünstigender, leberschädigender Inhaltsstoff angelastet. Hier stellt sich die Frage, ob es die Natur ist, die so *gefährlich* ist oder unser Umgang mit ihr, der so *fremd* geworden ist?

Dieser sogenannte bedenkliche Inhaltsstoff heißt Pyrrolizidinalkaloid und ist ein Fraßschutz. Die Pflanze produziert diesen Stoff, um nicht gegessen zu werden und in Ruhe ihre Samen produzieren und sich vermehren zu können. Der Beinwell hat ab der Zeit, wo er diesen Fraßschutz, dieses Alkaloid produziert, merklich raue und borstige Blätter. Sie verleiten absolut nicht zum Hineinbeißen. Wir finden auch in den alten Hausmittelrezepten von der erwachsenen Beinwellpflanze nur äußerliche Anwendungen und keine inneren. Wenn wir eine Pflanze zum Essen, zu einer Zeit pflücken, wo sie einen Fraßschutz entwickelt und sich äußerst unattraktiv, borstig zeigt, ist es nicht unbedingt die Pflanze, die gefährlich ist, sondern es mangelt uns am Verständnis für die Natur. Der Beinwell besteht aus mehr Inhaltsstoffen als diesem Alkaloid, wobei hier angemerkt werden darf, dass auch Nikotin, Tein und Coffein Alkaloide darstellen, die frei im Handel erhältlich sind. Es ist noch nicht erforscht, wie die Inhaltsstoffe des Beinwells in den Querverbindungen wirken. Die Wurzel äußerlich angewandt ist jedenfalls nicht nur unbedenklich, sondern heilsam.

Schwarzwurzel: zwei Pflanzen – ein Name

Die Wurzel des **Beinwells** (*Symphytum officinale*) ist außen von schöner, kräftiger und schwarzer Farbe, daher wurde sie umgangssprachlich „Schwarzwurzel" genannt. Jeder wusste eindeutig, welche Pflanze damit gemeint war. Diese Wurzel wurde vor allem bei Knochen- und Gelenksproblemen eingesetzt. Der umgangssprachliche Name Schwarzwurzel wurde schließlich auch in den wenigen Schriftstücken, vor allem den handschriftlichen Aufzeichnungen auf den Höfen verwendet.

Heute haben wir ein spargelartiges Frühlingsgemüse, das wir Schwarzwurzel nennen. Den gleichlautenden umgangssprachlichen Namen für die Beinwellwurzel kennen nur mehr Pflanzenkundige. Vergeht jetzt noch eine weitere Generation, kennt kaum mehr jemand diese Bezeichnung für die Beinwellwurzel. Wird ein altes Rezeptbuch gefunden, worin ein Hausmittel für Gelenksbeschwerden oder Knochenbrüchen mit Schwarzwurzel als Zutat steht, bereiten wir das alte Rezept mit dem spargelartigen Frühlingsgemüse *Schwarzwurzel* zu. Dieses Frühlingsgemüse hat keinerlei Allantoin, somit auch keine Wirkung bei Gelenks- oder Knochenbeschwerden. Das Rezept wird nicht helfen und somit auch nicht mehr zubereitet werden. So verschwinden wertvolle Rezepte durch doppelte Namensgebungen. Deshalb ist es wichtig, bei alten Rezepten die Zutaten zu hinterfragen und nachzuforschen, ob hier Namensgleichheiten bestehen könnten.

bei zu viel Speichel

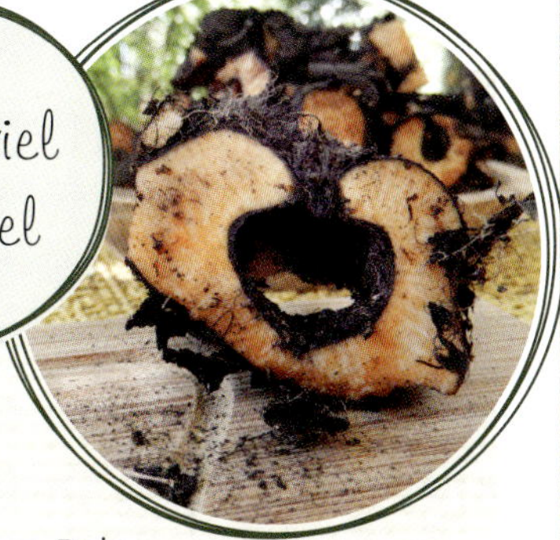

Beinwellwurzel kauen

Zutaten: *Beinwellwurzel (Symphytum officinale) einer jungen Beinwellpflanze*
So wird's gemacht: Die Beinwellwurzel soll von einer noch jungen Beinwellpflanze stammen und wird an einem trockenen Tag gegraben, danach in ca. 0,5 cm dicke Scheiben geschnitten.
Anwendung: Leidet jemand an zu üppiger Speichelproduktion, dann sollte er diese Wurzelstücke frisch oder getrocknet kauen.

bei Prellungen, Verstauchungen

Beinwellwurzel-Absud

Zutaten: *1–2 Stk. Beinwellwurzeln (Symphytum officinale), 1 l Wasser*
So wird's gemacht: Die an einem trockenen Tag ausgegrabene Beinwellwurzel mit einer Bürste reinigen, in dünne Scheiben schneiden und mit dem Wasser am Herd aufkochen. Bei mittlerer Temperatur am Herd für 15–20 Minuten köcheln lassen. Durch die Schleimstoffe des Beinwells dickt sich das Wasser etwas ein.
Anwendung: Bei Prellungen, Blutergüssen, Verstauchungen taucht man ein Leinentuch in diesen Wurzel-Absud ein, presst es ein wenig aus und legt es auf die betroffenen Körperstellen. Man deckt mit einem Tuch ab und wiederholt dies im Akutfall stündlich.

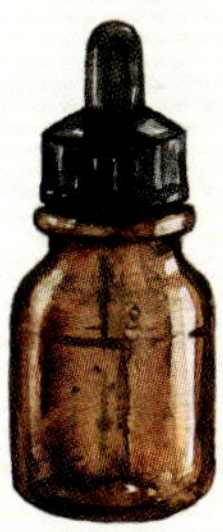

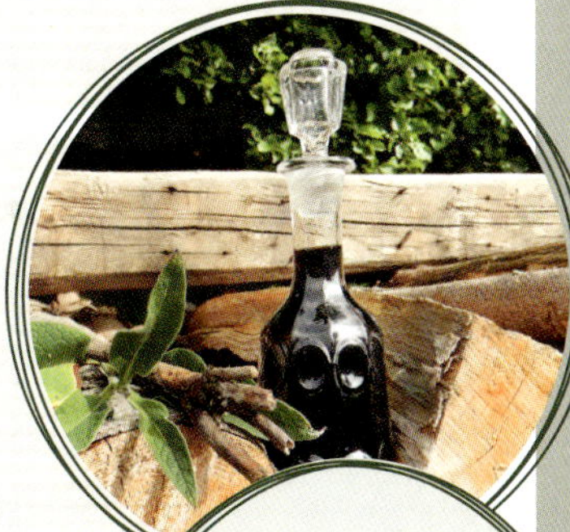

Beinwell-Tinktur

Zutaten: *1 Stk. Beinwellwurzel (Symphytum officinale), 1 l 70 %iger Alkohol (Obstbrand oder Korn)*
So wird's gemacht: Die Wurzel an einem trockenen Tag ausgraben, mit einer groben Bürste reinigen, in dünne Scheiben schneiden, rasch in ein verschließbares Glas geben und sofort mit dem Alkohol übergießen. Nun 6–8 Wochen reifen lassen, danach durch ein feines Sieb abseihen und in Flaschen füllen. Bei unseren Großeltern wurde zum Abseihen gerne ein alter Strumpf genommen. Auch wenn Rosen oder Bäume zusammengebunden werden mussten, griff die Vorgeneration zu den ausrangierten Strümpfen. So wurden diese erstens verwertet und zweitens dehnten sie sich mit dem steigenden Durchmesser beim Wachstum der Äste aus.
Anwendung: Bei Prellungen, Blutergüssen, Rheuma, Gicht, Gliederschmerzen, Gelenksschmerzen, Rückenschmerzen massiert man diese kühlende, durchblutungsanregende Einreibung sanft und liebevoll in die Haut ein.

Einreibung bei Rheuma, Gliederschmerzen

Kranewittn zur Geburt

Als junges Mädchen ist jene Holzfällertochter, welche mir die Geschichte erzählte, aus ihrer geliebten Berggegend in die Fremde zum Arbeiten geschickt worden. Vor ihrem Elternhaus standen einige alte, mächtige Wacholder. Im Försterhaus, das sich gleich neben dem Elternhaus befand, half der Vater beim Selchen. Das Fleisch würzte man vorab mit **Wacholderbeeren** (*Juniperus*) und auch in das Feuer des Selchofens kamen Wacholderholz und Wacholderzweige hinein. Die Mutter hatte in den Wintermonaten stets einen Wacholderzweig am Rand des alten Ofens liegen, der dort langsam verräucherte. Dieser aromatisch-würzige Duft verbreitete sich im ganzen Haus. Vom Küchenfenster beobachtete das Mädchen die Drosseln, wie sie gekonnt durch das stechende Dickicht der alten Wacholderbäume flogen, und mit ihrer ersten Jugendliebe traf sie sich in einer großzügigen Waldlichtung, in der ebenfalls ein paar alte Wacholderbäume standen. Als Kindermädchen musste sie dann mit 15 Jahren in der weiten Ferne arbeiten, hatte kaum Möglichkeiten, auch nicht die finanziellen Mittel, ihre Heimat zu besuchen. Es verlor sich der Kontakt zu ihrer Jugendliebe, sie lernte mit der Zeit in der Fremde einen anderen Mann kennen und lieben. Kurz darauf wurde geheiratet und Haus gebaut, womit endgültig besiegelt war, dass sie in der Fremde bleiben, nicht mehr in die weit entfernte, geliebte Heimat zurückkehren würde. Als dann das erste Kind unterwegs war, machte sie den Führerschein, setzte sich in das Auto ihres Mannes und fuhr die 4 Stunden zu ihrer Mutter in die Berge. Gemeinsam gingen sie zu den alten Wacholderbäumen, setzten sich auf die Bank davor und blickten über die weitläufige Wiese zu den mächtigen Berggipfeln, während sie ihrer Mutter von der Schwangerschaft erzählte. Die Monate vergingen, das Kind ward geboren, als die Mutter mit dem kleinen Mädchen wieder in ihre Heimat fuhr und ihre Eltern besuchte, grub ihr Vater unter den alten Wacholderbäumen einen jungen, kleinen aus und gab ihn seiner Tochter für die kleine Enkelin mit. Sie sollte dem neuen Erdenbürger später von ihrer Heimat erzählen, sollte im Winter die Zweige auf den Herdrand legen, damit im Haus keiner krank werden würde, sollte mit den dunklen Beeren das Essen würzen, sie seien gut für die Verdauung und die grünen bei Fieber. Sie solle aus den Beeren einen Hustensaft machen und diese auch bei Gelenksproblemen zum Baden verwenden. Dieser kleine Baum ist eine Medizin für alles! Mittlerweile ist die Frau Urgroßmutter und sitzt mit ihren Enkeln und Urenkeln unter jenem Wacholderbaum und erzählt ihnen die alten Geschichten. Manchmal berührt sie einfach den Stamm, riecht den würzig-herben Duft der Beeren und fühlt sich ihren Eltern nahe, der Zeit nahe, in der sie so glücklich und unbeschwert war, sieht gedanklich ihre geliebten Berge vor sich und hört das Röhren der Hirsche, das im Tal widerhallte …

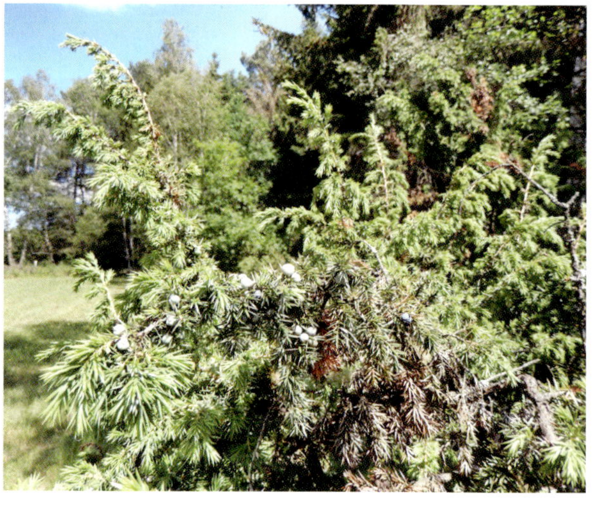

gegen Fieber

Wacholder-Wickel

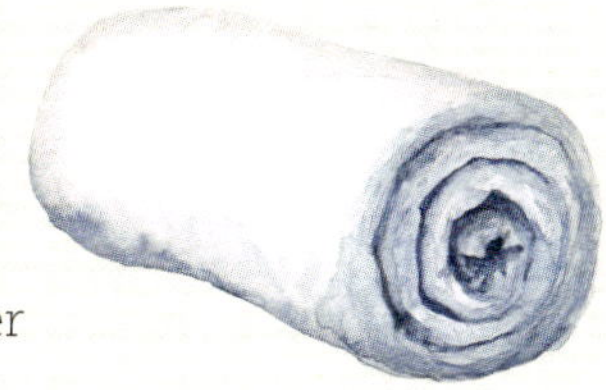

Zutaten: *1 Handvoll grüne Wacholderbeeren (Juniperus), etwas Salz*
So wird's gemacht: Die noch grünen Wacholderbeeren im Mörser quetschen, das Salz zugeben, beides mit dem Mörser vermischen.
Anwendung: Bei Fieber gab man diesen Wacholdersalzbrei auf die Fußsohlen, wickelte ein Tuch herum und legte den Rest des Breies auf die Stirn des Fiebernden.

bei Magenverstimmung, Mundgeruch, zur Immunstärkung

Wacholderbeeren kauen

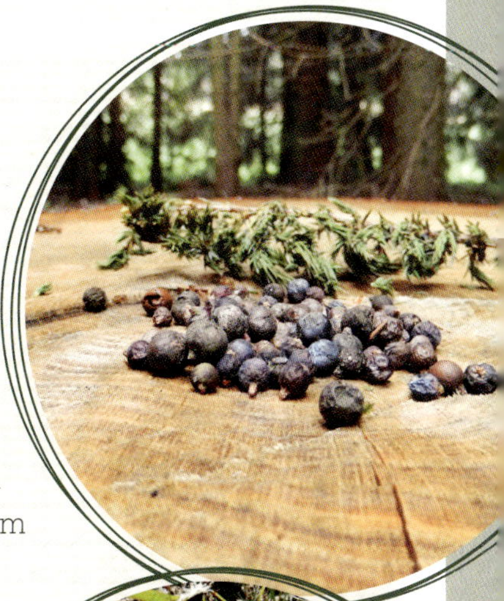

Zutaten: *1 Stk. Wacholderbeere (Juniperus)*
So wird's gemacht: Die Wacholderbeeren brauchen mind. 2 Jahre, bis sie reif sind. Am Wacholderstrauch sind grüne Beeren, bräunliche und dunkelbraune bis schwarze Beeren. Die dunklen sind die reifen, die geerntet werden. Auf einem Butterbrotpapier zum Trocknen auflegen. Dabei duftet der ganze Raum traumhaft nach dem würzig-aromatischen Wacholderduft. Nach dem Trocknen zum Aufbewahren in Gläser füllen.
Anwendung: Noch ehe die Erkältungszeit beginnt, nimmt man jeden Tag in der Früh eine Wacholderbeere in den Mund und zerkaut sie langsam.

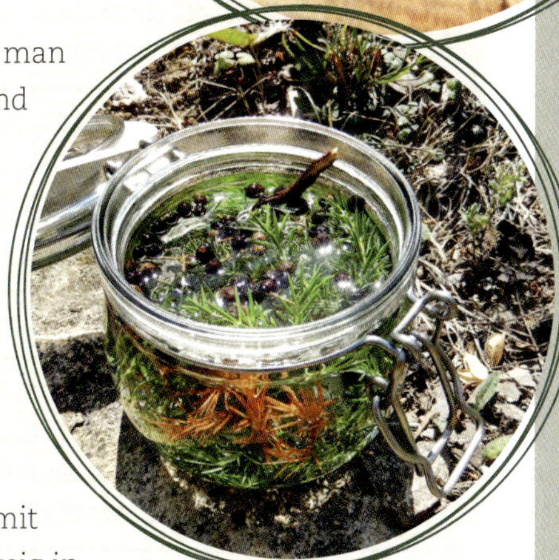

Wacholder-Einreibung

Zutaten: *1 Handvoll Wacholderbeeren (Juniperus), 1 daumengroßer Wacholderzweig, 1 l hochprozentiger Obstbrand*
So wird's gemacht: Die halbe Menge Wacholderbeeren mit dem Mörser quetschen. Alle Wacholderbeeren mit dem Zweig in ein hohes, verschließbares Glas geben und mit dem Alkohol übergießen. Für 4–6 Wochen reifen lassen, danach abseihen.
Anwendung: Die Wacholder-Einreibung unterstützt bei Zerrungen, Gelenksbeschwerden, Gelenksschmerzen, bei Muskelkater, Prellungen. Wacholder wirkt desinfizierend, wärmend und muskelentspannend. Bei Erkältungen damit Brust und Hals einmassieren. Zur Konzentrationsförderung das Genick, bei Hexenschuss den Rücken damit massieren.

bei Durchblutungsstörungen und Gelenksproblemen

Kranewittnasche im Brot

Die Indianer hatten die Ur-Tradition, die Asche des Wacholders (*Juniperus*) dem Brot beizumengen. Irgendwann werden in jeder Kultur alte Traditionen unmodern und es verbleiben nur ein paar altmodische Anhänger, die sie weiterbewahren. Von der US-Regierung durchgeführte Untersuchungen ergaben, dass jene Menschen, welche dieses Wacholderaschebrot aßen, viel gesünder und vitaler waren als die anderen, die es nicht aßen. Der Mineralstoffhaushalt der Wacholderaschebrotesser war, im Gegensatz zu den anderen Menschen, gut aufgefüllt. Das Verwenden der Asche für verschiedene Lebensmittel wie auch Hausmittel hat eine lange Geschichte. Lesen wir solche Berichte, lautet unsere erste Schlussfolgerung: Wie genial! Das koche ich nach!

Nach der ersten Euphorie über das Neue, kommt die Phase des Analysierens, des Zusammenhänge-Erstellens und des breitflächig Darüber-Nachdenkens. Zu jener Zeit, als diese Ascheanwendungen wirklich noch Heilanwendungen waren, gab es keine Autos, keine Flugzeuge, keine bis wenige große Fabriken, kein Fukushima, kein Tschernobyl. – Die Natur war damals wirklich noch Natur, somit hatte auch die Asche eine sehr gute Qualität. Heute sehen die Gegebenheiten anders aus! Wir wissen, dass gerade in der Asche zwar viele wertvolle Mineralstoffe sind, jedoch auch beachtlich hohe Rückstände an Umweltbelastungen, Umweltgiften sowie Schwermetallen. Durch unsere Umweltverschmutzung ist die Asche von einer für unsere Gesundheit wertvollen Substanz zu einer eher bedenklichen gekippt. Wir haben durch unsere Umweltverschmutzung den Grad der Schwermetalle und Umweltgifte derart erhöht, dass diese den Vorteil des Mineralstoffgehaltes bei Weitem schlucken. Daher ist das Verwenden von Asche in Lebensmitteln in unserer heutigen Zeit stark zu hinterfragen …

Kranewitten stehen unter Naturschutz

Richtige Kranewittn-Landschaften, so wird der **Wacholder** (*Juniperus*) umgangssprachlich genannt, sind heute schon sehr selten zu finden. So selten, dass der Wacholder streng unter Naturschutz gestellt wurde. Selbst das Sammeln der Beeren in der freien Natur ist verboten. Wir können unseren Teil zur Erhaltung dieser wertvollen Pflanze beitragen, indem jene unter uns, die über einen Garten verfügen, Wacholder darin pflanzen, dann können auch die Beeren geerntet werden.

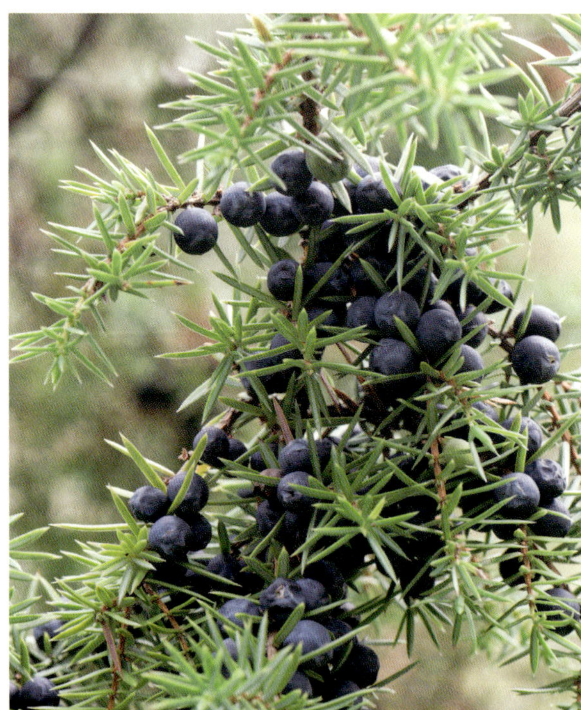

Wacholder verräuchern

zur Beruhigung und bei Krankheiten

Zutaten: *ein daumengroßer Ast des Wacholders (Juniperus)*
So wird's gemacht: Es kann ein frischer oder getrockneter kleiner Ast des Wacholders verwendet werden.
Anwendung: Wenn das Mittag- oder Abendessen fertig gekocht, die Ofenplatte abgeschaltet, dass Essen auf den Esstisch gestellt ist, legt man auf die auskühlende Herdplatte ein kleines Stück vom Wacholderast. Wenn Beeren dabei sind, wirkt es noch intensiver. Die Restwärme reicht, um die entspannenden, beruhigenden, luftreinigenden ätherischen Öle des Wacholders in die Luft, in den Raum zu transportieren. Kommen nun z. B. die Kinder von Kindergarten und Schule nach Hause, der Mann von der Arbeit, sind die beruhigenden, desinfizierenden Stoffe des Wacholders in der Luft. Abgesehen davon, dass es gut riecht, werden alle schnell ruhiger werden und die Luft in der Erkältungs- bzw. Grippezeit gereinigt.

Wacholder-Sirup

bei Husten, Halsweh, Erkältung

Zutaten: *1 Handvoll Wacholderbeeren (Juniperus), 1 kg Naturzucker, ¾ l Wasser*
So wird's gemacht: Die Wacholderbeeren im Mörser quetschen, das kochende Wasser über die Beeren gießen und über Nacht stehen lassen. Am nächsten Tag langsam erhitzen und die Beeren abseihen. In den Wacholder-Sud den Naturzucker einrühren und das Ganze auf kleiner Flamme unter oftmaligem Umrühren köcheln lassen. Der Wacholdersirup ist dann fertig, wenn eine honigartige Substanz entstanden ist. Den Sirup rasch in saubere Gläser abfüllen.
Anwendung: Den Wacholder-Sirup kann man löffelweise pur zu sich nehmen oder als Süße für Getränke verwenden. Er hat eine stark antibakterielle Wirkung, regt den Stoffwechsel an, wirkt hustenlindernd und beruhigend bei Entzündungen im Verdauungstrakt und wärmt den Körper.

Wacholder-Absud

Zutaten: *½ Handvoll Wacholderbeeren (Juniperus), 3–4 l Wasser*
So wird's gemacht: Die Wacholderbeeren frisch oder getrocknet mit dem Mörser quetschen, mit dem Wasser am Herd aufkochen, bei mittlerer Hitze für 15 Minuten köcheln lassen, danach abseihen.
Anwendung: Bei Gicht und Rheuma, Hautausschlägen, Flechten, Schuppen, zur Entschlackung sowie zum Schwitzen diesen Absud entweder dem Badewasser zugeben oder damit den Körper waschen.

schweißtreibend, wirksam bei Rheuma, Gicht und Flechten

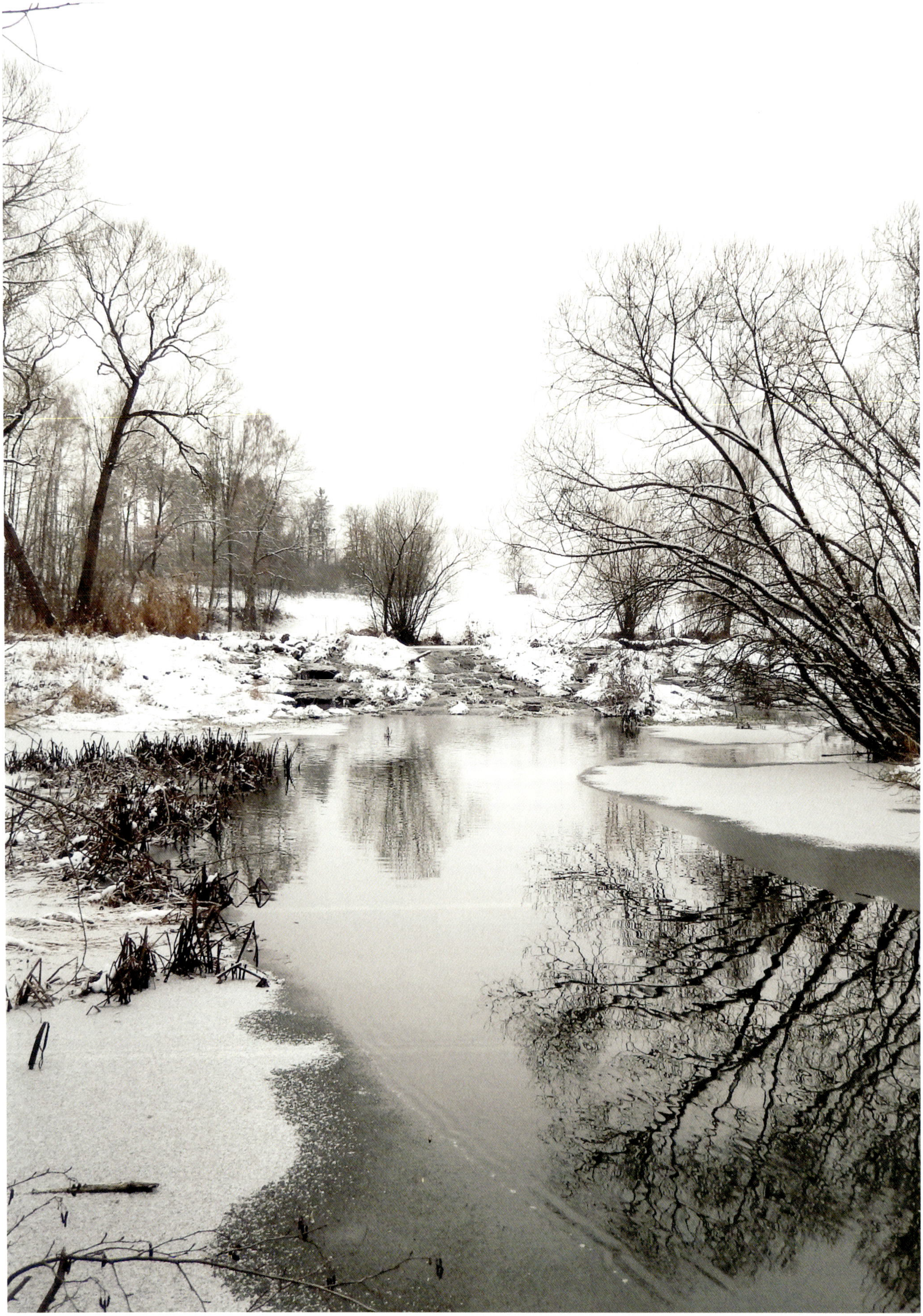

Dezember

Der Mistelnachwuchs am Fensterglas

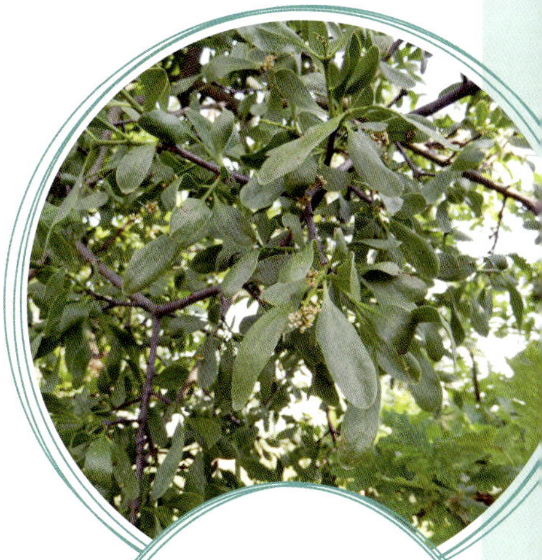

Zu Weihnachten finden wir auf den Misteln ihre kugelförmigen Früchte. Drücken wir diese auf, rinnt eine klebrige Masse über unseren Finger, darin enthalten sind die Samen. Früher dichteten die Fenster nicht so ab und durch die Temperaturunterschiede zwischen drinnen und draußen bildete sich am Glas Kondenswasser, das dann die Scheibe hinunterrann. Ideale Wachstumsbedingungen für eine Mistel! Hierzu drückt man die Früchte auf dem Glas aus, die klebrige Flüssigkeit samt den Kernen befindet sich nun auf der Fensterscheibe, die Mistel holt sich normalerweise von ihrem nicht ganz freiwilligen Gastwirtbaum das Wasser. Den Kernen der Mistel reichen das Wasser und die Lichtverhältnisse auf der Fensterscheibe, um auszutreiben. In der heutigen Zeit, wo die Fenster sehr gut abgedichtet sind und sich kein Kondenswasser mehr bildet, besprüht man die Mistelkerne einmal täglich mit Wasser, dann treiben sie ebenso aus.

für Blutdruck, Kreislauf, bei Krämpfen, für die Lunge

Mistelblatt-Salbe

Zutaten: *1 EL Mistelblätter (Viscum quercus), 100 ml Sonnenblumenöl, 5 g Bienenwachs*

So wird's gemacht: Die Mistelblätter jener Misteln, die auf den Eichen wachsen, erntet man mit der ersten Kälteperiode. Die Blätter werden mit dem Öl am Herd bei mittlerer Hitze für 15 Minuten erwärmt, das Öl soll nicht kochen. Dann seiht man das Mistelblattöl durch ein Sieb, erwärmt es erneut am Herd und gibt das Bienenwachs hinzu. Sobald dieses geschmolzen ist, füllt man die fertige Salbe rasch in Tiegel ab.

Anwendung: Bei Prellungen, zur Blutstillung, bei Insektenstichen, bei Haut- und Altersflecken massiert man die Mistelblatt-Salbe liebevoll auf den betroffenen Hautstellen ein.

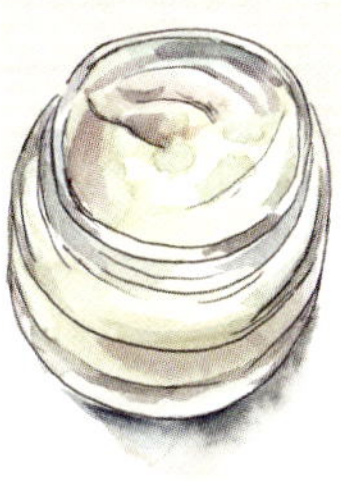

zur Blutstillung

Mistel-Tee

Zutaten: *1 EL Mistelblätter (Viscum quercus), ½ l Wasser*

So wird's gemacht: Von den Misteln, die auf den Eichen wachsen, sammelt man Anfang Dezember die länglichen, gelblichgrünen Blätter. Für den Mistel-Tee nimmt man frische oder getrocknete Mistelblätter. Sie werden über Nacht in dem Wasser eingeweicht, danach mit dem Wasser am Herd aufgekocht, 4 Minuten köcheln gelassen und abgeseiht.

Anwendung: Dieser Mistel-Tee wird zur Stärkung der Lunge, gegen Krämpfe, zur Regulierung von Kreislauf und Blutdruck schluckweise über den Tag verteilt getrunken.

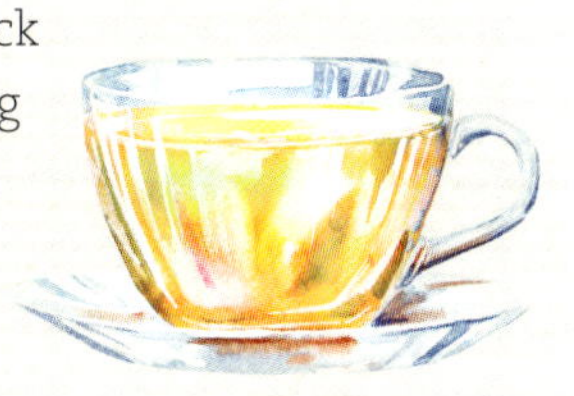

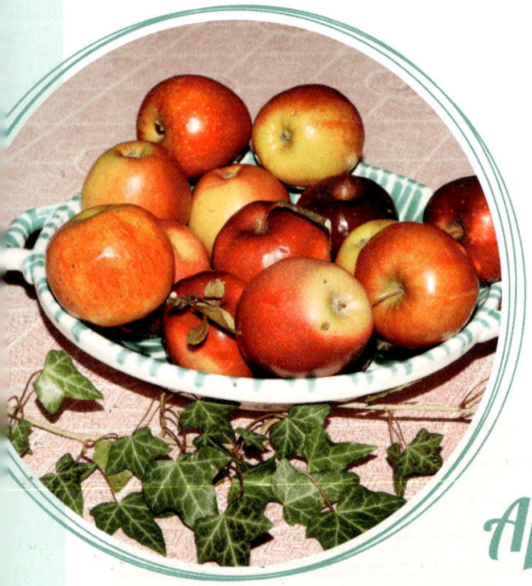

Alle Teile des Apfels sind wertvoll!

Ehe Schalen und Kerngehäuse der Äpfel den Hühnern oder dem Hausschwein als Futter gebracht wurden, nutzte man sie für die im Haushalt lebenden Menschen. Man kochte beides zu einem vitaminreichen, köstlichen Warmgetränk. Beides wurde auch in Wasser aufgekocht und dem Badewasser als Hautpflege zugegeben, ehe die Tiere sich daran erfreuen konnten. In den Schalen ist neben zahlreichen Vitaminen das wertvolle Pektin enthalten, das unter anderem hautstraffend wirkt.

wärmender, nährstoffreicher Vitaminspender

Apfelschalen-Trunk

Zutaten: *1 Handvoll Apfelschalen (Malus), 1 l Wasser*

So wird's gemacht: Die Apfelschalen, welche beim Kochen von Mus oder Apfelstrudel übrig bleiben, sammelt man, gibt sie in einen Kochtopf mit dem Wasser und kocht sie auf. Den Herd abschalten, den Deckel auf den Topf geben und für 5–10 Minuten auf der auskühlenden Herdplatte stehen lassen, dann abseihen.

Anwendung: Dieser Apfelschalen-Trunk kann pur oder mit Wasser vermischt getrunken werden. Er schmeckt köstlich fruchtig, wirkt angenehm wärmend und regt die Verdauung an. Das ideale Getränk an trüben, kalten Tage.

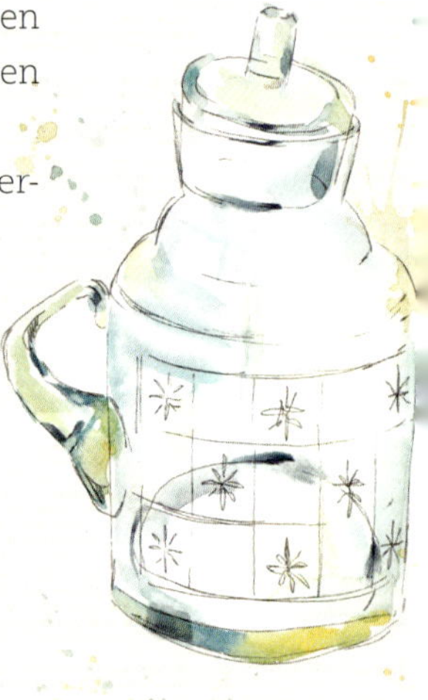

für die Haut

Apfelreste-Bad

Zutaten: *2 kg Äpfel, 2 l Wasser*

So wird's gemacht: Man nimmt Kerngehäuse und Schalen von 2 kg Äpfeln, füllt sie in ein Leinentuch, das man zubindet (eine moderne Version hierzu ist, Teefilterbeutel zu verwenden), gibt dies in einen Kochtopf und füllt 2 Liter Wasser hinzu. Sobald das Wasser kocht, wird die Herdplatte abgeschaltet und das Apfelwasser noch für weitere 15 Minuten zugedeckt ziehen gelassen. Danach wird das Leinentuch mit den Apfelresten aus dem Wasser genommen und kräftig ausgepresst. Dieses herrlich duftende Apfelrestwasser wird nun dem Badewasser zugegeben.

Anwendung: Ein solches Apfelreste-Bad unterstützt den Körper dabei, Schadstoffe auszuscheiden. Es wirkt reinigend und entspannend auf Muskel und Gelenke. Es begünstigt eine schöne, strahlende und weiche Haut.

Der Knochenrichter und sein Harzpflaster

Als sie mit dem Schlitten einst talabwärts sauste, geriet Leopoldines Hand irgendwie so unglücklich unter den fahrenden Schlitten, dass sie die soeben in Schussfahrt zurückgelegten Höhenmeter zum elterlichen Hof unter größten Schmerzen, ihre Hand mit der anderen haltend und gleichzeitig den Schlitten nachziehend, heimstapfte. Die Mutter, durch die vielen entdeckungsfreudigen Söhne mit dem *Boalrichter*, dem Knochenrichter, bestens bekannt, packte diesmal zur Ausnahme ihre verletzte Tochter zusammen und trat den Fußmarsch zum Herrn Distelberger nach Steinakirchen an. Der konnte die Glieder am Körper wieder einrichten und verabreichte den Verletzten zur Nachbehandlung sein bekanntes Harzpflaster. Er packte die Hand der jungen Leopoldine geschickt in seine, und während er sich mit ihr unterhielt, machte es einen Ruck und das Gelenk war wieder in der richtigen Position. Ehe Leopoldine sich des Schmerzes gewahr wurde, war dieser auch schon wieder vorbei. Und er verabreichte ihr sein Distelberger-Harzpflaster, das er vor Ort am Herd erwärmte und fast unerträglich heiß auf das verletzte Gelenk von Leopoldine auflegte. Eines bekam die Mutter mit nach Hause. Sobald sich das erste herunterlöse, solle sie der Tochter das zweite darübergeben. Nach einer Woche konnte Leopoldine ihre Hand immer noch nicht richtig hochheben, obwohl sie am Stiegengeländer im Vorhaus jeden Tag brav mit der Hand Hochziehen übte. So ging die Mutter ein zweites Mal mit ihr zum Knochenrichter. Mit gerunzelter Stirn und hochgezogenen Augenbrauen begutachtete der Mann die Hand und meinte, dass ihr Gelenk noch nicht ganz drinnen sei, während sie auch schon einen Ruck verspürte. Der stechende Schmerz folgte unmittelbar, ohne jegliche Betäubung. Sie bekam im Anschluss wieder eines seiner Harzpflaster verabreicht und eines für zu Hause mitgegeben. Diesmal wusste Leopoldine nicht, ob die Hitze des Pflasters auf der Haut oder der Schmerz vom Einrichten stärker war. „Der hat genau gewusst, wo welcher Knochen hingehört!" Nach dem Tod des Herrn Knochenrichter hat sein Sohn des Vaters Werk eine gewisse Zeit weitergeführt. Schließlich wurde der gesamte Vorrat der berühmten Pflaster abverkauft und leider kam auch kein Knochenrichter mehr nach.

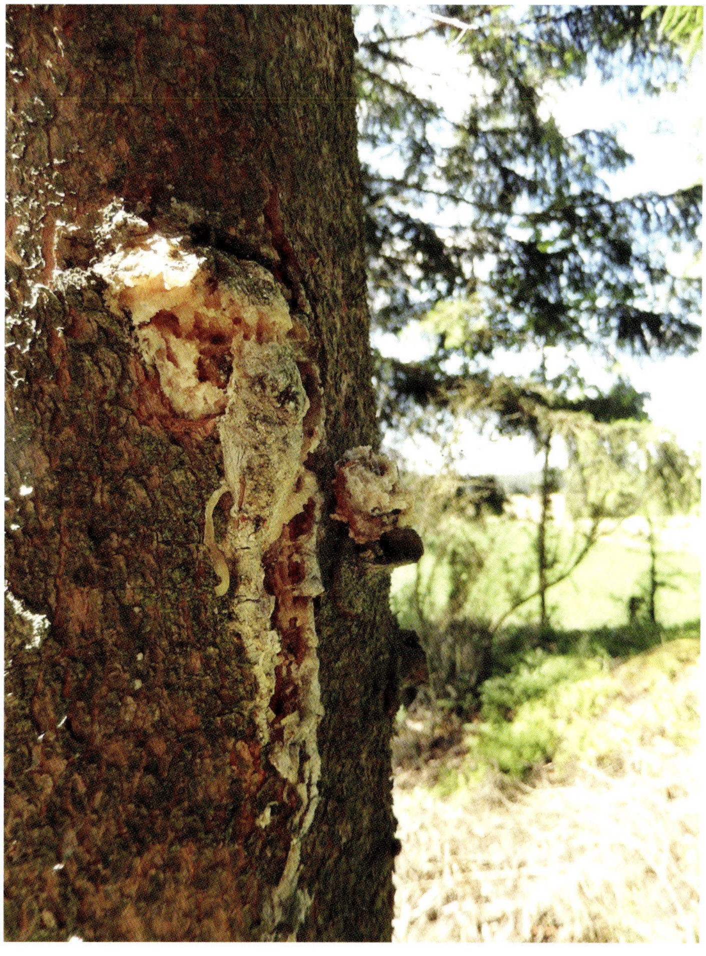

bei eitrigen Wunden, Gelenksproblemen, Verstauchungen, Prellungen

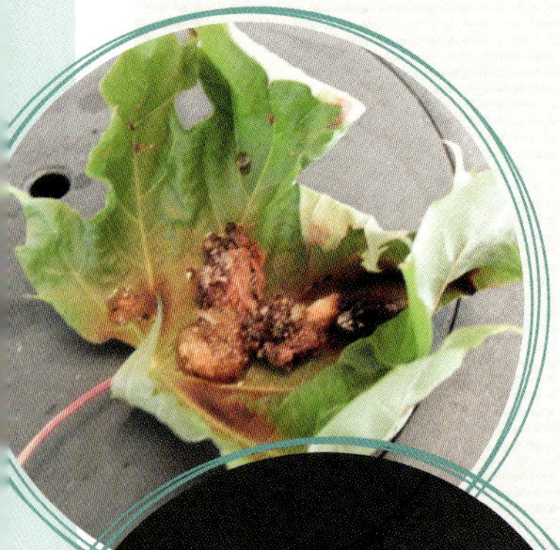

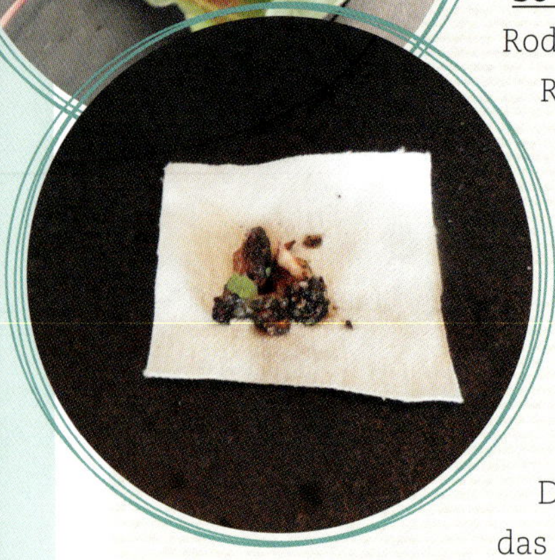

Baumharz-Pflaster 1

Zutaten: *1 EL Nadelbaumharz, 1 Blatt einer beliebigen Pflanze*

So wird's gemacht: Wenn man beim Spazierengehen im Wald auf Rodungsflächen stößt, dann findet man zumeist an den Bäumen am Rand dieser Flächen harzige Stellen. Beim Abtransportieren der gefällten Bäume werden durch die Traktoren zumeist die umstehenden Bäume verletzt, wodurch Harz als Wundverschluss an die verletzten Stellen befördert wird. Von jenem Harz nehmen wir uns ein wenig, wobei nur das genommen wird, das außen auf der Rinde hinunterrinnt und leicht abgelöst werden kann. Man kratzt es nicht aus den Baumwunden heraus, schließlich ist es der wertvolle Wundverschluss des Baumes. Das Blatt legt man bei mittlerer Hitze auf den Ofen, darauf kommt das Baumharz, bis es geschmolzen ist.

Anwendung: Bei Gelenksschmerzen und -problemen, bei Verstauchungen, Prellungen, Rückenschmerzen, Entzündungen legt man das Baumharz-Pflaster so heiß als möglich mit der harzigen Seite auf den Körper, gibt einen Verband darüber und lässt es für 4–5 Stunden oben, danach bei Bedarf erneuern.

Baumharz-Pflaster 2

Zutaten: *1 daumengroßes Stück Nadelbaumharz*

So wird's gemacht: Für diese Anwendung nimmt man ein weicheres Stück Nadelbaumharz.

Anwendung: Bei Schiefern, Stacheln, eitrigen Körperstellen drückt man das daumengroße Harzstück mit den Fingern flach und gibt es direkt auf die gewünschte Körperstellen, lässt es mindestens über Nacht oben und erneuert es danach bei Bedarf. Das Harz hat eine ziehende Wirkung, somit *wandern* die Einschlüsse aus dem Körper.

bei Schiefern und anderen unerwünschten Einschlüssen

Baumharz statt Kaugummi

Zutaten: *Harz von Fichte (Picea), Kiefer (Pinus) oder Tanne (Abies)*

So wird's gemacht: Verwendet wird das mittelfeste Harz von Nadelbäumen. Wenn es ganz weiches, milchiges Harz ist, kann es nicht gekaut werden und klebt unattraktiv auf den Zähnen und der Zunge. Wenn es steinhartes Baumharz ist, dann braucht man ein dementsprechend hartes Gebiss zum Zerkleinern. Mittelfestes Baumharz funktioniert perfekt!

Anwendung: Baumharz wirkt desinfizierend, bindet Giftstoffe aus dem Mund und stärkt das Zahnfleisch, wirkt gegen Zahnfleischentzündungen und zieht Eiter aus dem Körper. Durch das Kauen von Baumharz statt Kaugummi können wir all diese wertvollen Eigenschaften des Harzes für unseren Mundraum nutzen.

Baumharz für den Ofen

zur Raumdesinfektion

Zutaten: *1 daumennagelgroßes Stück Nadelbaumharz*

So wird's gemacht: Wenn das Essen fertig gekocht ist und vom Herd auf den Esstisch gestellt wird, die Herdplatten abgeschaltet sind, dann nimmt man einen alten, kleinen Kochtopf oder eine Schüssel einer Duftlampe und legt diese mit dem Baumharz darin auf den auskühlenden Ofen. Die Restwärme lässt das Harz schmelzen, so werden die wertvollen ätherischen Öle in die Raumluft verteilt.

Anwendung: Baumharz desinfiziert die Raumluft, es wirkt beruhigend und wärmend. Kommen die Kinder gerade aus dem Kindergarten oder der Schule oder der Mann aus der Arbeit zum Essen nach Hause und das beruhigende ätherische Öl des Harzes befindet sich in der Luft, atmen sie es ein und werden rasch ruhiger. Der Raum duftet herrlich nach Wald!

Der betagte Herr und der Duft des Waldes

Ich war in der im wunderschönen Thayatal gelegenen Liebnitzmühle eingeladen, einen Räuchervortrag zu halten. In den Saal führte eine schmale, alte, knarrende Holztreppe. Der Saal war bis auf den letzten Platz voll, einige Zuhörer standen hinter den Sesseln. Der Vortrag hatte den scheinbar unverwechselbaren Titel: „Räuchern mit heimischen Pflanzen“, oder scheinbar doch nicht … Ein paar Minuten nach Beginn meiner Ausführungen, stellte ich eine Frage in die Runde, im Raum herrschte kurze Nachdenkpause, nur das schwere Knarren der Holztreppe unterbrach diese Stille. Ein älterer Herr, sich schwer auf seinen Gehstock stützend, öffnete die Tür und betrat den Raum. Sofort stand eine Frau aus der ersten Reihe auf, um diesem Mann ihren Sitzplatz zu überlassen. Während des gesamten Vortrags musterte mich dieser Herr mit sehr gestrenger Miene. Egal welche auflockernden Geschichten ich auch zwischendurch erzählte, alle im Raum lachten, nur dieser Herr blieb todernst und betrachtete mich äußerst skeptisch. Der Vortrag ging vorüber, die Zuhörer hatten den Raum verlassen, nur dieser Herr war sitzen geblieben, sah mich immer noch auffallend ernst an und ersuchte mich mit resoluter Stimme, wie ich es nur aus meiner Kindheit kannte, wenn meine Eltern wieder einmal nicht mit meinen Taten einverstanden waren, mich zu ihm zu setzen. Mit etwas mulmigem Gefühl folgte ich seinem gestrengen Ersuchen.

„Wissen Sie, als ich den Titel Ihres Vortrags gelesen habe, dachte ich, es würde sich um das Räuchern von Fleisch, das Selchen handeln. Das Räumeräuchern interessiert mich nicht. Es war sehr mühsam für mich, hierherzugelangen. Wissen Sie, ich war mein Leben lang im Wald, dort draußen bin ich zu Hause, da hab ich meine Ruhe, da war ich glücklich, da war ich stets meinem Vater nahe. Heute bin ich alt, kann nur mehr beschwerlich gehen, mir fehlt der Geruch des Waldes, des modrigen Holzes, der Moospölster, der Nadeln und der Harze so sehr … Eigentlich wollte ich wieder gehen, als ich merkte, dass Sie nicht vom Fleischräuchern sprechen. Doch dann nahmen sie die Duftlampe, zündeten das Teelicht an und legten das Fichtenharz in die Schale der Duftlampe. Jetzt weiß ich, wie ich meinen geliebten Duft vom Wald in mein Wohnzimmer bekomme. Ich werde meinen Enkel in den Wald schicken, damit er mir Baumharz holt, und werde dieses in den alten Ofen legen. Ich danke Ihnen von Herzen hierfür …“

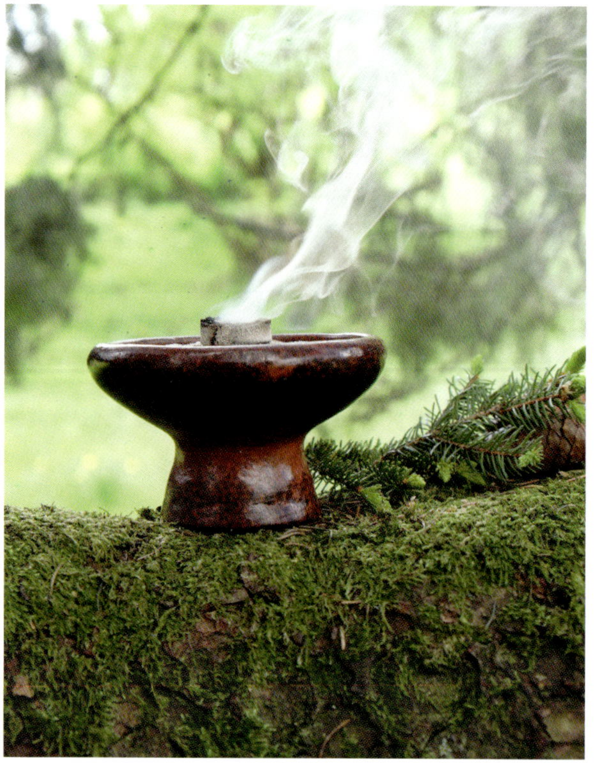

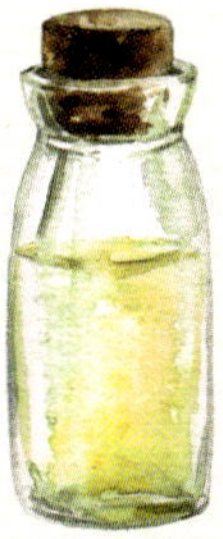

bei Rheuma

Baumharz-Öl

Zutaten: *3 suppenlöffelgroße Stück Fichten- (Picea) oder Tannenbaumharz (Abies), 0,5 l kalt gepresstes Öl*

So wird's gemacht: Das kalt gepresste Öl wird in einen Kochtopf gegeben und auf mittlerer Herdstufe erwärmt. Sobald das Öl handwarm ist, fügt man das Baumharz hinzu. Die Herdplatte wird nun auf kleine Hitze heruntergeschaltet. Während sich das Baumharz langsam auflöst, richtet man ein feines Sieb, einen Topf zum Abseihen und eine Flasche zum Abfüllen her. Das Baumharz löst sich im Öl auf und es bleiben nur die Verunreinigungen wie Stücke der Baumrinde übrig. Es dauert ca. 20– 30 Minuten, bis sich das Harz aufgelöst hat. Dann gießt man es durch das Sieb, um die Verunreinigungen herauszubekommen, und füllt das duftende Baumharzöl anschließend in eine verschließbare Flasche ab.

Anwendung: Dieses Baumharzöl kann bei rheumatischen Beschwerden direkt auf die betroffenen Stellen aufgetragen werden. Bei Erkältungen wird es auf die Brust oder den Hals gegeben. Gerade in den kalten Wintermonaten wirkt Baumharzöl, auf die Haut aufgetragen, wärmend. Zur Entspannung kann man auch ⅛ Liter davon in ein Vollbad geben. Baumharzöl kann auch als Zutat für Salben verwendet werden.

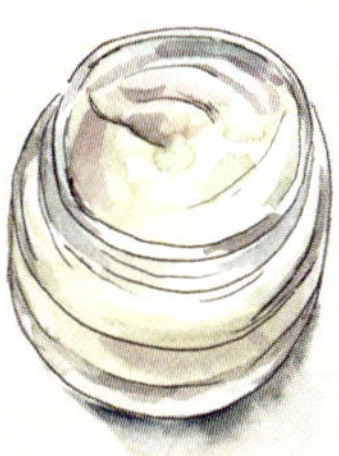

bei Erkältung, Verletzungen und für die Gelenke

Baumharzöl-Salbe

Zutaten: *1 daumengroßes Stück Nadelbaumharz, 100 ml Johanniskrautöl, 100 ml kalt gepresstes Speiseöl, 8–10 g Bienenwachs*

So wird's gemacht: Das kalt gepresste Speiseöl mit dem Baumharz am Herd erwärmen (nicht kochen, nur erwärmen), bis das Harz geschmolzen ist, danach durch ein Sieb seihen und mit dem Johanniskrautöl vermischen. Am Herd erneut erwärmen, das Bienenwachs zugeben und sobald es zergangen ist, rasch in Tiegel abfüllen.

Anwendung: Bei eitrigen Verletzungen, Schiefern oder eingewachsenen Zehennägeln, bei Wunden – auch schlecht heilenden Wunden – sowie zur Narbenbehandlung die Salbe dick auftragen, einen Verband darübergeben und einen Tag wirken lassen. Danach bei Bedarf erneuern.

Bäume verwenden ihr kostbares Harz für so mancherlei …

… bevorzugt als Wundverschluss bei Verletzungen und Abwehr gegen unerwünschte Eindringlinge, wie z. B. Käfer. Versucht ein unerwünschter Gast, den Baum zu schädigen, dann gibt dieser sein Harz frei. Der Eindringling wird mit dem flüssigen Baumharz überzogen und somit kurzerhand und schmerzlos unschädlich gemacht, sozusagen für die Ewigkeit konserviert. Das Nadelbaumharz wurde seit jeher wegen seiner beruhigenden, ziehenden, wärmenden und desinfizierenden Wirkung geschätzt.

Möge uns Menschen das Vertrauen in die Natur und in uns selbst erhalten bleiben! Möge der Verstand so frei sein, dem Herzen zu erlauben, das als unmöglich Betrachtete möglich werden zu lassen. Mögen wir vom Notwendigkeitsdenken, das nur den Großkonzernen dient, zurückkehren in jene wundervolle Welt der Natur, die uns täglich umgibt, der einfachen Pflanzenanwendungen, der Lebensmittel aus der Wildnis. Vor ihnen brauchen wir keine Angst zu haben, sie enthalten für unseren Körper wirklich Nähr-Stoffe, sie sind seit Jahrhunderten perfektionierte, ausgefeilte, erprobte Hausmittel und Heilanwendungen. Sie stärken unser Vertrauen, dass der menschliche Körper regenerationsfähig ist, so er genügend Zeit und die Nähr-Stoffe dazu erhält.

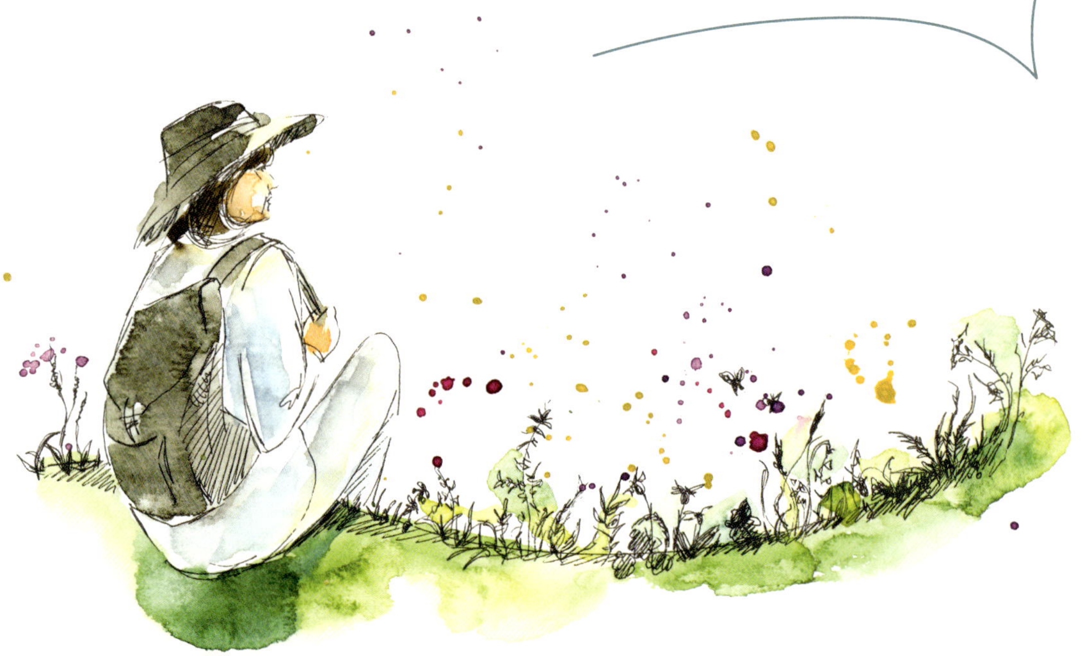

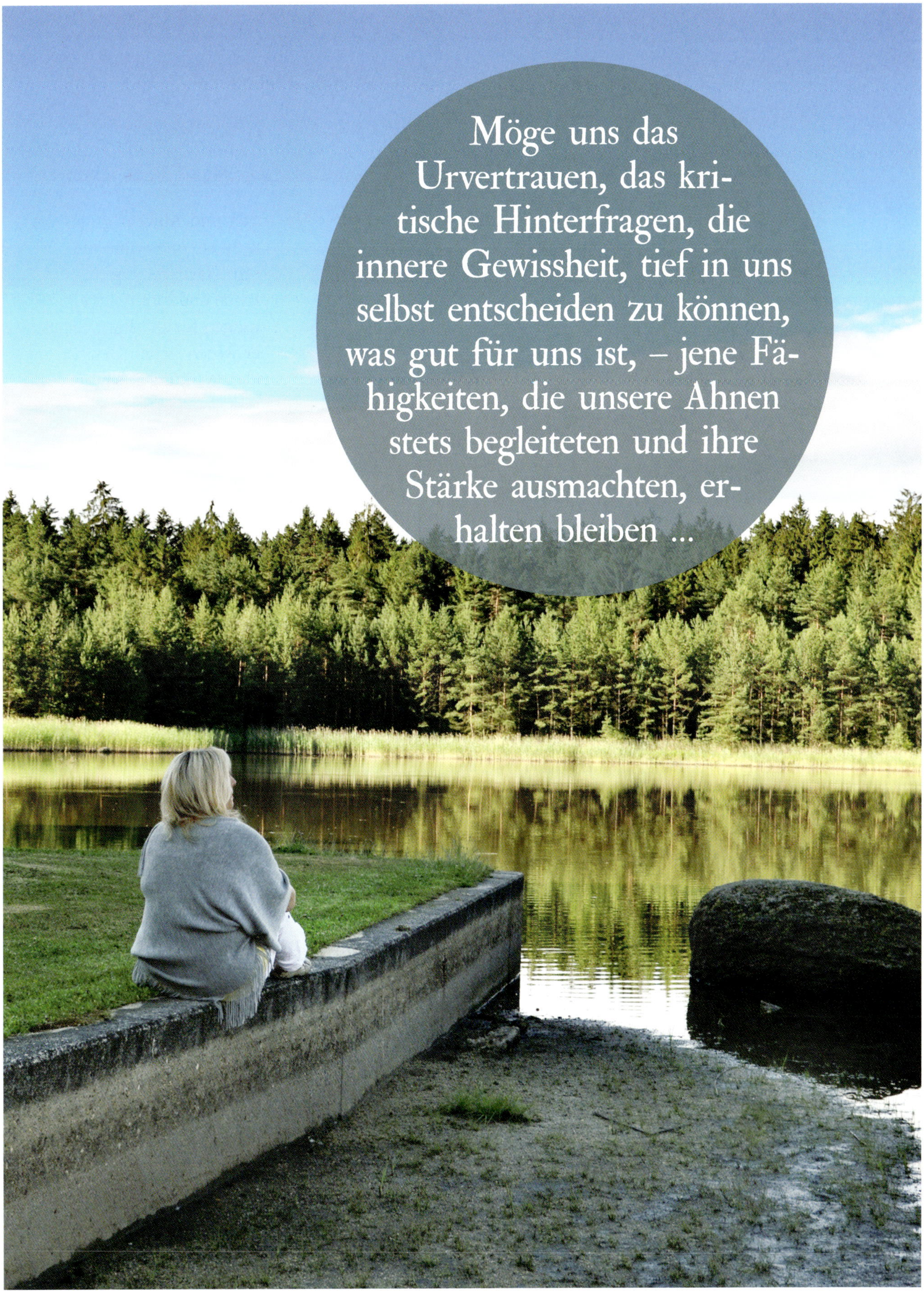
Möge uns das
Urvertrauen, das kri-
tische Hinterfragen, die
innere Gewissheit, tief in uns
selbst entscheiden zu können,
was gut für uns ist, – jene Fä-
higkeiten, die unsere Ahnen
stets begleiteten und ihre
Stärke ausmachten, er-
halten bleiben ...

INDEX

Über die Autorin

Die Waldviertler Autorin Eunike Grahofer wurde als viertes von sechs Kindern geboren. *„Um über das Leben schreiben zu können, muss man es auch vielseitig leben“*, so die Autorin.
Die ambitionierte diplomierte Wildkräutertrainerin, frühere Gesundheitsstadträtin und Bürgermeisterin der Stadt Waidhofen an der Thaya ist Obfrau-Stellvertreterin des „Verein Naturvermittlung“. Sie setzt sich mit dem einstigen und jetzigen Leben im Waldviertel auseinander und dokumentiert Lebensgeschichten der Menschen des Waldviertels. Sie leitet eine Arbeitsgruppe, in der dieses Wissen von Fachleuten aufgearbeitet wird. Begeistert berichtet sie in Vorträgen, Seminaren, Kolumnen sowie in Radio und TV aus dem Volkswissen. Ihre Bücher „Die Leissinger Oma“, „Der Pepi Onkel“ und „Die Hechals“ leisten einen wertvollen Beitrag zum besseren Verstehen der einfachen Leut'.
Sie erhielt dafür einen Universitätenkonferenz- und Ö1-Preis für Innovation.

Homepage // www.eunikegrahofer.at
Blogg // www.facebook.com/kraeuterwissen
You Tube // www.youtube.com/eunikegrahofer

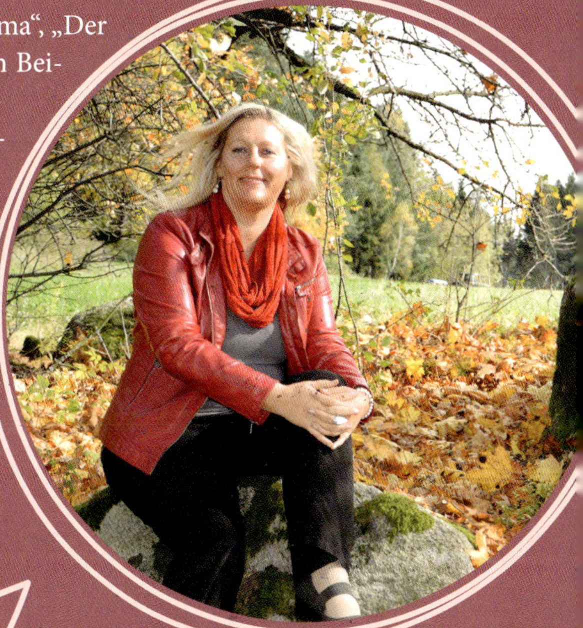

Eunikes Vision
Das Pflanzenwissen von früheren Generationen wird von mir für das Wohlbefinden der Menschen eingesetzt und bewahrt.

Eunikes Mission
Durch das Führen von Interviews mit Kräuter- und Pflanzenkundigen dokumentiere ich das althergebrachte Wissen. In meinen Publikationen, Vorträgen, Workshops, Kräuterwanderungen etc. gebe ich dieses Wissen weiter.

Eunikes Leitbild
Das Wissen der einfachen Leut nutzen und bewahren.

NATURPÄDAGOGIN MIT HERZ UND SEELE

WEITERE BÜCHER VON EUNIKE GRAHOFER

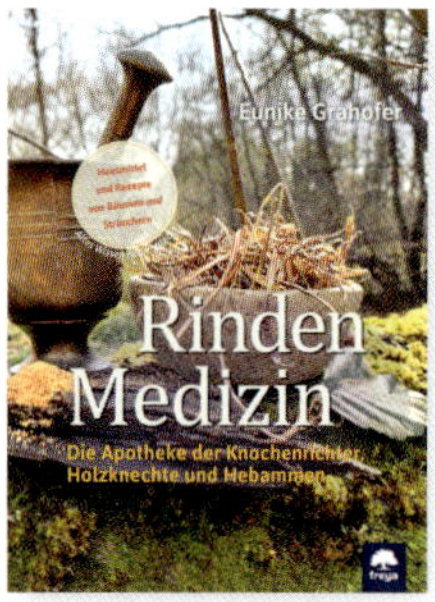

Eunike Grahofer
Rinden Medizin
Die Apotheke der Knochenrichter, Holzknechte und Hebammen
20 x 27 cm, 256 S., € 29,90
ISBN 978-3-99025-440-0

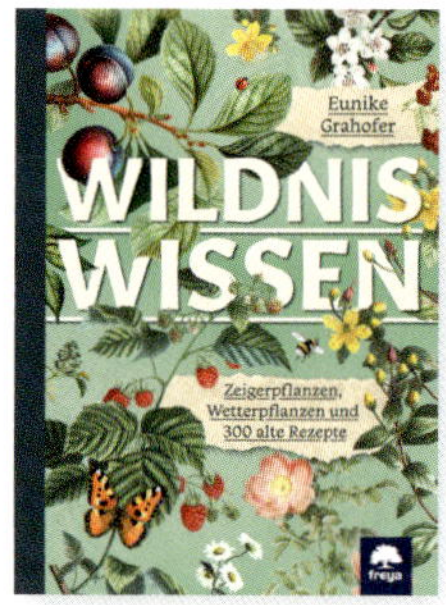

Eunike Grahofer
Widniswissen
Zeigerpflanzen, Wetterpflanzen und 300 alte Rezepte
20 x 27 cm, 256 S., € 29,99
ISBN 978-3-99025-407-3

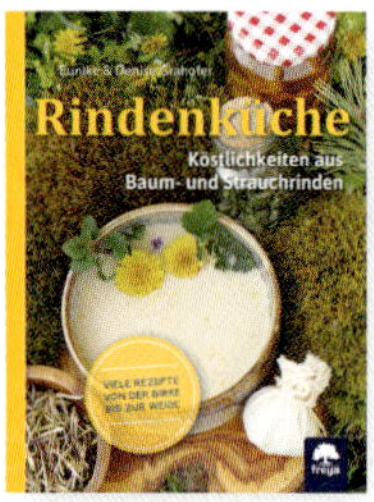

Eunike Grahofer und Denise Grahofer
Rindenküche
Köstlichkeiten aus Baum- und Strauchrinden
17 x 22 cm, 160 S., € 19,90
ISBN 978-3-99025-457-8

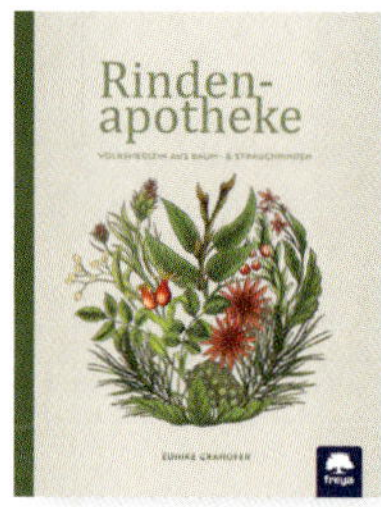

Eunike Grahofer
Rindenapotheke
Volksmedizin aus Baum- & Strauchrinden
17 x 22 cm, 176 S., € 19,90
ISBN 978-3-99025-456-1

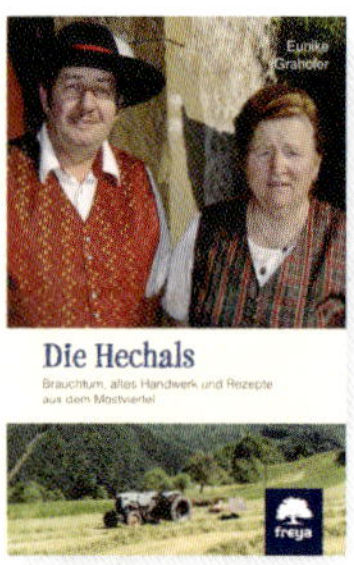

Eunike Grahofer
Die Hechals
Brauchtum, altes Handwerk und Rezepte aus dem Most viertel
15 x 21 cm, 224 S., € 19,90
ISBN 978-3-99025-277-2

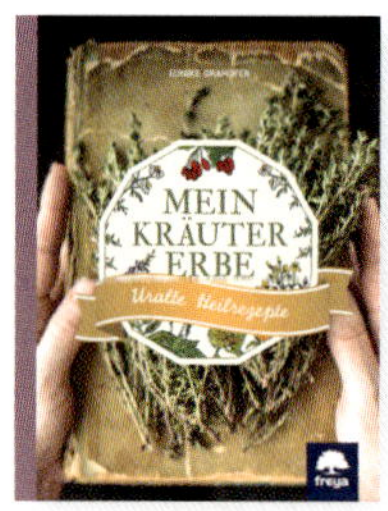

Eunike Grahofer
Mein Kräutererbe
Uralte Heilrezepte
17 x 22 cm, 128 S., € 14,90
ISBN 978-3-99025-304-5

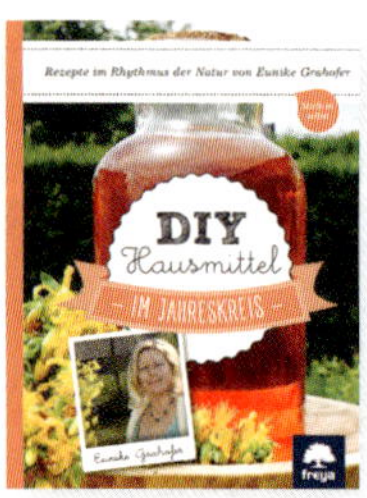

Eunike Grahofer
DIY Hausmittel
im Jahreskreis
14,5 x 18 cm
64 S., € 7,90
ISBN 978-3-99025-250-5

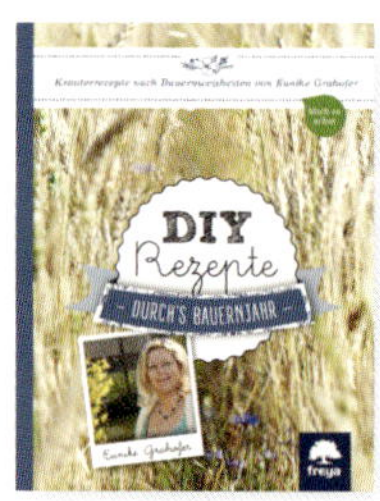

Eunike Grahofer
DIY Rezepte
durch´s Bauernjahr
14,5 x 18 cm
64 S., € 7,90
ISBN 978-3-99025-249-9